Clinical Neuroanatomy

ワックスマン
脳神経解剖学
ー臨床に役立つー

■著■
ワックスマン

■監訳■
樋田一徳

西村書店

私の人生の新たな光である Wendy と Rosalie に捧げる。

Clinical Neuroanatomy
27th Edition

Stephen G. Waxman, MD, PhD
Bridget Marie Flaherty Professor of Neurology, Neurobiology, & Pharmacology
Director, Center for Neuroscience & Regeneration Research
Yale University School of Medicine
New Haven, Connecticut, USA

Original edition copyright © 2013 by McGraw-Hill Education.
All rights reserved.

Japanese edition copyright © 2019 by Nishimura Co., Ltd.
Japanese translation rights arranged with McGraw-Hill Global Education Holdings, LLC.
through Japan UNI Agency, Inc., Tokyo
All rights reserved.
Printed and bound in Japan

◆ 監訳者序文 ◆

　人体には生命活動を営むための様々なシステムが存在し，それぞれのシステムが特定な構造を伴って独自の機能を協調的に発現する．そのシステムの中でも，神経系は広く全身に分布し，他のシステムを統合的に制御する特徴がある．また，構成する細胞の数と種類，そしてその中を行き交う情報が質・量ともに豊富で，複雑で多様な構造と機能を持つという点は，他のシステムとは大いに異なる．このため，解剖学や生理学にとどまらず，薬理学，生化学，病理学，分子生物学，免疫学，遺伝学などの基礎医学系諸科学，さらには神経(内科)学，精神医学，脳外科学，行動科学，心理学など，神経系を対象とする学問は実に多く，ゆえに神経科学(neuroscience)という学際的概念が前世紀後半に生まれた．一方で，神経系の理解には，当然のことながら神経系の複雑な構造と多様な機能の知識が必要であり，神経系の専門家が日常直面する課題でもある．よって専門領域への応用に耐えうる，神経系の構造と機能の基本事項を整理した，確かな成書の登場が求められてきている．

　本書はイェール大学医学部のステファン・G・ワックスマン教授による"Clinical Neuroanatomy"の，今回で第27版となる日本語訳である．ワックスマン教授自身が「序文」でも詳しく述べているように，本書の内容は全範囲を通じて，神経系の解剖学・組織学のみならず，基礎医学的な基本事項を網羅していることから，「神経学詳説」といえるかもしれない．また構造と機能の観点から章を分け，各章では関連する主要な疾患を適切なタイミングで紹介し，正常構造と機能の考察と推論から，疾患を正しく理解できるように努めて執筆されているのがよくわかる．特に25章では症例検討，そして付録として神経学的診察法や問題・正答も収録されており，神経系の専門家(専門医や研究者)のみならず，医学生，研修医，大学院生，そして一般臨床医にも対応できる内容となっている．時代を超え27版を重ねる国際的好評価も，宜なるかな，である．

　本書の訳は，川崎医科大学および川崎医療福祉大学に所属する，解剖学，生理学，そして内科学の中で神経系を専門とする4名が，それぞれ専門により近い領域を分担した．医学生のために，日本語版には特に，わが国の医学系共用試験と医師国家試験の最新の出題基準の対照表も付した．学修項目の多い神経系を学ぶうえで，医学生諸君があわせて有効に活用されることを，30年以上解剖学・医学教育に携わってきた者として心から望んでいる．幅広い読者の，神経系に対する理解が深まれば，監訳者としてこのうえない幸せである．

　稿を終えるにあたり，企画から出版までお世話になった西村書店，細かな訳出やまとめをお手伝いいただいた川崎医科大学解剖学の関係各位に，深甚なる謝意を表する次第である．

監訳者　樋田一徳

◆ 序 文 ◆

　ヒトの脳と脊髄ほど，我々の興味を引く生体の構造と機能の仕組みはない。さらに，運動，感覚，そして認知神経科学など，分子および細胞生物学から，またヒトの行動から社会科学に至るまでの幅広い神経科学の側面を複合的に含む臨床領域も他にないだろう。事実，脳は，我々をヒトとして意味づける。そして，神経科学が研究の最も刺激的な領域の1つであり，現在の臨床医学を支える学問として中心的な役割の1つを担っているという事実は驚くべきことではない。

　神経系の独自性の1つにその精巧な構造があげられる。神経系は，他のどの器官や器官系以上に，より多くの細胞，すなわち1,000億以上もの数のニューロン（神経細胞）と，そして数のうえではそれを上回るグリア（神経膠細胞）を含む。そしてこれらが複雑ではあるが，整然と，また機能的に相互関連しながら構築されている。多くの疾患のプロセスが，直接的あるいは間接的に神経系に影響を及ぼすため，臨床医と臨床疾患に興味のある基礎研究者はすべて，神経解剖学の理解が必要である。脳卒中は工業化された社会で最も頻度の高い死因である。うつ病などの心的障害は10人中1人以上に及ぶ。そして一般病院における患者の25％に，その入院期間中，臨床的に何らかの神経系の異常が認められる。個々の症例における患者には，神経系の構造と機能の理解を必要とする場面に頻繁に遭うことからも，神経解剖学は，神経内科医，脳神経外科医，そして精神神経科医のみならずすべての臨床科の医師において，その正しい理解が求められるのである。

　この本は今回で第27版となるが，神経解剖学とその機能的・臨床的意義の要点について，たどりやすく，また覚えやすく整理されている。内容が視覚的に提示されるとより学びやすく覚えやすいことから，たとえば脳の断層像や病理標本のような臨床要素のみならず，数百もの図表がより明解に，詳しく，そして覚えやすく記載されている。この本は，神経科学や神経解剖学について，包括的なハンドブックに取って代わることを目的としていない。それとは対照的に，日々忙しい医学生や研修医，そしてあらゆる臨床治療にかかわるトレーナー，また神経解剖学やその機能的意義に興味を持つ大学院生や博士研究員，正確性を求められる臨床家など，すべての者のための携行的かつ簡便な概説となるようにまとめられている。

　この本は「臨床的な考え方」と題した箇所（第2部）を含んでいる点が特徴的である。この本の早い段階で，読者に対し，患者を考察するための基礎となる神経解剖学を用いて関連づけさせる論理的プロセスを導入しているのだ。なお，学習者は個々の徴候よりも患者自身のことをよく覚えている傾向があるので，臨床的な関連事項と関連する図版を随所に入れ込むとともに，膨大な症例の中から選択した患者の重要な特徴と組み合わせるなど配慮した。加えて，正常な脳や脊髄，そして学習者がよく遭遇するような典型的な症例のCTやMRIなどの関連図を含めた。

　過去の版と同様に，今回も多くの同僚と友人，特にイェール大学医学部の神経学教室のメンバーに深甚なる謝意を表したい。イェール大学のJoachim Baehring医師とJoseph Schindler医師，マーストリヒト大学のCatharina Faber医師には非常に貴重な症例を提供していただいた。多年にわたりこれらの同僚と友人には，学ぶことが楽しみである環境を生み出すという主題を，本の中に盛り込むことに助力いただいている。神経解剖学が神経科学と臨床医学の双方に対する多くの基礎的な事柄を提示することで，読者が楽しく覚え，また容易に学べるよう，著者として心から願ってやまない。

ステファン・G・ワックスマン MD, PhD
ニューヘイブン，コネチカット州

◆ 目 次 ◆

監訳者序文　iii
序　文　iv

第1部　基本原則　1

1章　神経系の基本　2
神経系の一般的原則 2
末梢神経系 6
断面と用語 6

2章　神経系の発達と細胞構成　7
神経発達の細胞要素 7
ニューロン 7
ニューロンのグループ化と相互連絡 11
グリア 12
変性と再生 15
神経新生 18

3章　神経系の情報伝達　19
膜電位 19
起動電位 20
活動電位 21
神経細胞膜にはイオンチャネルが存在する 21
髄鞘化の効果 22
活動電位の伝導 23
シナプス 23
　臨床実例 3-1　24
シナプス伝達 25
興奮性および抑制性のシナプス活動 26
シナプスの可塑性と長期増強 27
シナプス前抑制 27
神経筋接合部と終板電位 27
神経伝達物質 28
　症例 1　31

第2部　臨床的な考え方　33

4章　神経解剖と神経学の関係　34
神経疾患の症状と徴候 34
どこに病変があるのか 37
病変は何なのか 38
神経画像と検査の役割 39
神経疾患患者の治療 40
　臨床実例 4-1　40
　臨床実例 4-2　40
　臨床実例 4-3　40
　臨床実例 4-4　41
　臨床実例 4-5　41

第3部　脊髄と脊椎　43

5章　脊髄　44
発生 44
脊髄の外観 44
脊髄根と脊髄神経 45
脊髄の内部区分 49
白質中の伝導路 50
　臨床実例 5-1　55
反射 56
運動経路の病巣 60
特殊な脊髄疾患の症例 62
　症例 2　63
　症例 3　63

6章　脊柱と脊髄周辺の構造　65
周囲膜 65
脊髄の血液循環 65
脊柱 66
腰椎穿刺 69
　臨床実例 6-1　69
　臨床実例 6-2　70
脊椎と脊髄の画像 71
　症例 4　71
　症例 5　71

第4部　脳の解剖　75

7章　脳幹と小脳　76
脳幹と脳神経の発生 76

脳幹の機構	76
脳幹内の脳神経核	77
延髄	79
橋	81
中脳	84
血管分布	85
臨床実例 7-1　86	
小脳	87
臨床実例 7-2　88	
臨床実例 7-3　88	
症例 6　91	
臨床実例 7-4　92	
症例 7　94	

8 章　脳神経と伝導路　95

脳神経線維の起源	95
脳神経の機能成分	95
脳神経の解剖学的な関係	97
症例 8　110	
症例 9　110	

9 章　間脳　112

視床	112
視床下部	114
腹側視床	120
視床上部	120
脳室周囲器官	121
症例 10　121	

10 章　大脳半球／終脳　122

発生	122
大脳半球の解剖	122
皮質の微細構造	127
臨床実例 10-1　131	
特殊皮質領域の生理	132
大脳基底核	134
内包	135
症例 11　136	
症例 12　136	

11 章　脳室と脳の外被　138

脳室系	138
髄膜，髄膜下腔	140
脳脊髄液	141

神経系の関門	143
頭蓋骨	145
症例 13　149	
症例 14　149	

12 章　脳の血液供給　150

脳の動脈供給	150
静脈排出	155
脳血管疾患	156
臨床実例 12-1　161	
症例 15　164	
症例 16　166	

第 5 部　機能システム　167

13 章　運動の制御　168

運動の制御	168
運動にかかわる経路	168
運動障害	173
症例 17　177	
症例 18　177	

14 章　体性感覚系　178

受容体	178
神経連絡	178
感覚性伝導路	179
大脳皮質領域	180
痛み	180
症例 19　182	
症例 20　183	

15 章　視覚系　184

眼	184
視覚路	188
大脳皮質視覚野	192
臨床実例 15-1　193	
症例 21　197	

16 章　聴覚系　198

解剖学的構造と機能	198
聴覚伝導路	199
症例 22　200	

17章　前庭系　202
解剖学的構造 202
前庭路 202
機能 202
　症例23　204

18章　網様体　205
解剖学的構造 205
機能 205

19章　大脳辺縁系　209
辺縁葉，辺縁系 209
嗅覚系 209
海馬体 210
　臨床実例19-1　212
機能とその異常 217
中隔領域 217
　症例24　218

20章　自律神経系　220
自律神経性出力 220
頭部の自律神経支配 226
内臓感覚経路 227
自律神経系の階層的構造 227
伝達物質 230
　症例25　233

21章　高次脳機能　234
前頭葉機能 234
言語，会話 234
大脳半球の優位 239
記憶，学習 239
てんかん 239
　臨床実例21-1　241
　症例26　242
　症例27　242

第6部　補助診断　243

22章　脳の画像　244
頭蓋骨レントゲン写真 244
血管造影 245
CT 246
MRI 249
MRS 250
DWI 251
fMRI 251
PET 252
SPECT 252

23章　電気診断検査　253
脳波検査 253
誘発電位 254
経頭蓋運動皮質刺激 256
筋電図 257
神経伝導速度検査 259

24章　脳脊髄液検査　260
適応 260
禁忌事項 260
CSFの分析 260

第7部　症例の検討　263

25章　症例の検討　264
病変の部位 264
病変の性質 265
症例 266

付録A　筋機能の検査 281
付録B　脊髄の神経 294
付録C　神経診察 310
付録D　質問と答え 317

- 医学教育モデル・コア・カリキュラム
  （平成28年度）対照表 325
- 医師国家試験出題基準（必修の基本的事項）
  （平成30年度）対照表 329
- 医師国家試験出題基準（医学総論）
  （平成30年度）対照表 330
- 医師国家試験出題基準（医学各論）
  （平成30年度）対照表 331

文　献 332
索　引（和文索引／欧文索引） 338

第1部 基本原則

1章 神経系の基本　2
2章 神経系の発達と細胞構成　7
3章 神経系の情報伝達　19

1章 神経系の基本

神経系は，体のどの器官にもみられないほど，人間の特徴をよくあらわしている。ヒトの**中枢神経系** central nervous system（CNS）は一般的なデスクトップコンピュータよりも小さく軽いが，この世に存在するあらゆるコンピュータとしては最も複雑かつ優雅である。それは広範な系の感覚情報を受容し，解釈し，単純あるいは複雑な，多様な運動や行動を調節し，演繹的・帰納的な論理化にかかわっているためである。脳はまた複雑な意思決定にかかわり，創造的に思考し，そして感情を生み出している。発達した最新のコンピュータでさえも再現できない優雅な認識能力を生み出し，保持している。たとえば，ヒトの神経系は，眼の前にどのように現れたか，その状況にかかわらず瞬時に認識することができる。しかもこれら必要な仕事の多くをほとんど同時に行うことができる。

複雑さとその活動の豊富さから，神経系を理解することはできるだろうか？と疑問に思うかもしれない。しかし実際は，神経科学により，神経系の構造や機能について，また様々な疾患で起こる神経系機能の変化について，理解が深まってきている。この理解は，神経系の構造の理解と，構造と機能の間の関連性に基づいていることは明らかである。

神経系の活動の複雑さは，豊富で複雑な構造により裏づけられる。ある意味で神経系は，相互に連絡するコンピュータの複雑でダイナミックなネットワークのようにもみえる。にもかかわらず，神経系の解剖学は容易に理解可能である。脳と脊髄の各部位はそれぞれ異なる機能を発現することから，聡明な臨床医なら，病歴や注意深い神経学的検査に基づいて，機能異常の部位の比較的正確な推定を可能とすることも少なくない。神経解剖学の理解は，基礎的な神経科学や臨床医学に直結する。臨床神経解剖学（すなわち，神経系の異常の観点で考えられる神経系の構造の理解）は，正常な神経系の構造と構成の重要性を示しており，それゆえ，神経系の異常を理解するうえで必須であるといえる。

神経系の一般的原則

主要な区分

A 解剖学

解剖学的に，ヒトの神経系は2つの区分の組み合わせである。

1 中枢神経系（CNS）

骨の中にある脳と脊髄によって構成され，保護する覆い（髄膜）と液体に満ちた腔によって覆われている。

2 末梢神経系（PNS）

脳神経と脊髄神経によって構成される（図1-1）。

B 生理学

機能的に神経系は2つのシステムに分けられる。

1 体性神経系

体壁の構造（筋，皮膚，粘膜）を支配する。

2 自律（内臓）神経系（ANS）

中枢神経系と末梢神経系の部分を含む。平滑筋と内部器官（内臓）の分泌腺の活動や血管を支配し，感覚情報を脳へ送る。

構造単位と構成の概要

神経系の中央部分は**脳** brain と長く伸びた**脊髄** spinal cord によって構成される（図1-2，表1-1）。脳は，全体的にみると段階的構造を有し，大脳，脳幹，小脳に区分される。

神経系の最も吻側に位置する大脳または前脳は，系統発生学的に最も発達し，最も複雑な機能（例：認識など）を担っている。より尾側には，延髄などの脳幹，そして脊髄など，それほど高度に分化（すなわち進化）していないが，生存には不可欠な機能が備わっている。

大脳 cerebrum（**前脳** forebrain）は**終脳** telencephalon と**間脳** diencephalon によって構成されている。終脳は大脳皮質（最も高度に発達した脳の部分で，しばしば「灰白質」と呼ばれる），皮質下の白質，そして大脳半球の中にある灰白質の塊である大脳基底核を含んでいる。**白質** white matter は，脂質を多く含んだミエリン成分でキラキラ光るためその名がついたが，髄鞘化した線維によってできており，神経細胞体やシナプスは含んでいない（図1-3）。間脳の主要な区分として

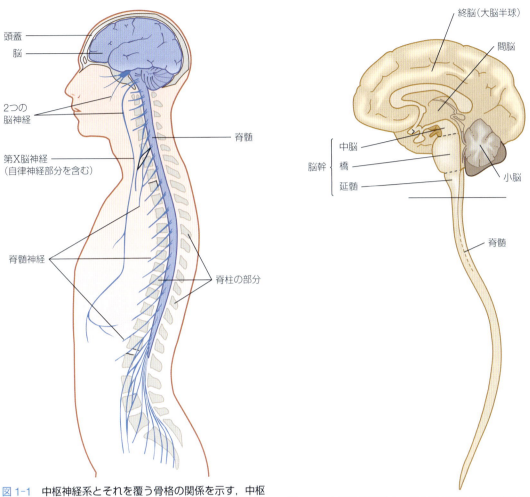

図 1-1 中枢神経系とそれを覆う骨格の関係を示す。中枢神経系と末梢神経系の構造

図 1-2 中枢神経系の 2 つの主要な区分である脳と脊髄。正中断面を示す

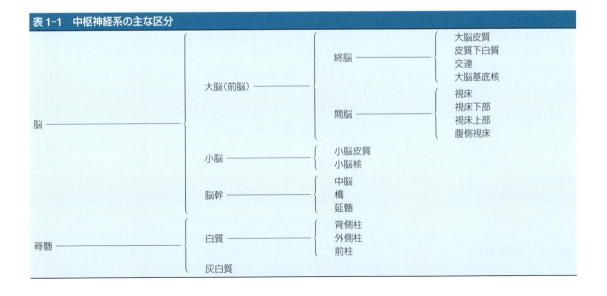

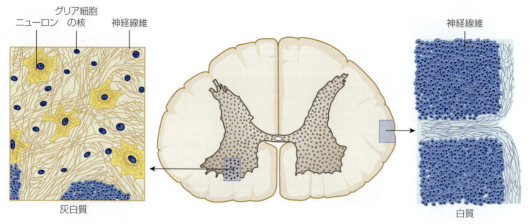

図 1-3　脊髄の横断面で，灰白質（ニューロンとグリアの細胞体，ニューロンの軸索，樹状突起，そしてシナプスを含む）と白質（髄鞘化した軸索と関連するグリアを含む）を示す（Reproduced, with permission, from Junqueira LC, Carneiro J, Kelley RO：*Basic Histology*：*Text & Atlas*, 11th ed. McGraw-Hill, 2005.）

視床と視床下部がある。**脳幹 brain stem** は**中脳 midbrain**，**橋 pons**，**延髄 medulla oblongata** によって構成される。**小脳 cerebellum** は虫部と2つの外側葉を含む。脳は**脳室 ventricle** という一連の腔の連続構造を含む。脊髄には中央に狭い中心管という，成人では痕跡程度になる構造がある。これらの腔は脳脊髄液（CSF）によって満たされている（図1-4，図1-5，11章参照）。

機能的単位

脳は，体重の2％ほどであり数百億（おそらく数千億）のニューロンとグリアを含んでいる（2章参照）。**ニューロン neuron**，あるいは神経細胞は，情報信号を他の細胞から受け取り，細胞から伸びた突起（神経線維，または**軸索 axon**）を介して他の細胞に送るように特殊化された細胞である。情報は処理され，ほとんどの場合，瞬時に一連の電気的ないしは化学的過程に組み込まれる。多くのニューロンは比較的大型の細胞体と，興奮伝達をかなりの距離にわたって瞬時に伝える軸索を持っている。一方，介在ニューロンは小型の細胞体と短い軸索を持ち，情報伝達は局所的である。共通の機能を持つ神経細胞はしばしば標的が同じであり，多くの場合，**神経核 nucleus** に揃って存在している。同じ形態，機能を持ち，中枢神経系以外で集塊して結合している神経細胞群を**神経節 ganglia** という。

ニューロンの活動を支える他の細胞成分としては**グリア細胞 glial cell** があり，いくつかのタイプがある。脳と脊髄の中のグリア細胞の数は，ニューロンの10倍である。

神経系の集積機能

神経細胞は**シナプス synapse** においてお互いに信号を変換している（2章，3章参照）。化学的伝達物質はシナプスの機能，すなわち興奮性か抑制性か，に関連している。1つのニューロンは数千のシナプスを受けている。これら多様な情報源とそれ自身がつくり出す伝達情報からの興奮性あるいは抑制性の入力によって，それぞれのニューロンは情報処理装置として働く。

1つのシナプスにより結合した2つのニューロンの単純な**単シナプス性 monosynaptic** の連鎖によるとても原始的な行動も存在する（例：反射や膝蓋腱の叩打に反応する膝周囲の無意識の筋の収縮）。しかしながら，より複雑な行動には，**多シナプス性 polysynaptic** の，つまり多くのニューロンが多くのシナプスによってお互いに結合した神経回路が必要となる。

経路と交連

中枢神経系のニューロン群間の結合あるいは経路は，線維の束として，もしくは経路（**線維束 fasciculus**）の中にある。脊髄でもみられるように，経路の集合は**カラム column**（**柱 funiculus**）状あるいは索状となる。経路としては下行性（大脳から脊髄へ）または上行性（脊髄から大脳へ）である。これらの経路は縦方向の結合であり，その途中には中枢神経系の一方向から他方への横断（**交叉 decussate**）結合もみられ，これを**交連 commissure** という。

複合経路 multiple tract は神経系の多くの部分を結んでいる。たとえば，複数の上行性および下行性経路は，末梢神経系やより下位の脊髄中枢を脳と連絡している。これは神経系が感覚情報の異なる側面（例：体に触れる対象物の形，重さ，温度）を引き出し，そしてそれらの情報を別々に暗号化し，異なる組み合わせのニューロン群を用いて運動や行動の特別な面（姿勢，筋緊張，微妙な動き）を調整している。経路の複合化は

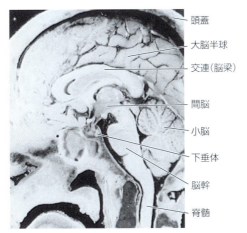

図1-4 中枢神経系の主要な区分を示す頭部と上頸部の正中断像(Reproduced, with permission, from deGroot J : *Correlative Neuroanatomy of Computed Tomography and Magnetic Resonance Imagery*, 21st ed. Appleton & Lange, 1991.)

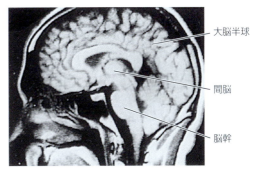

図1-5 頭部のMRI正中断像(22章参照,図1-2と比較)

また神経系のかなりの**余剰化** redundancy に寄与している。神経系に部分的損傷が生じたとしても機能はわずかしか失われず、他の機能は温存される。結果として生命体の生存の可能性が高まる。

神経系の対称性

神経解剖学の一般的な特徴として、神経系は**両側的に対称性** bilateral symmetry である、とおおまかにいえよう。これは大脳と小脳で特に顕著であり、右と左の**半球** hemisphere を構成する。当初は、これら半球は対称的、と考えられていた。言語などのいくつかの高次中枢が、一方よりも他方で強く発現するが、肉眼的には半球は左右ともに同様の構造である。脳幹や脊髄などの尾側では半球を形成しないが、両側的に対称性である。

横断構造

神経系の構成のもう1つの一般的特徴は、**交叉と横断構造** crossed representation である。神経解剖学者は神経系の一方側からの(右から左への)線維経路の横断について、「交叉」という用語を用いる。脳の右側は、左側の情報を受け、左側の運動機能を発する(左側の脳はその逆)。外界の右側の視覚情報は左側の視覚野で情報処理される。同様に、体の右側からの触覚感覚、温冷感覚、関節位置感覚は、左大脳半球の体性感覚野により情報処理される。運動調整の観点では左大脳半球の運動領野皮質が外界の右側の体の動きの支配を調整する。

もちろんこれは、上腕二頭筋、三頭筋、手の筋、そして腓腹筋などの右手や右足の筋の調節も含む。「交叉性神経支配」のこのパターンには時に例外もみられる。たとえば、左の胸鎖乳突筋は左の大脳皮質によって調節される。しかしこの例外でさえも機能的意味がある。その特別な生体メカニクスの結果、左の胸鎖乳突筋の収縮は頸を右へ傾ける。例外的な筋でさえ、外界の右側に関連する運動の調節は、横断構造の原則に基づいて対側の左大脳半球に由来する。

横断的な運動調節のルールの1つに主要な例外がある。小脳の入力と出力の構成の結果、左右の小脳半球は体の同側の協同と筋緊張を調節する(7章参照)。

脳内の世界地図

多くのレベルにおいて、脳は外界の様々な様子を地図化している(その表現も含めて)。たとえば、背側柱を考えてみよう(背側柱は感覚情報を運び、特に触覚や振動に関しての線維体系の感覚終末から脊髄の中を上行する)。背側柱の軸索は、腕、体幹、そして足などの部位の空間的関係性を維持した地図を形成しつつ整然とまとまっている。大脳皮質の中では、感覚野において感覚地図を形成している(小人の形をしているため、感覚のホムンクルスと呼ばれている)。視覚情報は後頭領野において、また頭頂領、側頭領にもそれぞれ同様に複数の地図を形成している。これらの地図は網膜特異的と呼ばれる。その理由は、それらは網膜に投影される対象物の像との間に幾何学的関係を保持し、脳内で視覚的環境の空間的表現を行っているからである。それぞれの地図には、刺激のある特徴的な面(例：形、色、動き)などについての情報を引き出し、分析するニューロン群を含んでいる。

発達

神経線維の最も早期の経路は、胎生2カ月目に現れる。主要な下行性運動経路は5カ月頃に現れる。脊髄神経線維の**髄鞘化** myelination (髄鞘で取り巻く)は胎生期のおよそ中期に始まる。しかし20年間も完全に髄鞘化されないものもある。最も古い経路(すべての

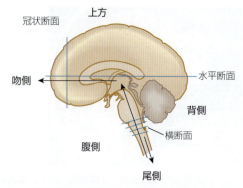

図1-6　脳と脊髄の記載でよく使われる断面（冠状，水平，横断）と方向（吻側，尾側など）。図は正中断面

表1-2　神経解剖学で用いられる用語	
腹側，前方	前（腹）側で
背側，後方	後側で
上方，頭方	頂方（頭蓋方向）で
下方	より下の方で
尾側	最も下方（尾の先）へ
吻側	前方（鼻尖方向）へ
内側	中央に近づいて
正中	中央，正中面
外側	端に向かって（中央から離れて）
同側	同じ側で
対側	反対側で
両側	両側で

動物に共通であるが）は最初に髄鞘化される。皮質脊髄路は，生後1〜2年の間に主に髄鞘化される。

　成長する軸索は，細胞外の**ガイダンス分子** guidance molecule（**ネトリン** netrin や**ソマフォリン** semaphorin などを含む）によって神経系の発達期間中に正確な標的に向かって導かれる。これらの経路のうち，成長する軸索を特定の標的に向かって導く誘因物質として働くものもある。逆に阻害する物質もある。ガイダンス分子には多くの種類があり，おそらくそれぞれ特定のタイプの軸索に特異的に対応し，様々な濃度勾配が存在するであろう。発達する神経系の多くの部分では，若い軸索の過剰がもともと存在し，正確な標的に至らないものは除去される。

　脳の機能的構築は，神経機能が始まる前に十分につくられているが，適切な刺激がもたらされたり，あるいは2，3日，いやより短く限られた重要な時期に刺激を受けなかったりした場合でも，成熟する脳は修正に対して寛容である。

末梢神経系

　末梢神経系 peripheral nervous system（PNS）は脊髄神経，脳神経，そして関連の神経節（中枢神経系の外の神経細胞の集まり）によって構成される。これは，中枢神経系への情報伝達（入力性）と中枢神経系からの情報伝達（出力性）に関する神経線維を含む。一般的に，**出力** efferent 線維は筋の収縮や腺の分泌などの運動機能に関係する。**入力** afferent 線維は多くの場合，皮膚，粘膜，深部構造からの感覚刺激を伝える。

　個々の神経は，圧迫もしくは物理的傷害によって傷つき，結果として特定の神経によって支配される体の部位の運動もしくは感覚の欠失となる。糖尿病のような全身性の疾患や神経毒性によって神経を傷害する毒物や薬物に曝露されたりすると，末梢性の多神経疾患を引き起こす。これらの場合，最も長い神経（足を支配する神経）が最も早く影響を受ける。

断面と用語

　神経解剖学者は，脳と脊髄がどのような切片あるいは断面で現れているかを規定する用語を重要視している。神経解剖学で用いられる用語を図1-6と表1-2に示す。

2章 神経系の発達と細胞構成

神経発達の細胞要素

　神経系の早期の発達段階で，外胚葉神経組織の凹んだ管は，胎児の背側中心線を形成する。管の細胞成分は最初未分化であるが，その後，様々なタイプのニューロンやそれらを支持するグリアとなる。

神経管の層

　胎生の神経管は3つの層を有する（図2-1）。**脳室帯 ventricular zone** は，後に**上衣 ependyma** と呼ばれる管の内腔（中心管）を覆う。**中間帯 intermediate zone** は，脳室領域の分裂細胞（最も早期の放射状グリア細胞などを含む）によって形成され，脳室内面と外部の（軟膜）の層の間に突起を伸ばす。**外辺縁帯 marginal zone** は，中間帯の神経細胞の突起により後期に形成される。

分化と遊走

　最も大型のニューロンは運動ニューロンで，最初に分化する。感覚ニューロンや小型ニューロン，そしてグリアのほとんどは，より後の出生時に現れる。新たにつくられたニューロンは，先につくられたニューロンの領域に沿って広く遊走する。グリアが現れると，先のニューロンは成長するニューロンを正確な標的領域に向けて導く枠組みとして働く。ニューロンの軸索突起は遊走の間，その標的に向けて成長しはじめるため，成人の脳の神経突起はまっすぐというよりも曲がっていることが多い。将来大脳皮質になる，より新しい細胞は，最も深いところからより表層へ遊走する。初期の小脳の小型ニューロンは最初表層へ向けて，その後に深層に向けて遊走する。そしてこの過程は生後も数ヵ月続く。

ニューロン

　ニューロンは大きさなど多様性に富む。たとえば，小脳皮質のある種の小型の細胞（顆粒細胞）の核は，隣接する大型のプルキンエ細胞の核よりもわずかに大きい。運動ニューロンは多くの場合，感覚ニューロンよりも大型である。長い突起を持つ神経細胞（例：後根

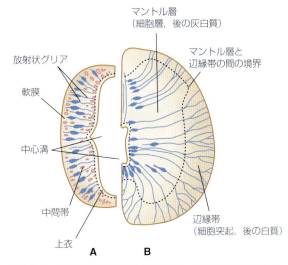

図2-1　神経管の発達の2つのステージ（それぞれ半分ずつ断面を示している）。A：大きな中心溝を持つ早期の段階。B：より小さな中心溝を持つ後期の段階

神経節細胞）は，短い突起を持つものよりも大型である（図2-2，図2-3）。

　大脳皮質から下位の脊髄へ，胎児で約60 cm以下，成人で約120 cmかそれ以上の距離を投射するニューロンもある。一方でとても短く，大脳皮質内の細胞間に突起を伸ばすにとどまるものもある。これらの小型のニューロンは，局所に終末する軸索を持ち，**介在ニューロン interneuron** と呼ばれる。

　神経細胞体から伸びるのは，通常，**軸索 axon** と**樹状突起 dendrity** と呼ばれる多くの突起である。ほとんどのニューロンは単一の軸索（その後の経路の途中で分枝する）とたくさんの樹状突起（分枝，再分枝し，1本の木の枝分かれのようになる）を派生する。伝導（伝搬あるいは伝達）に関与する部位は軸索であり，1つないしはそれ以上の側枝を持つ。軸索の下行端は**シナプス終末 synaptic terminal** もしくは**シナプス分枝 synaptic arborization** と呼ばれる。ニューロンの細胞体は soma もしくは perikaryon と呼ばれる。

細胞体

　細胞体はニューロンの代謝面，そして遺伝面での中

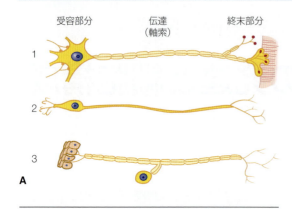
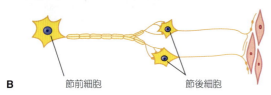

図 2-2　神経細胞タイプ。A：中枢神経系細胞。1：骨格筋へ投射する運動ニューロン，2：特殊な感覚ニューロン，3：皮膚からの一般的な感覚ニューロン。B：平滑筋への自律神経細胞。軸索に対応した細胞体の位置がいかに多様か気づいてほしい

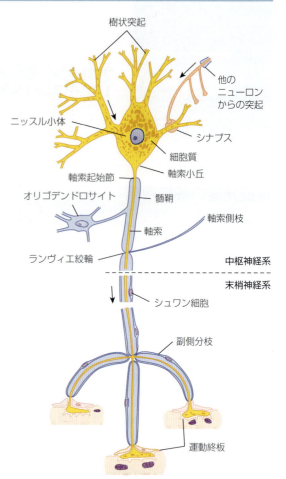

枢である（図2-3参照）。細胞のタイプによりその大きさは様々であるが，細胞体はニューロンの全体積のうちの小さな部分に過ぎない。

細胞体と樹状突起はニューロンの情報受容の部分を構成する。他の細胞からのシナプスやグリア細胞の突起が細胞体の表面を覆う傾向にある（図2-4）。

樹状突起

樹状突起は細胞体から伸びるニューロンの枝である。それらは到来するシナプス情報を受けることから，細胞体とともにニューロンの受容部位を提供している。樹状突起の受容表面積は細胞体のそれよりも通常かなり広い。ほとんどは長く細いため，樹状突起は互いにシナプス後電位のような電気的事象を阻害する抵抗のように働く（3章参照）。樹状突起の分枝パターンはとても複雑で，ニューロンが多くの情報源からシナプス入力をどのようにして集積しているかを決めることになる。樹状突起の中には**樹状突起棘 dendritic spine** を派生するものもある。これは小さなマッシュルーム型の突出で，小さな樹状突起分枝のように働きシナプス入力を受ける（図2-5）。樹状突起棘は，近年，研究者の注目を集めている。棘の形は，それが受けるシナプス信号の強さを調節する。細い「頸」を持つ棘の先へは，太い頸を持つ棘に対するシナプスより，その効果はより少ないであろう。樹状突起棘はダイナミックであり，その形態は変化しうる。樹状突起棘の

図 2-3　ニッスル染色された運動ニューロン。髄鞘は中枢神経系においてはオリゴデンドロサイトによって，末梢神経系においてはシュワン細胞によって形成される。横紋骨格筋に神経インパルスを伝える3つの運動終板を示している（Reproduced, with permission, from Junqueira LC, Carneiro J, Kelley RO：*Basic Histology*：*Text & Atlas*, 11th ed. McGraw-Hill, 2005.）

形態変化はシナプス結合を強化し，学習や記憶に貢献する。棘における適応性の変化は傷害後の神経系の機能の変化として現れる。たとえば，神経傷害後の慢性疼痛などがある（図2-6）。

軸索

ほとんどのニューロンから単一の軸索もしくは神経線維が起こっている。軸索は細胞膜，**軸索膜 axolemma** に包まれた細胞質の円柱状の管である。**神経線維 cytoskeleton** や**神経小管 neurofilament** を形成する**細胞骨格 microtubule** は軸索内を走行する。軸索小管は速い軸索輸送（「軸索輸送」の項参照）の枠組みを提供する。特殊化した分子モーター（**キネシン kinesin** 分子）は，アデノシン三リン酸（ATP）を消費する一連の過程を介した神経小管に沿った輸送と「歩行」のため

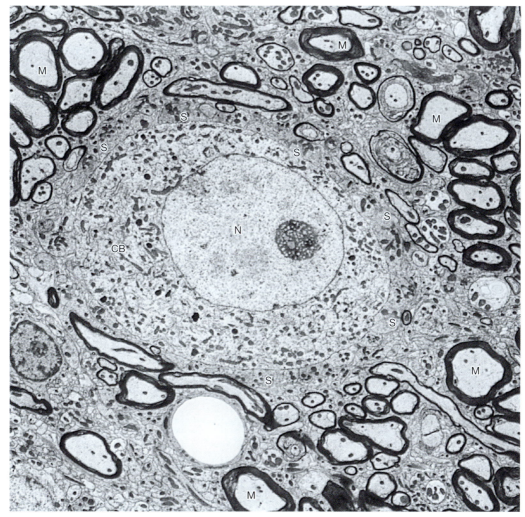

図 2-4　神経突起によって囲まれる神経細胞体（CB）の電子顕微鏡像。ニューロンの表面は，他のニューロンのシナプス終末（S）か，あるいはグリア細胞の突起によって完全に覆われている。この細胞の周りの他の突起の多くは髄鞘化した軸索（M）である。CB：ニューロンの細胞体，N：核。×5,000（Courtesy of Dr. DM McDonald.）

に分化した（神経伝達物質などの）分子モーターを含む小胞に結合する。

　軸索は，軸索起始節（軸索の近位部分，細胞体近く）から電気シグナルをシナプス終末に向けて伝導する特殊化した構造である。**軸索起始節 initial segment** は，他と区別しうる独特の形態学的特徴を有する。それは細胞体とも軸索とも異なる。軸索起始節の軸索膜には高密度のナトリウムイオンチャネルが存在し，起始節が**誘発ゾーン trigger zone** として活動することを可能としている。このゾーンでは，活動電位が起こり，軸索に沿って伝わり，ついには終末の軸索分枝に至り，シナプス活動を惹起させ，他のニューロンに影響を及ぼす。この起始節にはニッスル物質を含むことはない（図 2-3 参照）。大型のニューロンでは，軸索起始節は細胞体のコーン状の部位である**軸索小丘 axon hillock**

から生じているのが明瞭である。軸索は，数 μm（介在ニューロンの場合）から 1 m をゆうに超える（例：脊髄から足の筋へ投射する腰部運動神経の）ような長さのものから，径が 0.1〜20 μm のものまである。

A　髄鞘

　軸索の多くは**髄鞘（ミエリン）myelin** により覆われる。髄鞘は末梢神経系（PNS）ではシュワン細胞に，中枢神経系（CNS）では稀突起膠細胞（グリア細胞の一種）によってつくられる脂質が豊富な膜の同心円状の重層構造からなる（図 2-8〜図 2-11）。髄鞘は，髄鞘の存在しない 1 μm ほどの長さの小さな隙間，すなわち**ランヴィエ絞輪 node of Ranvier** によって仕切られる約 1 mm の長さの区分に分けられる。3 章で述べるように，髄鞘は絶縁体として機能する。一般的に髄鞘化は，軸索に沿った興奮の伝導の速度を上げるようにす

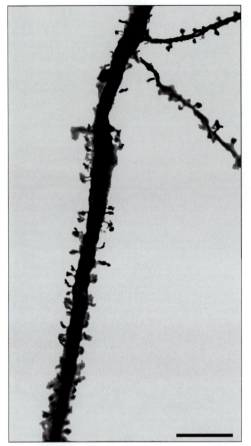

図2-5 運動野皮質の錐体細胞の樹状突起。主樹状突起とその先の小分枝上の棘に注目。スケール：10 μm（Micrograph courtesy of Dr. Andrew Tan, Yale University.）

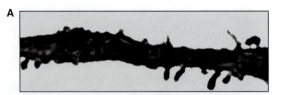

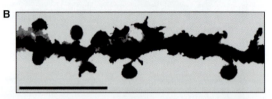

図2-6 正常ラット(A)と傷害後のラット(B)の後角の樹状突起。神経傷害後の樹状突起の棘の数と形態変化に注目。スケール：10 μm（Modified from Tan AM et al：Rac1-regulated dendritic spine remodeling contributes to neuropathic pain after peripheral nerve injury. *Exper Neurol* 2011；232：222-233.）

る。

B 軸索輸送

活動電位の伝導に加えて，軸索は細胞体からシナプス終末に向けて(**順行性輸送** anterograde transport)，またシナプス終末から細胞体に向けて(**逆行性輸送** retrograde transport)，物質を輸送する。リボソームは軸索には存在しないため，新たなタンパク質は合成され軸索へ運ばれる。この輸送には様々なタイプの軸索輸送がかかわる。

軸索輸送は，輸送速度や運ばれる物質によって異なる。順行性輸送は速いもの(最速400 mm/日)と遅いもの(約1 mm/日)がある。逆行性輸送は速い順行性輸送に類似する。速い輸送は，ニューロンの細胞質に沿って伸びる微小管(神経管)を介している。

軸索は，切離または切断，衝撃，または圧迫などで傷害を受ける。その後，ニューロンの細胞体は，**軸索反応** axon reaction もしくは**染色質融解** chromatolysisと呼ばれる相になることで軸索の傷害に反応する。一般に，末梢神経系の軸索は，受傷後にすみやかに再生するが，中枢神経系は再生する傾向にない。軸索反応と軸索再生についてはさらに22章で検討する。

シナプス

ニューロン間の情報伝達はシナプスで行われている。ニューロンどうしのコミュニケーションは，通常，情報を送ろうとするニューロン(シナプス前側)の軸索終末から情報を受けようとするニューロン(シナプス後側)の受容部位で起こる(図2-7，図2-12)。この特徴的なニューロン間の複合構造は，**シナプス** synapse，もしくは**シナプス結合** synaptic junctionと呼ばれる。表2-1に示すように，シナプスは軸索と樹状突起，あるいは樹状突起から突出した，針のような，あるいはマッシュルーム状の棘を形成する傾向にある(**軸索-樹状突起** axodendritic シナプス，興奮性のことが多い)(図2-13)。軸索と神経細胞体の間に形成するシナプスもある(**軸索-細胞体** axosomatic シナプス。抑制性の傾向にある)。また軸索と別の**軸索**との間にあるシナプスもある。これら**軸索-軸索** axoaxonic シナプスは，シナプス後側の軸索への効果により伝達物質放出を調整している。シナプス伝達は多くのシナプス前ニューロンからの情報を1つのシナプス後ニューロンへ収斂することになる。大きな細胞体になると数千のシナプス結合を受けるものもある(図2-4参照)。

ほとんどのシナプス部位での興奮伝達は化学伝達物質の放出による(3章参照)。一方，細胞から細胞に直接，**電気的シナプス** electrical synaps，もしくは**ギャップ結合** gap junctionと呼ばれる特殊化した結合を介して電流が流れる部位もある。電気的シナプスは無脊椎動物では広く共通してみられるが，哺乳類の中

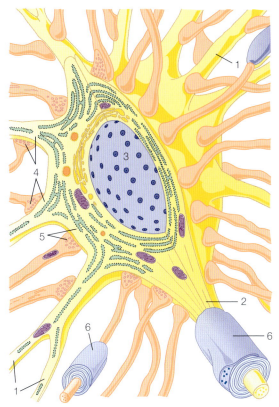

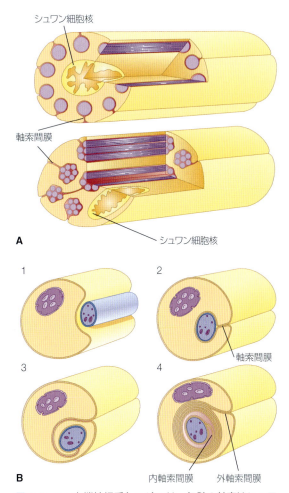

図2-7 ニューロンの原型の三次元構造。樹状突起(1)は，核(2)を含む細胞体から放射状に伸びる。軸索は軸索起始節(3)から生じる。軸索-樹状突起(4)と軸索-細胞体(5)シナプスが存在する。髄鞘がいくつかの軸索の周りに存在する(6)

図2-8 A：末梢神経系(PNS)では，無髄の軸索はシュワン細胞の表面の溝の中にある。しかし，これらの軸索は髄鞘によって絶縁されることはない。B：有髄の末梢神経線維は髄鞘により覆われ，1つのシュワン細胞の軸索によりらせん状に覆われている。1〜4：末梢神経線維の髄鞘化の4段階(Reproduced, with permission, from Junqueira LC, Carneiro J, Kelley RO : Basic Histology, 11th ed. McGraw-Hill, 2005.)

枢神経系ではわずかな数の部位でしかみられない。化学的シナプスはいくつかの識別しうる特徴を有している。シナプス前部位のシナプス小胞，シナプス間隙，そして情報を受ける側とシナプス前側の両側の細胞膜の肥厚である(図2-12参照)。シナプス小胞には神経伝達物質が含まれ，それぞれの小胞には**少量 quanta**，あるいは一包みの伝達物質が含まれている。シナプス終末が脱分極すると(その刺激源となる軸索の活動電位により)，カルシウムの流入が起こる。このカルシウムの流入は，**シナプシン synapsin** と呼ばれる一種のタンパクのリン酸化を引き起こす。シナプシンのリン酸化の後に，シナプス小胞は，シナプス間隙に面するシナプス前膜につなぎ止められ，融合し，そして伝達物質を放出する(3章参照)。

シナプスは，形態と他の特性から多様性に富む。抑制性のものもあれば興奮性のものもある。あるものは伝達物質がアセチルコリンであったり，またカテコールアミンであったり，アミノ酸であったり，それ以外の物質であったりする(3章参照)。シナプス小胞も，大型であったり小型であったり，また芯があったりな

かったりする。扁平な小胞は抑制性の伝達物質を含み，有芯性小胞はカテコールアミンを持つことが多い。

カルシウム依存性の小胞の伝達物質放出に加えて，第2の，カルシウム非依存性の非小胞性伝達物質放出の様式がある。この放出様式はトランスポーター分子に依存する。この分子は多くの場合にはシナプス間隙からの伝達物質の取り込みにかかわっている。

ニューロンのグループ化と相互連絡

神経細胞体は神経系の多くの部分に特異的にグループ分けされる。大脳および小脳皮質では，細胞体が集合し層構造を形成する。脊髄，脳幹，そして大脳の神経細胞体は，密な集合，もしくは**神経核 nucleus** を形

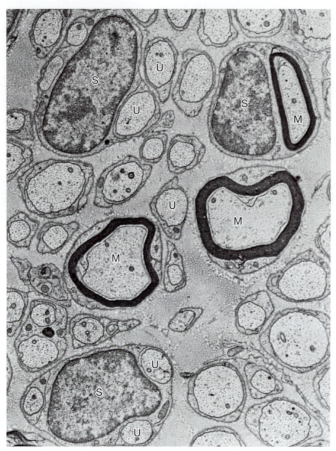

図2-9 1本の末梢神経の有髄(M)と無髄(U)の軸索の電子顕微鏡像。シュワン細胞(S)は1つの有髄，もしくは複数の無髄軸索を取り巻く。×16,000(Courtesy of Dr. DM McDonald.)

成する。それぞれの神経核には**投射ニューロン** projection neuron が含まれ，その軸索は神経系の他の領域に興奮を伝達することができる。また神経核の中で短い連絡を行う**介在ニューロン**も含まれる。末梢神経系では，神経細胞体のこれらコンパクトな集合は**神経節** ganglia と呼ばれる。

神経細胞の集合は軸索の束で形成される経路によって連絡している。経路の中には軸索の束が**神経路** tract あるいは**神経束** fasciculi として同定できるに足る構造もある。一方ではっきりと分離した束となっていないものもある。脊髄においては経路の集合は**神経柱** column ないしは**神経索** funiculi と呼ばれている(5章参照)。脳内では**毛帯** lemniscus とも呼ばれる。また脳内では軸索が樹状突起と絡みあって束となって走行しないために経路の同定が難しいこともある。これらのネットワークを**神経絨** neuropil という(図2-14)。

グリア

神経膠細胞は一般にグリア細胞と呼ばれ，脳と脊髄においてニューロンに数で勝り，その比率は10：1である。グリアはシナプスを形成しない。多くの役割を持ち，髄鞘形成，成熟するニューロンのガイダンス，細胞外のカリウムイオン濃度の維持，そしてシナプス活動後の伝達物質の再取り込みなどの働きがある。グリア細胞はおおまかに，マクログリアとミクログリアという，2つのクラス分けができる(表2-2)。

マクログリア

マクログリア macroglia という用語は星状膠細胞(アストロサイト)と稀突起膠細胞(オリゴデンドロサイト)に対応する。ともに外胚葉由来である。ニューロンとは対照的に，これらの細胞は，諸条件によるが再生の可能性を有する。

アストロサイト

おおまかに，**原形質性** protoplasmic と**線維性** fibrous の2種類がある。原形質性アストロサイトはより繊細で，多くの突起が分枝している。灰白質にある。線維性アストロサイトは線維状であり，グリア線維を含むその突起はほとんど分枝しない。アストロサイトの突起は小型の細胞体からすべての方向に放射状に伸びている。それらは神経系の中の血管を取り巻き，そして軟膜の下の脳と脊髄の外表面を覆っている。

アストロサイトは神経組織に対する構造的支持と，

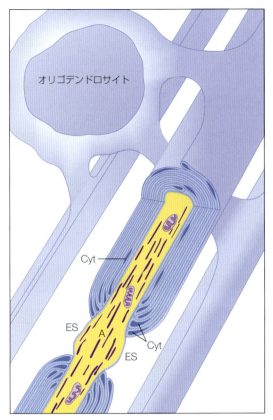

図2-10 オリゴデンドロサイトは中枢神経系の中で髄鞘を形成する。単一のオリゴデンドロサイトは2〜50本もの軸索のまとまった一群を髄鞘化する。軸索の周りをらせん状に覆って髄鞘形成するオリゴデンドロサイトの突起の中には細胞質(Cyt)はほとんどない。髄鞘シートは元のオリゴデンドロサイトの細胞体と細胞質の細い舌状の突起でつながっているにすぎない。このことは中枢神経系の髄鞘に対する傷害の後に再生が少なくともごくわずかに限られることを裏づけているかもしれない。髄鞘は一定間隔でランヴィエ絞輪で途絶されており，その部分では軸索(A)は細胞外腔(ES)に晒されている(Redrawn and reproduced with permission from Bunge M, Bunge R, Pappas G：Ultrastructural study of remyelination in an experimental lesion in adult cat spinal cord. *J Biophys Biochem Cytol* May；10：67-94, 1961.)

発達過程における神経遊走を方向づけるガイドとして働く。また，脳と脊髄の細胞外腔におけるカリウムなどのイオンを適切な濃度に維持している。アストロサイトはまたシナプス伝達にも一役演じている。多くのシナプスでは，アストロサイトの突起が近接してみられる。おそらく神経伝達物質の再取り込みに関与しているようである。アストロサイトはまた中枢神経系内で相互に閉鎖結合によってつながっている血管内皮細胞を取り巻き，毛細血管壁を通した分子の輸送を妨げ，血液脳関門の構成に寄与している(11章参照)。アストロサイトの突起は機能的バリアーを形成するわけではないが，神経機能に適切な環境を提供する物質の選択的取り込みを可能としている。

アストロサイトは，すべての中枢神経系表面を覆い，傷害された神経組織を修復するのを助けるように増殖する(図2-15)。このような反応性のアストロサイトはより大きく，またより染色されやすく，組織学的切片では明確に同定できる。その理由は，アストロサイトは特徴的なアストロサイト特異的なタンパクであるGFAP(glial fibrillary acidic protein)を有しているからである。慢性的なアストロサイトの増殖は**神経膠症グリオーシス gliosis** となり，時に**神経膠瘢痕 glial scarring** とも呼ばれる。神経膠瘢痕が有益なものか，あるいは傷害されたニューロンの再生を妨げるものかについては，現在研究されているところである。

オリゴデンドロサイト

オリゴデンドロサイトは主に白質に存在する。腕のような突起を伸ばし，その突起は軸索の周りをしっかりと覆い，オリゴデンドロサイトの細胞質が延長して中枢神経系の軸索の周りを絶縁体のように取り巻く密な髄鞘のシートを形成する。オリゴデンドロサイトはまた，成熟途中のニューロンに栄養的支持を与えている。単一のオリゴデンドロサイトは多くの(30〜40までの)軸索の周りを髄鞘シートで覆う(図2-10，図2-11 参照)。一方，末梢神経系では，**シュワン細胞 Schwann cell**で髄鞘が形成される。それぞれのシュワン細胞は単一の軸索を髄鞘化し，末梢神経系における髄鞘に対する傷害の後に，すみやかに再び髄鞘化する。

ミクログリア

ミクログリアは中枢神経系の**マクロファージ macrophage** もしくは清掃細胞である。常に脳や脊髄にいて，侵入者(バクテリアなど)に対して反応し，破壊するような見張り役を演じる。脳や脊髄の一領域が傷害を受けたり感染すると，ミクログリアは活性化し傷害部位に移動して細胞瘢痕を除去する。ミクログリアの中には，常に脳内にいるものもあるが，傷害や感染が起こると，他の細胞の血管から脳内へ侵入するものもある。ミクログリアはバクテリアのような外部からの侵入者から神経系を守る重要な働きを担う。脳卒中やアルツハイマー病のような神経変性疾患を含む内因的原因の後のこれらの反応の詳細はよくわかっていない。そしてこれらの疾患のミクログリアの活性化が生体防御なのか適応傷害なのかについても，現時点では不明である。

細胞外腔

中枢神経系の様々な細胞構成の間に，液体で満たされた腔がある。この細胞外腔は通常では脳と脊髄の全

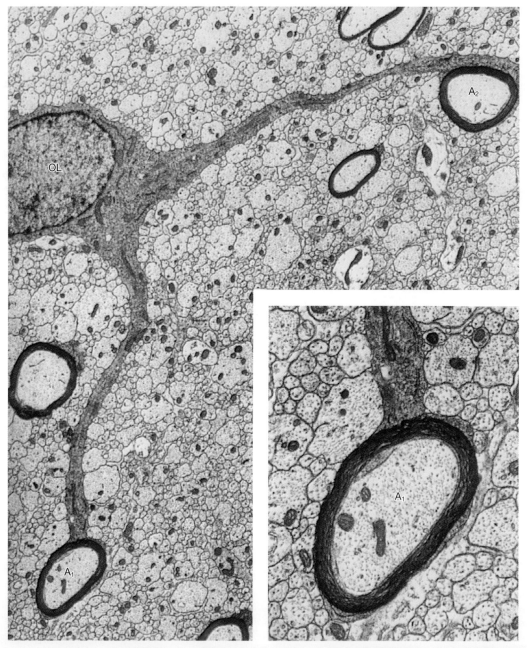

図2-11 2本の軸索(A_1, A_2)を髄鞘化する，脊髄のオリゴデンドロサイト(OL)の電子顕微鏡像。挿入図は軸索 A_1 の高倍率の髄鞘シート。髄鞘は軸索を取り巻くオリゴデンドロサイトの膜のらせん状取り巻きである。オリゴデンドロサイトの細胞質ほとんどは髄鞘から突き出ている。髄鞘は密であるために高い電気的抵抗と低い伝導性を示し，そこために軸索の周りの絶縁体として働く。×16,000

容積の20％にも及ぶ。カリウムやナトリウムなどのイオンの膜を境にした濃度勾配は神経系の中での電気的伝導に重要であるため(3章参照)，細胞外組成のこれらのイオン濃度の調整(**イオンのホメオスタシス** ionic homeostasis)は重要な働きである。そしてこの調整は少なくとも，アストロサイトによって行われている。中枢神経系の中の毛細血管はグリアかニューロンの突起によって覆われている。さらに毛細血管の内皮細胞は，他の器官の毛細血管内皮細胞と異なり，**ギャップ結合**を形成し，これにより透過性が制限され，いわゆる**脳血液関門** blood-brain barrier を形成する。このバリアーは，血管内成分から脳の細胞外腔を隔絶している。

臨床との関連

脳浮腫 cerebral edema は脳の容積が大きくなる。

脳浮腫は，血管原性（主に細胞外の）または細胞傷害性（主に細胞内の）のどちらかである。頭蓋冠の大きさは限られているので，脳浮腫はただちに治療されなければならない。

変性と再生

細胞体は軸索の機能的・構造的な完全さを維持するように働く（図 2-16）。軸索が切断され，切断部位から末梢の部分が変性すると（**ワーラー変性** wallerian degeneration），軸索を維持する物質（ほとんどがタンパク質）は細胞体につくられ，軸索によって輸送（**軸索流輸送** axoplasmic transport）されることはない。

末梢神経が傷害された際の軸索切断のレベルよりも遠位では，シュワン細胞が脱分化し分裂する。マクロファージとともに，シュワン細胞は髄鞘シートの残存を貪食し，軸索が変性するのとともにその健常性を失う。

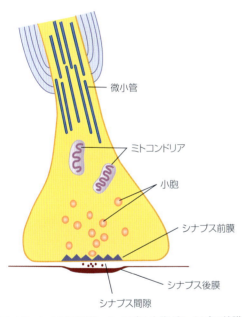

図 2-12　シナプス終末。シナプス小胞がシナプス前膜に融合し，伝達物質分子がシナプス間隙に放出され，シナプス後膜上の受容体に結合することができる

軸索傷害の後に神経細胞体は，**軸索反応**もしくは**染色質融解**と呼ばれる一連の組織学的変化を示す。変化の中には細胞体や核の膨化も含まれ，通常の細胞の中央から偏心した部位への移動などがみられる。どのニューロンにもみられるリボゾームが付着した通常の形態が変わり，ポリゾームに置き換わる（リボゾームが付着した小胞体は，古典的な神経解剖学者によりニッスル物質と呼ばれているが，正常では塩基性色素に濃く染まる。ニッスル物質の染色性の消失は軸索変性の際の小胞体の四散の結果であり，そのために初期の科学者は「染色質融解」と呼んだ）。中枢神経系の中での軸索反応に関連して，シナプス入力の離解，近傍のアストロサイトの膨化，そしてミクログリアの活性化などがある。引き続いて起こる軸索再生は，中枢神経系での傷害の後には通常は起こらない。多くのニューロンは適切な標的細胞との結合に依存している。軸索が再生し正しいシナプス後細胞との新たなシナプス結合に失敗すると，切断された軸索は死んでしまうか変性してしまう。

再生
A 末梢神経

再生は機能的に有用な結合の再構築を含む，神経の適切な標的に向かって再成長する可能性を意味する（図 2-16, 図 2-17）。軸索の切れたすぐ後に（1～3日後），近位端の先がふくれるか，成長円錐を形成する。成長円錐は，正常な発達の際に形成される軸索成長円錐に似た探索性の偽足を出す。それぞれの成長円錐は，最初の切断部位から離れて伸長し続ける多くの枝を形成することができる。もしこれらの分枝が瘢痕組織を横断し，遠位神経端に入れば，機能回復を含めたその後の再生は起こりうる。

遠位端が基底膜（Büngerʼs band）により囲まれたシュワン細胞の管に沿った軸索再生の重要性は，神経切離とは異なる神経挫滅後の再生について説明できるかもしれない。末梢神経への挫滅傷害の後に軸索は切られるが，基底膜を取り巻くシュワン細胞と神経周膜は傷害部位を越えて連続性を維持しようとし，傷害さ

表 2-1　中枢神経系のシナプスのタイプ			
タイプ	シナプス前成分	シナプス後成分	機能
軸索-樹状突起	軸索終末	樹状突起	多くの場合興奮性
軸索-細胞体	軸索終末	細胞体	多くの場合抑制性
軸索-軸索	軸索終末	軸索終末	シナプス前抑制 （シナプス後軸索の伝達物質放出調節）
樹状突起-樹状突起	樹状突起	樹状突起	局所相互作用 網膜など無軸索ニューロン （おそらく興奮性か抑制性）

れた神経に沿って軸索の再生を促す。対照的に、神経が切られると、これらの経路の連続性が断たれる。細かな外科手術でさえ、それぞれの軸索の近位と遠位の部分を揃えるのは難しい。ゆえにその後の再生も見込みがない。

末梢神経系の軸索は筋にも感覚器官にも再支配する。しかし運動神経の軸索は感覚器官へは結合せず、感覚ニューロンの軸索も筋には結合しない。運動神経の軸索はいかなる脱神経支配された筋にも再支配するが、その元の筋へ優先的に支配する。筋への不適切な神経再支配は、**異例の神経再支配**をきたす。それは不適切で想定外の運動につながる。そのような運動は「下顎眼瞼異常運動症候群」のように、下顎の運動の筋を支配する運動神経軸索が、傷害の後に眼の周りの筋の神経を再支配してしまうことからも理解できよう。

B 中枢神経系

中枢神経系における軸索再生はまったく未熟である。再生がうまくいかない理由はよくわかっていない。古典的な神経病理学者は、アストロサイトの突起により形成される神経膠瘢痕はおそらく反応性であろうと考えた。オリゴデンドロサイトの特性（末梢神経のシュワン細胞のそれと比べて）は、再生能力の違いを説明できるかもしれない、というわけだ。しかし近年の研究では、神経膠瘢痕は中枢神経系における軸索再生の機械的バリアーにはなりえないことが示唆されている。オリゴデンドロサイトにより産生された抑制因子、中枢神経の髄鞘、あるいは両方が中枢神経系の軸索の再生を干渉しているかもしれない。NoGoのような分子が「ストップサイン」のように働き、脳や脊髄内の軸索の再生を抑制しているかもしれない。NoGoを中和することが、実験動物での脊髄の再生を促進しているようである。許容環境に直面すると（例：切断された中枢神経系ニューロンの軸索が末梢神経の中に再成長する、あるいは「ブリッジ」として中枢神経系内へ移植された場合）、中枢神経系ニュー

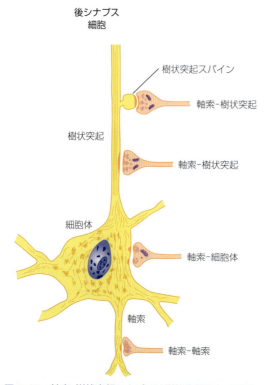

図 2-13 軸索-樹状突起シナプスは樹状突起もしくはマッシュルームタイプの「樹状突起棘」に終末し、多くは興奮性の働きをする。軸索-細胞体シナプスは神経細胞体上に終末し、多くは抑制性の働きをする。軸索-軸索シナプスは軸索上に終末し、しばしばシナプス終末に近く、神経伝達物質の放出の調整を行う（Reproduced, with permission, from Ganong WF：*Review of Medical Physiology*, 22nd ed. McGraw-Hill, 2005.）

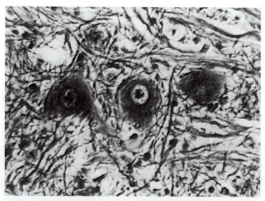

図 2-14 神経線維ネットワーク（神経絨）の中のニューロンの小さなグループの光学顕微鏡像。×800

表 2-2 グリア細胞の分類と基本的機能

		細胞のタイプ	主な機能
グリア細胞	マクログリア	稀突起膠細胞（オリゴデンドロサイト）	中枢神経系の髄鞘形成
		星状膠細胞（アストロサイト）	イオン環境の調節 神経伝達物質の再取り込み 成長する軸索のガイド
	ミクログリア	小膠細胞	中枢神経系の免疫機能

ロンの軸索は少なくとも数 cm は再生する。さらに、再生した軸索の中には適切な標的細胞とシナプス結合を確立するものもある。

C 再髄鞘化

多くの末梢神経系の疾患では（例：ギラン・バレー症候群のように）、脱髄もみられる。そして伝導に影響を及ぼす（3 章参照）。しばしばシュワン細胞の再髄鞘化を起こすこともある。これは末梢神経の新たな髄鞘シートの形成を可能にしている。対照的に、再髄鞘化は中枢神経系ではよりゆっくりと起こる。多発性硬化症の脳と脊髄の中の脱髄部分の中では再髄鞘化はほとんど起こらない。可塑性の異なるかたち（脱髄部分のナトリウムイオンチャネルを必要とする軸索膜の分子の再構成など）は、多発性硬化症の（神経学的な改善など）患者の臨床上の軽減の基礎となるであろう。

D 側副枝化

末梢神経系でも中枢神経系でも起こる（図 2-14 参照）。神経支配を受けた構造が部分的に除神経されると生じる。残存した軸索は新たな側副枝を形成し、終末器官の除神経された部分の神経を再支配する。この種の再生は、神経系にはかなりの可塑性があり、1 つ

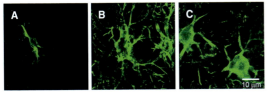

図 2-15　正常なヒト脳(A)と多発性硬化症患者の神経膠瘢痕の部位(B)、続発した卒中脳(C)のアストロサイト。B と C における神経膠瘢痕の部位の変性したアストロサイトに注目。スケール：10 μm(Courtesy of Dr. Joel Black, Yale University School of Medicine.)

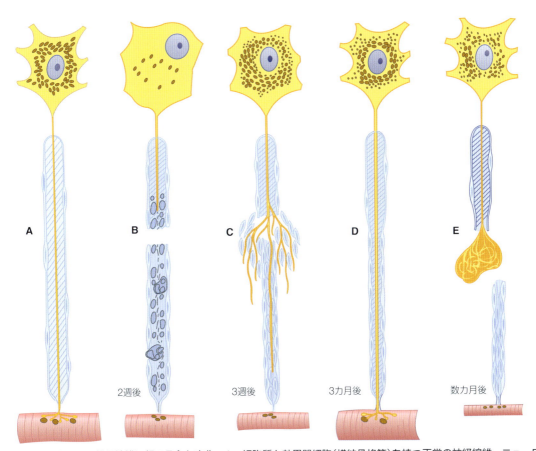

図 2-16　傷害された神経線維に起こる主な変化。A：細胞質と効果器細胞（横紋骨格筋）を持つ正常の神経線維。ニューロンの核の位置とニッスル物質の量と分布に注目。B：線維が傷害されると、ニューロンの核は細胞の端に移動し、ニッスル物質はその数を大きく減らす（染色質融解）。そして傷害部位よりも遠位の神経線維は髄鞘シートに沿って変性する。残存物はマクロファージにより貪食される。C：筋線維は著しいびまん性の変性をきたす。シュワン細胞は増殖し、成長する軸索により穿通される密なコードを形成する。軸索は 0.5〜3 mm/日の速度で成長する。D：この場合、神経線維の再生は成功し、筋線維もまた神経刺激を受け再生する。E：軸索がシュワン細胞のコードを穿通しないと、軸索の成長はうまくいかず、引き続く再生も起こらない(Redrawn and reproduced, with permission, from Willis RA, Willis AT: *The Principles of Pathology and Bacteriology,* 3rd ed. Butterworth, 1972.)

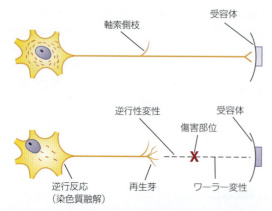

図2-17 神経軸索がXのところで挫滅あるいは切断されたときに，ニューロンとその神経が支配していた構造に起こる変化の要約（Modified from Ries D. Reproduced, with permission, from Ganong WF：*Review of Medical Physiology*, 22nd ed. McGraw-Hill, 2005.）

の軸索が以前には別の神経に支配されていたシナプス部位に引き継ぐことを示している。

神経新生

　未分化な，増殖能力のある幹細胞からニューロンをつくる能力である神経新生は，哺乳類では出生に先立つ発達期間に限定されると，古来信じられてきた。この伝統的な見方によれば，病理学的損傷とその後の神経死の後で，ニューロンの数は継続的に減ることになる。しかし，近年の知見では，分裂しニューロンに変化しうる少数の神経前駆細胞が，ヒトも含めた成体の哺乳類の前脳に存在することが示されている。これら少ない前駆細胞は脳室下帯に存在する。たとえば，海馬の歯状回の生後神経新生の証拠もあるが，この限定的な部位での新たなニューロンのわずかな新生は，豊富な環境において加速される可能性を示している。成人の脳でつくられうる新たなニューロンの数が議論されているが，これら前駆細胞は中枢神経系に対する傷害の後に機能回復するための戦略を示しているかもしれない。

3章 神経系の情報伝達

筋細胞とともに，ニューロンは**興奮性** excitable であるということが特徴的である．すなわち，電気的興奮を生じる刺激に反応するということである．ニューロンの電気的反応（膜を通じた電位の変化）は**局所的** local にとどまるか（刺激を受けた部位に限局するか），もしくは**広く伝搬** propagated するか（ニューロンとその軸索を通じて伝わるか），である．伝搬した電気的興奮は**活動電位** action potential と呼ばれる．ニューロンは**シナプス** synapse において，**シナプス伝達** synaptic transmission と呼ばれる過程でより互いに情報交換している．

膜電位

神経細胞を含む細胞膜は，膜の内（マイナス）と外（プラス）の間に存在する電位の差が存在するように構成されている．これにより，細胞膜を介して**静止膜電位** resting potential が生じる．それは正常でおおよそ $-70\,mV$ ほどである．

神経細胞膜を介した電位は，特定のイオンに対する選択的な透過性の結果生じたものである．細胞膜はほとんどの無機イオンに対して高い透過性があるが，タンパクや他の多くの有機イオンに対して透過性はほとんどない．細胞膜の内と外のイオン組成の違い（**イオン勾配** gradient）は膜の**イオンポンプ** ion pump によって維持される．そのイオンポンプは細胞内の無機イオンの一定濃度を維持する（図3-1，表3-1）．膜を介したナトリウムイオンとカリウムイオンの勾配を維持するポンプは Na^+/K^+-ATPase である．このタンパク分子は細胞内区分からナトリウムイオンを押し出し，それを細胞外腔へ移動させ，そしてカリウムイオンを細胞外腔から膜を介して細胞内に移入する．この基本的な活動を行うにあたり，ポンプはアデノシン三リン酸（ATP）を消費する．

2つのタイプの他動的な力が膜を介したナトリウムイオンとカリウムイオンの平衡を維持する．化学的な力はナトリウムイオンを内向きに，カリウムイオンを外向きに，高濃度を含む区分から低濃度を含む区分へ移動する傾向にあり，電気的な力（膜電位）はナトリウムイオンとカリウムイオンを内向きに移動する傾向に

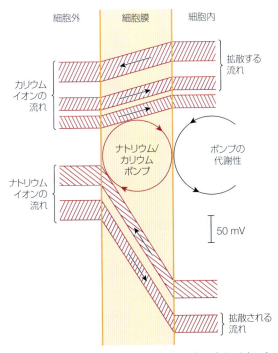

図3-1 静止時の神経細胞膜を通したナトリウムイオンとカリウムイオンの流れ．ナトリウム/カリウムポンプ（Na^+/K^+-ATPase）は，細胞内部からナトリウムイオンを外に出し，一方でカリウムイオンは内に向けて運ぶ働きを持つ（Reproduced, with permission, from Eccles JC：*The Physiology of Nerve Cells.* Johns Hopkins University Press, 1957.）

表3-1　哺乳類の脊髄運動ニューロンの細胞内と細胞外の，いくつかのイオン濃度

濃度（mmol/L H$_2$O）

イオン	細胞内	細胞外	平衡電位(mV)
Na$^+$	15.0	150.0	+60
K$^+$	150.0	5.5	−90
Cl$^-$	9.0	125.0	−70

静止膜電位：$-70\,mV$
(Reproduced, with permission, from Ganong WF：Review of Medical Physiology, *18th ed.* Appleton & Lange, 1997. Data from Mommaerts WFHM, in：Essentials of Human Physiology. Ross G (editor). Year Book, 1978.)

ある。化学的力と電気的力が均等に強いときに，**平衡電位** equilibrium potential が存在することになる。

これらの力の間の関係を説明する**ネルンスト平衡** nernst equation が，平衡電位（平衡時の膜電位）の程度を計算する際に用いられる。正常時には，細胞外のカリウムイオン$[K^+]_o$よりも細胞内のカリウムイオン$[K^+]_i$の方がより濃度が高い（表3-1 参照）。カリウムイオンのみを透過する膜を介した膜電位を決めるネルンスト平衡は以下のようである。

$$E_K \frac{RT}{nF} \log_{10} \frac{[K^+]_o}{[K^+]_i}$$

- E：平衡電位（膜を介した net flow のない）
- K：カリウム
- T：温度
- R：ガス定数
- F：ファラデイ定数（モル濃度に対するクーロンの変化に関係する）
- N：原子価（カリウムを原子価1とする）
- $[K^+]_i$：細胞内のカリウム濃度
- $[K^+]_o$：細胞外のカリウム濃度

生理学的体温では，

$$E_K = 58 \log \frac{[K^+]_o}{[K^+]_i}$$

ナトリウムに対する平衡電位（E_{Na}）は，ネルンスト式に細胞内ナトリウム濃度$[Na^+]_i$と細胞外ナトリウム濃度$[Na^+]_o$を代入することで得られる。この電位は，ナトリウムに対してのみ透過性のある膜を通して得られる。事実，ほとんどの細胞膜は完全に選択性というわけではない。つまり，膜はいくつかのイオン種に対して透過性を有する，ということである。これらの膜について，電位は，それぞれ透過できるイオンに対する平衡電位の加重平均である。それぞれのイオンが透過性に応じて膜電位に寄与する。細胞膜に透過性を持つナトリウムイオンおよびカリウムイオンの濃度により，膜電位は次の式によって数学的にあらわされる。この式は，ゴールドマン-ホジキン-カッツの式と呼ばれている（GHK 方程式として知られる）。

$$V_m = 58 \log \frac{P_K[K^+]_o + P_{Na}[Na^+]_o}{P_K[K^+]_i + P_{Na}[Na^+]_i}$$

- $[Na^+]_i$：細胞内のナトリウム濃度
- $[Na^+]_o$：細胞外のナトリウム濃度
- P_{Na}：膜のナトリウム透過性
- P_K：膜のカリウム透過性

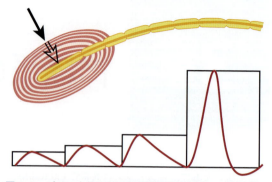

図3-2　パチニ小体における起動電位の状態。1倍，2倍，3倍，4倍の，1つの圧迫（黒矢印）に対する電気的反応を示す。最も強い刺激は感覚神経の中央（白矢印）に由来する活動電位を生む

この方程式でわかるように，膜電位はそれぞれのイオンに対する**相対的透過性** relative permeability により影響を受ける。ある種のイオンに対する透過性が高まると（そのイオンに対する特異的な透過性のある孔やチャネルの開孔により），膜電位はそのイオンの平衡電位に近づくように動く。逆に，そのイオンの透過性が低下したら（そのイオンに対する特異的な透過性のある孔やチャネルの閉孔により），膜電位はそのイオンの平衡電位から遠ざかるように動く。

静止状態にあるニューロンの膜では，カリウムイオンの透過性はナトリウムイオンの透過性よりも高い（20倍）。すなわち，ナトリウムに対するカリウムの透過性の比は約20：1である。このように，ニューロンが不活性（静止状態）のとき，ゴールドマン-ホジキン-カッツの式はカリウムイオンの透過性により支配されることから，膜電位はカリウムの平衡電位（E_K）に近づく。これはおおよそ−70 mV の静止電位を意味する。

起動電位

起動電位（受容器電位）は局所で，機械的エネルギーが電気的信号に変換される感覚器（例：筋伸展受容器とパチニ小体などの触圧受容器）の中で起こる局所性，非伝搬性の応答である。この起動電位は感覚細胞のわずかな領域の無髄神経終末で生じる。ほとんどの起動電位は脱分極で，膜電位はよりマイナス側になる。全か無かの反応である活動電位と対照的に（次項参照），起動電位は**段階的**で（伸展や圧迫などの刺激が大きければ大きいほど，脱分極も大きい），**加重的**である（ほとんど同時の2つの小さな刺激は，単一の小さな刺激によってつくられるよりもより大きな1つの起動電位を生み出す）。さらなる刺激の増大は，より大きな起動電位を生む（図3-2）。起動電位の程度が約10 mV にまで上昇すると，伝導性の活動電位（インパルス）が感覚神経で生じる。

活動電位

ニューロンは，**活動電位**と呼ばれる電気的インパルス（興奮）を発生させ情報交換している。活動電位は，自己再生可能な電気的信号で，ニューロン全体と軸索に沿って伝搬する傾向にある。活動電位は約 100 mV の脱分極である（1 つのニューロンに大きな信号である）。活動電位は全か無である。その大きさは個々のニューロンによって一定である。

ニューロンは活動電位を発生させることができる。なぜならニューロンは，ナトリウムイオンチャネルが開口（活性化）することにより脱分極に反応する特殊な分子を有しているからである。

こうなると，ナトリウムイオンに対する膜の相対的透過性が増し，ゴールドマン-ホジキン-カッツの式が示すように，膜はナトリウムイオンの平衡電位により近づき，さらなる脱分極を引き起こす。脱分極（起動電位からシナプス電位，あるいは引き続く活動電位）がニューロンの膜に生じると，ナトリウムイオンチャネルが活性化し，結果として膜がさらに**脱分極** depolarize しはじめる。この活動はまた他のナトリウムイオンチャネルを活性化するようになり，それを開孔し脱分極を引き起こす。十分な数のナトリウムイオンチャネルが活性化されると，約 15 mV の脱分極となり，閾値に達し，脱分極が加速し，すばやい活動電位が生じる（図 3-3）。このように膜は爆発的に，全か無の活動電位を生み出す。インパルスが通ると，**再分極** repolarization が最初はすばやく，そして後にゆっくりと起こるようになる。膜電位はこのようにして静止電位に戻る。活動電位は数ミリ秒の間，引き続く。

場合により，カリウムイオンチャネルの開孔の結果，膜電位は一過性に過分極（**後過分極** after-hyperpolarization）となり，膜電位をカリウムの平衡電位（E_K）に向かうようにする。活動電位の発生の際に，低減した興奮性の**不応期** refractory period が存在する。この期間には 2 つの相がある。最初は**完全不応期** absolute refractory period で，これは別の活動電位が生じることのない間であり，次が**相対的不応期** relative refractory period（数ミリ秒の遷延）で，次の活動電位は生じるが伝導速度は下がり，閾値は上がる期間である。不応期は，高頻度の活動電位を伝導する軸索の能力を制限する。

神経細胞膜にはイオンチャネルが存在する

電位感受性イオンチャネル voltage-sensitive ion channel は特殊化したタンパク分子で細胞膜を貫いている。このドーナツ形の分子は，特定なイオン（ナトリ

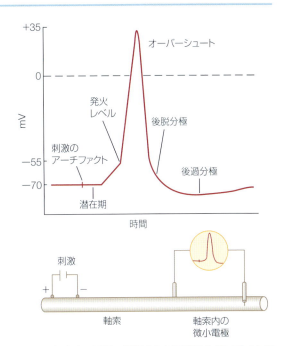

図 3-3　細胞内の電極で記録された活動電位（「スパイク電位」）。静止状態では，膜電位（静止膜電位）は約 −70 mV である。軸索が刺激を受けると，小さな脱分極が生じる。この脱分極が発火レベル（閾値）に達すると，全か無の脱分極（活動電位）となる。活動電位はナトリウムの平衡電位（E_{Na}）に近づき，−0 mV レベルを超える。軸索が再分極すると活動電位は終了し，再び静止電位に落ち着く（Reproduced, with permission, from Ganong WF：*Review of Medical Physiology*, 22nd ed. McGraw-Hill, 2005.）

ウムイオンやカリウムイオン）は通すが他のイオンは通さないような**孔** pore を持つ。チャネルはまた**電位センサー** voltage sensor を有し，膜を介した電位の変化に対応し，チャネルを開いたり（活性化），閉じたり（不活性化）する。

ニューロンの膜はインパルスを生む能力を有する。なぜならその膜は**電位感受性ナトリウムイオン** voltage-sensitive Na^+ チャネルを有し，ナトリウムに選択的な透過性があり，膜が脱分極した際に開くようになる。これらのチャネルが脱分極に対応して開くため，そして開くことで膜をナトリウム平衡電位（E_{Na}）に近づけるため，膜はさらに脱分極する（図 3-4）。十分な数のこれらのチャネルが開くと，爆発的な全か無の，活動電位と呼ばれる状態をもたらす（図 3-3 参照）。活動電位を生じるのに必要な脱分極の程度は**閾値** threshold と呼ばれる。

他の電位感受性イオンチャネル（**電位感受性カリウムイオン** voltage-sensitive K^+ チャネル）は脱分極に呼応して開き（通常，ナトリウムイオンチャネルよりもゆっくりと），そしてカリウムに対して選択的に透過するようになる。これらのチャネルが開くと，膜電

位はカリウム平衡電位(E_K)に向けて動き，過分極へと導かれる。

髄鞘化の効果

髄鞘（ミエリン）は末梢神経系内（シュワン細胞によりつくられる），そして中枢神経系内（稀突起膠細胞によりつくられる）のいくつかの軸索の周りに存在する。髄鞘化は軸索に沿った活動電位の伝導に大きな効果を持つ。

哺乳類の末梢神経系と中枢神経系の**無髄軸索** non-myelinated axon の径は小さい（末梢神経系では 1 μm 以下，中枢神経系では 0.2 μm 以下）。活動電位は，電位感受性ナトリウムイオンおよびカリウムイオンチャネルの比較的均一な分布のために，これらの軸索に沿ってほぼ連続的に伝わる。活動電位は軸索の特定の部位から始まるため，活動電位はその前の部位を脱分極し，こうしてインパルスは軸索の全長にわたってゆっくりと，連続的に進む（図 3-5）。無髄軸索では，ナトリウムイオンチャネルの活性化が活動電位の脱分極相に相当し，カリウムイオンチャネルの活性化は再分極を生じさせる。

対照的に**有髄軸索** myelinated axon は，髄鞘に覆われている。髄鞘は高い電気的抵抗性と低い静電容量を持ち，よって絶縁体として働く。髄鞘は軸索の全長にわたって連続的でなく，**ランヴィエ絞輪** node of Ranvier と呼ばれる約 1 μm の小さな隙間によって一定間隔で髄鞘が遮られている。そこでは軸索が剥き出しになっている。哺乳類の有髄線維では，電位感受性ナトリウムイオンおよびカリウムイオンチャネルは均一に分布していない。ナトリウムイオンチャネルは，ランヴィエ絞輪の部位の軸索膜に高密度（約 $1,000/μm^2$）に集合している。しかし，ランヴィエ絞輪間の髄鞘の下の軸索膜にはまれである。一方，カリウムイオンチャネルは「ランヴィエ絞輪間」もしくは「ランヴィエ絞輪近傍」の軸索膜，すなわち軸索膜が髄鞘によって覆われているところに局在する傾向にある（図 3-6）。

絶縁する髄鞘を通る電流はとても小さく生理学的に

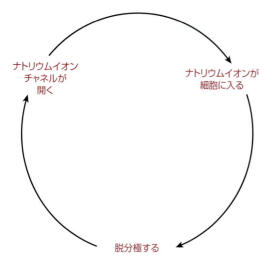

図 3-4　活動電位の基礎となる脱分極のイオンメカニズム。膜が脱分極すると電位感受性ナトリウムイオンチャネルが開く。この活動は膜のナトリウムイオンの透過性を増し，さらに脱分極を引き起こし，他のナトリウムイオンチャネルを開くことになる，十分な数のナトリウムイオンチャネルが開くと，膜は爆発的な，全か無の脱分極，すなわち活動電位が生じる

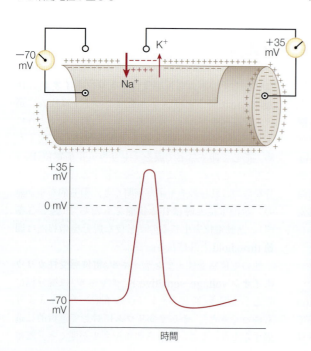

図 3-5　無髄神経線維に沿った神経インパルスの伝導。静止状態の軸索では，軸索内部とその膜の外表面の間には－70 mV の差がある（静止膜電位）。活動電位の伝搬の間，ナトリウムイオンは軸索内部の中に入り，引き続いてカリウムイオンが反対方向に移動する。その結果，膜の極性は変化し（膜はその内表面において比較的プラスとなり），静止膜電位は活動電位（ここでは＋35 mV）に置き換わる（Reproduced, with permission, from Junqueira LC, Carneiro J, Kelley RO：*Basic Histology*, 7th ed. Appleton & Lange, 1992.）

は無視してよい程度であるので，有髄軸索の活動電位はあるランヴィエ絞輪から次の絞輪へ，**跳躍** saltatoryと呼ばれる伝導様式でジャンプする（図3-7）。有髄線維のこの跳躍伝導により，いくつかの重要な結果が導かれる。まず，インパルス伝導に必要なエネルギーは有髄線維ではより少ない。従って伝導の代謝コストがより低いものとなる。次に，髄鞘化は結果として**伝導速度の上昇**となることである。図3-8は無髄と有髄の軸索の径の1つの役割として伝導速度を示している。無髄軸索では伝導速度は径の1/2乗に比例する。対照的に，有髄軸索の伝導速度は径とともに線形的に上昇する。1本の有髄軸索は，同じサイズの1本の無髄軸索よりもはるかに速くインパルスを伝えることができる。10 μmの有髄軸索と同じように伝導するためには，無髄軸索は100 μm以上の径を必要とする。伝導速度を高めることにより，髄鞘化はインパルスをある部位から別の部位へ送るのに必要な時間を減らすことができ，そして反射活動に必要な時間を減らし，脳がより高速コンピュータとして働くことを可能としている。

活動電位の伝導

線維のタイプ

末梢神経の中の神経線維は，その径，伝導速度，そして生理学的特性から3つのタイプに分けられる（表3-2）。**A線維** A fiberの径は大きく，有髄で速く伝導し，様々な運動または感覚インパルスを伝搬する。この線維は機械的圧迫や酸素欠乏による傷害に敏感である。**B線維** B fiberはより径が小さい有髄軸索で，A線維ほどは速く伝導しない。自律神経機能に寄与している。**C線維** C fiberは最も径が小さい無髄軸索で，最もゆっくりインパルスを伝導し，痛み伝導や自律神経機能にかかわっている。末梢神経の感覚神経軸索を説明するための別の分類を表3-3に示す。

シナプス

シナプスは，ニューロン間の結合部位で，お互いの情報交換を可能にしている。シナプスには**興奮性** excitatoryの（シナプス後側のニューロンを発火する可能性を上げる）ものもあれば，**抑制性** inhibitoryの（シナプス後側のニューロンを発火する可能性を下げる）ものもある。

一般に，形態学的に大きく2つの種類のシナプスがある（表3-4）。**電気的** electrical（または**電気興奮性** electrotonic）シナプスは**ギャップ結合** gap junctionに

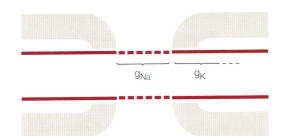

図3-6 有髄軸索でのナトリウムイオンチャネルとカリウムイオンチャネルの分布は均一ではない。ナトリウムイオンチャネル（g_{Na}）はランヴィエ絞輪の部分の軸索膜で高密度に集合している。この部分では活動電位に必要な脱分極を生むことができる。一方，カリウムイオンチャネル（g_K）はランヴィエ絞輪間の軸索膜に多く局在し，そこでは髄鞘が軸索を覆っている（Reproduced with permission from Waxman SG: Membranes, myelin and the pathophysiology of multiple sclerosis, *N Engl J Med* Jun 24；306(25)：1529-33, 1982.）

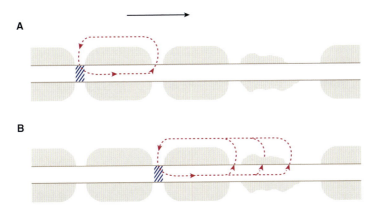

図3-7 A：有髄軸索の跳躍伝導。髄鞘はその高い抵抗性と低い静電容量のために絶縁体として働く。このように，活動電位（細かな平行線）がランヴィエ絞輪のある部位で生じると，電流の多くは，（破線矢印で示す経路により）次の絞輪へ短絡する。活動電位の伝導は絞輪から絞輪へ高伝導速度で非連続的に進行する。B：脱髄軸索では，傷害された髄鞘部分で電流の消失が起きる。結果として閾値に達するのにより時間がかかり，伝導速度が下がり，あるいは閾値に達せず，活動電位は伝搬することができない（Reproduced, with permission, from Waxman SG: Membranes, myelin and the pathophysiology of multiple sclerosis. *N Engl J Med* 1982；306：1529.）

臨床との関連

A. ニューロパチー

末梢性ニューロパチーは，末梢神経が障害される病気で，障害を起こす最も一般的な病気である。たとえば糖尿病患者の約半数には末梢性ニューロパチーが生じるし，癌の化学療法を含む薬物治療の合併症として生じることもある。多数のニューロパチーにより大径有髄線維を障害されると，運動機能の障害（筋力低下や筋萎縮）や，感覚の消失（しばしば振動覚や関節位置覚），腱反射の消失（アキレス腱や膝蓋腱反射など）が認められる。最も長い線維が最初に障害されるので，病初期に両手，両足が障害される（図3-9）。感覚や運動神経の伝導速度は低下し，しばしば40 m/s以下になるかもしれない。インパルスが軸索障害のポイントを通り伝わっていくことができなくなる伝導ブロックが生じるかもしれない。伝導速度の減少は神経刺激から筋収縮までの時間の増加ということを反映し測定される。伝導速度が遅くなることは，**ギラン-バレー症候群 Guillain-Barré syndrome**，慢性や遺伝性ニューロパチーなど脱髄性ニューロパチーで生じる。

B. 脱髄

脱髄，つまり髄鞘の障害はいくつかの神経疾患でみられる。最も有名なのは**多発性硬化症 multiple sclerosis**で，免疫機能の異常で脳や脊髄の髄鞘が障害される。髄鞘の跳躍伝導の消失や，ナトリウムイオンチャンネルの密度が低いinternode軸索膜の露出の結果，脱髄軸索で活動電位の伝導が遅れたり，ブロックされたりする（図3-7参照）。臨床実例3-1に多発性硬化症の患者を示す。

臨床実例 3-1

患者は，救急室の看護師でこれまで健康であったが，23歳時に左眼のかすみに気づいた。24時間後に彼女の視力は低下し，さらに1日後，左眼は完全に失明した。神経内科医が診察しても他の神経所見は正常だった。頭部MRIでは両側大脳半球の皮質下白質に数個の脱髄巣が認められた。これらの異常はそのままだったが，4週後に視力は完全に回復した。

1年後，両下肢に脱力があり，右足はぴりぴり感を伴っていた。主治医はおそらく多発性硬化症だと告げた。彼女はわずかな筋力低下を後遺症として3週後に回復した。

2年の無症状ののち，複視と随意運動時に増悪する振戦（「企図振戦」）に気づいた。神経内科医の診察では，脳幹と小脳に脱髄を示唆する徴候を認めた。再度ごく軽度の後遺症は認めたが回復した。

病歴は典型的な再発，寛解型の多発性硬化症であった。この病気は若年成人（20〜50歳）で発症し，中枢神経内の髄鞘が炎症で破壊される。この脱髄は境界明瞭な病巣（プラーク）で，空間的および時間的に散在性に分布している（つまり，「多発性硬化症」）。

本症例に代表される再発，寛解型の経過は，神経疾患の**機能回復 functional recovery**の興味深い1例を示す。どうやって回復は起こるのだろうか。近年の研究では脱髄軸索膜の分子可塑性，つまり髄鞘で以前は被覆されている部分でのナトリウムイオンチャンネルの増加がみられる。これによりインパルスが持続的に緩徐（無髄線維の軸索と同様）に軸索の脱髄領域に沿って広がる。軸索が脱髄のままでも，緩徐に伝導するインパルスは視覚といった機能の臨床的回復を助ける十分な情報を持っている。

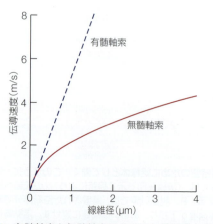

図3-8 有髄軸索と無髄軸索における伝導速度と径の関係。有髄軸索は同じサイズの無髄軸索より速く伝導する

より特徴づけられる。これは，シナプス前膜およびシナプス後膜が密に近接する特徴的な構造である。ギャップ結合は伝導経路として働く。そのうえ電流はニューロンからニューロンへ流れることができる。電気的シナプスにおける伝導は神経伝達物質を必要としない。電気的シナプスにおけるシナプスの伝導にかかる時間は化学的シナプスよりも短い。電気的シナプスは哺乳類以下の中枢神経系ではよくみられるが，哺乳類の中枢神経系では下等動物のように多いというほどではない。**化学的シナプス chemical synaps**では，明瞭な間隙（約30 nm幅）が細胞外腔の延長としてみられ，これがシナプス前膜とシナプス後膜を隔てている。化学的シナプスのシナプス前膜およびシナプス後膜の構成要素は，**神経伝達物質 neurotransmitter**分子

表 3-2 哺乳類神経の神経線維タイプ

神経タイプ	機能	線維径(mm)	伝導速度(m/s)	発火持続(ms)	絶対不応期(ms)
A α	固有感覚．体性運動	12〜20	70〜120		
β	触覚，圧覚	5〜12	30〜70	0.4〜0.5	0.4〜1
γ	筋紡錘への運動	3〜6	15〜30		
δ	痛覚，温度覚，触覚	2〜5	12〜30		
B	自律神経節前性	<3	3〜15	1.2	1.2
C 後根節	痛覚，反射	0.4〜1.2	0.5〜2	2	2
交感神経節	交感性節後	0.3〜1.3	0.7〜2.3	2	2

(Reproduced, with permission, from Ganong WF: Review of Medical Physiology, 22nd ed. McGraw-Hill, 2005.)

表 3-3 感覚ニューロンにしばしば使われる数字であらわした分類

数字	由来	線維タイプ
Ia	筋紡錘，環らせん終末	A α
Ib	ゴルジ腱器官	A α
II	筋紡錘，散形終末，触覚，圧覚	A β
III	痛覚と温度覚受容器。触覚受容器の一部	A δ
IV	痛覚と温度覚受容器	C

(Reproduced, with permission, from Ganong WF: Review of Medical Physiology, 22nd ed. McGraw-Hiil, 2005.)

の拡散を介して情報伝達している。比較的小分子で構成される一般的な伝達物質のいくつかを，その神経系における主な領域とともに表 3-5 にリストアップする。活動電位によるシナプス前終末の脱分極の結果，神経伝達物質分子はシナプス前終末より放出され，シナプス間隙を拡散し，シナプス後側の**受容体** receptor に結合する。これらの受容体は**リガンド制限型イオンチャネル** ligand-gated ion channel に関係し，その開孔(あるいは，時にその閉孔)を誘発する。これらのチャネルの開閉はシナプス後膜の電位を生じる。これら脱分極と過分極はニューロンにより集積され，ニューロンが発火するかしないかを決める(「興奮性および抑制性シナプス活動」の項参照)。

シナプス前終末の神経伝達物質は，膜に包まれた**シナプス前小胞** presynaptic vesicle に含まれている。シナプス前小胞がシナプス前膜に融合すると，神経伝達物質の放出が起こる。そしてその内容物(伝達物質)が**開口放出** exocytosis によって放出される。小胞の伝達物質はカルシウムイオンのシナプス前終末への流入により誘発される。これは到達した活動電位によりシナプス前カルシウムイオンチャネルの活性化による現象である。シナプス前軸索の，この活動誘発型のカルシウムイオンの増加の結果，小胞を細胞骨格へ架橋して(小胞の)動きを防ぐ，**シナプシン** synapsin と呼ばれるタンパクのリン酸化が起こる。この活動は小胞をシナプス前膜に融合させ，結果として神経伝達物質の急速な放出につながる。放出過程とシナプス間隙の拡散により，化学的シナプスでは 0.5〜1.0 ミリ秒の**シナプス遅延** synaptic delay となる。この過程を，図 3-10 のプロトタイプのシナプスの神経筋接合部の模式図に示している。

シナプス伝達

直接的な伝達(速い伝達)

伝達物質分子は 2 つのタイプのシナプス後受容体に結合することにより，シナプス前ニューロンからシナプス後ニューロンへ情報を送る。1 つは神経系に広汎にみられ，イオンチャネル(**リガンド制限型チャネル**の 1 つ)へ直接関連しているものである。さらに伝達物質分子はすばやく除去される。シナプス伝達のこの様式はわずか数ミリ秒に過ぎず，急速に終了する。ゆえに，「速い」と名づけられる。開閉するイオンチャネルのタイプによって，速いシナプス伝達は興奮性か抑制性となる(表 3-4 参照)。

セカンドメッセンジャーを介した伝達(遅い伝達)

化学的シナプスの次の様式は，ニューロン以外の細胞の内分泌様の情報交換に類似したものであり，イオンチャネルに直接関連しない受容体を用いる。これらの受容体はイオンチャネルを開閉し，または **G タンパク** G-protein の活性化と**セカンドメッセンジャー** second messenger の生成により，細胞内のセカンドメッセンジャー濃度を変化させる。伝達物質が受容体に結合すると，受容体は G タンパク分子と反応する。この G タンパク分子はグアノシン 3 リン酸(GTP)と結合し活性化される。G タンパクの活性化により cAMP，ジアシルグリセロール(DAG)，あるいはイノシトール 3 リン酸(IP_3)がつくられる。cAMP，DAG，IP_3 は，イオンチャネルのリン酸化にかかわり，静止電位において閉じているチャネルを開いたり，逆に静止電位において開いているチャネルを閉じたりする。チャネルを開閉するこれらの受容体において，伝達物質の結合から始まる連続的な分子機構は，数ミリ秒から数秒かか

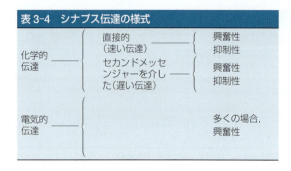

表3-4 シナプス伝達の様式

化学的伝達	直接的(速い伝達)	興奮性/抑制性
セカンドメッセンジャーを介した(遅い伝達)	興奮性/抑制性
電気的伝達		多くの場合,興奮性

表3-5 一般的な神経伝達物質が多い領域

神経伝達物質	多い領域
アセチルコリン(ACh)	神経筋接合部,自律神経節,副交感神経,脳神経の運動核,尾状核と被殻,マイネルトの基底核,大脳辺縁系の部位
ノルアドレナリン(NE)	交感神経系,青斑,外側被蓋,橋の大縫線核
ドパミン(DA)	視床下部,中脳線条体黒質系
セロトニン(5-HT)	腸の副交感神経,松果体,橋の大縫線核
γアミノ酪酸(GABA)	小脳,海馬,大脳皮質,線条体黒質系
グリシン	脊髄
グルタミン酸	脊髄,脳幹,小脳,海馬,大脳皮質

り,チャネルへの影響は比較的長く持続する(数秒から数分)。それゆえこのシナプス伝達の様式は「ゆっくりとした伝達」と呼ばれている。Gタンパクに関連した受容体は,ドパミン,アセチルコリン(**ムスカリンアセチルコリン受容体**muscarinic ACh receptor),そして神経ペプチドを含む幅広い範疇の神経伝達物質が同定されている(表3-6,表3-7)。

標的が絞られ単一のシナプス後成分にのみ作用する速いシナプス伝達とは対照的に,セカンドメッセンジャーを介する伝達はよりゆっくりで,幅広くシナプス後ニューロンへ影響を及ぼす。このように,シナプス伝達のこの様式は,重要な**修飾**機能を発現する。

興奮性および抑制性のシナプス活動

興奮性シナプス後電位 excitatory postsynaptic potential(EPSP)は神経伝達物質の受容体への結合により生じる。その結果,ナトリウムイオンやカルシウムイオンなどのチャネルが開いたり,またはカリウムイオンなどのチャネルを閉じたりして,脱分極を生む。一般的に,興奮性シナプスは軸索-樹状突起間に形成される傾向にある。対照的に,多くの場合に**抑制性シナプス後電位** inhibitory postsynaptic potential(IPSP)は,塩素イオンやカリウムイオンへの膜の透過性の局所的な上昇により引き起こされる。これらはほぼ共通して**軸索細胞体シナプス**axosomatic synapsで過分極を起こす。それを**シナプス後抑制** postsynaptic inhibition という(図3-11)。

ニューロンによる情報処理は,多くの他のニューロンからのシナプス入力の**集積**integrationによる。もしそれらの入力が時間的に大差なく生じた場合,EPSP(脱分極)とIPSP(過分極)は互いに加重される。ニューロンは入力のシナプス情報を集積するので,興奮性シグナルと抑制性シグナルがあわさる。インパルス発生ゾーン(多くの場合,軸索起始節)において閾値に達するか否かで,活動電位が生じるか否かである。

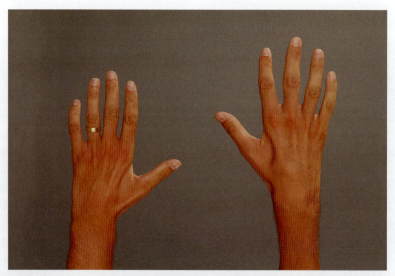

図3-9 遺伝的な感覚運動性ニューロパチーの患者の手の萎縮(筋の隆起の消失)。末梢神経ニューロパチーは,最初に最も長い神経線維に影響を及ぼし,足,手は初期の段階で影響を受ける(Courtesy of Dr. Catherina Faber.)

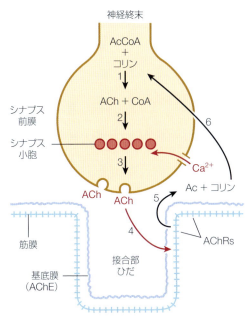

図3-10 神経伝達物質の合成，放出，そして特別なタイプのシナプスである神経筋接合部における減少のいくつかをまとめた模式図．アセチルコリン（ACh）がこのシナプスにおける伝達物質である．筋終板に近接する神経終末の部分を示してある．シナプス前終末においてアセチルコリンの合成はアセチルCoAとコリンから局所的に起こる(1)．それからアセチルコリンは膜に包まれたシナプス小胞に取り込まれる(2)．アセチルコリンが開口放出される．これは小胞とシナプス前膜との融合を経て行われる(3)．このプロセスは，シナプス前軸索への活動電位の伝導に反応して起こるカルシウムイオンの流入により誘発される．単一の活動電位に反応して，おおよそ200個のシナプス小胞の内容がシナプス間隙に放出される(4)．そしてシナプス後膜のアセチルコリン受容体に結合する(5)．そこで，ナトリウムイオンの流入を導くコンフォメーション変化を起こす．それが膜を脱分極する．チャネルが閉じると，アセチルコリンは離解し，アセチルコリンエステラーゼにより加水分解される(6)（Reproduced, with permission, from Murray RK, Granner DK, Mayes PA, Rodwell VW：*Harper's Biochemistry*, 24th ed. Appleton & Lange, 1996.）

活動電位が生じれば，軸索に沿って伝導し，そのシナプスを介して他のニューロンに達する．活動電位の**速さ rate**と**パターン pattern**が情報を運ぶ．

シナプスの可塑性と長期増強

神経系の特性の1つに，学習し，記憶するという形式での情報の蓄積が可能な点があげられる．記憶は特定のシナプスの強化に基づくと考えられてきた．近年，シナプス可塑性を理解するうえで大きな進歩があった．高頻回刺激の後のシナプスにおける伝達の増強に特徴づけられる**長期増強 long-term potentiation**は，最初に（記憶に重要な役割を演じる脳の領域の1つである）海馬のシナプスにおいて観察された．長期増強は，シナプス後膜の*N*-メチル-D-アスパラギン酸（NMDA）受容体の存在に依存する．この特別なグルタミン酸受容体は，伝達物質としてのグルタミン酸の結合に反応して，しかしシナプス後膜が脱分極したときのみ，シナプス後部のカルシウムイオンチャネルを開く．シナプス後要素の脱分極は，他のシナプスの活性化を要求し，そして双方のシナプスがともに活性化されたときにNMDA結合性カルシウムイオンチャネルが開く．このように，これらシナプスは，行動刺激の際の条件づけに類似した，2つのシナプス入力の「ペアリング」を意味する．近年の研究で，このメカニズムにより，シナプス後細胞に流入するカルシウムイオンの増加の結果，プロテインキナーゼが活性化され，そしてまだよくわかっていない活動によって，シナプス強化がなされることが示唆されている．特別なシナプス活動により誘発されるこれらの構造変化が記憶の基盤を形成する．

シナプス活動によるセカンドメッセンジャーの生成は，シナプス後細胞の**遺伝子発現の調節**という役割を担う．このようにセカンドメッセンジャーは，**既存のタンパクを修飾する**酵素を活性化または**新たなタンパクの発現**を導くことができる．この活性化は，細胞のシナプス活性化がその細胞の長期変化を導くことができるメカニズムをもたらす．これは神経系内の**可塑性 plasticity**の一例である．シナプス後細胞におけるタンパク合成のこれらの変化は学習と記憶にかかわり，おそらく神経系の発達に重要であろう．

シナプス前抑制

シナプス前抑制 presynaptic inhibitionは個々のシナプスにおける伝達効果をコントロールするメカニズムに寄与する．それは**軸索-軸索シナプス axoaxonal synaps**を介する（図3-11 参照）．シナプス前抑制を介した神経伝達物質の受容体への結合は，シナプス後軸索により放出される神経伝達物質の量を少なくする．この減少は，カリウムイオンチャネルか塩素イオンチャネルの活性化の結果，シナプス前終末の活動電位の大きさが減少するか，あるいはシナプス前終末におけるカルシウムイオンチャネルの開口が減ることによって引き起こされる．それにより最終的に伝達物質の量が減ることになる．こうしてシナプス前抑制は，あるニューロンへの他のシナプスの効果を減弱することなく，特定のシナプス入力における「量」を減らすことのできるメカニズムを示している．

神経筋接合部と終板電位

下位運動ニューロンの軸索は，末梢神経を介して筋細胞へ投射する．これらの運動ニューロンは**運動終板**

表3-6　一般的な神経伝達物質とその作用

伝達物質	受容体	セカンドメッセンジャー*	チャネルへの影響	作用
アセチルコリン	N	—	ナトリウムイオンと他のイオンチャネルを開く	興奮性
	M	cAMPまたはIP$_3$, DAG	カルシウムイオンチャネルの開閉	興奮性または抑制性
グルタミン酸	NMDA		膜が脱分極するとカルシウムイオンを流入させるチャネルを開く	2つのシナプス入力の同時活動を受容 シナプス増強(LTP)する分子変化を誘導
	カイニン酸	—	ナトリウムイオンチャネルを開く	興奮性
	AMPA	—	ナトリウムイオンチャネルを開く	興奮性
	代謝性	IP$_3$, DAG	—	細胞内カルシウムイオンを上昇させる興奮性
ドパミン	D$_1$	cAMP	カリウムイオンチャネルを開く，カルシウムイオンチャネルを閉じる	抑制性
	D$_2$	cAMP	カリウムイオンチャネルを開く，カルシウムイオンチャネルを閉じる	抑制性
γアミノ酪酸	GABA$_A$	—	塩素イオンチャネルを開く	抑制性(シナプス後側)
	GABA$_B$	IP$_3$, DAG	カルシウムイオンチャネルを閉じる，カリウムイオンチャネルを開く	抑制性(シナプス後側)
グリシン	—	—	塩素イオンチャネルを開く	抑制性

*直結性受容体はセカンドメッセンジャーを使わない
(Data from Ganong WF Review of Medical Physiology, 22nd ed. McGraw-Hill, 2005.)

motor end-plateと呼ばれる筋細胞膜の特殊化した部位に終末する。そこは横紋筋(骨格筋)を取り巻く膜である筋形質膜の局所的な特殊化を意味する(図3-12)。**神経筋シナプス neuromuscular synaps**(別名：**神経筋接合部 neuromuscular junction**)を通じて神経インパルスは筋へ伝えられる。終板電位は，運動軸索の活動電位の活性化に対応し，終板で起こる遷延化した脱分極電位である。それは筋神経結合部に限局する。神経筋シナプスの伝達物質はアセチルコリンである。少量のアセチルコリンが静止状態において神経細胞膜からランダムに放出される。個々の放出により約0.5 mVの微小な脱分極，微小終板電位が生じる。これら微小終板電位はまた**クオンタ quanta**とも呼ばれ，単一のシナプス小胞からのアセチルコリンのランダムな放出を反映している。しかし神経インパルスが筋神経結合部に達すると，多くのシナプス小胞からのアセチルコリンの同期的遊離の結果，より多くの伝達物質が放出される。これは，筋線維の発火レベルを越える全終板電位を生じる。

神経伝達物質

化学的シナプスでは非常に多くの分子が神経伝達物質として作用する。これら神経伝達物質はシナプス終末に存在し，その作用は薬理学的因子により阻害される。シナプス前神経の中には，1種類以上の伝達物質を放出できるものもある。おそらく，神経刺激の頻度の違いによってどの伝達物質を放出するかが調節されているのであろう。一般的な伝達物質のいくつかを表3-5にあげている。

中枢神経系のニューロンはまたペプチドを蓄積しているものもある。これらのペプチドの中には通常の伝達物質のように，よく作用するものもある。ホルモンのように作用するものもある。比較的よく知られた伝達物質とその分布については以下に検討する。

アセチルコリン

アセチルコリンはコリンアセチルトランスフェラーゼにより合成され，シナプス間隙に放出された後にアセチルコリンエステラーゼ(AChase)により分解される。これらの酵素は神経細胞体の中で合成され，軸索輸送によりシナプス前終末まで運ばれる。アセチルコリンの合成は，シナプス前終末で行われる。

アセチルコリンは末梢神経系と中枢神経系の中で様々な部位で伝達物質として作用する。たとえばアセチルコリンは神経筋結合部では興奮性に働く(Nタイプ，ニコチン性アセチルコリン受容体)。また自律神経節の伝達物質でもあり，節前交感神経や副交感神経により放出される。節後副交感ニューロンは，節後交感神経軸索の特別なタイプと同じように(汗腺を支配する神経線維など)，伝達物質としてアセチルコリンを使う(Mタイプ，ムスカリン性受容体)。

中枢神経内では，よりよく同定されたニューロン群はアセチルコリンを伝達物質として用いている。これらのグループには，**マイネルト基底核 basal forebrain**

表3-7 哺乳類神経ペプチド

視床下部放出ホルモン
- サイロトロピン放出ホルモン(TRH)
- ゴナドトロピン放出ホルモン
- ソマトスタチン
- コルチコトロピン放出因子(CRF)
- 成長ホルモン放出ホルモン
- 黄体化ホルモン放出ホルモン(LHRH)

下垂体ペプチド
- コルチコトロピン(副腎皮質刺激ホルモン〈ACTH〉)
- 成長ホルモン(GH),ソマトトロピン
- リポトロピン
- α色素細胞刺激ホルモン(αMSH)
- プロラクチン
- 黄体化ホルモン
- サイロトロピン(甲状腺刺激ホルモン〈TSH〉)

神経下垂体ホルモン
- バソプレッシン
- オキシトシン
- ニューロフィジン

循環ホルモン
- アンジオテンシン
- カルシトニン
- グルカゴン
- インスリン

脳-腸ペプチド
- 血管作動性腸ペプチド(VIP)
- コレシストキニン(CCK)
- ガストリン
- モチリン
- セクレチン
- 膵ペプチド
- P物質
- ボンベシン
- ニューロテンシン

オピオイドペプチド
- ダイノルフィン
- β-エンドルフィン
- Met-エンケファリン
- Leu-エンケファリン
- キョートルフィン

その他
- ブラジキニン
- カルノシン
- 神経ペプチドY
- プロクトリン
- K物質
- 上皮成長因子(EGF)

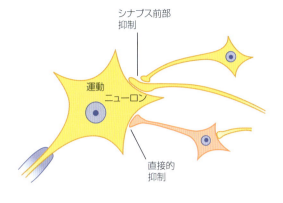

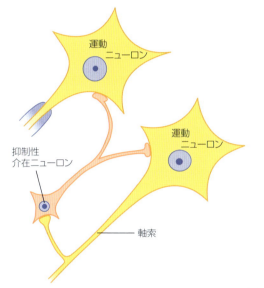

図3-11 上:脊髄の2つのタイプの抑制。直接的抑制(またはシナプス後抑制)では,抑制ニューロンから遊離された化学的メディエーターが,運動ニューロンの過分極(抑制性シナプス後電位)を引き起こす。シナプス前抑制では,興奮性ニューロンの(軸索)終末へ放出される第2の化学的メディエーターが,シナプス後興奮性電位の大きさを減じる。下:抑制性介在ニューロン(レンショウ細胞)が関与する特別な抑制性システム

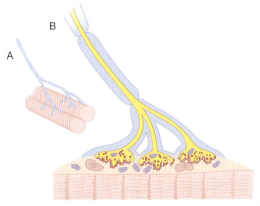

図3-12 神経筋接合部。A:複数の筋線維を支配する運動線維,B:電子顕微鏡レベルでみられる断面

nucleus of Meynertから大脳皮質へ,そして**中隔核** septal nucleusから海馬へ広汎に投射するニューロンを含む。脳幹腹側被蓋野にあるコリン性ニューロンは,視床下部や視床に投射する。そこで,アセチルコリンを伝達物質として使う。

神経変性疾患のコリン作動性中枢神経系ニューロンの役割に,近年かなりの興味が注がれている。基底核のコリン作動性ニューロンは変性し,そして大脳皮質内のコリン性終末はアルツハイマー病で消失してしま

> ### 臨床との関連
>
> #### A. 重症筋無力症と筋無力症症候群
>
> 重症筋無力症は自己免疫疾患で，アセチルコリン受容体（神経筋接合部での後シナプスの受容体）に対する抗体が産生される。その結果，運動神経の活動やシナプスの賦活に対する筋肉の反応性が減弱する。患者は典型的には四肢の筋の易疲労性や低下を訴え，何人かの患者では球筋が障害される。嚥下障害や眼球運動の異常が生じる。反復刺激検査では，障害された筋肉は急速に疲労し，最終的にはまったく反応しなくなる。筋の興奮性は休息後に通常回復する。
>
> **筋無力症症候群** myasthenic syndrome（ランバー-イートン症候群 Lambert-Eaton syndrome とも呼ばれる）は，対照的に，神経筋接合部の前シナプスが障害される病気である。筋無力症症候群は傍腫瘍症候群で，しばしば全身の腫瘍，特に肺癌や乳癌を背景に生じる。神経筋接合部の前シナプスのカルシウムイオンチャネルに対する抗体は神経伝達物質の放出を障害し，筋力低下を起こす。
>
> #### B. ミオトニア
>
> この種の疾患では，罹患筋が1回の刺激に対して反応が延長する。これらの疾患のいくつかは電圧感受性ナトリウムイオンチャネルの異常が関与し，活動電位がうまく終了しない。その結果，不適当に持続する筋収縮が生じることもある。

う。

グルタミン酸

アミノ酸であるグルタミン酸は，哺乳類の脳と脊髄における主要な興奮性伝達物質として同定されている。4つのタイプのシナプス後側のグルタミン酸受容体が同定されている。これらのうち3つは**イオン作動性** ionotropic であり，イオンチャネルに連結している。これらの受容体は，それに結合する薬物によって命名されている。グルタミン酸受容体の**カイニン酸** kainate と AMPA タイプは，ナトリウムイオンに連結しており，グルタミン酸がこれらの受容体に結合すると，EPSP を生じる。NMDA 受容体は，カルシウムイオンとナトリウムイオンの両方に透過性のあるチャネルに連結している。しかしながらシナプス後膜が脱分極しない限り，NMDA 活性型チャネルはブロックされている（従って，これらのイオンの流入は起こらない）。このように，NMDA タイプのシナプスはカルシウムイオンの流入を起こすが，それは，これらのシナプスの活動がシナプス後ニューロンを脱分極する他のシナプス入力を介した興奮と組み合わさったときにのみ起こる。これらのシナプスによるカルシウムイオンの流入は構造変化をもたらし，シナプスを強化する。NMDA タイプのグルタミン酸シナプスは，2つの異なる神経の経路において同時に起こる活動を感知するようになっており，そしてそのような活動の組み合わせに対応し，シナプス結合の強さを変える。この変化が記憶の基礎をつくると仮説されている。

代謝型グルタミン酸受容体が同定されている。伝達物質としてのグルタミン酸がこの受容体に結合すると，セカンドメッセンジャーの IP_3 と DAG は遊離される。この遊離は細胞内カルシウムイオン濃度を上げ，ニューロンの機能と構造を変化させる一連の酵素を活性化する。

グルタミン酸シナプスの過剰な活性化はニューロン内に過剰のカルシウムイオンの流入をもたらし，場合によってはニューロンの細胞死さえも引き起こす。グルタミン酸は興奮性の伝達物質の1つであるから，過剰なグルタミン酸の放出は，正のフィードバックによる神経回路のさらなる興奮を引き起こす。結果，細胞傷害性の雪崩を打ったような脱分極とニューロン内へのカルシウムの流入をもたらす。このニューロンの**興奮傷害性**メカニズムは，卒中や中枢神経系障害などの急性神経性疾患において，そしておそらく，アルツハイマー病のような慢性神経変性疾患などにおいて重要となりうる。

カテコールアミン

カテコールアミンの**ノルアドレナリン** noradrenaline（ノルエピネフリン），**アドレナリン** adrenaline（エピネフリン），そして**ドパミン** dopamine は，必須アミノ酸のフェニルアラニンの水酸化と脱炭酸化によりつくられる。ノルアドレナリンをアドレナリンに変換する酵素のフェニル-エタノールアミン-N-メチルトランスフェラーゼは，主に副腎髄質に高濃度に存在する。アドレナリンは中枢神経系の数カ所にのみ存在する。

ドパミンは，中間的分子のジヒドロフェニルアラニン（DOPA）を経てアミノ酸のチロシンからチロシン水酸化酵素と DOPA 脱炭酸酵素によってつくられる。一方ノルアドレナリンはドパミンの水酸化によってつくられる。ノルアドレナリンのように，ドパミンはモノアミン酸化酵素（MAO）とカテコール-O-メチルトランスフェラーゼ（COMT）により不活性化される。

症例 1

　35歳の独身女性。受診の6カ月前，テレビをみていたとき，時折二重にみえるということがあった。複視はベットで休息をとるとしばしば消失した。続いて，読書をしているとき，まぶたが落ちがちになるのを感じたが，一晩よく休むとやはり正常になった。彼女のかかりつけ医は専門のクリニックに紹介した。

　クリニックで，彼女は疲れやすいこと，たとえば食事の終わりには顎が疲れるようだといった。感覚の欠失はなかった。暫定診断がなされ，確定診断のためいくつかの検査が施行された。

　鑑別診断は何か。あるとすると，どの診断方法が有用か，最も考えられる診断は？

　症例はさらに25章で検討される。第1部（1～3章）に関係する質問と答えは付録D参照。

ドパミン

　ドパミンニューロンは，一般には抑制性の効果を持つ。**黒質 substantia nigra** から尾状核，被殻へ（**黒質線条体投射系 nigrostriatal system** を介して），また**腹側被蓋野 ventral tegmental area** から大脳辺縁系や大脳皮質へ（**中脳辺縁系 mesolimbic** および**中脳皮質投射系 mesocortical projection** を介して），ドパミン産生ニューロンを投射する。**パーキンソン病 Parkinson's disease** では，ドパミンニューロンと黒質の変性が認められる。このように，黒質から尾状核と被殻へのドパミン投射が障害されると，尾状核と被殻のニューロンの抑制が損なわれる。腹側被蓋野から大脳辺縁系や大脳皮質へのドパミン投射は統合失調症にかかわっているであろう。フェノチアジンのような抗精神薬はドパミン受容体のアンタゴニストとして作用し，統合失調症の患者の異常精神行動を一時的に抑えることができる。

　ドパミン含有ニューロンはまた**網膜 retina** や**嗅覚系 olfactory system** にも存在する。これらの領域では，感覚入力を通す際の抑制効果を行っているようである。

ノルアドレナリン

　末梢神経系のノルアドレナリン含有ニューロンは**交感神経節 sympathetic ganglia** に局在し，節後交感神経ニューロンのすべてに投射する。ただし，節後交感神経ニューロンのうちアセチルコリンを伝達物質に用いる汗腺へのニューロンを除く。中枢神経系のノルアドレナリン含有細胞体は2つの領域に存在する。**青斑 locus ceruleus** と**外側被蓋野 lateral tegmental nucleus** である。青斑は数百のニューロンを含むだけの比較的小型の神経核であるが，大脳皮質，海馬，視床，中脳，小脳，そして脊髄など，脳内に広く投射している。軸索の中には，分枝し，大脳皮質と小脳へともに投射するものもある。脳幹の外側被蓋野のノルアドレナリンニューロンは，中枢神経系のうち青斑により支配されない領域に投射するなど，相補的なパターンを示すようである。

　青斑と外側被蓋野からのノルアドレナリン系投射は，睡眠-覚醒サイクルと皮質の賦活化において修飾的な働きを，また感覚ニューロンの感受性を調節しているようである。パニック障害では，青斑における異常な逆転的活動がみられる。

セロトニン

　セロトニン（5-水酸化トリプトアミン〈5-HT〉）は中枢神経系の中で重要な調節性アミンの1つである。セロトニン含有ニューロン（の細胞体）は橋と延髄の**網様体 reticular formation** の領域に存在し，大脳皮質，海馬，大脳基底核，視床，小脳，そして脊髄に広く投射する。セロトニン含有ニューロンはまた，哺乳類の消化管にもみられ，セロトニンは血小板にも存在する。

　セロトニンはアミノ酸であるトリプトファンから合成される。それは血管収縮性と圧迫効果を有する。脳内でセロトニンに結合する薬物もある（レゼルピンなど）。少量では，セロトニンの構造的アナログのリセルグ酸ジエチルアミド（LSD）は，統合失調症に類似した精神徴候の賦活化を可能とする。LSDの血管収縮性作用はセロトニンによって抑制される。

　セロトニン含有ニューロンは，ノルアドレナリン含有ニューロンと同じで，覚醒のレベルを決める際に重要な役割の1つを担う。たとえば，縫線核のニューロンの発火レベルは睡眠レベルに関係し，レム睡眠の最中に枯渇する。縫線核のセロトニン含有ニューロンの傷害によって，実験動物において不眠症になる。セロトニン含有ニューロンはまた感覚入力，特に痛覚の修飾を行う。シナプス後膜におけるセロトニンの量を高める選択的なセロトニン再取り込み阻害薬は，抗うつ薬として臨床的に用いられる。

γアミノ酪酸

　γアミノ酪酸 gamma-aminobutyric acid（GABA）は脳と脊髄の灰白質に比較的多く存在する。抑制性物質で，シナプス前抑制に関与するであろう。GABAと，グルタミン酸からGABAをつくる酵素であるグルタミン酸脱炭酸酵素（GAD）が中枢神経系や網膜に発現する。2つのタイプのGABA受容体，$GABA_A$と$GABA_B$受容体が同定されている。両者はともに，しかし異なるイオン経路により抑制を行っている（表3-6

参照)。GABA を含む抑制性介在ニューロンは，大脳皮質，小脳，そして脳と脊髄の全体にわたる多くの神経核に存在する．試薬の**バクロフェン baclofen** は $GABA_B$ 受容体の部位でアゴニストとして作用する．その抑制性機能は，抗痙攣薬として効果を発揮することが期待される．

エンドルフィン

一般的な用語としてのエンドルフィンは，脳のオピオイド受容体に結合する，内因性モルヒネ様物質の1つとしてみなされている．エンドルフィン(オピオイド様の作用を有する脳ポリペプチド)はシナプスの伝達物質あるいは修飾物質(モジュレーター)として作用する．エンドルフィンは感覚経路の中の痛み信号の伝達を修飾しているようだ．動物に投与すると，エンドルフィンは鎮痛と鎮静の効果がある．

エンケファリン

オピオイド受容体に結合する．**メチオニンエンケファリン** methionine enkephalin(met-エンケファリン)と**ロイシンエンケファリン** leucine enkephalin(leu-エンケファリン)という類似のポリペプチドが存在する．met-エンケファリンのアミノ酸配列は，$α$-エンドルフィンと $β$-エンドルフィンにみられ，また $β$-エンドルフィンのアミノ酸配列は，下垂体前葉から分泌されるポリペプチドの1つ，$β$-リポトロピンにみられる．

第2部 臨床的な考え方

4章　神経解剖と神経学の関係　　34

4章 神経解剖と神経学の関係

　神経学は，他の専門領域以上に臨床と解剖の関連性に依存している。患者は神経内科に「右半球の大脳皮質が障害を受けた」といって受診することはまずなく，左側の顔面や上肢の力が弱いと述べるか示すのみであろう。神経系はモジュラー様に組み立てられており，脳や脊髄の各部位は異なった機能を担っている。神経系のどの部分が障害されているか，画像検査前でも，神経解剖の知識を有したうえでの注意深い診察と病歴から，しばしば推察が可能である。神経診察医は以下のような2つの質問に答えようとしている。①病変はどこか？　②病変は何か？

　神経系の病変は**解剖学的** anatomic なものから生じることがあり，構造異常からくる機能不全が生じる（例：脳梗塞，外傷，脳腫瘍）。また病変は**生理学的** physiologic なものかもしれず，解剖学的な異常はないが生理学的機能不全を反映している。例として一過性脳虚血発作があり，血管機能不全による代謝性変化の結果，神経やグリア細胞の構造学的障害はないが脳の局在機能の可逆的消失が生じる。

　本章では神経学での臨床の考え方を概観し，神経解剖と神経学に関連があることを述べる。それから読者が臨床医のように考え患者を理解できるよう，以下の章で概説しているように神経解剖を解説する。この本全体に配置された「臨床実例」とともに，本章は神経解剖の臨床への展開を提示する。

神経疾患の症状と徴候

　病歴をとり患者を診察して，神経診察医は症状と徴候を明らかにする。**症状** symptom は病気からくる主観的経験である（すなわち，「頭痛がある」，「右眼の視力が1カ月前からぼんやりしている」など）。**徴候** sign は診察や検査で捉えられる客観的異常である（例：反射亢進あるいは眼球の異常運動）。

　病歴は診断に重要な情報をもたらすことがある。たとえば，患者が昏睡で入院した例をみてみよう。彼の妻は主治医に「夫は高血圧なのに，薬を飲むのが好きじゃない。今朝彼は人生で最もひどい頭痛を訴えた。そして意識を失った」と述べた。これだけの病歴と短いが注意深い診察で，診察医は迅速にクモ膜下出血（動脈瘤からの出血。すなわち，大脳動脈からクモ膜下腔への欠損）の暫定診断にたどり着いた。医師は適切な（しかし焦点を絞った）画像診断と検査で確定診断を行い，適切な治療を計画した。

　明敏な臨床医なら，患者が部屋に歩いて入ってくる様子や病歴を話す態度といった患者の自発的な振る舞いを注意深く観察することで，神経疾患の徴候を感知できてしまうこともある。患者に触れる前から，パーキンソン病の「加速歩行（すり足，小歩）」，脳卒中など半球病変で生じる不全片麻痺（身体の一側の筋力低下），頭蓋内腫瘍を示唆する動眼神経麻痺などは察知できることがある。また，失語症（会話困難），錯乱，記憶障害が明らかになることもある（病歴聴取と神経診察の詳細は巻末の付録C参照）。

　病歴と診察から情報を得ている中で，臨床医はいつも「病変はどこか？」，「病変は何か？」と問い続けている。この思考方法は通常正しい診断に結びつく。診断過程の最中にいくつか項目を留意しておくべきである。

神経徴候と症状はしばしば神経系の局所病理を反映する

　1900年代初期の研究者は，神経系は**全体活動** mass action の原則で動いていると信じていた。現在では時代遅れとなった全体活動の原則によると，脳全体に広く分布している神経細胞はあらゆる機能に関与しており，脳の単一のはっきり分けられている部分にある局在神経細胞群は機能に関与しているとしてもわずかだ，という考え方である。脳が全体活動の原則で構成されているなら，脳のどの領域を障害する病変でも多くの機能が障害されるが，実際には脳の一部分が障害される局在性病変では機能が障害されるとしてもわずかである。

　現在我々は多くの機能に関して全体活動の原則は誤りであることを知っている。神経系の各部分は各々異なった機能に寄与している。言い換えると，脳や脊髄の多くの部分では，小さな病変でも特定の機能の消失や激しい障害が起こる。このことは神経系の**局在機能** localized function の原則を反映する。

　局在機能を示す多くの例がある。①失語（言語を発

したり理解することが困難)は左大脳半球の非常に限局された言語野の損傷でしばしば生じる。②各々の手の微細な運動のコントロールは反対側大脳半球の運動野の手領域からの信号に依存する。運動皮質は地図の形態，いわゆる「ホムンクルス(脳の中の小人)」で構成されていて，運動皮質の各部位が体の各々異なる部位をコントロールする(10章，特に図10-14 参照)。手の領域か，そこから脊髄に下行する高度に境界化されている経路に病変があると巧緻運動の消失，手の麻痺さえ起こる。③より基礎的なレベルでは，神経診察として検査される単純反射，複雑反射が多数あり，神経系の特定の部分を走行する回路に依存している。たとえば，**膝蓋腱反射 knee jerk** は，大腿神経，L3 と L4 の神経根，運動ニューロンへIa軸索がシナプスをつくっているL3とL4の脊髄髄節，これらの部位の求心性および遠心性線維に依存している。この回路(末梢神経，脊髄神経根，L3 と L4 の脊髄髄節)のいかなる部分の損傷も反射を障害する。

局在機能の原則の結果，神経徴候と症状から神経系のどの部位が障害されているか予測することがしばしば可能である。正確な病歴をとり，注意深い診察を行うことで，臨床医は神経系の機能障害の局在を知る重要な手掛かりが得られる。

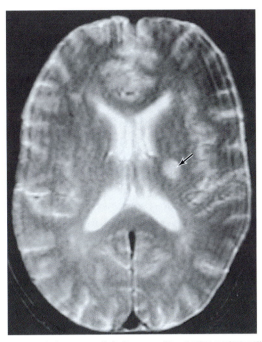

図 4-1　高血圧の51歳患者のMRI像。患者は5時間で進展した右側の顔面，上肢，下肢の筋力低下を訴えた。感覚消失，言語や認知機能の問題はなかった。MRIでは右内包に小梗塞が明らかになり(矢印)，運動皮質から下行する軸索を破壊し，「純粋運動脳卒中」を起こした

神経疾患の症状は陰性あるいは陽性かもしれない

陰性症状は**機能消失 loss of function** から生じる(例：不全片麻痺，眼球運動制限，記憶障害)。神経疾患の陰性症状は神経細胞の損傷(例：特定の血管領域にある神経細胞消失がしばしば起こる脳卒中，黒質の神経変性が起こるパーキンソン病)や，グリア細胞や髄鞘の損傷(例：髄鞘の炎症性損傷がある多発性硬化症)を反映しているかもしれない。**陽性異常 positive abnormality** は不適切なニューロンの興奮から生じる。たとえば痙攣(大脳皮質の異常放電より生じる)や痙縮(運動ニューロンの抑制消失から)などである。

白質と灰白質の病変は神経機能不全を起こす

灰白質 gray matter や**白質 white matter**(あるいは両側)の損傷は正常な神経機能を妨げる。灰白質の病変は神経細胞体とシナプスの機能を妨げ，前述したように陰性ないし陽性の症状を惹起する。他方で白質病変は軸索伝導を妨げ，**切断症候群 disconnection syndrome** を生じさせ，通常は陰性症状を起こす。これらの症状の例は視力を障害する視神経炎(視神経の脱髄)や錐体路軸索を障害する脳梗塞でみられ，後者は運動皮質から内包後脚などの領域を下行する経路で「純粋運動脳卒中」を呈する(図 4-1)。

いくつかの神経疾患は基本的に灰白質を障害する(例：**筋萎縮性側索硬化症** amyotrophic lateral sclerosis〈ALS〉，大脳皮質や脊髄灰白質の運動神経細胞死を導く変性疾患)。他の疾患では基本的に白質を障害する(例：多発性硬化症)。あるいは灰白質と白質の両方を障害する(例：大梗塞で，大脳皮質とその下の白質の壊死を起こす)。

神経疾患は症候群を起こしうる

症候群 syndrome は互いにしばしば合併する徴候や症状の一群で，徴候や症状は共通の原因を示唆する。典型例は**ワーレンベルグ症候群 Wallenberg's syndrome** で，回転性めまい，嘔気，嗄声，嚥下障害(嚥下困難)で特徴づけられる。他の徴候や症状は同側の失調，眼瞼下垂，縮瞳，同側の顔面の全感覚障害，反対側の体幹，上下肢の痛覚と温度覚の障害を含む。この症候群は**延髄外側 lateral medulla** に集っている核や経路の機能不全から生じ，通常は後下小脳動脈の閉塞から生じる梗塞によるもので，この動脈はこれらの部位に灌流する。

近傍の徴候は病変の局在を知るのに役に立つかもしれない

脳や脊髄は，互いに密接に関係し解剖学的に隣接す

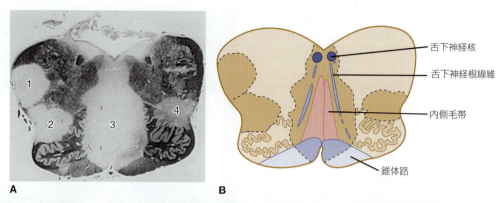

図 4-2　A：多発性硬化症の患者の髄鞘染色の延髄の断面像。中枢神経系（CNS）中に散在する多発脱髄斑（1〜4 とラベル）に注目。B：単一の病変さえ CNS の多数の近傍部分の機能を障害する。脱髄斑 3 が舌下神経根（堤舌の筋力低下）と内側毛帯（振動覚と触圧覚の障害を引き起こす）を障害している。比較のため図 7-7C に同レベルの正常の延髄の模式図を示す

表 4-1　典型的な神経疾患で機能不全を起こす機序			
機序	疾患例	標的	コメント
破壊	脳卒中	神経細胞（しばしば皮質）	急性破壊，血流消失（数時間内）
破壊	パーキンソン病	神経細胞（皮質下）	黒質神経細胞の慢性変性
破壊	脊髄損傷	上行性と下行性の軸索	外傷での線維路の傷害
破壊	多発性硬化症	髄鞘	中枢神経髄鞘の炎症による損傷
圧迫	硬膜下血腫	大脳半球	広がる血餅の下にある脳組織を傷害する
脳室経路の障害	小脳腫瘍	第四脳室	広がる腫瘍が脳室を圧迫し髄液流路を障害する

る多くの経路や核を含む。特に脳幹や脊髄には十分なスペースがなく，核や線維路で混雑している。多数の病理学的進行は 1 つの核や経路より大きな病変となる。**徴候や症状の組み合わせ**は病変を局在化するのに役立つかもしれない。図 4-2 は多発性硬化症の患者の延髄の断面を示す。患者は触圧覚と位置覚で両下肢に感覚障害があり，舌の筋力低下がある。臨床医は，これら 2 つの異常を説明する責任病巣が 2 つ存在すると考える前に，「単一の病巣で両方の異常を説明できないか？」と疑問を呈するかもしれない。脳幹の神経解剖の知識があれば，延髄中央部の病巣の局在を明らかにできる。

神経系の機能不全は神経組織の破壊や圧迫，脳室や脈管の障害で起こる

種々のタイプの器質的異常は神経系の機能不全を起こす（表 4-1）。神経細胞（あるいは関連するグリア細胞も）の**破壊 destruction** は，脳卒中（虚血で神経細胞が障害される）やパーキンソン病（神経変性が脳幹の一領域，黒質に生じる）などの病気で起こる。外傷で二次的に破壊される軸索の破壊は脊髄損傷の機能不全を惹起し，炎症の結果としての髄鞘の破壊は多発性硬化症の機能異常を起こす。

圧迫 compression はまた脳や脊髄実質の侵襲なしに機能不全を起こす。たとえば硬膜下血腫では，頭蓋冠内で広がっている血餅が隣接している脳を圧迫し，神経組織の死が始まる前に，最初に可逆的機能不全を起こす。この例では，早めに診断し，血餅を外科的にドレナージすることが完全回復をもたらす。

最後に，**脳室系や脈管の障害**は神経徴候や症状を引き起こす。たとえば，小さな小脳星細胞腫は，第四脳室上部に位置し，脳室を圧迫し，髄液の流出を閉塞することがある。その腫瘍は大脳半球に広範な破壊的影響がある閉塞性水頭症を引き起こすかもしれない。この症例のように，小さくても危険な場所にある腫瘍は髄液の流出路に影響を与え，広範な神経機能不全を生じさせる。重要な部位の血管病変は神経系に破壊的な障害をもたらす。ヒトでは一定の大脳動脈は脳の同じ

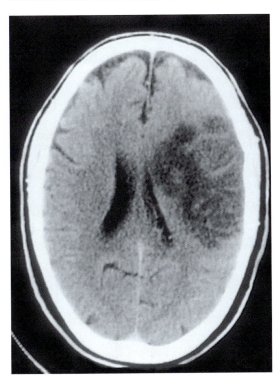

図 4-3　中大脳動脈領域の脳卒中の CT 像

部位に栄養を与え，この動脈の閉塞は特徴的な臨床症候群を引き起こす．たとえば，頸部の動脈硬化では，頸動脈の閉塞が起こり，それが血液を供給する大脳半球に大きな梗塞を惹起する．後大脳動脈の閉塞は栄養を送る後頭葉の脳梗塞を起こす．

どこに病変があるのか

神経疾患を起こす過程

　脳と脊髄の制御機構は，異なる機能を遂行するため異なる種類のニューロンの神経細胞と軸索の束（索路）を有している．このことは病歴と神経診察を基礎とする神経疾患診断を可能にした．

- **局所機序 focal process**：**局所病理 focal pathology** は単一の形態学的に隣接する病変で，徴候と症状を生じさせる．最も一般的な例は脳卒中で，特定の動脈領域の虚血は境界が明瞭な領域の神経組織の梗塞を起こす（図4-3）．他の例では孤発性脳腫瘍がある．患者について考えるとき，医師は「徴候や症状を説明できる単一病変はあるか？」と問うべきである．重要な場所にある単一の病変が数種類の線維路や核を障害する場合がある．注意深く患者の徴候や症状を評価し，中枢神経にすべての異常を生じさせる単一部位の病変があるかどうか考えることによって，臨床医は病変部位を絞って放射線科医へ画像検査の依頼ができる．

- **多巣性機序 multifocal process**：**多巣性病理 multifocal pathology** は種々の部位で神経系に障害を与える．たとえば多発性硬化症では，病変は空間的に神経系に散在性で，時間的にも異なって生じる．図4-2 は多発性硬化症患者の多巣性病変である．もう1つの例は腫瘍の髄膜播種である．クモ膜下腔への播種の結果，腫瘍の沈着は神経軸全体に沿って種々の脊髄神経や脳神経根に影響を与え，また髄液の流れを閉塞して水頭症を起こすこともある．

- **散在性機序 diffuse process**：神経系の**散在性機能不全 diffuse dysfunction** は種々の毒素や代謝異常で生じる．診断に至る際，臨床医は「徴候や症状を説明できる全身疾患があるのでは？」と問うべきだ．たとえば代謝性または中毒性昏睡は神経系全体の神経細胞に機能異常を起こす．

吻側・尾側の局在

　病変の吻側・尾側の局在を診断する際には，障害されている核や索路を決め，障害されている構造の一群を考えることが重要である．ここで臨床医はヒト神経系の設計上の特徴に助けられる．主要な運動（下行路）と感覚（上行路）の経路は特定のレベルで交叉する（神経軸の一方から反対側に交叉する）．3つの主要な経路の交叉は簡単に図4-4にまとめ，詳しくは5章で議論する．患者の神経学的異常所見を診察し，それを適切な経路や核に関連づけることによって，吻側・尾側の適切なレベルで病変を位置づけることがしばしば可能となる．

　たとえば左下肢の筋力低下を有する患者を考えてみてほしい．この状態は下肢を支配している末梢神経障害か，あるいは皮質から中脳を経由して，腰髄まで下行する皮質脊髄路の障害で生じうる．患者が左下肢の振動覚と位置覚を消失しており（後索の機能障害を示している），右下肢の痛覚と温度覚が消失しているなら（脊髄視床路の機能障害を示している），臨床医は脊髄視床路が交叉する部位より上で，脊髄の左半分の障害を考えるだろう．これらの線維はそれらが脊髄に入るレベル付近で脊髄内交叉し，皮質脊髄路が交叉する延髄上部頸髄接合部付近よりは下である．さらに上肢と体幹の正常な機能は，脊髄の頸胸髄部分（上肢や体幹への線維を運ぶ）の正常さを示唆する．欠失症状の組み合わせは実際単一の脊髄左側のわずかな病変で説明できる．

横断性局在

　病変の局在では，臨床医は横断面の位置についても考えなければいけない．すなわち脳や脊髄の横断面である．ここで再び，隣接する徴候が重要となる．以前

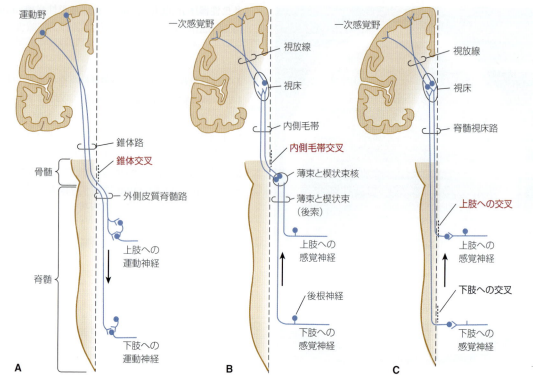

図 4-4　A：錐体路，B：後索系，C：脊髄視床系

に記載した脊髄病変の患者では，後索路と皮質脊髄路が障害されているので後索と側索白質が障害されているに違いない。そこで臨床医は，この患者に右側の皮質脊髄路，後索，脊髄視床路の機能不全の証拠がなければ，病変は脊髄の左半分であると予測できる。

障害されている索路と核，吻側・尾側軸と横断面に沿ってそれらの関係を注意深く考えることによって，明敏な臨床医なら高い確率で，障害されている神経系の部位を同定できる。

病変は何なのか

責任病変の病理学的性質は診察と病歴から推測できるかもしれない。患者の年齢は考慮しなければいけない。たとえば脳血管疾患は 50 歳以上のヒトではより一般的な病気である。対照的に多発性硬化症は 10〜20 歳代の病気で，高齢者での発症はほとんどない。

また患者の性別は重要な情報を与えるかもしれない。たとえばディシェンヌ型筋ジストロフィー Duchenne's muscular dystrophy は性染色体連鎖の病気で，男性にのみ発症する。前立腺癌（男性の病気）や乳癌（主に女性の病気）は脊椎に容易に転移し，これらは脊髄を圧迫しうる。

一般的な医学的状況が重要な情報を与えることもある。患者は喫煙者か？　たとえば肺癌や乳癌は神経系に通常転移する。健康である非喫煙者で 75 歳の不全片麻痺の出現は脳血管疾患の結果である可能性が高い。逆に胸部レントゲン写真で病巣がある喫煙者は，脳への転移で不全片麻痺が生じるかもしれない。

病気の時間経過

病歴にはしばしば，病気の**時間経過**についての非常に貴重な情報が含まれている。数分から数時間の機能不全のエピソードは，患者の人生の様々な場面で生じるかもしれず，これはてんかん発作や片頭痛発作かもしれない（図 4-5A）。他方で**最近発症の短いエピソードの群発**，機能不全の**クレッシェンドパターン**は不安定な増悪する病気かもしれない。たとえば**一過性脳虚血発作** transient ischemic attack（TIA）（神経機能不全の短いエピソードで完全に回復する。可逆性虚血が原因である）は，何人かの患者では脳卒中の前兆である。最近発症の覚醒時の頭痛で程度が増強していくパターンは，拡大している脳腫瘍で生じているかもしれない（図 4-5B）。**再発-寛解** relapsing-remitting の経過は，患者は数日から数週続く機能不全でその後回復する経過を経験するが，多発性硬化症に特徴的である（図 4-5C）。固定した症状の**突然発症** sudden onset（数分以上あるいは数時間）は脳血管障害に特徴的で，これには虚血性脳卒中や頭蓋内出血が含まれる（図 4-5D）。数年にわたる**緩徐進行性機能不全** slowly progressive dysfunction は，アルツハイマー病やパーキンソン病

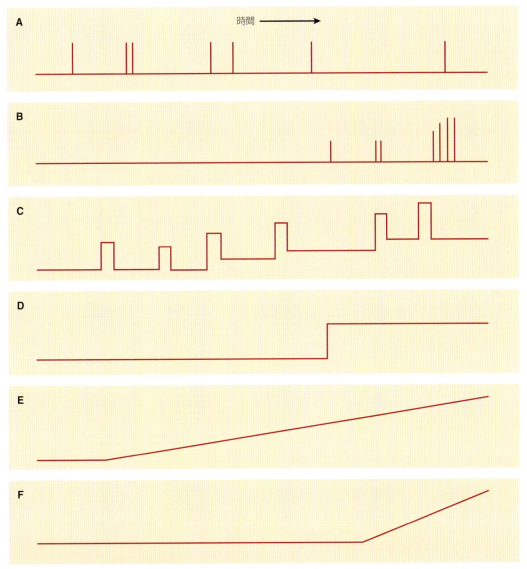

図 4-5 種々の神経疾患の特徴的な時間経過。A：機能不全の短い出来事はてんかんや片頭痛発作かもしれない。B：最近発症の覚醒時の頭痛のパターンは拡大している脳腫瘍より生じるかもしれない。C：再発-寛解の経過は多発性硬化症に特徴的である。D：固定した症状の突然発症は脳血管障害に特徴的である。E：緩徐進行性機能不全はアルツハイマー病やパーキンソン病などの神経変性疾患を示唆する。F：亜急性進行性機能不全は数週間から数カ月で進行するが，しばしば脳腫瘍でみられる

などの神経変性疾患を示唆する（図4-5E）。**亜急性進行性機能不全** subacutely progressive dysfunction は，数週間から数カ月で進行するが，しばしば脳腫瘍でみられる（図4-5F）。病気の時間経過だけでは確定診断はできないが，それは次の2つの症例で例示しているように有用な情報を与える。

2つの症例（臨床実例4-1，4-2）は病歴の重要性を示しており，発症の速度が病気の機序についての手がかりを与える。

神経画像と検査の役割

臨床データを注意深く出していくことによって，かなりの正確さで鑑別診断（患者の臨床像に一致する診断の可能性の一覧）にたどり着く。関連する神経解剖に精通していれば，臨床医は盲目的に多数の病気を除外する必要はない。逆に「病変はどこか？」や「病変は何か？」という問いに焦点をあてることで，高い確率で患者の臨床像を説明する，論理的かつ精選された鑑別疾患を同定できる。鑑別疾患は神経画像によってさらに限局され，診断は絞られる。近年の神経画像の

臨床実例 4-1

　右顔面，上肢，下肢に筋力低下があり，発話も困難になった夫を，妻が救急室に連れてきた。彼女は救急室のスタッフに彼が数カ月の間頭痛を訴え，ここ1週間で増悪したことを述べた。また筋力低下が2週間で進行していると述べた。MRIでは左半球にグリオーマの特徴を有する大きな腫瘍が明らかになった。

臨床実例 4-2

　右顔面，上肢，下肢に筋力低下があり，発話も困難になった夫を，妻が救急室に連れてきた。彼女は救急室のスタッフに彼はその朝までは元気だったが，その後頭を抱え，うめき，右側の筋力低下が進展したと話した。MRIで左の大脳半球，中大脳動脈領域の梗塞が明らかになった。

臨床実例 4-3

　体重が145 kgの52歳の会計士が背部痛と両下肢の筋力低下を訴えた。神経診察医は両下肢の筋力低下を認め，腱反射の亢進，バビンスキー徴候陽性，臍部以下の感覚消失を合併していた。またT5レベルでの脊椎の局所的圧痛を認めた。

　上位運動ニューロン徴候（深部腱反射の亢進，バビンスキー徴候）を伴う両下肢筋力低下は脊髄病巣の可能性を示唆していた。T10まで広がっている感覚消失はこのレベル以上の病巣を示していた。患者は局所的な背部痛を訴えていたため，内科医は脊椎管のT5レベルに隣接する腫瘤が脊髄を圧迫しているのではないかと疑った。患者がその病院のMRIスキャナーにあわなかったため，もっと大きくて古いMRIスキャナーがある60マイル先の病院へ彼は送られた。ところが輸送中に，診察医の患者所見と胸椎部を含む全脊椎MRIを依頼する報告書を紛失してしまった。患者を診察していない放射線科医は下肢筋力低下の病歴から腰椎MRIを撮影した。病巣は見つからなかった。

　正常のMRI像との報告書だったが，神経診察医は中部胸椎領域に脊髄を圧迫する病変があると推測していた。そこで彼はもう一度画像検査をオーダーして，T4レベルに髄膜腫があるのを明らかにした。この治療可能な病変は最初のMRI検査では見つからなかったものであった。

　この症例はいくつか重要なことを示している。第1に，注意深い病歴と診察，それに神経解剖の知識があれば，神経放射科医に重要な情報を与えられ，その結果，神経系の適切な領域が検査できる，ということだ。この症例では神経診察医の指示が，結果として神経放射線科医の注意を脊椎の適切な部位へと導いた。第2に，臨床の洞察力は画像診断と同じくらい重要で，あるケースではそれよりも重要である，ということである。正常な画像診断結果は一般的には正常解剖を反映しているが，それは技術的困難さ，不適切な体位や画像診断方法から来ているかもしれない。画像診断の結果が病歴と診察からかけ離れているときは，「病変はどこか？」，「病変は何か？」と再度問いなおすことが有用である。

進歩で新しい診断技術が提供され，多くの症例で脳，脊髄，頭蓋骨や脊柱などの周辺組織が迅速，正確，非侵襲的に可視化できるようになっている。

　神経画像検査 neuroimaging には単純レントゲン写真，脳血管を可視化する血管造影などの造影検査，CT，MRIがある。神経画像を得る際，放射線科医は一般に臨床情報で方向性を決める。臨床医は，検査される病気の性質や，考えられる病変が神経系のどの部分にあるかを特定することが重要である。ここでのアプローチは最も適切な画像検査を選び，神経系の適切な部分を標的に検査する際の助けとなる。

　神経画像はきわめて強力な道具であるが，必ずしもそれだけで正しい診断はできない。神経画像検査の結果は病歴と診察の点，神経解剖の点からも解釈すべきである。このことは臨床実例4-3，4-4で提示しており，理想的な症例の病歴（これまでの臨床経験で得た多くの患者のそれを融合させた）を記述した。

神経疾患患者の治療

　病歴を集め，診察を遂行し，治療を開始するなかで，臨床医はその患者にとっての医師だけでなく，他の人々の介護者もしている。話を聞くことは大変重要である。神経診察医は症例や病気を治療するだけではない。彼らは人々を手当てしているのである（臨床実例4-5参照）。

臨床実例 4-4

45歳のラテン語の教師。左上肢に痛みがあり，家庭医を受診した。筋力低下があったため，椎間板ヘルニアが疑われ頸椎レントゲン写真がオーダーされ，C6-7レベルでの椎間板ヘルニアが明らかとなった。CTスキャンでも確認された。痛みは数週間にわたって進行し，突出している椎間板を除去する外科手術が考慮された。

精査の一部として，患者は神経診察医の診察を受けた。注意深い診察でC6，C7，C8のデルマトームの分布のある感覚消失が明らかになった。筋力低下のパターンはどの単一の神経根にも合致しておらず，下位腕神経叢の障害が示唆された。神経診察医は突出した椎間板は症状の原因でないと結論づけ，腕神経叢を障害する病変の精査を開始した。胸部レントゲン写真で肺尖部に位置している小細胞癌が見つかり，それは腕神経叢に浸潤していた。患者は化学療法を受け，症状は改善した。

この症例は，画像検査はいくつかのケースで直接病気に関係しないような構造学的異常を明らかにするかもしれないことを示している。この症例では，椎間板ヘルニアは症状を起こしていなかった。家庭医は患者の痛みを誤った病変（無症候性椎間板ヘルニア）のせいにし，安心し，重要な病巣，つまり腫瘍を見逃していたのである。

「病変はどこか？」という質問と，より完全な診察で，腕神経叢が障害されているという結論が導き出される。局在がわかったことで，放射線科医は肺尖部を撮影し，腕神経叢に広がる腫瘍の可能性を調べた。この症例が示しているように，画像検査の異常な結果は必ずしも確定診断には結びつかない。神経解剖を重視した患者の注意深い診察は，神経画像検査と相関する。

その他の検査もまた，患者の病気の追加情報を与える。たとえば**腰椎穿刺 lumbar puncture**，**髄液検査 spinal tap**では髄液が得られる。腰椎穿刺についてはさらに24章で検討する。

電気生理学的検査 electrophysiologic test は脳，脊髄，末梢神経からの電気活動を測定し，重要な情報を提供する。この検査には**脳波検査** electroencephalogram（EEG），**誘発電位** evoked potential，**筋電図** electromyography（EMG），**神経伝導検査** nerve conduction study がある。髄液検査の結果と同様，電気生理学的検査の結果は病歴と身体所見をあわせて解釈されるべきである。これらの検査についてはさらに23章で検討する。

臨床実例 4-5

悪性黒色腫の患者の神経診察医へのコンサルト受診があった。患者は10日間入院しており，看護スタッフは彼がうまく服を着ることができず，病棟を歩くと迷子になりがちで，よく物にぶつかることに気づいていた。

患者は訴えなかったが，彼の妻は数カ月前から彼が服を着るのに難儀していることを思い出した。彼は30年間トラック運転手として働いたが，地図を読むのが困難になったため解雇されていた。

診察で半側無視症候群が明らかになった。患者は世界の左側を無視しがちになった。時計を描くよう求められたとき，すべての数字を右半分に押し込めた。彼は花の右半分のみを描き，食器にのった食事の右半分のみを食べた。病院のローブを着るようにいわれたときは，腰にそれを巻き，きちんと着ることができなかった。運動系の診察ではそれに加えて軽度の左不全片麻痺を認めた。

「半側無視」症候群は非優位（右）である大脳半球の障害，頭頂葉が最も一般的だが，その障害で通常起きる。この領域の障害は着衣困難も起こす（着衣失行）。半側無視症候群と着衣失行の存在は，軽度の左不全片麻痺とあわせて，右大脳半球の病変を示しており，病歴から転移性メラノーマが示唆された。引き続く画像検査で診断が確定された。

診察後，神経診察医は，患者とその妻に何か質問があるか尋ねた。彼の妻は次のように答えた。「私たちは夫が転移性癌であり，死ぬであろうことを知りました。彼は10日間入院しましたが，誰も何が起こっているのか説明してくれませんでした。夫には苦痛があるでしょうか？　鎮痛の必要はあるでしょうか？　遺言を残すことはできるでしょうか？　もっと悪くなったら，子どものこともわからなくなってしまうのでしょうか？」

この例では主治医は正しく診断し，原発性悪性黒色腫を管理した。しかし神経解剖学の詳しい知識がなく，神経診察では脳に転移があることに気づけなかった。同様に重要なのは，治療をした医師が患者の病気のみに注意を向け，人として彼の要求に向きあわなかったことである。オープンで，リラックスした対話（どのように病気を感じているか？　何があなたを一番怖がらせているか？　何か質問ありますか？）は，医師の本質的な役割である。

第3部 脊髄と脊椎

5章 脊髄 44
6章 脊柱と脊髄周辺の構造 65

5章 脊髄

脊髄は脳と体の大部分を連絡する正確な情報路を持つ。それは病気経過の対象となり、そのいくつか(例：脊髄圧迫)は治療できるが、治療を怠ると急速に症状が進行する。脊髄圧迫のような脊髄障害は、診断を誤ると致命的で、患者を麻痺の一生に追いやるかもしれない。脊髄の構造とその支配、そして神経線維束と細胞群から構成されるという知識は必要である。

発生
分化
受精後3週目頃に胚盤の外胚葉は**神経板** neural plate を形成し、端を折り曲げ**神経管** neural tube(**脳脊髄軸** neuraxis)になる。ある細胞群は**神経堤** neural crest を形成するために遊走し、後根神経節、自律神経節、副腎髄質とその他の構造になる(図5-1)。神経管の中央部が最初に閉鎖し、両端の開口部は後で閉鎖する。

神経管の壁の細胞は分裂、分化し、中心管を囲む上衣層を形成し、上衣層は、中間層(外套層)と原始ニューロンとグリアの辺縁層によって囲まれる(図5-1、図5-2)。外套層は**翼板** alar plate と**基板** basal plate に分かれ、翼板は感覚性ニューロンを含み基板は運動性ニューロンからなる。これら2つの領域は、中心管の壁の溝である**境界溝** sulcus limitans で分けられる(図5-1D 参照)。翼板は灰白質後柱に分化し、基板は灰白質前柱になる。外套帯の突起とその他の細胞は辺縁帯に含まれ、脊髄の白質になる(図5-2A 参照)。

原始脊髄周辺の外胚葉系の被覆層は、内側の2つの髄膜であるクモ膜と軟膜を形成する(図5-2B 参照)。厚い外側の外被である硬膜は間葉からつくられる。

脊髄の外観
脊髄は成人では脊椎内の脊髄管の上2/3を占める(図5-3)。脊髄の長さは成人では42〜45cmで、上端は延髄まで続く。**脊髄円錐** conus medullaris は脊髄下端の尖端である。成人では、円錐端部は脊柱のL1またはL2に位置する。**終糸** filum terminale は円錐端部から伸び、離れた硬膜嚢につく。終糸は軟膜とグリア線維からなり、しばしば血管を含む。

臨床との関連
頭側での神経管の閉鎖の失敗では**無脳症** anencephaly、脳と頭蓋骨の成長不全となり、生命の維持ができない。

尾側での神経管の閉鎖の失敗では**二分脊椎** spina bifida、脊椎の成長不全となる。

時々髄膜はふくれて、嚢、つまり**髄膜瘤** meningocele を形成し、その部分の脊椎の欠失を伴う。嚢が神経組織を含有するなら、それは**髄膜脊髄瘤** meningomyelocele で、重篤な機能障害がみられる。

中心管 central canal は上衣細胞で覆われ、脳脊髄液で満たされている。中心管は第四脳室下部へ向かって開く。

膨大
脊髄は、**頸膨大** cervical enlargement と**腰仙骨膨大** lumbosacral enlargement で外側に広がる(図5-3 参照)。後者は、脊髄円錐を形成するために先細りになる。脊髄の膨大は多数の下位運動ニューロン(LMN)を含み、上肢・下肢の神経の素となる。腕神経叢の神経は頸膨大で起こり、腰仙骨神経層の神経は腰膨大から出る。

髄節
脊髄はおよそ30髄節からなると考えられる(図5-3、付録B 参照)。8**頸髄** cervical(C)、12**胸髄** thoracic (T)(いくつかのテキストでは背と呼ぶ)、5**腰髄** lumbar(L)、5**仙髄** sacral(S)と2〜3の小さな**仙髄** coccygeal(Co)、これらは神経根群の付着に対応する(図5-3、図5-4)。脊髄内で髄節間の明確な境界はない。

脊髄は脊柱よりも短いので、下位脊髄の各髄節は同じ番号の椎体より上に位置する。脊髄髄節と椎体との関係を表5-1と図5-4に示す。

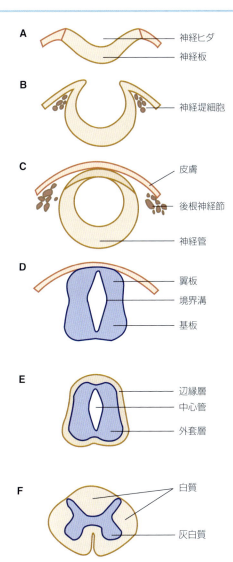

図 5-1　断面図は脊髄の形成を示す

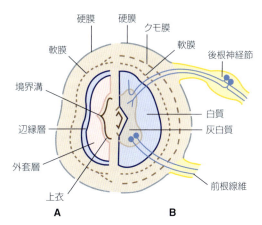

図 5-2　横断像は脊髄の発生における 2 つの時期を示す（各半分は 1 つの時期を示す）。A：初期，B：中心腔を伴った後期

縦溝

脊髄の横断面は深い前**正中裂** median fissure と浅い**後**（**背**）**正中溝** posterior（dorsal）median sulcus を示し，それらは正中中央部で対称性に右左半分に分ける（図 5-5）。前正中裂は軟膜のヒダと血管を含み，前正中裂の床は**前白交連** anterior（ventral）white commissure である。後根は垂直の浅い溝である後外側溝に沿って脊髄につき，**後外側溝** posterolateral sulcus は後中間溝より少し前に位置する。前根は**前外側溝** anterolateral sulcus から出る。

- 用語上の注意：脊髄の表現では，腹側と前方は同じ意味で使われる。同様に，背側と後方という表現は脊髄とその伝導路について言及するとき同じ意味を持つ。たとえば，後索 dorsal column は posterior column ともいう。

脊髄根と脊髄神経

脊髄の各髄節は 4 つの根を出す，左右一対の前根と後根である（図 5-5 参照）。第 1 頚髄は後根を欠く。

各 31 対の脊髄神経は前根と後根を持つ。それぞれの根は 1～8 の根糸からなる（図 5-6）。各根は神経線維の束からなる。典型的な脊髄神経の後根では，前根と合する前に感覚性軸索を出す神経細胞体を含んだふくらみである**後根**（**脊髄**）**神経節** dorsal root（spinal）ganglion を持つ。脊柱より外に出た脊髄神経の部分は，時々末梢神経とも呼ばれる。**脊髄神経** peripheral nerve は脊髄髄節に対応したグループに分けられる（図 5-4 参照）。

脊柱は脊髄を取り囲むように保護しており，7 頚椎，12 胸椎，5 腰椎，5 仙椎（仙椎は通常 5 つの椎骨が融合して形成されている），尾骨からなる。脊髄根は**椎間孔** vertebral column を通過して脊柱から出る。頚椎では，番号がついた脊髄根は同じ番号の椎体の上から脊柱を出る。C8 神経根は C7 と T1 椎体の間から出る。脊柱下部では，各脊髄根はそれぞれの番号に対応した椎体の下から出る。

脊髄自体は脊柱よりも短く，通常 L1～2 椎体のレベルで終わる。脊柱の解剖については 6 章でさらに述べる。

脊髄根の方向

胎生期 3 カ月までに脊髄は脊椎管と同じ長さである。それ以降，脊柱は脊髄よりも早く伸張するため，出生時の脊髄は第 3 腰椎レベルまで伸びる。成人では通常，脊髄の尖端は第 1 または第 2 腰椎にある。脊髄と脊椎の成長速度が異なるため，脊髄髄節は相当する脊椎から上方に位置し，下部の脊髄髄節ほど大きく食

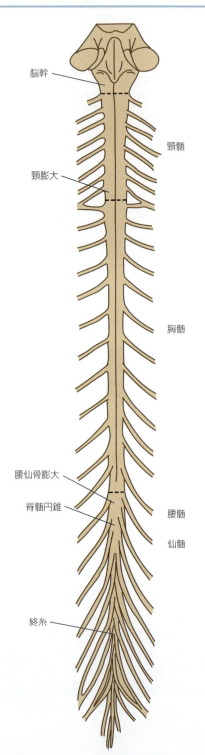

図 5-3 分類された脊髄と脊髄神経の背側面

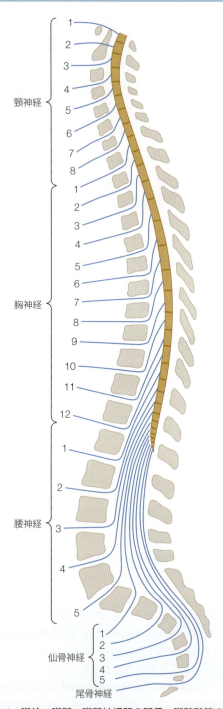

図 5-4 脊柱, 脊髄, 脊髄神経間の関係。脊髄髄節の位置と脊柱から出た神経根のレベルが一致しないことに注意。脊髄の終わりが L1 または L2 椎体のレベルであることにも注意

い違う(図 5-4 参照)。腰仙骨領域では, 脊髄根は脊髄から垂直に下がり **馬尾** cauda equina(horse's tail)を形成する(図 5-3, 図 5-4 参照)。

前根

　前根は脊髄からの運動性出力路からなる。前根は, 錘外横紋筋線維へ向かう大型 α 運動ニューロンの軸索, 筋紡錘の錘内筋へと向かう小型 γ 運動ニューロン(図 5-7), 胸髄, 上部腰髄と中部仙髄レベルの自律神

経節前線維(20章参照)と，後根神経節中の細胞から出て胸腹部内臓からの感覚情報を伝える短径軸索で少数の求心性線維を運ぶ。

後根

後根は大部分が感覚である。各後根神経(C1は通常除く)は神経節の神経細胞からの求心線維を含む。後根は皮膚や深部構造からの線維を含む(表3-2参照)。最も太い線維(Ia)は，筋紡錘から来て，脊髄反射にかかわる。中程度の太さの線維(A-β)は，皮膚や関節の機械受容器からのインパルスを運ぶ。後根神経のほとんどの軸索は細く(C：無髄，A-α：有髄)，侵害(例：痛み)や温度刺激などの情報を運ぶ。

代表的な脊髄神経の枝

A 後枝

正中枝は大部分の例では，ほとんどが感覚からなり，外側枝の大部分は運動からなる。

B 前枝

前枝は後枝より大きく，頸神経叢，腕神経叢，腰仙骨神経叢をつくる。胸部では，肋間神経として分節にとどまる。

C 交通枝

枝は交感神経幹へ向かう脊髄神経に合流する。胸神

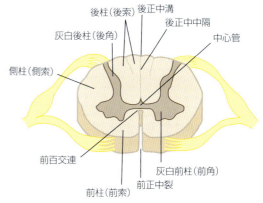

図 5-5　横断面の脊髄の解剖。脊髄をあらわすには「背」と「後」は同じ意味で使われ，「腹」と「前」にも互換性があることに注意

脊髄分節	椎体	棘突起
C8	C6より下とC7より上	C6
T6	T3より下とT4より上	T3
T12	T9	T8
L5	T11	T10
S	T12とL1	T12とL1

表 5-1　成人における脊髄と骨棘の解剖学的関係

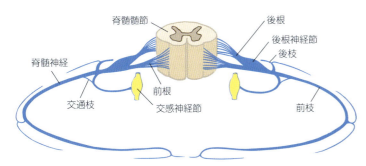

図 5-6　脊髄根と神経節と枝を伴った髄節

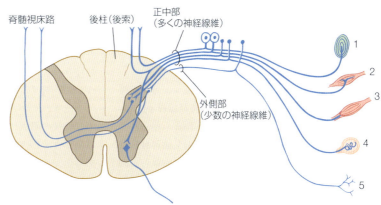

図 5-7　後根と神経節細胞と感覚器を伴った脊髄髄節。1：パチニ小体，2：筋紡錘，3：ゴルジ腱器官，4：被包性終末，5：自由神経終末

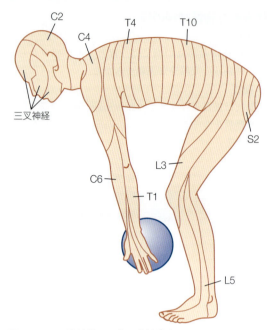

図5-8 四つ脚体位での体の分節分布

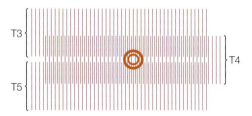

図5-9 第3，第4，第5胸神経根の皮膚感覚領域中の乳頭の図は皮膚領域のオーバーラップを示す

経と上部腰神経のみは白交通枝を持つが，灰白交通枝はすべての脊髄神経に存在する（図5-6 参照）。

D 髄膜または半回硬膜枝

洞椎骨神経 sinuvertebral nerve とも呼ばれるこれらの神経は非常にわずかで，脊髄髄膜へ感覚や血管運動の神経刺激を運ぶ。

神経線維の区分

神経線維は，その直径や伝導速度（表3-2，表3-3 参照）だけでなく解剖生理学的な基準でも分類される。

A 体性遠心性線維

これらの運動線維は骨格筋を支配する。それらの線維は脊髄の前角にある大型細胞から起こり，脊髄神経の前根を形成する。

B 体性求心性線維

皮膚，関節や筋からの感覚情報を中枢神経系へ伝える。それらの細胞体は後根の途中にある脊髄神経節（後根神経節）の中の単極細胞である。これら神経節細胞の末梢枝は体性構造へ分布する。中心枝は後根を介して感覚インパルスを後角と脊髄の上行路へと伝える。

C 内臓性遠心性線維

自律神経線維 autonomic fiber は内臓への運動線維である。胸髄とL1とL2からの**交感神経線維** sympathetic fiber は，全身の内臓や腺，平滑筋へと分布する。真ん中3つの仙骨神経に存在する**副交感神経線維** parasympathetic fiber は，骨盤や下部腹部内臓へと向かう（他の副交感神経線維は，第Ⅲ，第Ⅶ，第Ⅸ，第Ⅹ脳神経で運ばれる）。

D 内臓性求心性線維

内臓からの感覚情報を運ぶ。それらの細胞体は後根神経節内に存在する。

デルマトーム

各脊髄神経の感覚成分は，十分に区分された皮膚分節である**デルマトーム** dermatome に分布する（図5-8）。デルマトームの理解は皮膚感覚の判断のために必要である。すべての臨床医は以下のキーポイントを覚えておく必要がある。

- ほとんどの患者はC1の後根がないため，C1のデルマトームはない（解剖学的多様性としてC1デルマトームが存在すれば，後頭近くの頸部正中の小さな領域の感覚を支配する）。
- C5，C6，C7，C8とT1のデルマトームは腕に限局し，C4とT2のデルマトームは体幹前面の上部で隣接する。
- 親指，中指，小指はそれぞれC6，C7，C8のデルマトーム内にある。
- 乳頭はT4のレベル。
- 臍はT10のレベル。

デルマトームの領域はオーバーラップする傾向にあるため，感覚検査の基礎となるある1つの髄節神経支配の欠損を決めることが難しい（図5-9）。

筋分節

筋分節 myotome は，ある脊髄根中の運動性神経軸索によって神経支配されている骨格筋組織をいう。筋分節の構成には個体差はなく，運動機能検査（付録A参照）は特に慎重な感覚検査と組み合わせると，神経，脊髄髄節，伝導路の障害の広がりを診断する際に非常に役立つ。付録Aに示すようにほとんどの筋は，いくつかの近接する脊髄根から出た運動性神経軸索によって支配されている。しかし，多くの症例で，ある1つの脊髄根の障害は筋力低下や筋萎縮を起こす。表5-2は髄節とその支配筋のリストで，筋力低下や筋萎縮はある1つの神経根または一組の近接する神経根による障害を疑う。

表5-2 髄節と支配筋

筋	脊髄根	筋の機能
横隔膜	C3, C4	呼吸
三角筋	C5	腕の外転
上腕二頭筋	C5	前腕屈曲
腕橈骨筋	C6	前腕屈曲
三頭筋	C7	前腕伸展
大腿四頭筋	L3, L4	膝伸展
前脛骨筋	L4	足の背屈
長母趾伸筋	L5	母趾の背屈
腓腹筋	S1	足底屈

脊髄の内部区分

灰白質

A 灰白柱

　脊髄の横断面は，内側にH字形の灰白質とそれを取り囲む白質からなる（図5-5参照）。灰白質は，小さな中心管やその残物を含む灰白質の横方向の連絡（交連）によって正中線を越えてあわさった2つの対照的な部分からできたものである。この灰白質は脊髄全長の上下に広がり，灰白柱を構成すると考えられている。灰白質**前柱**（または**前角**と呼ぶ）は中心管の前にある。前角は，αやγ運動ニューロン（下位運動ニューロン）を含んだ前根の神経線維の起始細胞が存在する。

　灰白質中間側柱 intermediolateral gray column（**側角**）は灰白質前柱と後柱の間の灰白質で，中部仙髄ではなく胸髄と上部腰髄の三角形に外側に飛び出た領域である。そこには，自律神経系の神経節前細胞が存在する。脊髄髄節 T1 から L2 では，灰白質中間側柱内の**交感神経節前細胞** preganglionic sympathetic neuron が交感神経線維を出し，前根を通って脊髄を離れ，さらに白交通枝を介して交感神経節に至る。仙髄 S2，S3，S4 には，灰白質中間側柱に**副交感神経節前細胞** sacral parasympathetic neuron がある。これらのニューロンは副交感神経節前線維を出し仙髄前根を通って脊髄を離れる。骨盤内臓神経となって投射した後，これらの副交感神経線維は副交感神経節後ニューロンへとシナプスし，骨盤内臓に分布する。

　灰白質**後柱**（または**後角**と呼ぶ）は後外側溝に近接する。細い神経線維の束である**後外側索** dorsolateral fasciculus（**リッサウエル路** Lissauer's tract），痛覚路は脊髄の表面にある。

　灰白質の形と量は脊髄の高さによって違いがある（図5-10）。白質に対する灰白質の割合は腰膨大，頸膨大で最も大きい。頸部では，灰白質後柱は比較的狭く，前柱で広範囲に広がり，特に下部の4つの頸髄では広い。胸部では，後柱と前柱ともに狭く，側柱を持

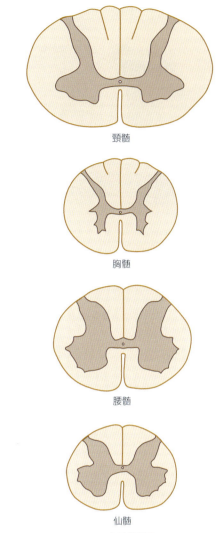

図5-10　様々な高さでの脊髄横断面

つ。腰部では，後柱と前柱が広く広がる。脊髄円錐では，灰白質は2つの卵円形の塊のようにみえ，脊髄の半分にそれぞれ1つずつあり，広い灰白交連によってつながる。

B 層

　脊髄灰白質の横断面は層構造を示し（神経細胞の層），層区分をした神経解剖学者にちなんで後に**レクセドの層** Rexed's laminae と呼ばれた（図5-11）。一般的に，表層は痛みのシグナリングに関係するが，深層では疼痛感覚と同様に無痛感覚にも関連する。

1 Ⅰ層

　薄い辺縁層で，侵害性刺激に反応し，対側の脊髄視床路に軸索を送るニューロンが存在する。

2 Ⅱ層

　膠様質 substantia gelatinosa としても知られている。小さなニューロンからなり，それらのいくつかは

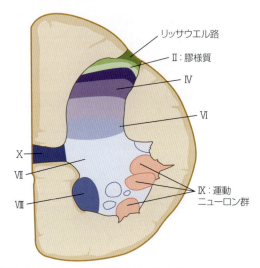

図 5-11 脊髄灰白質の層(半分のみ示す)

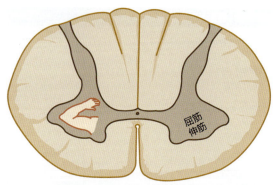

図 5-12 脊髄の下部頸髄の前角に存在する運動ニューロンの機能分布を示す

侵害刺激に反応する。**サブスタンス P** substance P は痛覚の伝達にかかわる神経ペプチドで，Ⅰ層とⅡ層に高濃度にみられる。

3 Ⅲ/Ⅳ層

あわせて後角固有核と呼ばれる。主要な入力は，位置感覚や触覚を運ぶ線維からである。

4 Ⅴ層

侵害刺激と内臓感覚刺激に反応する細胞がある。

5 Ⅵ層

後角の深部層には，関節や皮膚からの機械刺激に反応する細胞が存在する。

6 Ⅶ層

灰白質前柱の大きな部分と同じく内側にある**背核** dorsal nucleus(**クラーク背核** Clarke's column)の細胞からなる大きなゾーンである。クラーク背核には**後脊髄小脳路** posterior spinocerebellar tract を出す細胞がある。胸髄と上部腰髄に**中間外側核** intermediolateral nucleus を持つ。この核の細胞から出た交感神経節前線維は前根と白交通枝を介して交感神経節へ投射する。

7 Ⅷ/Ⅸ層

灰白質前柱の中間と外側部にある運動ニューロン群からなる。中間部(**中間運動ニューロン柱** medial motor neuron column とも呼ぶ)は，中軸筋組織(例：体幹の筋や四肢の近位筋)を支配する下位運動ニューロンを含む。**外側運動ニューロン柱** lateral motor neuron column は四肢の遠位筋を支配する下位運動ニューロンを含む。通常，屈筋は中心管近くに位置する運動ニューロンによって支配されており，一方，伸筋はより表層に位置する運動ニューロンによって支配されている(図 5-12)。

8 Ⅹ層

中心管またはその残物周辺の小さなニューロンからなる。

白質

A 白柱

脊髄には白柱(索)——後索，側索，前索があり，脊髄灰白柱を取り囲む(図 5-5 参照)。白質後柱は後正中溝と後外側溝の間にある。頸髄と上部胸髄では，白柱は正中部(**薄束** fasciculus gracilis)と外側部(**楔状束** fasciculus cuneatus)に分かれる。白質側柱は，後外側溝と前外側溝の間にある。白質前柱は前外側溝と前正中裂の間にある。

B 伝導路

脊髄の白質は有髄と無髄神経線維からなる。神経線維束(索)を形成する速い伝導速度の有髄線維は様々な距離を上行または下行する。グリア細胞(髄鞘を形成する稀突起膠細胞〈オリゴデンドロサイト〉と星状膠細胞〈アストロサイト〉)は，神経線維間に存在する。ある共通した機能を持つ神経線維束は**伝導路** tract と呼ばれる。いくつかの伝導路は交叉または脊髄や脳の片側から正中を越える。白質外柱と前柱は，十分に境界されていない伝導路を含み，横断面積は重なりあう。後柱伝導路はグリア隔膜によってはっきりと境界が定められる。

白質中の伝導路

下行線維系

A 皮質脊髄路

大脳皮質(主に中心前運動皮質，4 野，運動前野または 6 野)から起始する太い有髄線維の束は，脳幹を通り**延髄錐体路** medullary pyramid と呼ばれる伝導路を経由し，大きく交叉して下方の側索へと至る。これらの伝導路は 100 万以上の軸索からなり，そのほとんどは有髄である。

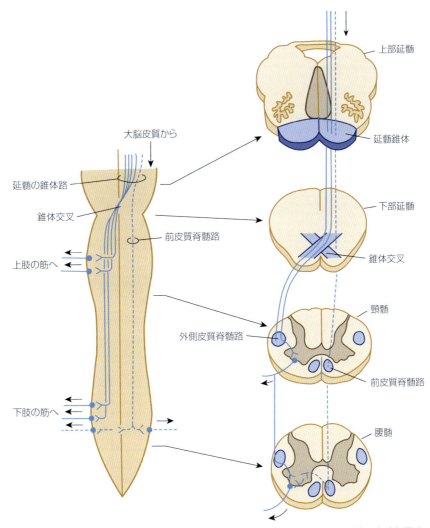

図 5-13　代表的なレベルの脊髄横断面と脊髄中の皮質脊髄路のコース。これに続く図は立位の脊髄を示す

皮質脊髄路は上位運動ニューロン(すなわち，大脳や脳幹皮質下のニューロンは下行し，脊髄前角の細胞に入力を伝える)の軸索を含む。これらの前角細胞は直接筋へ投射し，筋収縮を調整することから**下位運動ニューロン** lower motor neuron と呼ばれる。

皮質脊髄路系の軸索のほとんどは延髄の**錐体交叉** pyramidal decussation で交叉し，**外側皮質脊髄路** lateral corticospinal tract 内を下行する(図5-13，表5-3)。これらの線維は灰白質前柱や後柱の基部で終わる。四肢の遠位筋を支配する下位運動ニューロンのいくつかは外側皮質脊髄路から直接モノシナプス入力を受ける。他の下位運動ニューロンは介在ニューロンによって神経支配されている(ポリシナプス結合)。

外側皮質脊髄路は系統発生的には比較的新しく，哺乳類にのみ存在し，霊長類で最も発達している。下行性伝導路は随意調節，高度な技術，独立した運動を与える。

錐体交叉をし，大部分の運動性伝導路である外側皮質脊髄路に加えて，脊髄には2つの小さな下行性運動性伝導路がある。これらの伝導路は交叉しない。

大脳半球から下行する皮質脊髄線維の約10%は延髄では交叉せず，**前皮質脊髄路** anterior corticospinal tract も交叉せず下行し，脊髄の前白柱にある。脊髄を下行した後，多数のこれらの線維は白交連を介して交叉し，介在ニューロン(下位運動ニューロンへ伝達する)へ投射するが，対側の下位運動ニューロンには直接投射しない。

最終的に，皮質脊髄軸索のわずかな線維(0〜3%)は外側皮質脊髄路の非交叉線維として対側へ交叉することなく下行する。この小さな軸索のポピュレーションは，脊髄の後角基部の終末や中心灰白質で交叉しない。ここで，それは姿勢維持にかかわる体軸筋組織(体幹，近位肢)をコントロールする下位運動ニューロンへシナプス入力(おそらく多シナプス性の回路)する。

表 5-3　脊髄内の下行性伝導路

伝導路	機能	起始	終止	脊髄内の位置
外側皮質脊髄路（錐体路）	繊細な運動機能（遠位筋の調節）感覚機能の調整	運動野と運動前野	前角細胞（介在ニューロンと下位運動ニューロン）	側柱（延髄錐体交叉での交叉）
前皮質脊髄路	粗大，体位運動機能（近位と体軸筋）	運動野と運動前野	前角細胞（介在ニューロンと下位運動ニューロン）	前柱（交叉せず下行が終わるといくつかの線維は交叉する）
前庭脊髄路	姿勢反射	前庭神経外側核と内側核	前角介在ニューロンと運動ニューロン（進展）	腹側柱
赤核脊髄路	運動機能	赤核	前角介在ニューロン	側柱
網様体脊髄路	感覚伝達調整（特に痛み）脊髄反射調整	脳幹網様体	前角と後角	前柱
下行性自律神経伝導路	自律神経機能調整	視床下部，脳幹核	自律神経節前ニューロン	側柱
視蓋脊髄路	頭部位置反射	中脳	前角介在ニューロン	前柱
内側縦束	頭と眼球運動の共同作用	前庭神経核	頸髄灰白質	腹側柱

皮質脊髄路のわずかなパーセンテージの線維は灰白質後柱へ投射し，抑制または浸透すること，外部からの刺激や他へ注意を払うことを脳へ許可する求心（感覚）情報の調節因子として機能する（14 章参照）．

B 前庭脊髄路

前庭脊髄路は主に 2 つある．**外側前庭脊髄路** lateral vestibulospinal tract の線維は脳幹の前庭神経外側核から出て脊髄の腹側白柱を非交叉性に下行する．**内側前庭脊髄路** medial vestibulospinal tract の線維は脳幹の前庭神経内側核から起こり，交叉と非交叉線維の両方が頸髄を下行し頸部レベルで終わる．両方の前庭脊髄路の線維は，αとγ下位運動ニューロンの両方へ投射するレクセドのⅦ層とⅧ層の介在ニューロンにシナプス入力する．前庭脊髄路の線維は伸筋のための下位運動ニューロンへ興奮性の入力をする．前庭脊髄路系は体位の突然の変化（例：転倒）に対する速い動きを容易にし，反重力筋の調整にかかわる．

C 赤核脊髄路

この伝導路系の線維は，脳幹の対側の赤核から起こり，外側白柱を下行する．伝導路は脊髄の灰白柱の介在ニューロンへ投射し，運動機能に働く（13 章参照）．

D 網様体脊髄路系

この伝導路は脳幹網様体から起こり，腹側および外側白柱の両方を下行する．交叉と非交叉線維の両方が存在する．背側灰白柱のニューロンへ終わる線維は体性感覚の伝達，特に痛みを修飾する．腹側灰白柱のニューロンへ終わる線維はγ運動ニューロンと様々な脊髄反射に影響する．

E 下行性自律神経伝導路

視床下部と脳幹から起こる十分に定義されていない線維は，胸腰髄（側角）の交感神経節前ニューロンと仙髄の副交感神経節前ニューロンへ投射する（20 章参照）．この系の下行性線維は血圧，脈拍，呼吸数や発汗のような自律神経機能を調節する．

F 視蓋脊髄路

この伝導路は中脳の上丘（**視蓋** tectum）から起こり，対側の腹側白柱を下行して前角介在ニューロンへシナプス入力する．突然の視覚または聴覚刺激に反応して頭の位置を制御する．

G 内側縦束

この伝導路は脳幹の前庭神経核から起こる．下行枝は視蓋脊髄路の近くを走行し混ざりあう．それらの線維のいくつかは頸髄を下行し，前角介在ニューロンで終わる．頭と眼球運動の共同作用を行う．後の 2 つの下行性線維は両側に存在し，脊髄の頸髄節へと下行する．

上行性伝導路系

後根のすべての求心性軸索は後根神経節に細胞体がある（表 5-4）．異なる上行性伝導路系は異なるレベルで交叉する．一般的に，上行性軸索は交叉前に脊髄内でシナプスする．

A 後索路

内側毛帯系 medial lemniscal system の一部であるこれらの伝導路は，精細な触圧覚，振動覚，二点識別と皮膚や関節の固有感覚（位置感覚）を伝達する．それらは交叉することなく脳幹下部へと脊髄後索を上行する（図 5-14）．**薄束**は後正中中隔の隣を進む．それは下半身から感覚を運び，最も下部から起こった線維は正中寄りに進む．**楔状束**は薄束と後角の間にある．それは上半身からの感覚を運び，下位（胸髄）からの線維は上位（頸髄）よりも正中寄りを進む．つまり，後柱は正中から外側への体部位局在に配置された同側半身のすべての区分からの線維を含む（図 5-15）．

薄束と楔状束内の上行性線維は下部延髄の**薄束核** gracile nucleus と**楔状束核** cuneate nucleus（後索核

表 5-4 脊髄内の上行性伝導路

名称	機能	起始	終止	脊髄内の位置
後索路	精細な触圧覚,固有感覚,二点識別	皮膚,関節,腱	後索核,二次ニューロンは対側の視床へ投射(延髄内側毛帯で交叉)	後索
脊髄視床路系	鋭痛,温度覚,粗大な触圧覚	皮膚	後角,二次ニューロンは対側の視床へ投射(入ったレベルの脊髄で交叉)	前索,側索
背側脊髄小脳路	運動と位置機構	筋紡錘,ゴルジ腱器官,触圧覚受容体(クラーク背核を経る)	小脳古皮質(同側の下小脳脚を経る)	側索
腹側脊髄小脳路	運動と位置機構	筋紡錘,ゴルジ腱器官,触圧覚受容体	小脳古皮質(対側と同側の上小脳脚を経る)	側索
脊髄網様体路	深部痛と慢性痛	深部体性構造	脳幹網様体	多シナプス性,前索側索内のびまん性伝導路

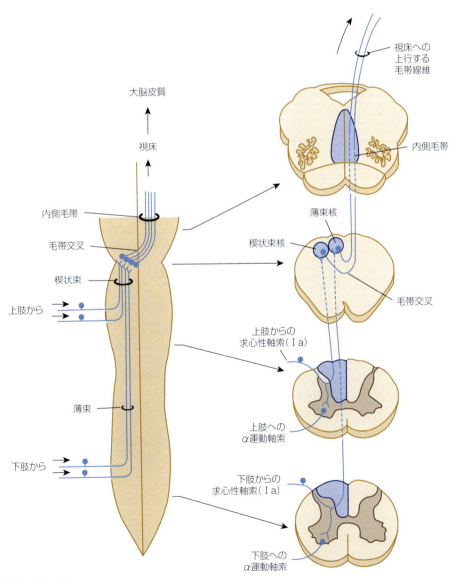

図 5-14 脊髄の後索路系

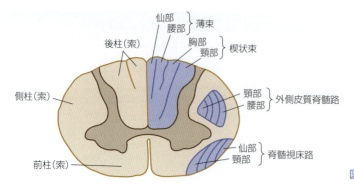

図 5-15　脊髄の体部位局在（区分の配置）

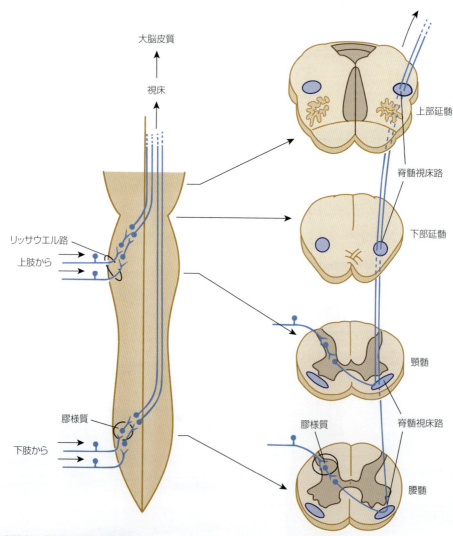

図 5-16　脊髄内の脊髄視床（腹外側）路

dorsal column nucleus）のニューロンで終わる。次に，二次ニューロンは**毛帯交叉** lemniscal decussation（**内弓状路** internal arcuate tract とも呼ばれる）を経て正中線を越え，**内側毛帯** medial lemniscus，**視床** thalamus へ軸索を送る。**後外側腹側核** ventral posterolateral thalamic nucleus からの感覚情報は**体性感覚野** somatosensory cortex で終わる。

B 脊髄視床路

鋭痛（有害な），温度覚，粗大な触圧覚を伝える小さな直径の感覚軸索は，後根を経て後角の表面の1つま

たは2つの区分の脊髄に入った後に上行する。これらの短くて上行性に伸ばされた入力線維は**後外側路 dorsolateral fasciculus** または**リッサウエル路 Lissauer's tract** と呼ばれ，特にⅠ，Ⅱ，Ⅴ層の後索ニューロンにシナプスする（図5-11，図5-16）。1つまたは複数のシナプス後，引き続き線維は反対側の脊髄へ交叉し，次に**前（腹）外側路 ventrolateral（anterior）system** とも呼ばれる脊髄視床路を上行する。これら脊髄視床路は隣接した2つの経路からなる。**前脊髄視床路 anterior spinothalamic tract** は軽い触覚の情報を運び，**外側脊髄視床路 lateral spinothalamic tract** は温痛覚を伝える。

脊髄視床路は，後索路のように体部位局在を示す（図5-15参照）。体の仙部からの感覚は脊髄視床路の外側部に運ばれ，一方，頸部から起こったインパルスは脊髄視床路の内側部へ線維によって運ばれる。脊髄視床路の軸索は，脳幹網様体へと分枝を送ったのち吻側性に投射し，視床（後外側腹側核，髄板内核）で終わる。

C 臨床関連

後索路系と脊髄視床路両方の二次ニューロンは交叉する。しかし，交叉の様式は異なる。後索路系の二次ニューロンの軸索は延髄の毛帯交叉で交叉する。これら二次ニューロンの軸索は，それらが交叉するところで**内弓状線維 internal arcuate fiber** と呼ばれる。これに対して，脊髄視床路の二次ニューロンの軸索は，脊髄の各髄節で交叉する。この事実は脳または脊髄のどちらが障害されているか診断する際に役立つ。脳幹またはそれより上位の脳の障害では，痛覚，触覚と固有感覚の欠損がすべて障害部位の対側にみられる。しかし，脊髄の障害では，痛覚の欠損は障害部位の対側であるが，その他の感覚の欠損は障害部位と同側である。臨床実例5-1に例を示す。

D 脊髄網様体路

不明確な脊髄網様体路は脊髄の前側索を上行し，脊髄のニューロンから起こり，脳幹の網様体で終わる（交叉しない）。この伝導路は痛覚，特に深部痛や慢性痛に重要な役割を担う（14章参照）。

E 脊髄小脳路

脊髄から小脳へ入力する2つの上行路がある（図5-17，表5-4）。

1 背側脊髄小脳路

筋と皮膚からの求心線維（筋紡錘，ゴルジ腱器官，触圧受容体からの情報を伝達する）はT1からL2までの後根を経由し脊髄に入り，**背核（クラーク背核）** の二次ニューロンへシナプスする。仙部および下部腰部レベルの求心性線維は脊髄（後索）を上行し，胸髄核の下部へ至る。

臨床実例 5-1

27歳の電気店員。胸椎中部の背部に刺すような痛みを感じた。診察では右下肢を動かすことができず，右指の屈曲，外転，内転の中等度の筋力低下を認めた。右下肢は位置覚が消失し，右母趾や右足首の骨膨隆部，膝，腸骨稜に置かれた音叉では振動がわからなかった。左側ではT2レベル以下で痛覚や温度覚の消失があった。

MRIでは脊髄のC8-T1レベルに出血病変があり，手術室に移された。脊髄を部分的に圧迫していた血餅が取り除かれ，数個の骨切片が脊椎管から取り除かれた。外科医は脊髄がC8レベルの右側で部分的に切断されているのを観察した。症状は回復しなかった。

この症例は**ブラウン-セカール症候群 Brown-Séquard syndrome** の例で脊髄の片側の病巣や切断で生じ，一般的に刺創や銃創で起こる。病巣以下の同側の筋力低下や，位置覚や振動覚の低下が外側皮質脊髄路や後索の切断の結果生じる。温痛覚の低下は交叉線維が神経根入口部から数節吻側で脊髄視床路へ走向するため，病巣より数節以下で明らかになる。

外側脊髄視床路で痛覚を伝達する二次感覚軸索の分離は，臨床上かなり重要である。予想されるように外側脊髄視床路の片側での途絶は，体の反対側の，病巣に対応するレベル以下の髄節で始まり，痛覚と温度覚の感覚低下を引き起こす。脳外科医は難治性の痛み症候群の患者で，前側索脊髄切除を施行するとき，このことを利用する。

クラーク背核はC8より上にはない。それは上肢の感覚を伝える副楔状束核と呼ばれるよく似た核によって置き換えられる。頸部レベルで起こった後根線維は，副楔状束核の二次ニューロンにシナプスする。

クラーク背核からの二次ニューロンは背側脊髄小脳路を形成する。副楔状束核から出た二次ニューロンは**楔状束核小脳路 cuneocerebellar tract** を形成する。両方の伝導路とも同側の脊髄にとどまり，下小脳脚を経由して古小脳皮質へと上行する。

2 腹側脊髄小脳路

この伝導路は運動の制御にかかわる。腰髄と仙髄のレクセドのⅤ，Ⅵ，Ⅶ層にある二次ニューロンは上小脳脚を通って上行する軸索を送る。二次ニューロンの軸索は大きいが交叉しない，この伝導路は脊髄損傷の位置に価値をなさない。

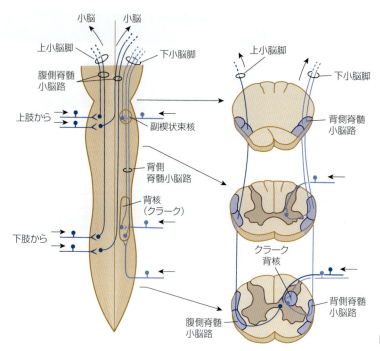

図 5-17　脊髄内の脊髄小脳路

反射

反射は無意識での刺激反応機序である。反射は神経病変の診断と病変局在にきわめて重要である（付録 A 参照）。

単反射弓

反射弓（図 5-18）は**受容体** receptor（特殊感覚器，皮膚終末器官，筋紡錘など，これらへの刺激でインパルスが開始される）以下，次のものを含む。**求心ニューロン** afferent neuron は，末梢神経から中枢へインパルスを伝え，下位運動ニューロンか介在ニューロンにシナプスをつくる。1つかそれ以上の**介在ニューロン** intercalated neuron は，いくつかの反射ではインパルスを遠心性ニューロンへ伝える。**遠心性ニューロン** efferent neuron（通常は下位運動ニューロン）は，外に向かい，インパルスを効果器に運ぶ。**効果器** effector として筋や腺があげられる。この単反射弓はどの部位の途絶でも反応を消失させる。

反射のタイプ

臨床神経医にとって，重要な反射は4つのグループに分けられる。表在反射（皮膚や粘膜），深部腱反射（筋組織），内臓反射（器官），病的（異常）反射である（表5-5）。反射はまた中枢レベルにより分類され，たとえば脊髄，球（姿勢と立ちなおり反射），中脳，大脳反射がある。

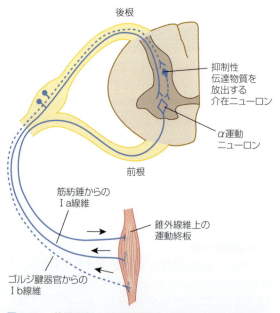

図 5-18　伸張反射と逆伸張反射の経路。伸張は筋紡錘を刺激し，インパルスはⅠa線維を上行し下位（α）運動にニューロンを興奮させる。伸張はゴルジ腱器官を刺激し，それらは筋に連続して整列しており，Ⅰb線維を上行するインパルスは抑制ニューロンを活性化させる。強い伸張で運動ニューロンでは結果として過分極が増大し，放電が停止する (Reproduced, with permission, from Ganong WF: *Review of Medical Physiology*, 22nd ed. McGraw-Hill, 2005.)

表5-5 反射のまとめ

反射	求心線維	中枢	遠心線維
表在反射			
角膜	第Ⅴ脳神経	橋	第Ⅶ脳神経
鼻（くしゃみ）	第Ⅴ脳神経	脳幹と上部脊髄	第Ⅴ，第Ⅶ，第Ⅸ，第Ⅹ脳神経 呼気の脊髄神経
咽頭と口蓋垂	第Ⅸ脳神経	延髄	第Ⅹ脳神経
上腹部	T7, 8, 9, 10	T7, 8, 9, 10	T7, 8, 9, 10
下腹部	T10, 11, 12	T10, 11, 12	T10, 11, 12
睾丸	大腿	L1	陰部大腿
足底	脛骨	S1, 2	脛骨
肛門	陰部	S4, 5	陰部
腱反射			
下顎	第Ⅴ脳神経	橋	第Ⅴ脳神経
上腕二頭筋	筋皮	C5, 6	筋皮
上腕三頭筋	橈骨	C7, 8	橈骨
腕頭骨	橈骨	C5, 6	橈骨
膝蓋腱	大腿	L3, 4	大腿
アキレス腱	脛骨	S1, 2	脛骨
内臓反射			
対光	第Ⅱ脳神経	中脳	第Ⅲ脳神経
調節	第Ⅱ脳神経	後頭葉皮質	第Ⅲ脳神経
毛様体脊髄	感覚神経	T1, 2	頸部交感神経
眼心臓	第Ⅴ脳神経	延髄	第Ⅹ脳神経
頸動脈	第Ⅸ脳神経	延髄	第Ⅹ脳神経
球海綿体	陰部	S2, 3, 4	骨盤自律神経
膀胱と直腸	陰部	S2, 3, 4	陰部と自律神経
異常反射			
足底伸展（バビンスキー）	足底	L3-5, S1	長母趾伸筋

脊髄反射

髄節脊髄反射は求心性ニューロンと末梢神経内のその軸索，同じレベルの後根と運動単位が含まれる（図5-18参照）。単純反射反応には筋収縮の特別なパターンがある。刺激から効果までの遅延は関係する神経線維に沿ったインパルスの広がりに必要な時間とシナプスでの遅延（各々のシナプスは1ミリ秒）で生じる。特定の反射が存在するためには反射弓（筋受容体，末梢神経内感覚神経軸索，後根，下位運動ニューロンとその軸索と筋）が正常でなければならない。このように脊髄反射の評価は，神経を障害する病巣の局在診断に非常に有用な情報をもたらす。

A 伸展反射とその解剖的構造

伸展反射（**腱反射** tendon reflex ないし**深部腱反射** deep tendon reflex とも呼ばれる）は適切な筋緊張を維持するフィードバック機構を提供する（図5-18参照）。伸張反射は特殊化された感覚受容体（筋紡錘），これら受容体から後根を経由して脊髄までの求心線維（基本的にⅠa線維），筋へ投射する2種類の**下位運動ニューロン**（α，γ運動ニューロン），特殊化された抑制介在ニューロン（**レンショウ細胞** Renshaw cell）による。

B 筋紡錘

これら特殊化された機械受容体は筋内に位置し，筋の長さやその変化の割合の情報を与える。筋紡錘は特殊化された**錘内筋線維** intrafusal muscle fiber を含み，それらは結合組織のカプセルで囲まれている（錘内筋線維は筋収縮に力をもたらす規則的な収縮単位である**錘外筋線維** extrafusal fiber，筋細胞と混同すべきでない）。

2種類の錘内筋線維（**核袋線維** nuclear bag fiber と**核鎖線維** nuclear chain fiber）は結合組織隔壁へ係留され，それらは筋内で縦方向に走向し，錘外筋線維と平行に整列している。Ⅰa とⅡ線維の2種類の求心性線維は，筋紡錘の錘内筋線維上の**一次終末**と**二次終末**から生じる。これらの求心性軸索は筋紡錘から後根を経由して脊髄にインパルスを運ぶ。筋紡錘とその求心性線維は**筋の長さ**（**静的反応** static response）と筋の長さ**変化の割合**（**動的反応** dynamic response）の情報を伝える。静的反応は核鎖線維で生じ，動的反応は核袋線維で生じる。脊髄灰白質に入った後，筋紡錘からのⅠa求心線維は，α運動ニューロンと単シナプスの興奮性結合をつくる。

筋紡錘は錘外筋線維と平行に分布している。筋を長くしたり，伸張したりすることは筋紡錘の神経終末を

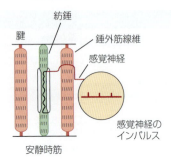
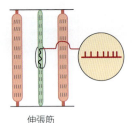
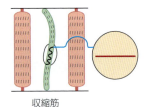
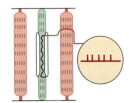
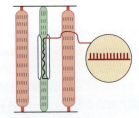

図5-19 種々の条件の筋紡錘放電への影響(Reproduced, with permission, from Ganong WF: *Review of Medical Physiology*, 22nd ed. McGraw-Hill, 2005.)

変形させ，受容体電位を生成させる。これらは筋紡錘からの求心性軸索を，伸張程度に比例した頻度で発火させる(図5-19)。逆に筋収縮は筋紡錘を短縮し，発火の割合を減少させる。

深部腱反射は筋の不適切な伸張への抵抗に関係し，このように身体姿勢の維持に関与する。筋紡錘からのⅠa線維は単シナプスで終了し，興奮性シナプス後電位を，同じ筋の錘外筋線維の運動ニューロンで生み出す。筋が長くなると筋紡錘を伸張し，それにより後根の求心線維の放電を生じさせる。これは次に筋へ走向するα運動ニューロンを活性化し，錘外筋線維を収縮させ，筋は短縮する。

伸張反射でのα運動ニューロンの単シナプスによる興奮に加えて，Ⅰa線維は抑制性介在ニューロンを介して相反筋群を支配する。この活動は**相反抑制** reciprocal inhibition で，協調的に屈筋は興奮し伸筋は抑制される(あるいはその逆)。

C α運動ニューロン

筋収縮を起こす錘外筋線維は大径の前角神経細胞，**α運動ニューロン** alpha motor neuron に支配されている。α運動ニューロンが発火したとき，前根と末梢神経の軸索を経由して運動終板まで活動電位は広がり，興奮性効果で筋収縮を起こす。α運動ニューロンの軸索は 12〜20 μm の直径で，活動電位を迅速に伝達し，伝導速度は 70〜120 m/s で，標的筋へ迅速に達する。

D γ運動ニューロン

各々の筋紡錘はカプセル内に 2〜10 の小さな錘内筋線維を含む。錘内筋線維は**γ運動ニューロン** gamma motor neuron から支配を受けており，それらは小さな特殊化した運動ニューロンで，細胞体は前角にある(図5-20)。γ運動ニューロンは比較的小さな軸索(Aδグループ，直径 3〜6 μm)で前根の約 20〜30%を構成する。γ運動ニューロンの発火は錘内筋線維を興奮させ，収縮させる。錘内筋線維は小さいので，この作用では直接検出可能な筋収縮を誘発しない。しかしながら錘内筋線維の発火は，全般的に筋伸張の感受性を増加させる。このようにγ運動ニューロン/錘内筋線維システムは，筋紡錘を「増強」にセットする。γ運動ニューロンの発火割合は，脳からの下行性経路で制御されている。伸張反射の閾値の調整で下行性経路は姿勢状態を制御する。

E レンショウ細胞

前角細胞に位置するこれらの介在ニューロンは，α運動ニューロンに投射し，抑制性である。レンショウ細胞はα運動ニューロンの側枝から興奮性シナプス入力を受ける。これらの細胞は，α運動ニューロンの過活動を防ぐ局所フィードバック回路の一部である。

F ゴルジ腱器官

2番目の受容体の装置，ゴルジ腱器官は筋肉の腱内に存在する。これら伸張受容体は錘外筋線維に連続して整列しており，筋の伸張や収縮で活性化される。グループⅠbの求心線維は，腱器官から後根を経由し脊

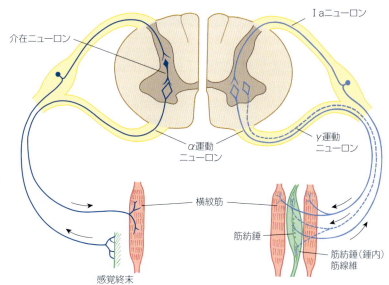

図 5-20 伸張反射(右半分)に関与するニューロン。α運動ニューロンで錘外筋(横紋筋)線維は支配を受け，γ運動ニューロンは錘内筋線維(筋紡錘内)を支配していることを示している。図の左半分は抑制反射弓を示し，抑制介在ニューロンが含まれている

髄灰白質に走向する。ここではそれらは協働筋を支配する α 運動ニューロンを抑制する介在ニューロンで終わり，このように**逆伸張反射** inverse stretch reflex を起こす(図 5-18 参照)。このフィードバック配列で，これらの特殊化された受容体は α 運動ニューロンの過活動を抑制する。

G 臨床との関連

前根や末梢神経の α 運動ニューロンが切断されたり，傷害されたりすると，伸張に対する筋抵抗は減少する。筋肉は弱くなり弛緩し，緊張はほとんどなくなる。

深部腱反射の診察は診断に有用な情報をもたらす。たとえば，四肢の深部腱反射の消失は多発神経炎(例：ギラン-バレー症候群)を示唆するし，ある特定の深部腱反射の消失や減弱(例：1 側の膝蓋腱反射の消失)は，その反射を起こす神経や根の，求心線維や遠心線維の障害を示唆する。

体を支持する大きな伸筋は α と γ 運動ニューロン両者の活性により常に活動中である。脊髄の急な横断は病巣のレベル以下の筋緊張を減少させ，脊髄より上の下行軸索が α と γ 運動ニューロンを調整することを示している。脊髄横断の慢性期には病巣以下の伸張反射の亢進があり，**痙縮** spasticity が生じる。この状態は下行調整機能の消失の結果である。痙縮は手足を不自由にし，しばしば γ アミノ酪酸作動薬であるバクロフェンで治療される。しかしながら患者さんによっては，痙性の下肢の伸張の増強は有用で，皮質脊髄路の損傷(例：脳卒中後)後に，かたくなった下肢での痙性歩行が可能となる。

H 多シナプス反射

伸張反射(膝蓋腱，アキレス腱など)と対照的に，多

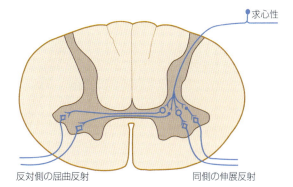

図 5-21 同側と交叉性シナプス反射

シナプス交叉性伸展反射は 1 つの筋に限定されていない。それらは通常，体の同側か反対側の多くの筋が関与する(図 5-21)。これらの反射はいくつかの生理学的特徴を持つ。

1 拮抗筋の相反作用
体の一側で屈筋群が興奮すると伸筋群が抑制される。体の他側では反対のことが生じる。

2 発散
数個の受容体からの刺激は脊髄の多数の運動ニューロンへ分配される。

3 加算
連続的，あるいは同時の閾値以下の刺激は反射を開始するため結合されるかもしれない。

4 階層
2 つの相反反射が同時に誘発されるとき，一方は他方を無効にする。

脊髄灰白質の辺縁に位置する**固有脊髄軸索** propriospinal axon は，数髄節が関与する反射を調整するため，数髄節の上下に刺激を伝える局所回路神経細胞の

表 5-6　上位・下位運動ニューロン病変

項目	下位運動ニューロン	上位運動ニューロン
筋力低下	弛緩性麻痺	痙性麻痺
深部腱反射	減弱または消失	亢進
バビンスキー反射	消失	陽性
筋萎縮	著しいかもしれない	なしか廃用性
線維束性収縮と線維自発電位	存在するかもしれない	なし

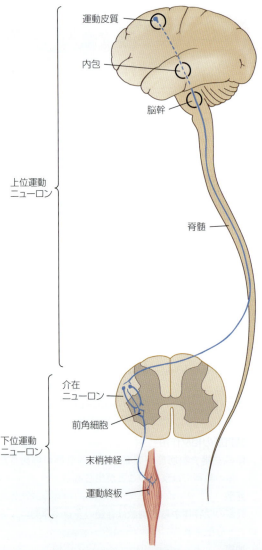

図 5-22　運動経路は上位・下位運動ニューロン領域に分類される

5-20 参照，13 章参照）。上位・下位運動ニューロンの 2 つの主要な病変は脊髄疾患では区別される（表 5-6）。

下位運動ニューロン病変

　下位運動ニューロンは，横紋骨格筋の活動に関与する運動細胞だが，細胞体（脊髄あるいは脳幹部の前灰白質に位置している）と軸索で成り立っていて，末梢神経や脳神経を通じて運動筋接合部に連絡する（図 5-22）。下位運動ニューロンは最終的な共通経路と考えられており，多くの神経のパルスがそれらを通じて筋肉へ集中する。すなわち皮質脊髄路，赤核脊髄路，オリーブ核脊髄路，前庭脊髄路，視蓋脊髄路，それから髄節間や髄節内反射ニューロンによって下位運動ニューロンは影響を受ける。

　下位運動ニューロンの病変は，脊髄や脳幹の腹側灰白質の細胞，あるいは脊髄神経や脳神経の前根を構成する軸索に存在しているかもしれない。病変は外傷，毒素，感染（例：純粋に下位運動ニューロンが障害されるポリオ脊髄炎），血管疾患，変性機序，腫瘍，脳幹や脊髄の下位運動ニューロンに影響がある先天性奇形などから生じるかもしれない。椎間板ヘルニアによる前根軸索（すなわち，脊髄での下位運動ニューロンの軸索）の圧迫は，下位運動ニューロン機能不全の一般的な原因である。下位運動ニューロンの病変の徴候には，関連する筋の**弛緩性麻痺 flaccid paralysis**，時間が経過した後の筋線維変性による**筋萎縮 muscle atrophy**，**深部腱反射の減弱ないし消失**，病的反射の消失（次に検討）がある。線維束性収縮や線維自発電位が存在するかもしれない。

上位運動ニューロン病変

　大脳半球や，脊髄側索の障害で上位運動ニューロン病変の徴候が観察される。これらの徴候には**痙性麻痺 spastic paralysis** ないし**不全麻痺 paresis**（表 5-6 参照），**筋萎縮はないかわずか**（単に廃用性萎縮），**深部腱反射の亢進**，表在反射の減弱と消失，病的反射，特に足底反応の伸展（**バビンスキー徴候 Babinski's sign**）（図 5-23）が含まれる。

　上位運動ニューロン病変は一般的に大脳皮質の上位

軸索である。

運動経路の病巣

　運動経路での病巣，筋肉あるいは神経筋接合部，末梢神経，これらはすべて，運動機能の障害を起こす（図

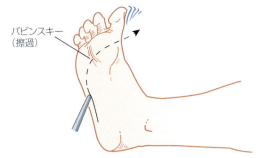

図 5-23　伸展性足底反応の検査

運動ニューロンを障害する脳卒中の結果観察され，また脳や脊髄で上位運動ニューロンが障害される感染や腫瘍でもみられる．皮質脊髄路，赤核脊髄路，網様体脊髄路は側索で近傍に位置しているか重なっている．皮質脊髄路の途絶は他の2つの経路の断絶を通常伴い，その結果痙縮と腱反射の亢進を示す．皮質脊髄路のみの病変はまれであり，この病変が生じたとき，微細な運動の制御の消失を起こすが(例：個々の指が器用に動かせない)，体幹の筋群や四肢を制御する軸方向の筋群(すなわち，四肢の近位筋)は保たれる．

筋組織ないし神経筋末端の疾患

異常な筋組織は下位運動ニューロンから運ばれてくる刺激に正常に反応できないかもしれない．これは筋自体や神経筋接合部の障害で生じる筋力低下，麻痺，筋強直として明らかになる．**重症筋無力症** myasthenia gravis と筋無力症症候群(ランバート-イートン筋無力症症候群)は筋力低下を呈する神経筋接合部の疾患である．**筋ジストロフィー** muscular dystrophy と**炎症性ミオパチー** inflammatory myopathy(例：多発筋炎)は代表的な筋疾患で，筋の機能不全が特徴的である(神経組織は明らかに正常だが筋力低下がみられる)．これらの疾患では感覚機能は正常である．

脊髄病変の局在

脊髄病変の局在を明らかにするとき，次の点に答えることが大切である．
1) どのレベルで異常が始まるのか(それ以下の感覚が障害されている**感覚レベル**は存在するか)？　特定の筋分節レベル以下の運動機能が障害されているか？
2) どの経路が障害されているか？
3) どちらの側に病巣があるか？
4) どの種類の感覚が障害されているか(全感覚の障害は側索と後索の障害を示唆する．振動覚と位置覚は後索機能不全を示す．痛覚の解離性感覚障害は脊髄視床路，線維が交叉する脊髄中心部の可能性を示唆する)？

髄節病変(脊髄の髄節のみを障害する病変)は，障害部位で運動ニューロンを損傷し(そのレベルの下位運動機能不全を起こす)，下行性経路を損傷する(障害部位以下で上位運動機能不全を起こす)．

脊髄病変のタイプ

脊髄病変のいくつかの代表的な部位は特徴的な症候群を惹起する．

1) **小さな中心部病変**は両側から交叉する脊髄視床路を障害するが，他の上行性や下行性の索路に影響はない．結果として，解離性感覚障害が生じ，対応するデルマトームでの温痛覚の消失が生じるが，振動覚と位置覚は保たれる．このようなことは脊髄空洞症例で起こる(図 5-24A)(6章参照)．
2) **大きな中心部病変**は温痛覚の経路に加えて，近接する索路や灰白質，あるいは両者を障害する．このように障害されている髄節での下位運動ニューロン障害による筋力低下と上位運動ニューロン障害を認め，それに病変以下の振動覚，位置覚の低下が加わるかもしれない(図 5-24B)．
3) **後索病変**は後索を障害するが，他の脊髄部分は正常である．位置覚，振動覚の低下を認めるが，他の機能は正常である．後索が単独で障害されるのは**脊髄癆** tabes dorsalis で，第三期神経梅毒で生じるが，抗生物質が使用されるようになり現在では幸いなことにまれである(図 5-24C)．
4) **不規則な周辺病変**(例：銃創や脊髄の圧迫)は長索路や灰白質を障害し，病変以下の機能を廃絶させる．実際に多くの貫通創(刺創や銃創)が不規則な病変を生じさせる(図 5-24D)．
5) 脊髄の**完全半切** complete hemisection は**ブラウン-セカール症候群**を生じさせる(「症例」参照)(図 5-24E，図 5-25)．

脊髄外の髄外病変は，直接的な機械的損傷，血管構造損傷や血管攣縮からの二次的虚血損傷を通じて，脊髄自体の機能に影響を与えるかもしれない．

6) **後根の腫瘍**(神経線維腫やシュワン細胞腫など)は髄節の一次感覚ニューロンを障害し，感覚消失や痛みを生じさせる．Ia線維消失のため対応する深部腱反射は消失するかもしれない(図 5-24F)．
7) **髄膜や骨の腫瘍**(髄外の腫瘍)は脊椎との間で脊髄を圧迫し上行・下行線維路の機能不全を起こす(図 5-24G)．腫瘍は硬膜外腔へ転移し，脊髄を圧迫する．椎間板ヘルニアも脊髄を圧迫する．診断が早ければ，脊髄圧迫は治療可能である．脊髄の圧迫が疑われたら積極的に精査をすすめるべきである．

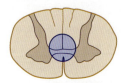

A 小さな中心部病変

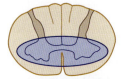

B 大きな中心部病変

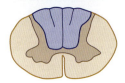

C 後索病変

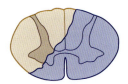

D 不規則な周辺病変

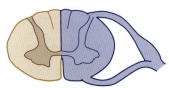

E 完全半切

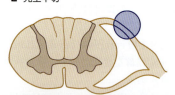

F 後根の腫瘍

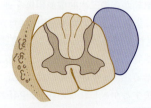

G 髄膜や骨の腫瘍

図 5-24　様々な種類の脊髄病変

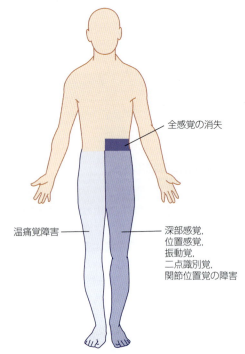

図 5-25　左第 10 胸椎レベルでのブラウン-セカール症候群（運動障害は示されていない）

特殊な脊髄疾患の症例

脊髄圧迫

　脊髄圧迫は，たとえば髄膜腫，神経線維腫，転移性癌などの髄外腫瘍，硬膜外膿瘍，椎間板の突出などで脊髄が障害され，適切な診断と治療がなければ不可逆的な対麻痺や四肢麻痺に進展する。このように下肢の筋力低下や感覚障害レベルなどで脊髄圧迫が疑われたら，緊急に診断すべきである。

脊髄空洞症

　脊髄空洞症の典型的臨床像は，数髄節領域で温痛覚の消失はあるが，振動覚と位置覚，触圧覚は保たれる（**解離性感覚消失 dissociated anesthesia**）（図 5-26）。病変は通常脊髄の中心部にあり，数髄節に限定され，この領域の脊髄視床路の交叉部を障害し，温痛覚の髄節領域の消失を認める。このタイプの障害が頸部領域に生じるとき，肩マント分布の感覚消失を認める。病巣が灰白質を障害するなら，下位運動ニューロン病変があるかもしれない（図 5-27）。

脊髄癆

　脊髄癆は，第三期神経梅毒の 1 型で現在はまれであるが，抗生物質が開発される以前は普通の病気であり，後根と後索の障害を特徴とする。この障害の結果，

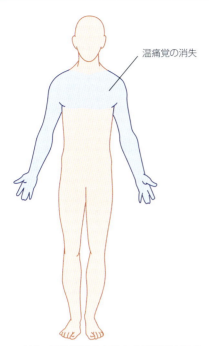

図 5-26　脊髄の頸胸椎部分を障害する脊髄空洞症

温痛覚の消失

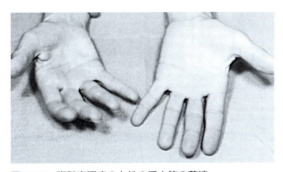

図 5-27　脊髄空洞症の女性の手内筋の萎縮

位置覚と振動覚が障害され，Ｉaの求心線維が障害されるので腱反射の消失がみられる。患者は「感覚失調」を呈する。**ロンベルグ徴候 Romberg's sign**（深部感覚消失のため，閉眼状態で両足をつけて立つ状態が維持できない）は通常陽性である。**シャルコー関節 Charcot's joint**（無感覚の関節が反復して障害され，関節面が破壊）が時々みられる。**tabetic crisis**（脊髄癆性疼痛発作）として知られる主観的な感覚障害では，胃，喉頭，他の内臓に痙攣痛が観察される。

ブラウン-セカール症候群

脊髄半切により生じ，銃創や刺創，脊髄空洞症，脊髄腫瘍，脊髄血腫などの結果生じる。症状と徴候は病変と同側での髄節の下位運動ニューロン麻痺（下位運動ニューロン障害の結果）（図 5-25 参照），病変以下の同側の上位運動ニューロン麻痺（外側皮質脊髄路障害

症例 2

15歳の少女。2週間進行する両下肢の筋力低下の精査のため紹介を受けた。2年前に彼女は肩甲骨間に痛みを感じはじめた。痛みは左上腕，左中指に放散し，咳をしたり，鼻をかんだり，笑ったりすると増強した。カイロプラクティックで脊椎を治療したが，軽度の痛みが背上部に持続した。左下肢，そしてごく最近では，右下肢に筋力低下としびれ感が出現している。ここ数日間は排尿の開始困難がある。

神経学的診察では左上肢と手首にわずかな筋力低下を認めた。左下肢は著しく，右下肢も程度は軽いが自発運動は減少していた。左下肢の関節は受動運動時に抵抗を示し痙縮を認めた。左の上腕二頭筋と橈骨筋反応は減弱していたが，右は正常であった。膝蓋腱反射とアキレス腱反射は両側亢進していた。両側の足底反応は伸展した。腹壁反射は両側消失していた。痛覚は C8 レベルまで両側低下していた。粗大触覚は C7 レベルまで減弱していた。

病変はどこか？　鑑別診断は何か？　どの画像診断が有用か？　最も考えられる診断は？

症例 3

66歳の写真家。9カ月前から始まった両下肢筋力低下の精査のため紹介を受けた。2カ月前に上肢が少し弱くなった。最近固形物の飲み込みが悪くなりはじめており，言葉も出にくくなった。体重が 14 kg 減少した。

神経学的診察では顔面の表情に乏しく，口蓋垂の挙上は悪く，嗄声で，舌の動きが消失していた。筋萎縮が肩，手内筋，下肢近位筋に，右より左がやや強く認められた。四肢で安静時に筋線維束性収縮がみられた。四肢の筋力は低下していた。小脳検査は正常だった。すべての腱反射は減弱し，いくつかは消失していた。両側の足底反応は伸展した。すべての種類の感覚はどの部位も正常だった。

筋生検で種々のステージの脱神経による筋萎縮が明らかになった。

症例はさらに 25 章で検討される。

の結果），病変の髄節での同側の皮膚感覚消失（脊髄に入ってまだ交叉しない求心線維の障害の結果），同側の位置覚や振動覚，二点識別覚の消失（病巣以下の後索障害の結果）がある。病変以下の反対側の温痛覚の消失（病巣以下の交叉した後の脊髄視床路）も認められる。感覚過敏は病変の髄節，あるいは病変レベル以下で，同側か両側にあるかもしれない。実際には純粋なブラウン-セカール症候群は，多くの脊髄病変は不規則なためまれである。

亜急性脊髄連合変性症（後側索硬化症）

ビタミン B_{12}（シアノコバラミン）の摂取不足や代謝異常で後索や側索の変性が生じることがある。位置覚や，二点識別覚，振動覚が消失する。失調性歩行，筋力低下，腱反射の亢進，四肢の痙縮，バビンスキー徴候陽性がみられる。

脊髄ショック

脊髄の急性切断か，重度の損傷，高位レベルからの伝達刺激の突然の消失，脊髄麻酔の過量で生じる。障害病変以下のすべての髄節の運動麻痺が生じ，無感覚になる。病変以下のすべての反射は，自律神経反射も含め抑制される。脊髄ショックは通常一過性で3～6週後におさまるかもしれず，その後は腱反射亢進の時期を伴う。

6章 脊柱と脊髄周辺の構造

　脊髄とは，脳と体の各部位との間で情報をやりとりする際に必要な経路である。しかし，脊髄周囲の構造で起こった外傷に弱い。他の神経系のどの部位よりも多く，脊髄において影響を及ぼす病変は，髄膜や脊髄を取り巻く**脊柱 vertebral column**でしばしば発生する。そのため，神経学系の臨床医はこれらの構造と脊髄との関係に精通していなければならない。

周囲膜

　脊髄を取り囲む3つの膜――最外側は硬膜，その内側はクモ膜，最内側は軟膜である（図6-1，図6-2）。硬膜は硬髄膜，クモ膜と軟膜は軟髄膜とも呼ばれる。

硬膜

　硬膜 dura materは強く丈夫で線維状の膜が大後頭孔から第2仙椎レベルまで伸び，そこで盲嚢として終わる（図6-1参照）。脊髄硬膜は脳硬膜と連続している。**硬膜外腔 epidural**または**硬膜上腔 extradural**は硬膜が脊柱の骨から離れた空間で，疎性組織や静脈叢がある。**硬膜下腔 subdural space**は硬膜とその下にあるクモ膜の間の狭い空間である。

クモ膜

　クモ膜 arachnoid materは薄く，透明な膜であり，脳脊髄液（CSF）を容れたクモ膜下腔によってその下の軟膜と分けられている。

軟膜

　軟膜 pia materは脊髄を包み，隔膜を脊髄実質へ送る。軟膜もまた**内終糸 filum terminale internum**の形成にかかわり，内終糸は白っぽく線維状のフィラメントで，脊髄円錐から硬膜嚢の先へと伸びる。終糸は馬尾に囲まれ，それら両方とも脳脊髄液で浸されている。硬膜上腔の続きである**外終糸 filum terminale externum**は硬膜嚢の先および尾骨につく。終糸は縦方向に脊髄と硬膜を安定化させる。

歯状靱帯

　歯状靱帯は，白っぽい長いフレンジで，後根と前根の間の脊髄両外側縁に沿って走行する非常にやわらかい組織である（図6-2参照）。その内側縁は脊髄側の軟膜に続き，外側縁はとびとびに（左右21対）クモ膜を貫き硬膜内につく。歯状靱帯は横方向に脊髄を安定化させる。

脊髄神経

　8対の頸神経。第1～第7神経はそれぞれに対応する頸椎の上から出て，第8頸神経は第7頸椎の下，そして第1胸椎の上から出る（図6-1参照）。その他の脊髄神経（T1-12，L1-5，S1-5と一般的には2つの尾骨神経Co1，Co2）は，対応する各脊椎の椎間孔から出る。馬尾は前根と後根からなり，腰髄と仙髄から出る。これら脊髄根は硬膜嚢内で下方へと伸び，脊髄の下端で馬のしっぽの外観を示す。

脊髄神経の外皮

　各脊髄分節で各側の前根と後根が合し脊髄神経になり，クモ膜と硬膜組織の鞘に包まれる（図6-2参照）。後根鞘は脊髄神経の結合組織鞘（**神経周膜 perineurium**）になる前根と後根両方の鞘が合する近くで後根神経節を持つ。脊髄神経の後根（神経節を持つ）と前根（脂肪と血管で囲まれている）は椎間孔を通り抜けるが，仙髄では例外的に仙骨内に後根神経節がとどまる。

脊髄の血液循環

動脈

A 前脊髄動脈

　椎骨動脈の一対の枝が正中で合流することでつくられる（図6-4，図6-5）。動脈は脊髄頸部の腹側表面を多少細くなりながらT4近くまで下行する。

B 前内側脊髄動脈

　前脊髄動脈から延長したT4から下の部分である。

C 後外側脊髄動脈

　椎骨動脈から派生し下部頸髄と上部胸髄へと下行する。

D 根動脈

　大動脈から派生した肋間動脈のいくつか（すべてではない）は脊髄のT1からL1へ**分節（根）segmental**

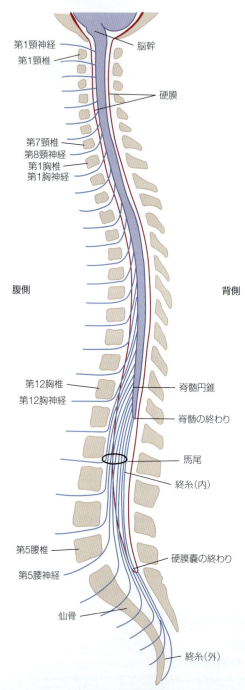

図6-1 脊髄，脊髄神経，脊椎の関係を示す模式図（外側面）は，硬膜の終わり（脊髄硬膜）と外終糸として続く様子を示す（図5-4と比較）

臨床との関連

異常な腫瘤（腫瘍，感染，血腫）は脊髄内や周辺のどの場所にも生じる。腫瘍（例：髄膜腫や神経線維腫）はしばしば硬膜内髄外に位置している。骨腫瘍や転移など硬膜外腫瘍は，硬膜を変位させ脊髄を圧迫する（図6-3）。脊髄の圧迫は急速に進行し，対麻痺や四肢麻痺となる。しかし診断が早ければ，すぐに治療できるかもしれない。脊髄の圧迫が疑われるなら緊急な精査の必要がある。硬膜内髄外腫瘍はクモ膜下腔内にみられ，脊髄を外から圧迫し，硬膜，硬膜外腔，脊椎に押しつけているかもしれない。髄内腫瘤は硬膜内にあるということだが，脊髄自体が腫脹している（図5-24参照）。硬膜外の腫瘤は通常は容易に脳外科的に取り除くことができる。臨床実例6-1は硬膜外膿瘍の患者を記述している。

(radicular)枝を出す。これらの枝で最も大きい**大前根動脈** great ventral radicular artery は**アダムキーヴィッツ動脈** artery of Adamkiewicz としても知られており，T8とL4分節間の脊髄に入る（図6-5参照）。この動脈は通常左側に派生し，大部分の人では脊髄下位半分を栄養するほとんどの動脈血を供給する。この動脈の梗塞はまれであるが，主要な神経障害を起こす（例：対麻痺，足の感覚消失，尿失禁）。

E 後脊髄動脈

これら対の動脈は1本の大きな前脊髄動脈よりも小さく，後外側動脈叢を形成するために様々なレベルで枝を出す。後脊髄動脈は背側白質と背側灰白質の後部を栄養する。

F 中心動脈

各分節において，椎間孔へと入る根動脈の枝は後根神経および前根神経と伴走する。これらの枝は垂直方向に連絡する動脈の不規則な輪（**動脈冠** arterial corona）を形成するため，後脊髄動脈と前脊髄動脈を吻合させる。ほとんどのレベルで中心動脈は冠動脈から分枝する。中心動脈は前正中裂で頸髄と胸髄に沿って様々なレベルで派生し（図6-4参照），脊髄の腹側およびいずれかの脊髄外側を栄養する。

静脈

硬膜外腔にある不規則な外静脈叢は，分節静脈，脊柱管からの椎体静脈，脳底静脈叢，クモ膜下腔に存在するより小さい内静脈叢である根静脈経由で交通する。すべての静脈は最終的には大静脈に排出される。

脊柱

脊柱は靭帯と軟骨によって結合された33の椎骨からなる。上部24の脊椎は可動するが，下部9脊椎は固定されており，5脊椎は仙骨を形成するために融合し，残りの4脊椎は通常尾骨を形成するために融合する。脊柱は7頸椎（C1-7），12胸椎（T1-12），腰椎（L1-5），仙椎（S1-5），4尾椎（Co1-4）からなる。一部の人

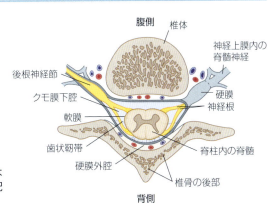

図 6-2 椎骨，脊髄，髄膜，根の水平断面。静脈（名称なし）は横断面で示す。脊椎とその内部は CT や MRI と同様に慣例上配置させた

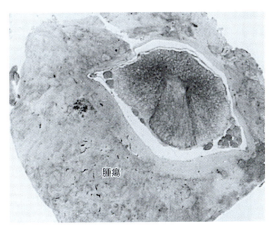

図 6-3 ホジキン病での硬膜外腫瘍で，胸部脊髄の圧迫を示す（ワイル染色）。図は通常の CT や MRI と同じように置かれている

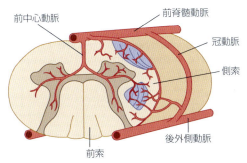

図 6-4 頸髄の横断面。図は前脊髄動脈と後脊髄動脈の枝と支配領域を示す。血管支配は数多くの変異がある

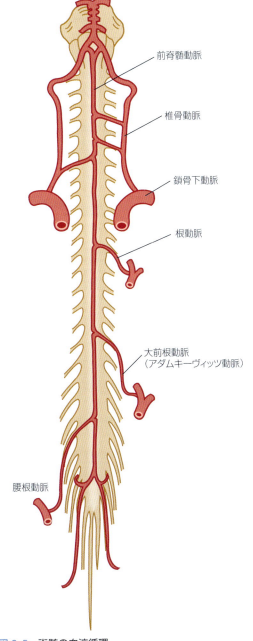

図 6-5 脊髄の血液循環

では，L5 椎骨が部分的または完全に仙骨と融合している。

図 6-1 は脊髄とそれを取り囲む脊椎の関係を説明している。脊髄は先細り脊柱の L1 または L2 レベルで終わることを思い出してほしい。

下部のレベルでは，脊柱内の硬膜囊は馬尾を含む。脊柱は外側からみるとやや S 字を示す（図 6-6）。頸椎は腹側に凸で，胸椎は腹側に凹，腰仙角でそのカー

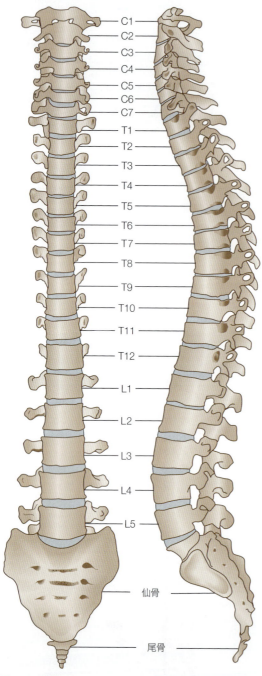

図 6-6　脊柱

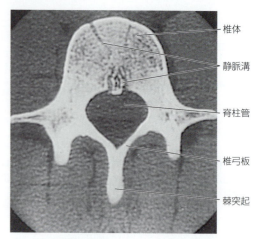

図 6-7　第4腰椎の中間レベルでのCT水平断像

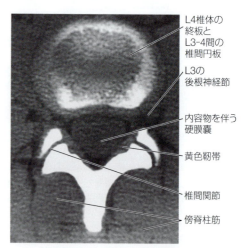

図 6-8　L3-4間の椎間円板レベルでの第4腰椎のCT水平断像 (Reproduced, with permission, from deGroot J : *Correlative Neuroanatomy of Computed Tomography and Magnetic Resonance Imaging.* 21st ed. Appleton & Lange, 1991.)

ブは終わる。腹側に凸は時々**正常脊髄前彎** normal kyphosis，背側に凸は**正常脊髄後彎** normal lordosis といわれる。骨盤のカーブ（仙骨と尾骨をあわせたもの）は，下方および腹側へ腰仙角から尾骨の先に向けて凹である。成人の脊椎はしばしば長軸に対して少し曲がり，これは**正常脊髄側彎** normal scoliosis と呼ばれる。

椎骨

　ほとんどの**椎骨** vertebrae は共通した設計図を持つ。典型的な椎骨（しかしC1を除く）は**椎体** body と椎弓を持ち，一緒に脊柱管を取り囲む（図6-7）。椎弓は，各側から後方へ棘突起を伸ばす**椎弓板** lamina とそれを支える**椎弓根** pedicle からなる。椎弓根は**椎間孔** intervertebral foramen をつくる上下椎切痕の両方を持つ。各椎骨は外側方向に**横突起** transverse process と関節面を持つ上下**関節突起** articular process を持つ。椎弓の腹側部分は椎体によってつくられる。

　椎骨と椎骨の**関節** articulation は椎間円板で椎体と椎体が隔てられており，上下の関節面を両サイドに持つ。椎間円板はストレスの吸収と脊柱への張力伝搬を助ける。

各円板(図 6-8)はゼラチン状の大細胞組織の芯である**髄核** nucleus pulposus とその周りを取り囲む厚い**線維輪** annulus fibrosus からなる。円板は椎体の上下の表面を覆うガラス軟骨に密着している。通常円板に含まれる水分量は加齢とともに減少し，高齢者では円板の高さがすり減っている。

腰椎穿刺

部位

　成人の脊髄の下端は L1-2 のレベルで終わる。従って，髄腔(腰椎)穿刺はこのレベルより下，仙骨より上部で脊髄の損傷はなく施行される。腰椎穿刺の適応と禁忌は 24 章で検討する。髄膜炎が疑われる患者では治療の遅れは予後を悪くするので，腰椎穿刺と髄液分析はできるだけ早く施行すべきである(頭蓋内圧亢進や頭蓋内腫瘍は最初に除外すべきである〈24 章参照〉)。

手技

　腰椎穿刺は通常，両下肢を曲げ側臥位にして行う(図 6-9)。この体勢では，髄液の圧は正常では 70～200 mm 水柱(平均 125 mm)である。穿刺を垂直に座って施行するなら，中頸部のレベルまで髄液は上昇する(図 6-10)。咳，くしゃみ，緊張により通常脊髄静脈のうっ滞による急速な圧の上昇，その結果クモ膜下腔

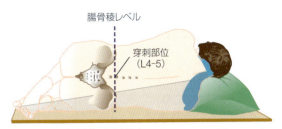

図 6-9　腰椎穿刺の側臥位(Reproduced, with permission, from Krupp MA et al : *Physician's Handbook*, 21st ed. Appleton & Lange, 1985.)

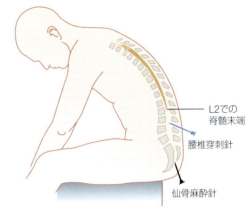

図 6-10　座位の患者での腰椎穿刺。サドル麻酔のための仙骨裂孔へのアプローチも示されている

臨床実例 6-1

　61 歳のアルコール中毒の既往がある元塗装工が，アルコール離脱症候群による錯乱状態でホテルの部屋にいるところを発見され医療機関へ入院した。患者は痛みを訴えなかったが，筋力低下でベッドから出られないといった。彼は熱があった。研修医の最初の神経診察では局在性の神経学的徴候は明らかでなかった。腰椎穿刺では髄液は中等度の白血球の増加があり，蛋白は約 100 mg/dL で(上昇)，髄液糖は正常だった。抗生物質を投与したが，患者は改善せず，神経内科へコンサルテーションとなった。

　神経診察では，患者は錯乱状態で協力的ではなかった。筋力低下があり，歩くことができないと述べた。運動系の診察では弛緩性不全対麻痺があった。深部腱反射は下肢で消失し，両側で伸展性の足底反応があった。患者は振動覚や位置覚の検査に協力的でなかった。ピンを刺してもどこも痛くないと主張した。しかし検者がピンで刺すと顔がたじろぐ箇所があり，T5-6 の感覚レベルが見出された。脊柱をやさしく殴打すると，T9-10 の部位に圧痛があった。

　脊柱の画像検査で硬膜外の腫瘤が明らかとなった。患者は手術を受け，5 椎体に広がる硬膜外膿瘍が見出された。膿瘍下の脊髄は圧迫され，おそらく虚血(血管攣縮は血液の不適切な還流をまねく)の結果として青くなっていた。

　患者の運動の状態は脊髄病変を示唆しており，それは感覚検査で確認された。しばしば硬膜外膿瘍や腫瘍でみられる脊椎の殴打痛は，脊柱の病気であるさらなる証拠である。硬膜外脊髄圧迫は脊椎に転移する腫瘍(乳房や前立腺)では一般的である。脊髄圧迫の可能性は考えるべきで，悪性腫瘍の既往と最近発症ないし増悪する背部痛がある患者では，脊柱はやさしく叩かれるべきである。前述したように，硬膜外脊髄圧迫は病初期に気づくことができれば，多くの患者で治療が有効である。しかし診断されず，治療がなされなければ，病気は進行し不可逆的な対麻痺や四肢麻痺を生じさせる。それゆえ脊髄圧迫が疑われる患者は緊急に精査されなければならない。

臨床実例 6-2

74歳の男性。前立腺癌の既往があるが，3週間背下部痛を訴えた。両足と両下肢にしびれ感があり，腰まで経過中に進行した。筋力の低下は訴えなかったが，階段で何回も転倒した。

身体所見では両下肢に感覚レベルのある異常があり（痛覚や粗大触覚の低下），ちょうど臍下部まで上行した。振動覚と位置覚は存在したが，両下肢で低下していた。両下肢で軽度の筋力低下（4+/5）があった。深部腱反射（膝蓋腱反射とアキレス腱反射）は亢進しており，両側で伸展性の足底反応があった。

画像検査では腫瘍を認め，前立腺癌の転移が最も疑われ，T1の椎体に浸潤し脊髄を圧迫していた。患者は治療のためすぐに紹介された。

この症例はいくつかの重要な点を示唆している。第1に背部痛と両下肢の訴えは常に脊髄圧迫を考慮しなければならないことである。第2に感覚鈍麻，異常感覚，痛みなどの感覚症状はしばしば早期から生じるが，患者は病初期から運動症状は訴えないかもしれない。この患者は転倒したことを述べ，診察上では軽度の筋力低下を認めたが，明白な筋力低下は訴えていない。第3に脊髄は脊椎より短いので，障害されている脊椎柱と脊髄分節の間には完全な整合性がないことである。この症例では，T1脊椎の病巣はT4の脊髄を圧迫した。脊椎柱と脊髄分節の解剖学的な関係は図5-3と表5-1に示されている。

臨床との関連

ヘルニアを生じている髄核（椎間板破裂 ruptured あるいはヘルニア herniated disk とも呼ばれる）は無症候性のことや，隣接する神経根を圧迫することがある。より頻度は少ないが脊髄を圧迫するかもしれない。これらの影響は下部頸椎と腰椎，上部仙椎レベルで最も一般的に起こりやすい。神経根の圧迫が腰仙椎レベルで生じたとき，**坐骨神経痛** sciatica が生じる。神経根と脊椎柱の解剖学的な関係の結果（図6-1参照），L4-5の椎間板ヘルニアはL5神経根を圧迫しがちになる。神経根の圧迫は，痛み，感覚消失（適切なデルマトームパターンで），筋力低下（圧迫されている神経根が支配している筋での下位運動ニューロンのタイプ），また圧迫されている神経根が介在する深部腱反射の減弱ないし消失を生じさせる。症例により手術が必要かもしれない。

二分脊椎 spina bifida は脊椎管が，脊椎の成長障害で正常に閉鎖することができず生じる。合併症として脊髄，脳幹，大脳あるいは小脳の成長障害を生じることがある。たとえば髄膜瘤，髄膜脊髄瘤，先天腫瘍，水頭症が起こるかもしれない。

2つの主要なタイプの二分脊椎がある。潜在性二分脊椎は，脊椎の閉鎖の単純な欠失である。髄膜瘤ないし髄膜脊髄瘤を伴った二分脊椎は，脊髄ないし神経根の部分を含む，重なっている髄膜と皮膚部分の嚢様の突出が関与する。腰仙椎部の単純な1つか複数の椎弓の閉鎖不全（潜在性二分脊椎）は，脊椎のレントゲン写真での通常の検査や剖検での一般的所見である。脂肪の沈着，罹患部での多毛症（過剰な毛髪），重なっている皮膚の窪みなどの異常があるかもしれない。脊髄内の脂肪腫，癒着，骨片あるいは脊髄の成長不全で症状が起こるかもしれない。

髄膜瘤 meningocele は脊椎欠失部から髄膜がヘルニアを起こすものである。通常やわらかい，嚢状の，透過性がある腫瘍で背中央の下部に現われる。

髄膜脊髄瘤 meningomyelocele では，神経根や脊髄が椎体欠失部から突出し髄膜嚢の内膜に付着する。髄膜脊髄瘤が脊椎の高位にあれば，臨床像は脊髄の完全ないし不完全横断の症状になるかもしれない。

症例 4

　49 歳の港湾作業員。それまではかなり健康であったが，機器の重い部品が背中に激しく落ち，意識障害はなかったが転倒した。上下肢は動かせず，両上肢に放散痛が走り，右腋窩下にピリピリ感を訴えた。

　救急室で次のような神経学的異常が記載された。弛緩性の左片麻痺があり，右上腕三頭筋に筋力低下があり，左に伸展性の足底反応があった。痛覚は右側で肩以下が消失し，腋窩と手を含むが母指は含まない。

　暫定診断は何か？ どの画像診断が病変の局在を決める際に有用か？

　患者は頸部の手術を受け問題を解消した。術後数日で右の上肢と左の下肢の力が回復したが，左上肢は弱かった。このときは痛覚の検査はしなかった。

　3 週後に神経診察をすると，左三角筋に線維束性収縮があり，左上肢の著しい筋力低下があり（遠位部に優位），左肘部に軽度の痙性があり，受動運動で左膝にわずかな痙性があった。いくつかの深部腱反射は，すべて左側だが亢進していた。上腕二頭筋，上腕三頭筋，大腿四頭筋，そしてアキレス腱反射がそうであった。それから左の伸展性の足底反応があった。位置覚と振動覚は正常で，体の右半分は鎖骨のレベルまで痛覚が消失していた。

　病的出来事の順序は何を意味するのか？ 病変はどこで，どの神経構造が障害されているのか。この症例ではどの症候群が不完全に出ているのか。症候群のどの要素が存在しないのか？

症例 5

　40 歳のキャンプカウンセラー。来院する 2 カ月前，野球をしているときに小さな傷害を受けた。一塁から三塁へ滑り込んだとき，背下部に切れて突き刺された痛みを感じた。その事件の直後，朝同じ部位に鈍痛を感じた。これらの痛みは日中はやわらいでいるようだった。数週間後，右下肢裏面から右母趾へ放散する電撃痛を感じるようになった。痛みは右殿部から始まって，咳やくしゃみ，いきみ，後ろにそらすことで増強した。患者は右腓腹部のピリピリ感，背部と右下肢筋の痙攣を時々感じた。

　神経診察では筋力低下はなく，上肢の深部腱反射は正常だった。アキレス腱反射は右で消失し，左は正常で，両側とも屈曲性の足底反応を示した。すべての感覚は正常であった。右傍脊柱筋に著しい痙攣があり，L5-S1 の脊椎と右殿部の坐骨神経の触診で局在性圧痛があった。下肢を伸ばした状態では右は 30 度までしか挙上できず，左は正常だった。腰椎のレントゲン写真は正常であった。MRI で病変が明らかになった。患者は安静とともに非ステロイド性抗炎症薬（NSAIDs）を投与され，痛みは消失した。

　最も考えられる診断は？

　症例は 25 章でさらに検討される（5 章と 6 章に関係する質問と答えは付録 D 参照）。

や硬膜外腔の内容物の圧の上昇が起こる。その後圧は以前のレベルへ降下する。

　初圧を測定した後，2〜3 mL の 3〜4 検体が滅菌チューブで採取される。通常の検査は細胞数の計算や蛋白測定である。培養と糖やクロールなどの特殊検査は必要があれば施行される。終圧も通常髄液が採取された後測定される。

合併症

　患者によっては腰椎穿刺が終わった後，軽度あるいは激しい頭痛がするかもしれない。頭痛は髄液の消失や穿刺部位からの髄液の漏れで生じる。臥位では頭痛がやわらぎ，頭を挙上すれば頭痛は増強する。患者自身の血液を穿刺部位の硬膜外腔に注入すれば（blood patch），部分的にあるいは完全に緩和される。重大な合併症，たとえば感染，硬膜外血腫，鉤ヘルニア，小脳扁桃陥没はまれである。

髄液分析

　髄液検査は 24 章で検討されている。

脊椎と脊髄の画像

　画像検査は，脊椎と隣接構造での障害の正確な部位と程度を決定する際に大変役立つ（方法そのものは 22 章に詳述している）。

レントゲン写真

　レントゲン写真（単純写真）はカルシウムの存在を証

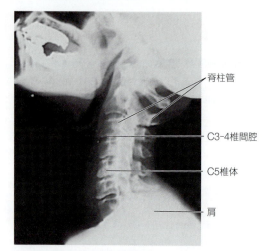

図 6-11　首のレントゲン側面像

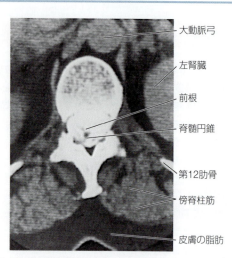

図 6-13　3 歳の子どもの第 12 胸椎レベルでの CT 水平断像。クモ膜下腔に造影剤が注入された

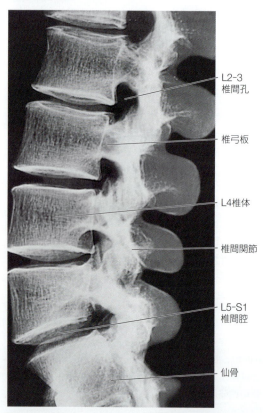

図 6-12　腰椎のレントゲン左側面像。（図 6-6 右と比較）

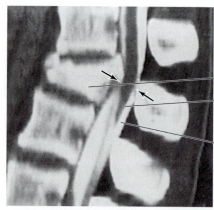

図 6-14　3 階の窓から転落した患者の腰椎の再構成 CT 正中矢状断像。L1 椎体に圧迫骨切があり，下部脊髄が L1 の骨要素で圧迫を受けている（矢印）。クモ膜下腔に造影剤が注入された（Reproduced with permission from Federle MP, Brant-Zawadski M(editors): *Computed tomography in the evaluation of trauma*, 21st ed. Lippincott Williams & Wilkins, 1986.）

明し，病変部位で種々の方向（前後，側面，斜位）から脊椎や孔の骨成分を示す（図 6-11，図 6-12）。脊椎骨の骨折や消失はしばしば容易に観察されるが，脊髄や他の軟部組織の情報には乏しい。

CT

脊椎，脊髄，根，靱帯，周囲の軟部組織のすべての要素の，位置，形，大きさの情報が，薄い（0.15～1 cm）横断面（軸方向）の連続した CT 像（スキャン）から得られる（図 6-7 参照）。CT ミエログラフィはクモ膜下腔に造影剤が注入された後に撮影される（図 6-13，図 6-14）。

MRI

MRI はどんな断面でも撮影できる。脊髄や周囲の空間や構造物の解剖や病変を観察する際には，矢状断像

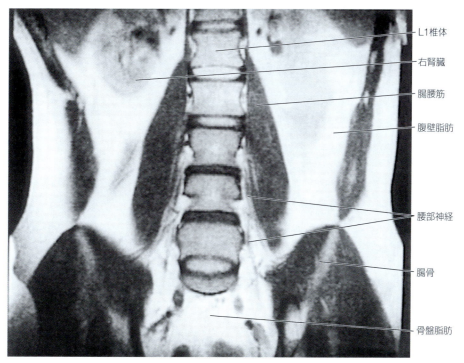

図6-15 体部と（彎曲した）腰椎のMRI冠状断像（Reproduced, with permission, from deGroot J：*Correlative Neuroanatomy of Computed Tomography and Magnetic Resonance Imaging.* 21st ed. Appleton & Lange, 1991.）

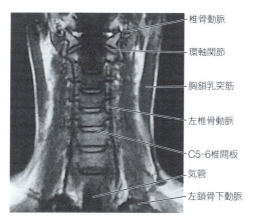

図6-16 頸椎レベルの頸部MRI冠状断像。頸部彎曲のため、わずか5椎体しかこの平面ではみられない（Reproduced, with permission, from Mills CM, deGroot J, Posin J：*Magnetic Resonance Imaging Atlas of the Head, Neck, and Spine.* Lea & Febiger, 1988.）

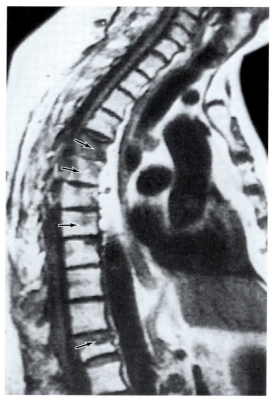

図6-17 エイズ患者の頸椎下部と胸椎上部のMRI中央矢状断像。多数の腫瘤が数レベルの椎体にみられる（矢印）。病理学的検査ではこれらは悪性リンパ腫であることが示された

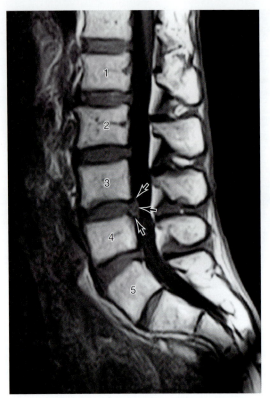

図 6-18　腰仙椎の MRI 矢状断像。矢頭は L3-4 レベルの椎間板ヘルニアを示している（Reproduced, with permission, from Aminoff MJ, Greenberg DA, Simon RP：*Clinical Neurology*, 6th ed. McGraw-Hill, 2005.）

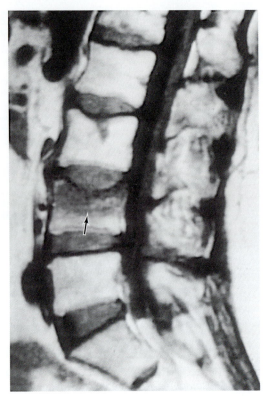

図 6-19　腰仙椎の MRI 正中矢状断像。L4 椎体にみえる腫瘤は直腸癌の転移を示す（矢印）

を中心に撮影される（図 6-15〜図 6-18）。骨のカルシウムは核磁気共鳴信号を呈さないので，MRI は軟部組織や脊椎周囲の推定病変を示す際に特に有用である（図 6-16，図 6-19）。

第4部 脳の解剖

7章　脳幹と小脳　76
8章　脳神経と伝導路　95
9章　間脳　112
10章　大脳半球/終脳　122
11章　脳室と脳の外被　138
12章　脳の血液供給　150

7章 脳幹と小脳

　脳幹は延髄と橋を含み，小脳の腹側にある。重要な上行性・下行性伝導路の収容に加え，脳幹は生命の恒常性の維持に必要な神経核がある。脳神経核と同様に多数の上行性・下行性伝導路を比較的密に含んでいるため，脳幹内の小さな傷害でさえそこに存在する複数の伝導路や神経核を傷つけ，その結果非常に重篤な神経障害を引き起こす。小脳は脳幹のちょうど背側に位置し，運動協調性に大きな役割を果たす。脳幹に近接しているため，小脳の浮腫が起きる障害は脳幹を圧迫し，その結果急激に重篤化する。

脳幹と脳神経の発生

　神経管 neural tube（脳脊髄幹）頭部の下部から脳幹が派生する。脳幹は**中脳** mesencephalon と**菱脳** rhombencephalon に分かれる（図7-1）。
　原始中心管は菱形底を伴い四辺が角錐状に広くなる（図7-2）。これは**第四脳室** fourth ventricle になり，将来橋と延髄になる。
　神経管は局所的な拡張を受け，2つの恒久的な彎曲を示す。それは，上限での**頭屈** cephalic flexure と下限での**頸屈** cervical flexure である。成人脳での頭曲は脳幹と脳の水平面との間の角度である（図1-6参照）。
　吻側脳幹の中心管は**中脳水道** cerebral aqueduct となる。第四脳室の天井は著しい細胞増殖を受け，この菱脳唇は小脳と**下オリーブ核** inferior olivary nucleus の両方に分布するニューロンとグリアを産生する。
　蓋板と中脳被蓋および大脳脚は**中脳**（図7-1参照）から発生し，中脳水道がそこを通る。菱脳（図7-1A参照）は後脳と髄脳をつくる。**後脳** metencephalon は小脳と橋をつくり，それは第四脳室を含む。**髄脳** myelencephalon は延髄をつくる。延髄は脳幹内の第四脳室の下部にある。
　脊髄において，胎生期脳幹は**翼板** alar plate（ほとんどが感覚の機能）と**基板** basal plate（主に運動機能）を伴う中心灰白コアを持つ。灰白柱は脳に続かないが，第四脳室は脳幹下部の翼板が外側に大きく置換されることで生じる。基板は蝶番様の形をとる（図7-2参照）。この過程は相手側をひるがえすため，第四脳室の底の菱形ができる。加えて，長い伝導路や短いニューロン間の連絡および神経核は脳幹内で並置される。脊髄神経と同様に脳神経は基板細胞（運動神経）から起こり，翼板細胞群（感覚神経）でシナプスを受ける。脊髄神経とは異なり，ほとんどの脳神経は1つまたはそれ以上の神経束として脳幹の基底側または基底外側から派生する（図7-1，図7-3）。さらに，すべての脳神経は運動と感覚機能を混合しているわけではなく，感覚機能のみを持つ脳神経や，運動機能のみを持つ脳神経もある（8章参照）。

脳幹の機構

主な区分と外観

　脳幹の主要な3つの区分が見分けられる。延髄，小脳とくっつく橋，中脳である（図7-3，図7-4）。脳幹の3つの内部長軸の区分は，**中脳蓋** tectum（主に中脳），**被蓋** tegmentum，**基底部** basis である（図7-4参照）。すなわち，たとえば橋は，背側**橋蓋** pontine tegmentum と腹側**橋底部** basis pontis からなると考えられる。主要な外部構造は，背側にみられる（図7-5）。菱形窩の上部（第四脳室の底を形成する）は橋の上方に伸び，一方下部は延髄の開放部をカバーする。延髄の閉鎖部は脊髄への移行部を形成する。
　3対の**小脳脚** cerebellar peduncle（上，中，下）は小脳と連絡する。中脳の背側部には四丘がみられ，2つの**上丘** superior colliculus と2つの**下丘** inferior colliculus からなり，**四丘体** corpora quadrigemina，**四丘体板** quadrigeminal plate とも呼ばれる。

内部の構成

A 下行性・上行性伝導路

　脊髄が終わるすべての下行性伝導路（例：皮質脊髄路〈5章参照〉）は脳幹を通過する。さらに，いくつかの下行性線維は脳幹に終わり，または脳幹から始まる。同様に，脳幹や大脳皮質に終わるすべての上行性伝導路（例：脊髄視床路）は脳幹の一部または全領域を通過する。その他の上行性伝導路は脳幹から始まる。従って，脳幹は重要な導管であり，または下行性・上行性伝導路両方における，多くの長い経路の中継駅である

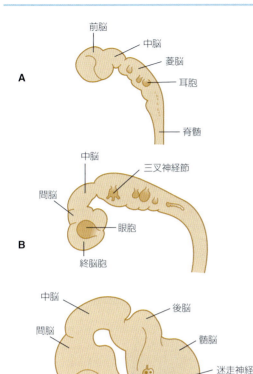

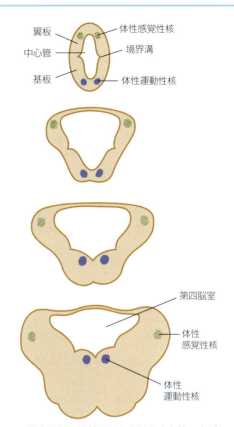

図 7-2 発生過程の脳幹下部における中心管の広がり

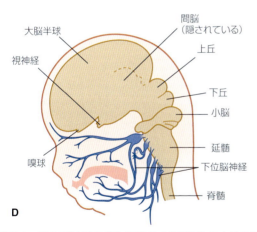

図 7-1 脳と脳神経の発生初期の 4 段階（おおよその時期）。A：3.5 週，B：4.5 週，C：7 週，D：11 週

（表 7-1）。

B 脳神経核

ほとんどすべての脳神経核は脳幹内に存在する（脳自体が膨出した最初の 2 つの脳神経は除く）。脳神経の一部も脳幹を通過する。

C 小脳脚

小脳を出入りする伝導路は 3 対の小脳脚を通る（「小脳」の項参照）。

D 下行性自律神経系

脊髄へのこれらの経路は脳幹を通る（20 章参照）。

E 網様体

いくつかの脳幹被蓋領域は呼吸や循環器系機能の調整と意識，睡眠，覚醒状態にきわめて深くかかわる（18 章参照）。

F モノアミン作動性伝導路

3 つの重要な経路を持つ。縫線核から始まる**セロトニン作動性伝導路** serotonergic pathway（3 章参照），外側網様体内と青斑核から伸びた遠心性の**ノルアドレナリン作動性伝導路** noradrenergic pathway と中脳基底部から基底核や他の領域への**ドパミン作動性伝導路** dopaminergic pathway である。

脳幹内の脳神経核

第Ⅲ脳神経以降の脳神経の機能構成はそれら神経核の発達を参考にすることで解析できる（図 7-6）。脳神経は通常名称かローマ数字であらわされる（表 7-2）。

運動性（遠心性）構成

基板から派生した 3 タイプ（運動核）は脳幹内にある（表 7-2 参照）。

　一般体性運動（SE，GSE）成分 general somatic

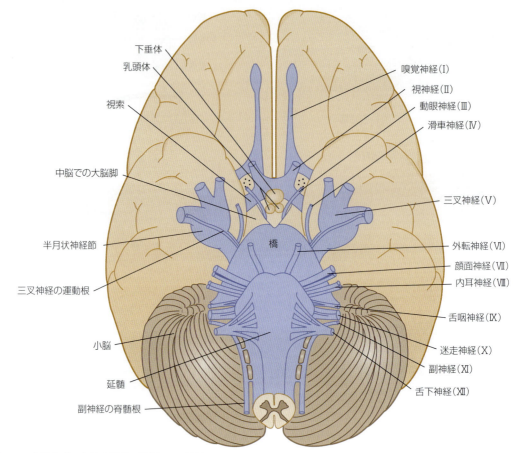

図7-3 大脳半球，小脳と脳幹の腹側面と脳神経

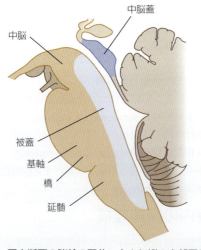

図7-4 正中断面の脳幹の区分。大きな縦の内部区分は中脳蓋，被蓋，基軸。主な外観区分は中脳，橋，延髄

efferent componentは体節由来の横紋筋を支配し，舌や眼の動きにかかわる。たとえば，第XII脳神経の舌下神経核，第III脳神経の動眼神経核，第VI脳神経の外転神経核である。

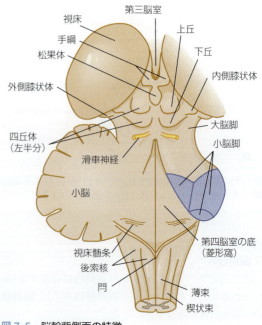

図7-5 脳幹背側面の特徴

表7-1　脳幹内の上行性・下行性伝導路	
上行性伝導路	下行性伝導路
内側毛帯	皮質脊髄路
脊髄視床路	皮質核路
三叉神経毛帯	皮質橋線維
外側毛帯	赤核脊髄路
網様体系線維	視蓋脊髄路
内側縦束	内側縦束
下小脳脚	前庭脊髄路
上小脳脚	網様体脊髄路
第2前庭線維	中心被蓋路
第2味覚線維	三叉神経の下行路

鰓弓運動(BE)成分 branchial efferent component または**特殊内臓性運動** special visceral efferent (SVE)は鰓弓由来の筋を支配し，咀嚼，顔面の表情，嚥下，声音，頭の回転などにかかわる。たとえば，第V脳神経の咀嚼核，第Ⅶ脳神経の顔面神経核，第Ⅸ・第Ⅹ・第Ⅺ脳神経の疑核，脊髄内にある第Ⅺ脳神経の脊髄副神経核を含む。

一般内臓運動(VE, GVE)成分 general visceral efferent componentは副交感性の節前ニューロンからなり，頭部，頸部，胴の平滑筋や腺の自律神経性支配を行う。たとえば，第Ⅲ脳神経のエディンガー-ウェストファル核，第Ⅶ脳神経の上唾液核，第Ⅸ脳神経の下唾液核，第Ⅹ脳神経の背側運動核を含む。

感覚性(求心性)成分

翼板から派生した2タイプは脳幹内で区別され，脊髄内の同様の細胞群と比較できる(表7-2参照)。

一般体性感覚(SA, GSA)成分 general somatic afferent componentは皮膚や頭部の粘膜からの感覚刺激を受けて中継する。たとえば第V脳神経の主知覚核，下行核，中脳路核である。

一般内臓感覚(VA, GVA)成分 general visceral afferent componentは腸殻の感覚やさらに特殊化した舌や喉頭蓋からの味覚を中継する。たとえば第Ⅸ脳神経や第Ⅹ脳神経からの内臓感覚のための弧束核，第Ⅶ，第Ⅸ，第Ⅹ脳神経の特殊内臓感覚のための味覚核である。

6つの**特殊体性核** special sensory nucleus(SS)は，第Ⅷ脳神経の内耳神経からの刺激を受ける4つの前庭神経核と2つの蝸牛神経核に分けられる。これらの神経核は菱脳の原始耳プラコードから派生した(図7-7A)。

脊髄神経と脳神経の違い

脊髄神経の単純で一般的な構成パターンは脳神経にはみられない。単一のブループリントはなく，すなわち脳神経は1つずつ学ばなければならない。1つの脳神経は1つまたはそれ以上の機能成分を含む，逆にいえば，1つの神経核は1つまたはそれ以上の脳神経の構成に寄与する。いくつかの脳神経は運動性単独であるが，たいていの場合は混合されており，いくつかは多数の内臓成分を含む。脳神経は8章に詳細に記載されている。

延髄

延髄は尾側部(閉鎖部〈図7-7B〉)と吻側部(開口部〈図7-7C〉)に分けられる。境界は第四脳室下部があるかないかである。

上行性伝導路

尾側，延髄閉鎖部では，後索系の中継核(薄束核，楔状束核)から交叉する神経線維束である**内側毛帯** medial lemniscusを出す。下半身の知覚は毛帯の腹側を通り，上半身の知覚は背側を通る。**脊髄視床路** spinothalamic tract(脊髄レベルで交叉する)は延髄を上行する。**脊髄網様体路** spinoreticular tractと**腹側脊髄小脳路** ventral spinocerebellar pathwayも延髄を通る。**背側脊髄小脳路** dorsal spinocerebellar tractと**楔状束核小脳路** cuneocerebellar tractは下小脳脚内を通る。

下行性伝導路

錐体内の**皮質脊髄路** corticospinal tractは延髄と脊髄の間の移行部で交叉を始める。この交叉は数mm以上ある。この伝導路内のほとんどの軸索は運動性皮質から起こる。感覚性皮質から始まる皮質脊髄路のいくつかは後索核に終わり，それらの機能を調整し，入ってきた感覚メッセージを選別するために働く。

第V脳神経の下行性脊髄路 descending spinal tract of Vは，三叉神経節内にこの伝導路の3つすべての神経の細胞体を持つ。伝導路の線維は顔面から最初の中継核である**第V脳神経の脊髄核** spinal nucleus of Vまたは尾側部へ，痛み，温度覚，粗大な触圧覚を運ぶ。下顎神経はその神経核の背側を通り，眼神経は腹側に対応する。二次ニューロンは脊髄核の細胞から起こり，交叉し上行し視床内で終わる。

内側縦束 medial longitudinal fasciculusは注視と頭の動きにかかわる重要な伝導路である。内側縦束は前庭神経核から起こり，前庭が影響を及ぼす下方へと向かう(図17-2参照)。最も吻側の橋で，内側縦束は前庭神経核から外転神経核，滑車神経核，動眼神経核へ，

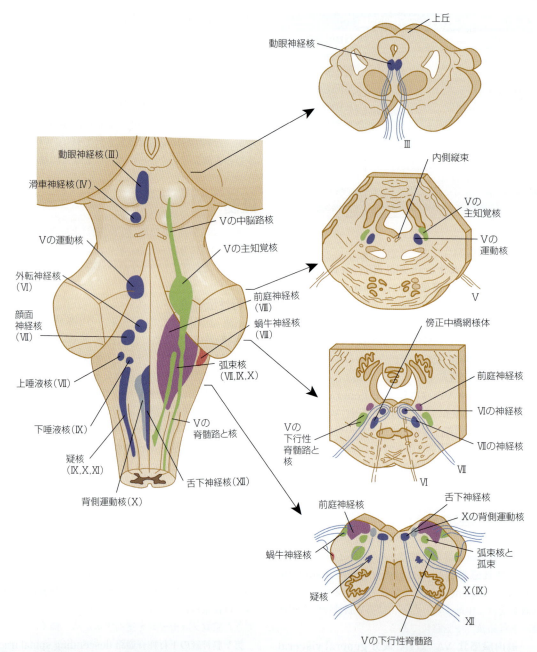

図 7-6　神経核。左：ヒトの脳幹と表面に投影する脳神経核の位置の背側面（運動核は左，感覚核は右），右：矢印で示されたレベルの横断面

そして橋の外側注視中枢から動眼神経核へ吻側に投射する（図 8-7 参照）。

視蓋脊髄路 tectospinal tract は中脳の上丘から頸髄へ下行性軸索を送り，視覚刺激に対して反応する頸と体幹の動きを調整するインパルスを中継する。

脳神経核

舌下神経核，迷走神経背側運動核と孤束核は延髄にみられ，中心管の周りに集まり，延髄開口部では，これらの核は第四脳室の下に存在する（図 7-7C）。脊髄の前角の核に似ている**舌下神経核** hypoglossal nucleus は，第Ⅻ脳神経として出るために，錐体と下オリーブ核の間の腹側に線維を送る。この神経はすべての舌筋を支配する。

第Ⅹ脳神経の背側運動核 dorsal motor nucleus of Ⅹ は副交感性節前ニューロンであり，側方にその線維を第Ⅸ脳神経と第Ⅹ脳神経に送る。それは心臓，肺と腹部臓器の副交感性緊張を調整する。背側運動核の吻

表7-2 脳幹の脳神経と神経核

名称	脳神経	核
動眼神経	III	動眼神経核，エディンガー-ウェストファル核
滑車神経	IV	滑車神経核
三叉神経	V	主知覚核，脊髄路核（下行性），中脳路核，運動路核（咀嚼）
外転神経	VI	外転神経核
顔面神経	VII	顔面神経核，上唾液核，味覚核（弧束核）*
内耳神経	VIII	蝸牛神経核（2つの核），前庭神経核（4つの核）
舌咽神経	IX	疑核**，下唾液核，弧束核*
迷走神経	X	背側運動核，疑核**，弧束核*
副神経	XI	脊髄副核（C1-5），疑核**
舌下神経	XII	舌下神経核

*弧束核は第VII，第IX，第X脳神経と分けあう
**疑核は第IX，第X，第XI脳神経と分けあう

側に位置する**上唾液核** superior salivatory nucleus は，顎下神経節や翼口蓋神経節を介して顎下腺，舌下腺や涙器へ向かう第VII脳神経に副交感性軸索を生じさせる．この核は唾液や涙の分泌を調節する．

核がはっきりしない**疑核** ambiguus nucleus は第IX脳神経と第X脳神経へ遠心性軸索の枝を出す．それは，嚥下と発声を調節する．

弧束核 solitary nucleus（nucleus solitarius といくつかの本ではまだ呼ばれている）は延髄にある細長い感覚核で，第VII，第IX，第X神経から軸索を受ける．弧束核は，これら神経の軸索終末を含む**弧束** solitary tract に近接する．

弧束核の吻側部はしばしば**味覚核** gustatory nucleus とも呼ばれる．弧束核は味覚と内臓感覚に関する情報を運ぶ．

二次ニューロンは弧束核から視床の後内側腹側核（VPM）へ上行し，そして皮質味覚野へ投射する（弁蓋近くの43野）．

上核，下核（または脊髄核），内側核，外側核からなる4つの**前庭神経核** vestibular nucleus は，第四脳室の底の下，延髄開口部の一部，橋の一部にみられる．腹側と背側**蝸牛神経核** cochlear nucleus は蝸牛のらせん神経節に派生する線維の中継核である（前庭と蝸牛神経核の伝導路は16章，17章参照）．

下小脳脚

脚は1つないしそれ以上の軸索路を含む神経線維の茎状の束である．下小脳脚はいくつかの成分から延髄開口部につくられる．それは，楔状束核小脳路，背側脊髄小脳路，外側網様体核からの線維，対側の下オリーブ核からのオリーブ小脳線維，第VIII脳神経の前庭神経核からの線維，前庭神経核で起こる線維である．すべての線維は小脳へ入る．

橋

延髄から延髄への多数の伝導路といくつかの脊髄路は橋で交叉する（図7-7D，E）．

橋底部

橋底部 basis pontis は3つの成分を含む．皮質脊髄路の線維束，皮質橋核路を介して大脳皮質から入力を受ける**橋核** pontine nucleus，大きい中小脳脚を介して反対側の新小脳へ交叉し投射する橋核からの橋核小脳路線維である．橋の正中と延髄の一部に沿って**縫線核** raphe nucleus が存在する．これら核内のセロトニン含有ニューロンは皮質，海馬，基底核，視床，小脳と脊髄へ広範囲に投射する．これらの細胞は覚醒レベルのコントロールに重要であり，睡眠覚醒周期を調整する．それは，特に痛みの感覚入力も調整する．

橋被蓋

橋被蓋は底部よりもさらに複雑である．橋下部は第VI脳神経核（外転神経核），第VII脳神経核（顔面神経核，上唾液核，味覚核）を含む．顔面神経の運動性成分線維は第VI脳神経核の周りを内側に取り囲む．橋の上半分は第V脳神経の主な感覚核を内部に持つ（図7-7E，図7-8）．内側毛帯は異なる配置をとり（下体，内側，上体，外側），脊髄視床路は橋を通過するためより外側のコースをとる．

中心被蓋路 central tegmental tract は中脳から下オリーブ核へ下行する線維と脳幹網様体から視床へ走行する上行性線維を含み，内側毛帯の背外側を走行する．**視蓋脊髄路** tectospinal tract（中脳から頸髄へ）と**内側縦束**は橋被蓋の付加的な成分である．

中小脳脚

中小脳脚は3つの小脳脚の中で最も大きい．反対側の橋底部から起こり，小脳半球に終わる線維を含む．

聴覚伝導路

橋延髄接合部の蝸牛神経核からの聴覚伝導路は，外側毛帯を同側性に上行する線維を含む（12章参照）．また，反対側の外側毛帯を上行する交叉線維（台形体）も含む．小さな**上オリーブ核** superior olivary nucleus はオリーブ蝸牛線維束として第VIII脳神経の蝸牛神経へ線維を送る（図7-7D参照）．この伝導路は蝸牛のコルチ器からの感覚入力を調節する．

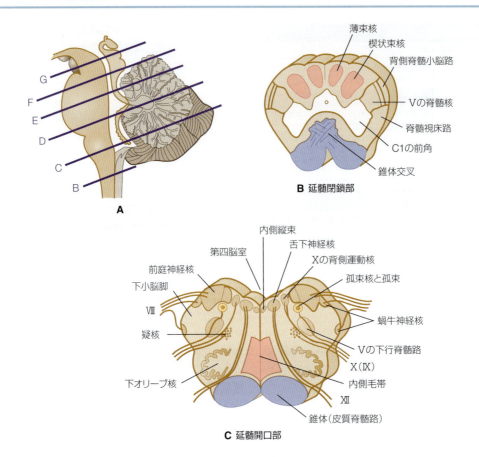

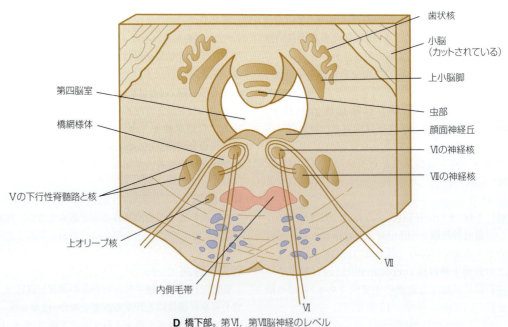

図 7-7　A：各切片のレベル。B〜G：脳幹の横断面。皮質脊髄路と後索/内側毛帯は，脳幹を通過する経路を追えるようにカラーで示す

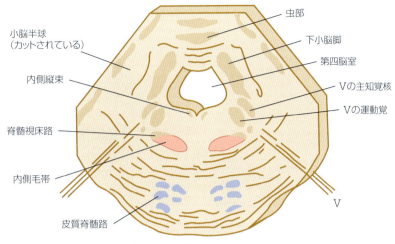

E 橋中部。第Ⅴ脳神経レベル

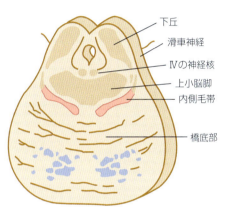

F 橋/中脳。第Ⅳ脳神経レベル

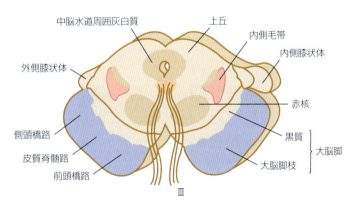

G 中脳上部。第Ⅲ脳神経レベル

図 7-7　続き

三叉神経系

三叉神経 trigeminal nerve の 3 つの枝 (第Ⅴ脳神経 〈図 7-7D, E, 図 7-8 参照〉) はすべて脳幹へ投射する。繊細な触圧覚は**主知覚核** main sensory nucleus によって中継される。痛み，温度覚は**第Ⅴ脳神経の下行性脊髄路** descending spinal tract of Ⅴ へ中継され，固有感覚線維は中脳の**中脳路核** mesencephalic tract and nucleus を形成する。主知覚からの二次ニューロ

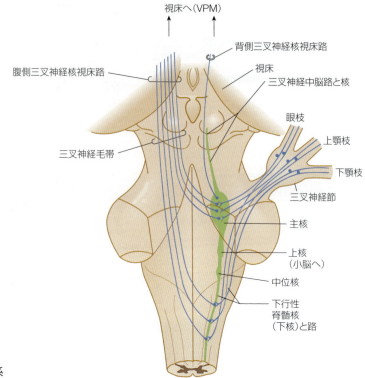

図7-8 三叉神経系

ンは交叉し，視床へと上行する。第V脳神経の下行性脊髄路は下核(延髄の脊髄核)，中位核(三叉神経求心性成分と小脳間の接合部)と上核へ線維を送る。主知覚に対して正中に位置する **咀嚼核** masticatory nucleus は，ほとんどの咀嚼筋と中耳の鼓膜張筋を支配するため第V脳神経の下顎神経へ遠心性線維の枝を送る。

中脳

中脳は大脳への移行部(線維の通り道)を形成する(図1-2，図7-9)。中脳もまたいくつかの脳神経核を含む多数の重要な細胞群を持つ。

中脳底部

中脳底部は皮質脊髄路，皮質球路，皮質橋核路を含む大量の線維束からなる **大脳脚** crus cerebri を持つ(図7-7G，図7-9参照)。底部も **黒質** substantia nigra を含む。黒質(神経メラニン顆粒を含む細胞からなる)は大脳皮質と線条体からの求心線維を受ける。そしてそれは，ドパミン作動性遠心線維を線条体へ送る。黒質は運動制御のカギとなる役割を果たす。黒質の変性はパーキンソン病を引き起こす(13章参照)。中脳の基本的な外部構造は **大脳脚** cerebral peduncle である。

運動皮質から脳神経の遠心性神経核の介在ニューロンへの **皮質球路線維** corticobulbar fiber は皮質脊髄路

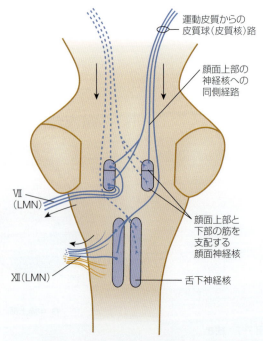

図7-9 第Ⅶ，第Ⅻ脳神経核への皮質球路。顔面上部の筋を支配する顔面神経核は，両側の運動皮質から下行性入力を受けるのに対し，顔面下部の筋を支配する顔面神経核は反対側の皮質からだけ入力を受ける

線維と同じである。顔面神経核下部と舌下神経核へ向かう皮質球路線維は交叉する（反対側の大脳皮質から）。その他すべての皮質球路投射は両側性に交叉する（両方の皮質から）。

動眼神経線維（第Ⅲ脳神経）は大脳脚間（図7-6 参照）の**脚間窩** interpeduncular fossa へ出る。滑車神経線維は中脳の反対側の被蓋へ出る（図7-5 参照）。

中脳被蓋

中脳被蓋は脊髄または脳幹下部からのすべての上行性経路と多数の下行性経路を含む。大きな**赤核** red nucleus は小脳から交叉する遠心性線維を受け，視床と赤核脊髄路を介した反対側の脊髄へ線維を送る。赤核は運動調整の重要な構成要素である。

2つの隣接した体性運動核は被蓋上部にある。それは，**滑車神経核** trochlear nucleus（反対側の第Ⅳ脳神経をつくる）と**動眼神経核** oculomotor nucleus（第Ⅲ脳神経の運動線維）である。動眼神経によって支配される各眼筋は，支配している細胞のサブグループを持つ。上直筋のサブグループは反対側に，一方他は支配筋と同側に存在する。眼球の副交感性節前経路（毛様体神経節内のシナプス）は動眼神経核内または近くのエディンガー-ウェストファル核から始まる。

脳室周囲灰白質の近傍には両側性に**青斑核** locus ceruleus が存在する。これら神経核のニューロンはノルアドレナリンを含み皮質，海馬，視床，中脳，小脳，橋，延髄と脊髄へ広範囲に投射する。これらのニューロンは睡眠覚醒周期を調整し，覚醒をコントロールする。それらもまた感覚核の知覚を調節する。

中脳蓋

中脳の天井である中脳蓋は2対の丘と**四丘体** corpora quadrigemina によってつくられている。**上丘** superior colliculi は他の入力と同様視覚を受けるニューロンを含み，眼球反射に務める。**下丘** inferior colliculus は聴覚反射や音源の方向決定にかかわる。下丘は両耳から入力を受け，**下丘腕** inferior quadrigeminal brachium を介して視床の内側膝状体へ投射する。**上丘腕** superior quadrigeminal brachium は外側膝状体と上丘につながる。丘は視蓋脊髄路交叉の形成に寄与し，突然の音や映像後に起きるまばたきや頭部回転反射にかかわる。

脳室周囲灰白質

脳室周囲灰白質は痛みを抑制するエンドルフィン産生細胞と同様に下行性自律神経経路を含む。この領域は，慢性痛を抱える患者の脳刺激を埋め込むターゲットとして利用されている。

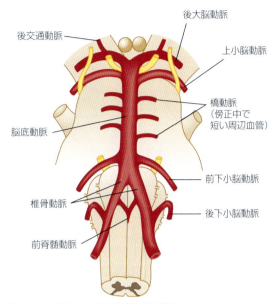

図7-10 脳幹の主要な動脈の腹側面

上小脳脚

上小脳脚は，小脳の歯状核から反対側の赤核（歯状核赤核視床系）や背側脊髄小脳路への遠心性線維を含む。小脳線維は赤核の下で交叉する。

血管分布

脳幹を栄養する血管は椎骨脳底系の枝である（図7-10，12章参照）。周辺血管として分類されるのは，後下小脳動脈，前下小脳動脈，上小脳動脈，後大脳動脈，橋動脈である。これらの血管のそれぞれは，（2～3または多くの）小さな枝をその経路に沿って脳幹へ送る。その他の血管は，脳底動脈から脳幹へ穿通しているため，**中心枝**（穿通枝）median (paramedian) perforator として分類される。椎骨動脈の小さな延髄枝や脊髄枝は血管の第3グループをつくる。

脳幹の病変

脳幹部は解剖学的に密で，機能的に多様で，臨床的に重要な構造物である。単一の比較的小さな病変でもほとんどいつも数個の核，反射中枢，索，経路を障害する。そのような病変はしばしば血管性（例：梗塞や出血）であるが，腫瘍や外傷，変性や脱髄機序でも脳幹は障害される。次の事項は脳幹の内部（intra-axial）病変で生じる典型的な症候群である。

延髄正中症候群 medial (basal) medullary syndrome は通常錐体路，内側毛帯の一部ないし全部，舌下神経を障害する。もし片側なら，**交代性舌下神経片麻痺** alternating hypoglossal hemiplegia としても知られている（図7-11）。病変と同側の脳神経麻痺と，

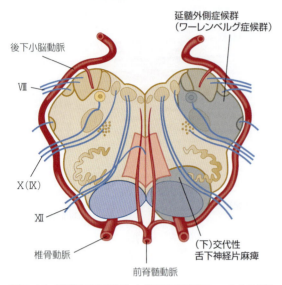

図 7-11　延髄病変に関連した臨床症候群（図 7-7C と比較）

反対側の身体麻痺の所見のことをこの用語は意味している。大きな病変で両側の障害となる。障害される領域は前脊髄動脈か，椎骨動脈内側枝より灌流される。

延髄外側 lateral medullary，あるいは**ワーレンベルグ症候群** Wallenberg's syndrome は，背外側の広い延髄の以下の構造物のいくつか（あるいは全部）を障害する。下小脳脚，前庭神経核，舌咽神経や迷走神経の核や線維，三叉神経の脊髄核や路，脊髄視床路，交感神経路である（交感神経路の障害はホルネル症候群を引き起こすかもしれない）。障害領域は椎骨動脈の分枝，ないし最も一般的には後下小脳動脈によって灌流される。例を臨床実例 7-1 に示す。

脳幹近傍の病変

脳幹周囲領域の占拠性病変機序（例：腫瘍，動脈瘤，

臨床実例 7-1

　49 歳の風景画家。ヨーロッパ，アジア，アフリカなど多くの国を訪れていたが，突然発症した顔面のしびれ感，失調，回転性めまい，嘔気，嘔吐のため入院した。診察では左顔面の感覚障害が存在した。左の上肢と下肢が拙劣であり，左側に企図振戦を認めた。左側のホルネル症候群（縮瞳〈瞳孔の収縮〉，眼瞼下垂〈減弱し，垂れている眼瞼〉，前額部の発汗減少）が明らかであった。診察上は異常はなかったが，主観的に右上肢にしびれ感があった。続く 12 時間で，患者は嚥下困難を感じ，難治性吃逆を訴えた。振動覚と位置覚は左上肢で障害され，声帯は麻痺し，咽頭反射は減弱していた。右側は温痛覚が障害されていた。MRI では左延髄外側に異常，おそらく梗塞が証明され，後下小脳動脈の閉塞によるワーレンベルグ症候群（左延髄外側症候群）の暫定的診断がなされた。

　脳動脈血管造影で後下小脳動脈の閉塞および椎骨動脈と前下小脳動脈の数site所見（炎症の証拠）が明らかになった。腰椎穿刺では白血球が髄液 1 mL あたり 40 個（大部分はリンパ球），血清検査では梅毒陽性であった。患者はペニシリンで治療された。6 カ月で，多くの症状は回復し，絵画など日常生活活動を再開した。

　この症例は後下小脳動脈の閉塞による延髄外側症候群（ワーレンベルグ症候群）の進行を描いている。多くの構造が比較的小さな脳幹部に近接して一緒に詰め込まれているので，後下小脳動脈のような比較的小さな動脈さえ閉塞で重大な影響を与える。

　この症例の場合，血管の閉塞は梅毒性血管炎，第三期梅毒の 1 型，によるものである。神経梅毒は現在まれだが，抗生物質ができる以前には髄膜血管型梅毒は脳幹梗塞では一般的な原因であった。脳梗塞を評価するには，脳血管障害を生じさせるすべての疾患を考えることが必須である。この症例ではペニシリンでの治療が患者の神経梅毒を抑制し，さらなる脳血管障害のイベントを予防したかもしれない。この患者でみられたように有意な機能回復が脳幹梗塞後に起こり，おそらく嚥下など関連する活動も含め，それらを制御する神経回路の再編成が生じたのを反映している。

橋底部症候群 basal pontine syndrome は罹患領域の皮質脊髄路と脳神経（第Ⅵ，第Ⅶ脳神経，あるいは第Ⅴ脳神経）の両方が障害され，症状は病変の程度と高さによる（図 7-12）。症候群は**交代性外転神経** alternating abducens（第Ⅵ脳神経），顔面神経（第Ⅶ脳神経），三叉神経（第Ⅴ脳神経）片麻痺と呼ばれている。病変が大きければ，内側毛帯を含んでいるかもしれない。血管支配は前下小脳動脈の穿通枝，橋枝から来ている。

閉じ込め症候群 locked-in syndrome は両側の皮質球路と皮質脊髄路を遮断する橋底部の大きな病変から生じ，発語や顔面の表情，大部分の筋肉を動かす能力を障害する。これらの橋病巣は通常は梗塞や出血のためである。体性感覚経路と網様体経路は損傷から免れ，患者は覚醒しており周囲の状況も理解している。眼球運動はしばしば正常である。患者はそれゆえ時々この悲劇的な状況の中でも，粗大な信号でコミュニケーションをとることができ，この状態で何年間も生存できる。臨床実例 7-2 に提示した。

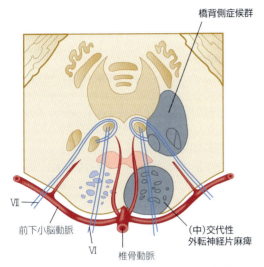

図7-12 橋病変による臨床症候群（図7-7Dと比較）

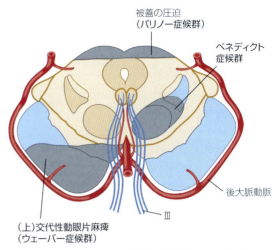

図7-13 中脳病変による臨床症候群（図7-7Gと比較）

脳ヘルニア）は脳幹に間接的に影響を及ぼす。次に討論するいくつかの疾患は典型的には外部（extra-axial）病変が原因となる。

小脳橋角症候群 cerebellopontine angle syndrome は顔面神経，内耳神経やより深部構造を障害するかもしれない。その領域の脳神経のシュワン細胞を起源とする腫瘍によって最も頻度が高く起こる（例：内耳神経腫瘍〈図7-3 参照〉）。

松果体領域の腫瘍は上部四丘板を圧迫し，垂直注視障害，瞳孔反射の消失，他の眼症状を引き起こすかもしれない。二次性の閉塞性水頭症を惹起するかもしれない。

垂直注視麻痺 vertical gaze palsy，**パリノー症候群** Parinaud's syndrome とも呼ばれるが，眼球を上下に動かすことができない。被蓋と隣接領域の圧迫で生じる（例：松果体腫瘍による〈図7-13，図7-14〉）。

脳幹付近の他の腫瘍には髄芽腫，第四脳室の上衣腫，グリオーマ，髄膜腫，先天性嚢腫がある。**髄芽腫** medulloblastoma，小脳腫瘍（通常は虫部）は通常小児期に起こり，第四脳室に充満し，髄液の経路を閉塞する。脳幹の圧迫はまれだが，腫瘍は脊髄や脳のクモ膜下腔へ播種傾向となる。

小脳

全体の構造

小脳は橋と延髄背側の後部に位置する。小脳は**小脳テント** tentorium によって後頭葉から分かれ，後頭蓋窩のほとんどを埋める。薄い正中部である**虫部** vermis は，2つの外側葉または小脳半球を分ける（図7-15）。小脳の外部表面は**回** folia と呼ばれる狭くて峰のようなたくさんの折り目を示し，ほとんどは横方向に

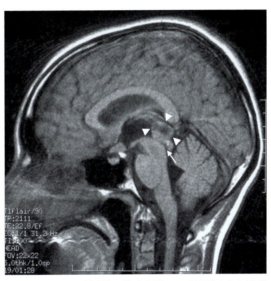

図7-14 MRI 矢状断像。臨床実例7-3 で記述された患者の腫瘍病変（矢頭）。生検で胚細胞腫であるとわかった腫瘍病変は四丘板を圧迫し中脳水道を閉塞した（Case illustration and image courtesy of Joachim Baehring, MD, Yale University School of Medicine.）

配列する。

小脳は，**小脳皮質** cerebellar cortex とその下にある**小脳白質** cerebellar white matter からなる（「小脳皮質」の項参照）。4対の**深小脳核** deep cerebellar nucleus は小脳の白質内にあり，第四脳室の上方に位置する（それらは脳室の天井にあるため，時々**小脳蓋核** roof nucleus と呼ばれる）。これらの核は，内側から外側に向かって，**室頂核** fastigial，**球状核** globose，**栓状核** emboliform，**歯状核** dentate と呼ばれる。

小脳の腹側に第四脳室が位置するため，小脳の腫瘍や浮腫（例：梗塞後の浮腫のため）は閉塞性水頭症を引

臨床実例 7-2

53歳の男性建築家。充実した生活を送っていたが、数時間の間に複視や嚥下困難とともに両上・下肢の筋力低下が出現した。病院に連れていかれ、診察で両上・下肢の筋力低下と腱反射亢進、両側のバビンスキー反射、両側の顔面筋力低下、嚥下障害を認めた。側方視の制限があり、眼振を認めた。脳底動脈血栓症の暫定的診断がなされた。動脈造影で診断は確定した。

2日間、集中治療をしたにもかかわらず患者の症状は改善せず、四肢の完全麻痺と顔面の著しい筋力低下が進行した。球筋の筋力低下の結果、嚥下は障害され、堤舌は不可能となった。側方視は障害されていたが、垂直方向視は維持されていた。患者は覚醒しており、精神機能は明らかに保たれていた。彼は瞬目と、垂直方向性眼球運動で意思を疎通することができた。感覚は、瞬目で答える単純なyes-noの質問では正常のようだった。MRIで橋底部を障害する大きな梗塞が証明された。患者は5カ月間、この状態で、友達や家族と瞬目でコミュニケーションをとったが、心肺停止で死亡した。

この悲劇的な症例は閉じ込め症候群を示している。橋底部の梗塞は皮質脊髄路や皮質球路を障害し、四肢や球筋の麻痺を生じさせる。動眼神経や滑車神経核とその神経は保たれ、コミュニケーションのため制限されていたが眼球運動で可能であった。梗塞は橋の背側に位置している内側毛帯や脊髄視床路は障害しておらず、感覚は保たれていた。

この症例はまた脳幹に有意な損傷があっても、網様体が保たれていれば、意識が保たれることを示している。大きな梗塞の患者では、昏睡は脳幹の網様体系の虚血から生じるかもしれない。

橋背側症候群 dorsal pons syndrome は外転神経や顔面神経かその各々の核を、内側毛帯や脊髄視床路、外側毛帯の損傷の有無にかかわらず障害する。「側方注視中枢」はしばしば障害される(図8-7 参照)。もっと吻側のレベルの損傷では、三叉神経とその核はもはや機能しないかもしれない。障害部位は回旋枝動脈の種々の穿通枝(橋枝)で血液の供給を受ける。

中脳底部の**脚症候群** peduncular syndrome、**交代性動眼神経片麻痺** alternating oculomotor hemiplegia や**ウェーバー症候群** Weber's syndrome とも呼ばれるが、動眼神経と大脳脚を障害する(図7-13 参照)。病変側の動眼神経麻痺と反対側の不全片麻痺が生じる(なぜなら病変が錐体交叉より上にあるため)。後大脳動脈の後穿通枝と分枝から血液の供給を受ける。

ベネディクト症候群 Benedikt's syndrome は、中脳の被蓋に位置し、内側毛帯、赤核、動眼神経とその核、関連する経路を損傷するかもしれない(図7-13 参照)。この領域は回旋動脈の穿通枝と分枝により供給される。

き起こす。

区分

小脳は2つの対称的な半球に分けられる。半球はさらに再区分される虫部によって結合する(図7-15 参照)。系統学的に**原小脳** archicerebellum は片葉、小節(虫部の小節)と相互連結(**片葉小節系** flocculonodu-

臨床実例 7-3

18歳の大学生。食後の嘔気を3カ月間経験した。彼は数回嘔吐し、体重が2.7 kg減少した。垂直性の複視に気づいた頃、精密検査を行った。神経学的診察では瞳孔は直径5 mmだった。瞳孔反応で対光-輻輳の解離があった(輻輳では縮瞳、光刺激では反応なし)。輻輳では後退性眼振が出現した。非対称性上方注視麻痺が観察された。眼底検査では乳頭浮腫が明らかとなった。深部腱反射は亢進していた。一般身体所見では異常はなかった。脳のMRIでは下垂体部に腫瘍病変を認め(図7-14 の矢頭)、四丘体板を圧迫し、中脳水道を閉塞していた(矢印)。内視鏡での生検では胚細胞腫であった。放射線療法での治療は成功した。軽度の垂直方向性の複視は残ったが、プリズム眼鏡で修正した。

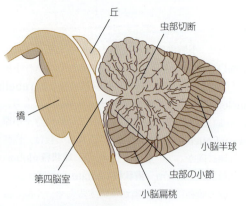

図7-15 小脳の正中矢状断面

lar system)からなる．それは，平衡覚にかかわり，前庭神経系とつながる．**古小脳 paleocerebellum** は半球の前部と前後の虫部からなり，歩行のような定型化した動きを推進させる．小脳の残りは，**新小脳 neocerebellum** からなり，微細な動きの調整にかかわる．

機能

小脳はいくつかの主要な機能を持つ．それは，筋の活動に影響を及ぼすことで随意運動能力を調整すること，平衡覚の調整と前庭神経系と脊髄，脊髄の γ 運動性ニューロンの連絡による筋緊張のコントロールである．小脳内には体位部局在が存在する（図 7-16）．さらに，小脳は，感覚や特殊感覚系から側副入力を受ける．

小脳のホムンクルス（脳の中の小人）から予測すると，虫部はバランスと体幹の筋緊張をコントロールする傾向にあり，一方，各小脳半球は運動協調と体と同側の筋緊張をコントロールする．

小脳脚

3 対の小脳脚が第四脳室の上部と周囲に位置し，小脳を脳幹につなぎ，脳幹から出入りする伝導路を含む（図 7-5，表 7-3）．**下小脳脚 inferior cerebellar peduncle** は，脊髄から（背側脊髄小脳路，楔状束核小脳路からの線維を含む〈図 5-17 参照〉）と脳幹下部から（小脳皮質内の登上線維を出す下オリーブ核からのオリーブ小脳路線維を含む）の多くの線維系を含む．下小脳脚もまた，前庭神経核と神経，前庭神経核への遠心性線維から入力を受ける．

中小脳脚 middle cerebellar peduncle は反対側の橋核からの線維からなる．これらの核は大脳皮質の多数の領域からの入力を受ける．

上小脳脚 superior cerebellar peduncle はほとんどが遠心性線維からなり，赤核で中継し，視床と脊髄両方へインパルスを送る軸索を持つ（13 章参照）．腹側脊

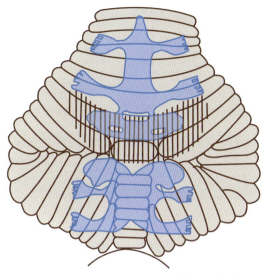

図 7-16　小脳のホムンクルス．固有感覚と触覚刺激は上位の小人（反転してある）と下位の小人（裂けている）に図として投影されている．ストライプの領域は聴覚刺激と視覚刺激に対して誘発された反応がみられた領域を示す（Redrawn and reproduced, with permission, from Snider R: The cerebellum. *Sci Am* 1958；199：84.）

髄小脳路からの求心線維もこの脚を介して小脳へ入る．

小脳への入力

小脳への入力は主に下小脳脚と中小脳脚を介して運ばれるが，いくつかの求心線維は上小脳脚にも存在する（前節参照）．これらの入力は小脳皮質の興奮性ニューロンである登上線維または苔状線維のどちらかに終わる（表 7-4）．**登上線維 climbing fiber** は下オリーブ核から起こり，プルキンエ細胞の樹状突起上へシナプスする．**苔状線維 mossy fiber** は橋核，脊髄，前庭神経核，網様体からの求心性線維によって形成される．それらは特殊な糸球体内で，顆粒細胞の樹状突起とシナプスをする．

表 7-3　小脳への主入力系の機能と主な投射先*			
求心性経路	伝達	分布	小脳への入力脚
背側脊髄小脳路	体からの固有感覚と外受容感覚	I〜IV葉，虫部錐体と傍正中葉	下小脳脚
腹側脊髄小脳路	体からの固有感覚と外受容感覚	I〜IV葉，虫部錐体と傍正中葉	上小脳脚
楔状束核小脳路	固有感覚，特に頭と顔から	I〜IV葉，虫部錐体と傍正中葉	下小脳脚
視蓋脊髄路	下丘と上丘を介した聴覚と視覚刺激	虫部葉，虫部隆起，係蹄小葉	上小脳脚
前庭脊髄路	前庭神経核を介した，または介さない迷路からの前庭感覚	主に片葉小節葉	下小脳脚
橋核小脳路	橋核を介した運動野と他の大脳皮質の領域からの刺激	片葉小節葉を除くすべての小脳皮質	中小脳脚
オリーブ小脳路	下オリーブ内で中継された全身からの固有感覚	すべての小脳皮質と深小脳核	下小脳脚

*いくつかの他の伝導路は脳幹内の核から小脳皮質と深小脳核へインパルスを送る
(*Data from Ganong WF*: Review of Medical Physiology, *22nd ed. Appleton & Lange, 2005.*)

表 7-4 興奮性と抑制性効果

興奮性	抑制性
苔状線維→顆粒細胞	バスケット細胞→プルキンエ細胞体
オリーブ（登上線維を介して）→プルキンエ細胞	星状細胞→プルキンエ細胞樹状突起，ゴルジ細胞→顆粒細胞
顆粒細胞→プルキンエ細胞	プルキンエ細胞→室頂核（歯状核を含む）
顆粒細胞→ゴルジ細胞	プルキンエ細胞→外側前庭神経核
顆粒細胞→バスケット細胞	プルキンエ細胞→プルキンエ細胞
顆粒細胞→星状細胞	プルキンエ細胞→ゴルジ細胞

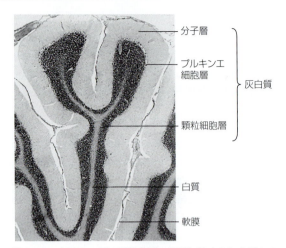

図 7-17 小脳の一部の顕微鏡像。各葉には中心に白質と 3 層構造からなる皮質を含む。HE 染色。×28（Reproduced, with permission, from Junqueira LC, Carneiro J, Kelley RO：Basic Histology, 8th ed. Appleton & Lange, 1995.）

　小脳へのアミノ酸作動性入力が存在する。青斑核からのノルアドレナリン作動性入力は小脳皮質へ広範囲に投射する。セロトニン作動性入力は縫線核から起こり，小脳皮質へも投射する。これらの入力は小脳活動への調節的な効果を持つ。ほとんどの求心線維（苔状線維と登上線維の両方）は，深小脳核へ興奮性の入力をする側副枝を送る。

小脳皮質

　小脳皮質は 3 層からなる。軟膜下の**分子層** molecular layer，**プルキンエ細胞層** Purkinje cell layer，**顆粒細胞層** granular layer である。内側層はほとんどが小さな顆粒細胞からなる（図 7-17，図 7-18）。

　小脳皮質は非常に整然と配列され，主に 5 つの細胞種からなる（図 7-19，図 7-20）。

- 小脳皮質の顆粒細胞層に細胞体が位置する**顆粒細胞 granule cell** は，小脳皮質の中で唯一の興奮性ニューロンである。顆粒細胞は軸索を上行させ分子層内で T のように分枝し，**平行線維** parallel fiber になる。無鞘の平行線維はプルキンエ細胞の樹状突起に直行して走行し（電柱間を走るワイヤーのように），これら樹状突起上で興奮性シナプスを形成するようである。シナプスではグルタミン酸が神経伝達物質のようである。
- **プルキンエ細胞 Purkinje cell** は小脳皮質からの主な出力細胞である。このユニークなニューロンは細胞体をプルキンエ細胞層に持ち，扇子のように 1 本の軸から扇形に広がる樹状突起または電柱の横木のような樹状突起を持つ。プルキンエ細胞の軸索は，深小脳核，特に歯状核へ同側性に投射し抑制性シナプスを形成する。
- **バスケット細胞 basket cell** は分子層に位置する。これらの細胞は，平行線維から興奮性入力を受け，プルキンエ細胞へ投射し，抑制する。
- **ゴルジ細胞 Golgi cell** も分子層と顆粒細胞層内に位

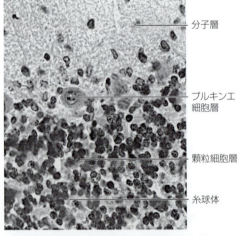

図 7-18 小脳皮質の顕微鏡像。この標本の染色は，プルキンエ細胞の通常の大きな樹状突起の分枝をあらわしていない。HE 染色。×250（Reproduced, with permission, from Junqueira LC, Carneiro J, Kelley RO：Basic Histology, 8th ed. Appleton & Lange, 1995.）

置する。それらは，平行線維と苔状線維から興奮性入力を受ける。ゴルジ細胞は顆粒細胞へ軸索を送り，抑制する。

- **星状細胞 stellate cell** は分子層に位置し，主に平行線維から興奮性入力を受ける。バスケット細胞と同様に，これらの細胞はプルキンエ細胞上に抑制性シナプスを形成する。

深小脳核

　4 対の深小脳核である室頂核，球状核，栓状核，歯

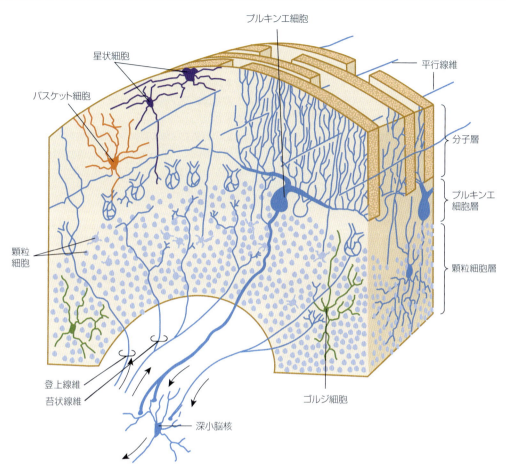

図 7-19 小脳皮質

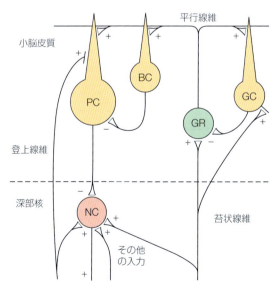

図 7-20 小脳内の神経回路。黄色のニューロンは抑制性。「＋」と「－」表示は終末が興奮性か抑制性かを示す。BC：バスケット細胞, GC：ゴルジ細胞, GR：顆粒細胞, NC：深小脳核内の細胞, PC：プルキンエ細胞。星状細胞の回路はプルキンエ細胞のほとんどの樹状突起に終わることを除いてバスケット細胞の回路と似ている（Modified with permission from Ganong WF：*Review of Medical Physiology*, 22nd ed. McGraw-Hill, 2005.）

症例 6

　60歳の高血圧の既往がある技術者。突然複視とめまいを発症した。3日後（入院前日），彼女の右眼瞼が突然垂れているのに気づいた。

　神経診察で瞳孔不同（右が左より小さく，両側とも対光反応と輻輳反応あり），右眼瞼下垂，軽度の眼球陥凹，右顔面発汗減少，左方側方注視時の眼振を認めた。角膜反射は右では減少，左では正常であった。顔面右側で痛覚は低下していたが，触覚は正常であった。わずかな右末梢性顔面神経麻痺があった。口蓋垂は左に偏倚し，軽度の嗄声を認めた。筋力は正常であったが，右の指鼻試験や迅速な交代性運動ができなかった。右上肢に企図振戦があり，さらなる診察で右下肢に失調を認めた。すべての反射は正常であった。痛覚は体の左側で低下していた。触覚，振動覚，位置覚は正常であった。

　鑑別診断は何か？　最も考えられる診断は？

臨床実例 7-4

43歳の女性。徐々に増強する後頭部痛を訴えた。彼女は右利きであったが，編み物をしていたときに左手が滑らかに動かないとはっきりとではないが感じていた。彼女は数回左側に転倒した。

診察は，小脳機能不全の徴候を除いて正常であった。左手に企図振戦があり，左上・下肢の協調運動はうまくなかった。患者は迅速な左上肢（急速に手を回外，回内，そして回外するように求められた）や左下肢（左下肢で急速に床を叩く動作を試みた）の変換運動がうまくできなかった。

画像診断で左小脳半球を障害するグリオーマが明らかとなった。

この症例では体の反対側の運動を支配する大脳皮質とは対照的に，小脳病変は体の同側の動きを障害することを示している。

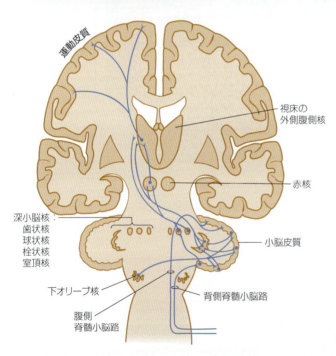

図 7-21　小脳への求心性伝導路と遠心性伝導路

状核は白質内に埋め込まれている。これら深小脳核のニューロンは小脳の外へ投射し，小脳からの主要な遠心性伝導路となる。深小脳核内の細胞は，プルキンエ細胞からの抑制性入力（GABA）を受ける。それらもまた橋核，下オリーブ核，網様体，青斑核，縫線核を含む小脳外部から興奮性入力を受ける。登上線維や苔状線維に生じた入力も深小脳核に対して側副性の興奮性投射をする。この配列の結果，深小脳核内の細胞は，プルキンエ細胞から抑制性入力と他の出所から興奮性入力を受ける。深小脳核の細胞は，それらに収束する真逆の興奮性と抑制性のつりあいに反映した割合で持続的に発火する。

小脳からの出力

深小脳核からの出力は上小脳脚を介して反対側の赤核と視床核（特に外側腹側〈VL〉，VPL）へ投射する。そこから，投射は運動皮質へ向かう。この投射の鎖は**歯状核赤核視床皮質路** dentatorubrothalamocortical pathway（図 7-21）である。この伝導路を介して，歯状核と他の深小脳核の活動は反対側の運動皮質の活動を調整する。反対側の運動皮質への交叉連絡は，なぜ各小脳半球が体の同側で協調や筋緊張を調整するかという説明の助けになる。

さらに，室頂核のニューロンは下小脳脚を介して両側性に前庭神経核へ，また反対側の網様体，橋，脊髄へ投射する。いくつかのプルキンエ細胞の軸索は虫部，片葉小節葉にあり，また前庭神経核へ投射する。

図 5-17 の概要として，脊髄小脳路からのたくさんの入力は交叉せず，同側の小脳半球へと入る。さらに，各小脳半球は歯状核赤核視床皮質路を介して反対側の運動皮質へ投射する（図 7-21 参照）。

臨床との関連

小脳疾患の最も特徴的な徴候は**筋緊張低下** hypotonia（減少している筋の緊張）と**失調** ataxia（円滑な運動に必要な協調的筋収縮の消失）である。小脳の一側の病変は，病変と同側の運動障害を起こす。アルコール中毒は両側だが小脳失調に似ている。

小脳病変の患者では，運動分解が生じ運動成分に分かれる。**測定異常** dysmetria は，空間の正確な位置に四肢を置けないことが特徴的である（例：指から鼻に触る）。**企図振戦** intention tremor は，随意運動を試みるときに生じる振戦である。患者は**反復拮抗運動不能** adiadochokinesis（ジスシアドコキネジア dysdiadochokinesis）を認め，迅速に交互に連続して動かすことが不可能か，困難である。失調性歩行は病変側に転倒しがちになることである。**反跳現象** rebound phenomenon は，共同筋と拮抗筋の正常な制御の消失を意味する。

種々の病的機序が小脳を障害する。腫瘍（特に**星細胞腫** astrocytomas）と**高血圧性出血** hypertensive hemorrhage が小脳機能異常を起こす（図 7-22）。症例によっては小脳腫瘍が下部にある第四脳室を圧迫し，水頭症を起こし，緊急の脳外科手術が必要となる。**小脳梗塞** cerebellar infarction も小脳機能不全を起こし，もし大きいなら浮腫が生じ，第四脳室を圧迫し，水頭症を生じさせる。多くの代謝疾患（特にアミノ酸，アンモニア，ピルビン酸，乳酸の異常代謝）と神経変性疾患（**オリーブ橋小脳萎縮症** olivopontocerebellar atrophy を含む）は小脳変性を起こす。

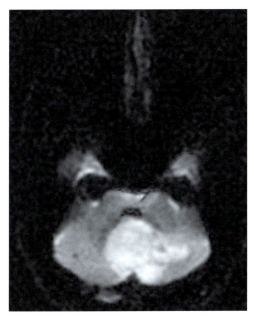 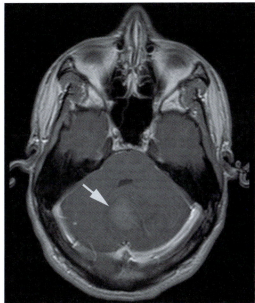

図 7-22　1 カ月間覚醒時に頭痛があった 29 歳男性の小脳正中部を起源とする腫瘍（髄芽腫）（白矢印）の MRI 像。診察では小脳機能不全のため継足が不可能で，脳幹の皮質脊髄路圧迫のため深部腱反射は亢進している。迅速な診断の結果，頭蓋脊髄照射と化学療法で完全に治癒した（Courtesy of Joachim M. Baehring, MD, DSc, Yale University School of Medicine.）

症例 7

27歳の男子大学院生。2週間続く複視を主訴に紹介を受けた。最初，左手のすべての指の持続するピリピリ感に気づいた。また左顔面と舌の左半分に蟻が這っているように感じ，両下肢が最近弱くなっていると思った。

神経学的診察では左眼の上部視野の暗点，左内直筋の筋力低下，左方側方注視時の粗大な水平性眼振，左中枢性顔面筋の軽度低下を認めた。他の筋の筋力はすべて正常だった。右の深部腱反射は正常，左側は亢進しており，左の伸展性の足底反応を認めた。感覚系は正常だった。

患者は4カ月後に，歩行が困難，言語も不明瞭となったため入院した。神経診察では次の追加所見がみられた。開脚失調性歩行，軽度の不明瞭言語，指鼻試験での両側の振戦，迅速な回旋運動の乱れである。CTでは正常範囲内であったが，MRIでは多数の病巣を認めた。腰椎穿刺ではタンパクは56 mgでγグロブリンが比較的上昇しており，電気泳動で髄液に数個のオリゴクローナルバンドを認めた。他の髄液検査はすべて正常であった。βインターフェロンでの治療が開始された。

鑑別診断は何か。

症例はさらに25章で検討される。

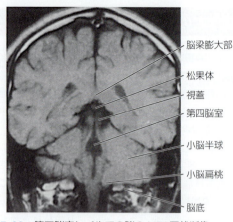

図 7-23　第四脳室レベルでの脳のMRI冠状断像

脳梁膨大部
松果体
視蓋
第四脳室
小脳半球
小脳扁桃
脳底

前頭断の小脳と脳幹

MRIは小脳と脳幹，脳神経，頭蓋骨と脈管を示す（図7-23）。これらの画像は，小脳の障害の位置，性状（実質性または囊胞性），広がりを決定する際に役立つ（「キアリ奇形」の項参照）。

8章 脳神経と伝導路

12対の脳神経は神経名またはローマ数字であらわされる(図8-1, 表8-1)。嗅脚(19章参照)と視神経(15章参照)は脳神経というよりはむしろ脳の線維経路であり, 一方第XI脳神経は(副神経脊髄根)は一部脊髄の上部頸髄から出る。残りの9対は脳幹と関連する。

脳神経線維の起源

運動(遠心)機能を持つ脳神経線維は脳幹の深部に位置する細胞の集合体(運動核)から派生する。それらは, 脊髄の前角細胞と一致する。感覚(求心)機能を持つ脳神経線維は, 脳幹の外に起始核の細胞(一次神経核)を持ち, 脊髄の後根神経節に一致する。二次感覚神経核は脳幹内に存在する(7章, 図7-6参照)。

表8-1に脳神経の概観を示す(脳神経を数的に表示していない, むしろ機能的にそれらをグループ化している)。

- 第I, 第II, 第VIII脳神経は**特殊感覚入力** special sensory input。
- 第III, 第IV, 第VI脳神経は**眼球運動** eye movement と**縮瞳** pupillary constriction をコントロールする。
- 第XI, 第XII脳神経は**運動** motor のみ(第XI脳神経：胸鎖乳突筋と僧帽筋, 第XII脳神経：舌筋)。
- 第V, 第VII, 第XI, 第X脳神経は**混合** mixed されている。
- 第III, 第VII, 第IX, 第X脳神経は**副交感性** parasympathetic 線維を運ぶ。

脳神経の機能成分

脳神経は1つまたはそれ以上の機能を持つ(表8-1参照)。機能成分は6つの神経線維によって脳幹からまたは脳幹へと運ばれる。

1) **体性運動線維** somatic efferent fiberは, 一般体性運動線維とも呼ばれ, 体節由来の横紋筋を支配し, 眼球(第III, 第IV, 第VI脳神経)や舌(第XII脳神経)の運動にかかわる。
2) **鰓弓運動線維** branchial efferent fiberは, **特殊臓性運動線維** special visceral efferent fiber としても知られており, 特殊体性運動成分である。それらは, 鰓弓由来の筋を支配し, 咀嚼(第V脳神経), 表情

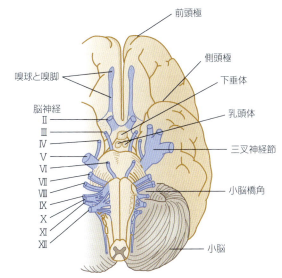

図8-1 脳幹と脳神経の腹側

(第VII脳神経), 嚥下(第IX, 第X脳神経), 声音を発する(第X脳神経), 頭の回転(第XI脳神経)にかかわる。

3) **臓性運動線維** visceral efferent fiberはまた, 一般臓性運動線維(頭部の**副交感性節前成分** preganglionic parasympathetic)とも呼ばれる。それらは第III(内眼の平滑筋), 第VII(唾液腺, 涙腺), 第XI(耳下腺), 第X(心臓, 肺, 腹部内臓の運動と分泌にかかわる)(20章参照)脳神経内を進む。

4) **臓性感覚線維** visceral afferent fiberは, 一般臓性感覚線維とも呼ばれ, 第IX, 第X脳神経を介して消化管, 心臓, 血管, 肺からの感覚を運ぶ。特殊臓性感覚成分は味覚にかかわり, 味覚のインパルスを運ぶ線維は第VII, 第IX, 第X脳神経である。

5) **体性感覚線維** somatic afferent fiberは, しばしば一般体性感覚線維とも呼ばれ, 皮膚と頭部の粘膜からの感覚を運ぶ。それらは, 主に三叉神経(第V脳神経)にみられる。少数の感覚線維は顔面(第VII脳神経), 舌咽(第XI脳神経), 迷走(第X脳神経)神経に伝わる。これらの線維は, 脳幹の三叉神経節で終わる。

表 8-1　脳神経の概要

			機能				細胞体の位置		
		機能タイプ*	運動支配	感覚機能	副交感性機能	感覚器または神経節	脳幹内	主な連絡
特殊感覚	I 嗅神経 II 視神経 VIII 内耳神経	SS SS SS		においの感覚 眼からの視覚入力 内耳からの聴覚と平行感覚		嗅粘膜 網膜の神経節細胞 蝸牛神経節 前庭神経節		粘膜は嗅球へ投射する 外側膝状体、上丘への投射 蝸牛神経核、そして下丘と内側膝状体へ投射 内側縦束を介した側方注視中枢（傍網様体、PPRF）からの入力を受ける
眼球の運動	III 動眼神経	SE VE	内側直筋 上直筋 下直筋		瞳孔収縮		動眼神経核 エディンガー・ウェストファル核	毛様体神経節、そして瞳孔への入力を受ける
	IV 滑車神経 VI 外転神経	SE SE	上斜筋 外側直筋				滑車神経核 外転神経核	PPRFからの入力を受ける
他の運動のみ	XI 副神経	BE	胸鎖乳突筋 僧帽筋				C2-5の前角	
	XII 舌下神経	BE	舌骨と舌骨筋				舌下神経核	
混合	V 三叉神経	SA		顔面、角膜、歯、口蓋からの感覚、舌の前2/3の一般感覚		半月状（ガッサー）または三叉神経節	Vの感覚核と脊髄路核へ、そして視床へ投射
		BE	咀嚼筋				Vの運動神経核	
	VII 顔面神経	BE	顔面表情筋 広頸筋 アブミ骨筋				顔面神経核	
		VA		舌の前2/3の味覚（鼓索神経を介して）		膝神経節	孤束核、そして視床へ投射
		VE			顎下腺、舌下腺涙腺（中間神経を介して）		上唾液核	
	IX 舌咽神経	VE			耳下腺	下（錐体）、上吉咽神経節	下唾液核	
		VA		舌の後ろ1/3、軟口蓋耳管からの一般感覚頸動脈小体、頸動脈洞からの感覚入力舌の後ろ1/3の味覚			孤束核	
		BE	茎突咽頭筋				疑核	
	X 迷走神経	BE	軟口蓋 咽頭				疑核	
		VE			胸部と腹部内臓の交感神経性調節		背側運動核	
		SA		外耳道		上（頸静脈）神経節 下迷走（結節）神経節、上神経節		視床（VPM）へ投射
		VA		腹部および胸部内臓からの感覚				孤束核へ投射

遠心性（運動性）*

SE：体性。一般 SE
BE：鰓弓。特殊 VE
VE：臓性。一般 VE

求心性（感覚性）

VA：臓性。一般 VA、特殊 VA
SA：体性。一般 SA
SS：感覚

*SE成分を持つほとんどの神経は少数の固有感覚のSA線維を持つ

表 8-2 神経節と脳神経との関係

神経節	神経	機能区分	シナプス
毛様体神経節	Ⅲ	VE（副交感性）	＋
翼口蓋神経節	Ⅶ	VE（副交感性）	＋
顎下神経節	Ⅶ	VE（副交感性）	＋
耳神経節	Ⅸ	VE（副交感性）	＋
臓器内神経節	Ⅹ	VE（副交感性）	＋
半月状神経節	Ⅴ	SA	－
膝神経節	Ⅶ	VA（味覚）	－
下神経節と上神経節	Ⅸ	SA, VA（味覚）	－
下神経節と上神経節	Ⅹ	SA, VA（味覚）	－
らせん神経節	Ⅷ（蝸牛神経）	SS	－
前庭神経節	Ⅷ（前庭神経）	SS	－

6) **特殊感覚線維** special sensory fiber は，第Ⅰ（嗅覚），第Ⅱ（視覚），第Ⅷ（聴覚，平衡覚にかかわる）脳神経にみられる。

脳神経と脊髄神経の違い

　脊髄神経とは異なり，脳神経は一定の間隔を保たない。それらは，他の外観でも同様に異なる。たとえば，脊髄神経は，鰓弓運動性成分と特殊感覚成分のどちらも持たない。いくつかの脳神経は運動成分だけを持ち（ほとんどの運動神経は少なくとも2～3の深部感覚線維を持つ），そしていくつかは，大きな内臓性成分を含む。他の脳神経は完全にもしくはほとんどが感覚性で，まだその他に両方の成分を持つ脳神経がある。混合された脳神経の運動と感覚軸索は脳幹の同じ位置で出入りする。この位置は背側表面から出る第Ⅳ脳神経を除いて，腹側または腹外側である（図8-1参照）。

　視神経は脳と網膜を連絡する（科学者のいく人かは脳の特殊化した前哨と考えている）という点においてユニークである。視神経は本質的に網膜と脳を連絡する白質経路である。視神経の軸索は稀突起膠細胞（オリゴデンドロサイト）で髄鞘化されるが，逆に末梢神経の軸索はシュワン細胞によって髄鞘化される。

神経節と脳神経との関係

　2つのタイプの神経節が脳神経に関係する。1つは，脳神経内の求心性（体性または臓性）軸索の細胞体を含むものである（これらの神経節は末梢神経の感覚軸索の細胞体が存在する後根神経節に幾分一致する）。もう1つは臓性運動軸索のシナプス終末を持ち，末梢性に投射する節後（副交感性）ニューロンと一緒に存在する（表8-2）。

　脳神経の感覚性神経節は**半月状（ガッサー）神経節** semilunar (gasserian) ganglion（第Ⅴ脳神経），**膝神経節** geniculate ganglion（第Ⅶ脳神経），**蝸牛神経節**

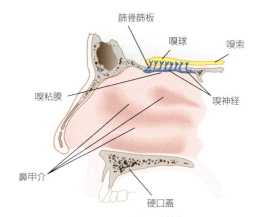

図8-2　嗅球，嗅索，粘膜と神経の外側

cochlear ganglion と**前庭神経節** vestibular ganglion（第Ⅷ脳神経），**下舌咽神経節** inferior glossopharyngeal ganglion，**上舌咽神経節** superior glossopharyngeal ganglion（第Ⅸ脳神経），**上迷走神経節** superior vagal ganglion（第Ⅹ脳神経），**下迷走（節状）神経節** inferior vagal (nodose) ganglion（第Ⅹ脳神経）を含む。

　自律神経系の**副交感神経節** parasympathetic division は**毛様体神経節** ciliary ganglion（第Ⅲ脳神経），**翼口蓋神経節** pterygopalatine ganglion と**顎下神経節** submandibular ganglion（第Ⅶ脳神経），**耳神経節** otic ganglion（第Ⅸ脳神経），**臓器内神経節** intramural ganglion（第Ⅹ脳神経）である。これらの神経節の最初の4つは第Ⅴ脳神経の分枝に近接し，三叉神経の分枝は自律神経性神経節を通過するかもしれない。

脳神経の解剖学的な関係

第Ⅰ脳神経―嗅神経

　本来の嗅神経は，鼻腔の嗅粘膜から頭蓋腔にある嗅球へ投射する短いコネクションである（図8-2, 19章参照）。脳の各側にこれら神経の9～15がある。嗅球

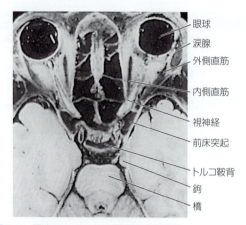

図8-3　眼窩のレベルでの頭部の水平断像

は篩板の上，前頭葉の下にある（**嗅溝** olfactory sulcus に沿う）。嗅球からの軸索は**嗅索** olfactory stalk 内を進み，**前嗅核** anterior olfactory nucleus でシナプスし，嗅内皮質と扁桃体と同様に**一次嗅皮質** primary olfactory cortex（**梨状皮質** pyriform cortex）で終わる。

第II脳神経—視神経

視神経は網膜の神経節細胞から起こった髄鞘（ミエリン）化された軸索を持つ。前述したように，視神経の軸索はオリゴデンドロサイトによって髄鞘化されている。視神経は視神経乳頭を通過し眼窩へ進み，そこで髄鞘に包まれる。神経は神経線維が視交叉を通過したときに名前を視神経路に変える（図8-3）。視神経路の軸索は上丘へ，そして皮質に視覚情報を中継する視床の外側膝状体核へ投射する（15章参照）。

第III脳神経—動眼神経

第III，第IV，第VI脳神経は一緒に眼球運動のために働くので一緒に述べる。加えて，第III脳神経は瞳孔の収縮をコントロールする。

動眼神経（第III脳神経）は動眼神経核（上斜筋と外側直筋を除くすべての動眼筋を支配する）と近くのエディンガー-ウェストファル核（副交感性節前線維を毛様体神経節に送る）から始まる軸索を含む。動眼神経は大脳脚の内側から後大脳動脈の後ろと上小脳動脈の前を通って脳から出る。そして，前方向へ海綿静脈洞の外側壁内を内頸動脈に平行して進み，上眼窩裂から頭蓋腔に出る。

神経の体性運動成分は**上眼瞼挙筋** levator palpebrae superioris muscle——**上直筋** superior rectus muscle，**内側直筋** medial rectus muscle，**下直筋** inferior rectus muscle，**下斜筋** inferior oblique muscle を支配する（図8-4）。臓性運動成分は，**毛様体筋** ciliary と**瞳孔括約筋** constrictor pupillae の2つの平滑筋を支配する。

臨床との関連

嗅覚消失（においの感覚の消失）は鼻粘膜を障害する疾患から生じる（例：感冒のようなウイルス感染症）。小さな嗅神経と嗅球は頭部外傷で損傷される。前頭葉下部の嗅索と茎の場所は前頭葉腫瘍や嗅溝髄膜腫から圧迫されやすい。

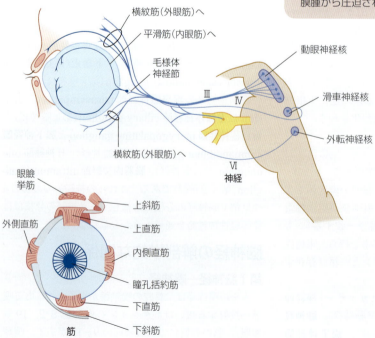

図8-4　動眼，滑車，外転神経。眼筋

表8-3 眼筋の機能

筋	主な働き	二次的働き
外側直筋	外転	なし
内側直筋	外転	なし
上直筋	上転	外転・内方回旋
下直筋	下転	外転・外方回旋
上斜筋	下転	内方回旋・外転
下斜筋	上転	外方回旋・外転

(Reproduced, with permission, from Vaughan D, Asbury T, Riordan-Eva P : General Ophthalmology, 17th ed. Appleton & Lange, 2008.)

表8-4 ともむき筋の協調

主要な注視方向	ともむき筋
眼を右上	右上直筋と左下斜筋
眼を右	右外側直筋と左内側直筋
眼を右下	右下直筋と左上斜筋
眼を左上	右下斜筋と左上直筋
眼を左	右内側直筋と左外側直筋
眼を左下	右下斜筋と左上直筋

(Reproduced, with permission, from Vaughan D, Asbury T, Riordan-Eva P : General Ophthalmology, 17th ed. Appleton & Lange, 2008.)

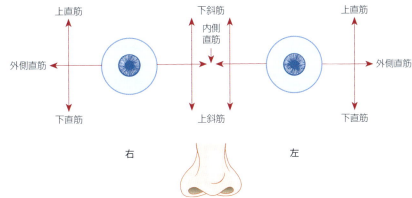

図8-5　眼筋の動き

第Ⅳ脳神経―滑車神経

滑車神経は唯一交叉する脳神経である。それは滑車神経核から始まり，中脳下部にある動眼神経核より吻側(正確には動眼神経副核の構成成分)に位置し，運動性ニューロンのグループである。滑車神経軸索はこれらのニューロンから派生し，中脳内で交叉し，そして脳幹の背側表面で反対側に出てくる。そして，滑車神経は後大脳動脈と上小脳動脈間(動眼神経の外側)を腹側に曲がる。それは海綿静脈洞の外側壁内を前方に進み，上眼窩裂を介して眼窩へ出る。上斜筋を支配する(図8-4参照)。

- 注釈：第Ⅲ，第Ⅳ，第Ⅵ脳神経は通常一緒に述べられるので，第Ⅴ脳神経は第Ⅵ脳神経の後に述べる。

第Ⅵ脳神経―外転神経

A 解剖

外転神経は吻側橋内の背内側被蓋に位置する外転神経核から派生する。これらの軸索は橋体部を通り抜け外転神経として橋を出る。この神経は橋延髄溝から出て，海綿静脈洞の内頸動脈の近くを通過し，上眼窩裂を介して頭蓋腔から出る。その頭蓋内の長いコースは後頭蓋窩と中頭蓋窩内で病的過程のため，傷つきやすくなる。その神経は外側直筋を支配する(図8-4参照)。

眼筋からの2～3の感覚性線維(固有感覚)は，第Ⅲ，第Ⅳ，第Ⅵ脳神経と横紋筋を支配するいくつかのその他の神経に存在する。これら線維の中心終末は第Ⅴ脳神経の三叉神経中脳路核にある(7章，図7-8参照)。

B 外眼筋の働き

単独および協調制御された眼筋の働きを表8-3，表8-4，図8-5に示す。上眼瞼挙筋は眼球に対しては働かないが，収縮すると上眼瞼が上がる。眼輪筋の収縮によって眼瞼が閉じる。この筋は第Ⅶ脳神経による支配である。

C 眼筋運動の調節

眼球運動系は高い協調性で様々な外眼筋を動かす(図8-6)。環境をざっとみるとき，眼は**サッケード** saccade(衝動性眼球運動)と呼ばれる短く速い動きをする。対象物が動くとき異なる眼球運動(**滑動性追従眼球運動** smooth pursuit)がはっきりした焦点で画像を捉え続けるために使われる。頭や体が予想外の動きをしたとき(例：揺さぶられたときなど)，頭部と眼筋の反射運動が代償し，視覚対象物を注視し続ける。この代償機能は**前庭動眼反射** vestibulo-ocular reflex によって成し遂げられる(17章参照)。

1つの眼球を動かす個々の6つの筋は，調整された動きで別の眼球の筋も通常一緒に動く。両眼は空間の対象物を追うため同じ方向に動くが，異なる筋を同時に収縮し弛緩することで動かしている。これは，**共同注視運動** conjugate gaze と呼ばれている。1つの点を見続けることは**輻輳** vergence と呼ばれ，内眼筋も含

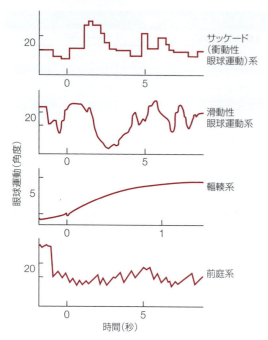

図 8-6　眼球運動調節のタイプ（Modified and reproduced, with permission, from Robinson DA：Eye movement control in primates. *Science* 1968；161：1219. Copyright ⓒ1968 by the American Association for the Advancement of Science.）

めて異なる筋の組み合わせが必要である。各外眼筋は共同注視運動や輻輳で働く。

1 注視，輻輳中枢

共同注視と輻輳は脳幹内の3つの領域から調整されている。左右の外転神経核近くの**橋網様体正中傍部 lateral gaze center** に位置する2つの**側方注視中枢 paramedian pontine reticular formation** と，上丘のちょうど上方にある視蓋前野内の**輻輳中枢 vergence center** である。それぞれの領域は，内側縦束を介した前庭系によって頭部が動いている間活動している（17章参照）。右方側方注視中枢の活動は右への共同注視を生じさせ，逆もまた同様である。前頭葉の外側中心の領域（前頭眼野）は，側方注視中枢へ複数のシナプス連絡を介した随意眼球運動に影響を及ぼし，一方，後頭葉の領域は，視覚追跡に影響を及ぼし，輻輳中枢とも連絡する（図 8-7）。

側方注視中枢（外転神経核に近接する左右それぞれの橋網様体正中傍部に位置する）のそれぞれの活動は，同側への眼球運動を調整する。すなわち，右方側方注視中枢は，興奮性投射によって，右眼球を外転させるための外側直筋を動かす右外転神経核へ連絡する。右側方注視中枢もまた，内側縦束を介して，内側直筋を支配する動眼神経へ興奮性シナプスを形成する反対側（左側）の動眼神経核へ投射する（内側直筋は，正中を越えて右への左眼球の動きに対応する）。この組み合わせの結果，右方側方注視中枢が興奮すると両眼が右へと動く結果となる（図 8-7 参照）。

この組み合わせは前庭動眼反射のような眼球運動を含む反射のための解剖学的な基盤を与える。左への頭部の突然の回転は，半規管内の内リンパ液を動かし，そのニューロンは前庭神経核へ投射する（図 8-7 参照）。次にこれらの神経核は，内側縦束を介して右方側方注視中枢（そして左方側方注視中枢へも抑制性に投射する）へ興奮性に投射する。右方側方注視中枢の活動性が高まると右への眼球運動が引き起こされ，網膜上に画像が固定される。

2 瞳孔の大きさ調節

瞳孔の直径は，動眼神経の副交感性遠心性線維と上頸神経節からの交感神経線維によって影響を受ける（図 8-8）。瞳孔の**収縮 constriction**（**縮瞳 miosis**）は副交感線維の刺激によって起こり，一方，瞳孔の**拡大 dilation**（**散大 mydriasis**）は交感神経の興奮で起こる。縮瞳と散大は，感情，痛み，薬，光強度や調節の変化のような，1つまたはそれ以上のケースによって同時に影響を受ける。

3 反射

瞳孔の**対光反射 pupillary light reflex** は，明るい光に反応する両眼の縮瞳である。片眼に光が入っても，両眼の瞳孔は通常縮瞳する。これは，**共感瞳孔反応 consensual response** である。反射の経路は，視床と中脳間の核領域である視蓋前野への視神経（それらの側副枝）を含む（図 8-9）。視蓋前野からの短い線維は後交連を経て両側の**エディンガー-ウェストファル核 Edinger-Westphal nucleus**（動眼神経核の臓性成分）へ行き，動眼神経を介して両側の毛様体神経節へ向かう。瞳孔括約筋への副交感性節後線維は興奮し，散大筋を支配する交感神経は抑制される。自律神経系のこれらの成分間の相互作用は，反射経路内に障害の有無を調べるために使われる。

調節反応 accommodation reflex は後頭葉の視覚野から視蓋前野への経路を持つ。ここから，第Ⅲ，第Ⅳ，第Ⅵ脳神経すべての核への線維は，各眼球の瞳孔括約筋の副交感性活動と毛様体筋の収縮と同時に外眼筋のよせ運動を起こす。

D 第Ⅲ，第Ⅳ，第Ⅵ脳神経とその連絡の臨床との関連

1 症状，徴候

臨床所見は斜視，複視，眼瞼下垂がある。**斜視 strabismus** は，一側か両側の眼球の偏倚である。内斜視では視軸は互いに交叉し，外斜視では互いに離れている。**複視 diplopia** は，患者が通常両眼でみているときに生じると報告される主観的現象である。視軸の整列のずれで起こる。**眼瞼下垂 ptosis** は上眼瞼挙筋の筋力

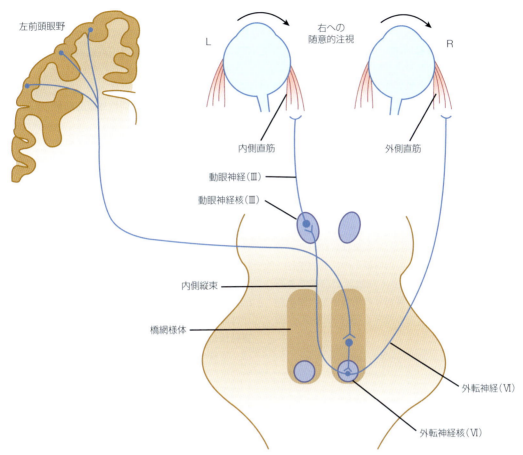

図 8-7　右への共同性眼球運動を調整する脳回路。右方側方注視における随意的共同性運動の命令は，左前頭葉の前頭眼野から始まる。この命令は，右側の橋網様体の外転神経核に近接した側方注視中枢を興奮させる。次に，これは右の外転神経核を興奮させ，右眼球を右へ回転させ，内側縦束を介して左の動眼神経核へ投射し，左眼球を右へ回転させる（Reproduced, with permission, from Aminoff ML, Greenberg DA, Simon RP：*Clinical Neurology*, 6th ed. McGraw-Hill, 2005.）

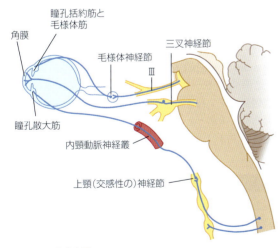

図 8-8　眼球支配

低下や麻痺で起こる。第Ⅲ脳神経の病変や時々重症筋無力症の患者でみられる。

2　眼筋麻痺の分類

第Ⅲ，第Ⅳ，第Ⅵ脳神経の眼筋麻痺を起こす病変は中枢性，あるいは末梢性(表 8-5)かもしれない。

a．動眼神経(第Ⅲ脳神経)麻痺

外眼筋麻痺は開散斜視，複視，眼瞼下垂に特徴づけられる。眼球は下方か外方へ偏倚する。内眼筋麻痺は瞳孔の散大と対光反射と輻輳反射の消失が特徴である。表 8-5 の示されているように，第Ⅲ脳神経の支配している各々の筋の麻痺があるかもしれない。

第Ⅲ脳神経の単独障害(しばしば瞳孔散大を伴う)は，大脳半球の増大している腫瘤様病変で天幕に神経が押しつけられる**鉤ヘルニア** uncal herniation の初期病巣として起こる。第Ⅲ脳神経は後交通動脈が加わる内頚動脈を横切る。このように後交通動脈の**動脈瘤** aneurysms では神経を圧迫しうる。第Ⅲ脳神経の単独障害は糖尿病でも起こるが，おそらく虚血障害が原

因で，糖尿病で障害されるときはしばしば瞳孔は障害されない（図8-10）。

b. 滑車神経（第Ⅳ脳神経）麻痺

このまれな状態は軽度の内斜視と下方をみたときの複視で特徴づけられる。患者は下内側をみることができず，それゆえ階段の下降が困難である。頭部は代償性に傾けられている。これは滑車神経病変の最初の徴候かもしれない。

c. 外転神経（第Ⅵ脳神経）麻痺

第Ⅵ脳神経の長い走行のため，最も一般的な外眼筋麻痺である。眼球外転の筋力低下がある。外転神経麻痺の特徴は内斜視と複視である。

d. 核間性外眼筋麻痺

内側縦束（外転神経核の吻側）の病巣は眼球の共同運動を障害する。たとえば左の内側縦束の片側病巣は，患者が右をみようとしたとき，左眼球が内転できない。これは右方側方注視中枢からの情報が左の動眼神経核にもはや到着しないからである（図8-7参照）。機序は完全にはわかっていないが，外転眼球（すなわち，右側をみる眼球）に普通眼振（迅速で間欠的な動き）を認める。左眼の内転障害は内直筋の筋力低下ではなく（なぜなら筋は輻輳のときは賦活化される），反対側の側方注視中枢から動眼神経核への連絡の途絶を反映している。この症候群は**核間性外眼筋麻痺 internuclear ophthalmoplegia** と呼ばれる。片側の核間性外眼筋麻痺は，しばしば脳の虚血疾患の結果観察される。両側の核間性外眼筋麻痺は多発性硬化症の患者でみられる。

第Ⅴ脳神経—三叉神経

A 解剖

図8-11 に示す三叉神経は，大部分の頭部の皮膚と粘膜からの感覚を運ぶ大きな**感覚根 sensory root** を持ち，ほとんどの咀嚼筋（咬筋，側頭筋，翼突筋，顎舌骨筋）と中耳の鼓膜張筋を支配する小さい**運動根 motor root** を持つ。

神経の遠心線維（小さい部分）は，橋の**第Ⅴ脳神経の運動核 motor nucleus of Ⅴ**から起始する。この細胞群は，皮質球路から両側性入力と第Ⅴ脳神経の脊髄路からの反射連絡を受け，咀嚼に関する筋を調節する。

感覚根（神経の主な部分）は，海綿静脈洞外側の硬膜の窪み（メッケル腔）にある半月状（**ガッサー gasserian**，または**三叉神経節 trigeminal ganglion** としても知られている）神経節内の細胞から生じる。それは，小脳テント内の上錐体静脈洞と脳底部の間を後方に走行し，橋へ入る。

眼枝 ophthalmic division の線維は上眼窩裂から頭蓋腔へ入る。**上顎枝 maxillary division** の線維は正円孔を通過する。**下顎枝 mandibular division** の感覚線維は咀嚼の関係する運動線維と一緒になり，卵円孔を通る。

軽い触圧覚を運ぶ三叉神経線維は，**三叉神経主知覚核 main (principal) trigeminal nucleus** へ投射する（図7-8参照）。シナプス後，この伝導路は，三叉神経毛帯腹側路の交叉線維として，また背側三叉神経核視床路の非交叉線維として，主知覚核を出て視床の後内側腹側核（VPM）と高次中枢へ向かう。三叉神経の温痛覚

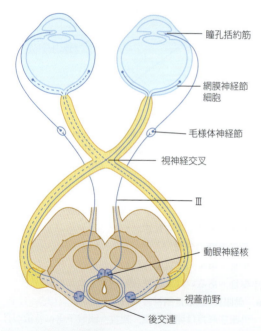

図8-9 対光反射の経路

表8-5 個々の眼筋の麻痺*

筋肉	神経	眼球の偏位	注視したときの複視*	画像の方向
内直筋	Ⅲ	外方（外斜視）	鼻方向	垂直断面
上直筋	Ⅲ	内下方	上外側	斜断面
下直筋	Ⅲ	内上方	下外側	斜断面
下斜筋	Ⅲ	外下方	上内側	斜断面
上斜筋	Ⅳ	外上方	下内側	斜断面
外直筋	Ⅵ	内方（内斜視）	こめかみ方向	垂直断面

*複視は罹患している眼球がこれらの動きを試みたときのみ気づかれる

は脳幹へ入り，尾側に曲がり**三叉神経脊髄路** spinal tract of Vの短い距離を下行する．そして，これらの線維は**三叉神経脊髄路核** spinal nucleus of Vで二次ニューロンにシナプスする．そこから，伝導路は三叉神経毛帯腹側路を介して視床へ進む．三叉神経の深部感覚線維は，それらの細胞体が存在する**三叉神経中脳路核** mesencephalic trigeminal nucleusに投射する．反射連絡は，小脳と第Ⅴ，第Ⅶ，第Ⅸ脳神経の運動核へ進む．顔面枝の感覚分布を図8-12，表8-6に示す．

角膜反射 corneal reflex（角膜刺激が保護的な瞬目反応を引き起こす）の求心性軸索は，第Ⅴ脳神経の眼枝で運ばれ，三叉神経脊髄路核内でシナプスする．そこから，インパルスは眼輪筋へ投射する運動ニューロンを興奮させる顔面神経（第Ⅶ脳神経）核へ中継される（角膜反射の遠心線維は第Ⅶ脳神経によって運ばれる）．**下顎反射** jaw jerk reflexは咬筋の単シナプス（伸展）反射である．筋の速い伸展（反射ハンマーで穏やかに引き起こされる）は，第Ⅴ脳神経の下顎枝内のⅠa感覚軸索の求心性インパルスを惹起し，三叉神経中脳路核へ側副枝を送り，三叉神経運動覚へ興奮性投射を送る．すなわち，下顎反射の求心性と遠心性線維のどちらとも第Ⅴ脳神経内を進む．

B 臨床との関連

第Ⅴ脳神経障害の症状と徴候では，その神経の1つかそれ以上の種類の感覚の消失，鼓張筋の麻痺からの

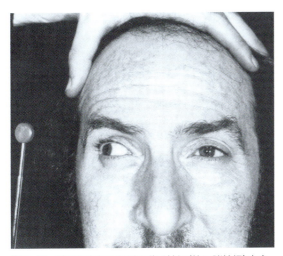

図8-10 糖尿病患者の左側の動眼神経（第Ⅲ脳神経）麻痺．左眼の内転障害，左眼瞼下垂があり，瞳孔機能は正常である（Reproduced, with permission, from Riordan-Eva P, Witcher JP：*Vaughan & Asbury's General Ophthalmology*, 17th ed. McGraw-Hill, 2008.）

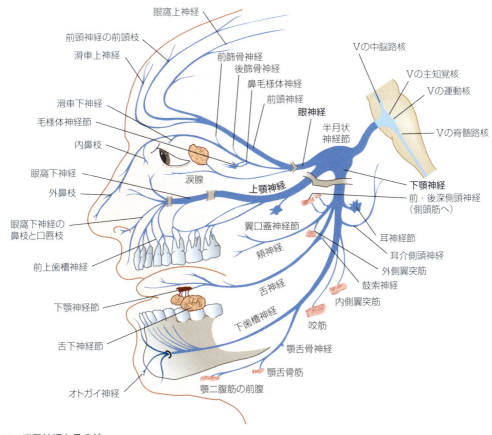

図8-11 三叉神経とその枝

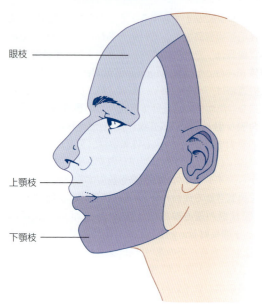

図 8-12　第Ⅴ脳神経の感覚分布

眼枝
上顎枝
下顎枝

表 8-6　三叉神経の分布

眼枝
- 皮膚の領域を図 8-12 に示す
- 角膜，結膜と眼内構造（強膜は毛様体神経叢の前枝の線維で支配されている）
- 副鼻腔の粘膜（前頭洞，蝶形骨洞，篩骨洞）
- 上・前鼻中隔と鼻腔側壁の粘膜
- 涙管

上顎枝
- 皮膚の領域を図 8-12 に示す
- 上顎洞の粘膜
- 鼻中隔の後部と鼻腔下部の粘膜
- 上歯と上歯肉
- 硬口蓋
- 軟口蓋と扁桃（翼口蓋神経節，大錐体神経，中間神経を介して）

下顎枝
- 皮膚の領域を図 8-12 に示す
- 頰，下顎，口腔の底，舌の粘膜
- 顎筋からの深部感覚
- 下歯と下歯肉
- 乳頭蜂巣
- 咀嚼筋

(Modified from Haymaker W : Bing's Local Diagnosis in Neurological Disease, 15th ed. CV Mosby, 1969.)

聴力障害，下顎が障害側へ偏倚する咬筋の麻痺，反射の消失（角膜，下顎，くしゃみ），咬痙，ある種の疾患では咬筋の強直性痙攣がある。

　第Ⅴ脳神経の脊髄路は延髄や橋下部の外側脊髄視床路の近くに位置しているので，これらのレベルの外側にある病変は同側顔面と顔面以下の反対側で，温痛覚鈍麻の交叉性の病像を呈する。たとえばこれは**ワーレンベルグ症候群** Wallenberg's syndrome で生じ，通常後下小脳動脈の閉塞のため外側延髄に損傷が生じる。

　三叉神経痛 trigeminal neuralgia は三叉神経の 1 つかそれ以上の分枝が分布している領域の激しい痛みの発作で特徴づけられる。原因は必ずしもはっきりしないが，神経の根入行部での小血管からの圧迫で，持続時間が短い突発性の激しい痛みが生じることが知られている。三叉神経痛は多発性硬化症の患者にも観察される。痛みは，冷たさや圧に敏感な唇，顔，舌にあるトリガーゾーンでは優しい刺激さえも生じるかもしれない。障害は通常片側である。カルバマゼピンは三叉神経痛を緩和するのに有効かもしれない。

第Ⅶ脳神経—顔面神経

A　解剖

　顔面神経は**狭義の顔面神経** facial nerve proper と**中間神経** nervus intermedius からなる（図 8-13）。両方の神経とも内耳孔を進み，そこには味覚成分線維の**膝神経節** geniculate ganglion が存在する。狭義の顔面神経は顔面神経（第Ⅶ脳神経）核から派生した軸索を含む。神経は茎乳突孔から出て，顔面表情筋，広頸筋，内耳のアブミ骨筋を支配する。

　中間神経は，副交感性節前線維を涙腺の支配のために**翼口蓋神経節** pterygopalatine ganglion に送り，そして鼓索神経を介して唾液腺を支配するために顎下神経節と舌下神経節に送る。

　膝神経節に細胞体を持つ中間神経の臓性求心線維は，**鼓索神経** chorda tympani を介して舌の前 2/3 の味覚を弧束核に運ぶ。外耳の皮膚からの体性求心線維は顔面神経で脳幹へ運ばれる。これらの線維はそこで三叉神経核，三叉神経感覚系の一部に連絡する。

　上唾液核は，背側縦束を介して弧束核と反射連絡から皮質刺激を受ける。臓性遠心軸索は，第Ⅶ脳神経を介した上唾液核から翼口蓋神経節と顎下神経節へ進む。それらは，そこで顎下腺と舌下腺を支配する副交感性節後ニューロンにシナプスする。

　味覚線維は鼓索神経と中間神経を介して弧束核へ進み，内側毛帯と視床の VPM を介して皮質に連絡し，唾液核と反射ニューロンによって第Ⅶ脳神経の運動核と連絡する。皮質味覚野は，頭頂葉の弁蓋と隣接する島皮質へ広がる下中心領域（顔面）に位置する。

B　臨床との関連

　顔面神経核は皮質球（皮質核）路を通る交叉と非交叉線維を受ける（図 7-9 参照）。前額より下の顔面筋は反対側の皮質支配（交叉している皮質球線維のみ）を受けている。それゆえ，顔面神経核から吻側の病変——中枢性顔面病変は前頭筋や眼輪筋を除いた反対側の顔面筋麻痺となる。たとえば，これは一側大脳半球の運動野の部分を障害する脳卒中で起こるかもしれない。前

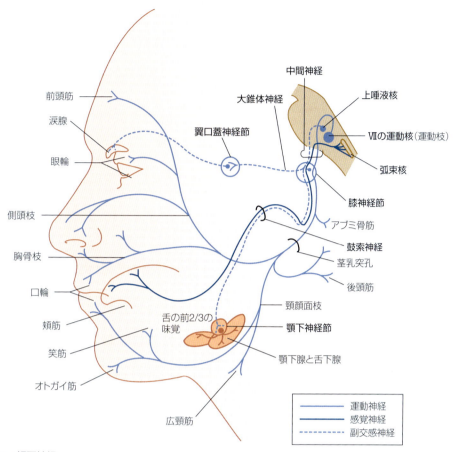

図 8-13 顔面神経

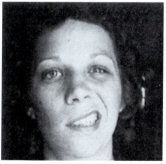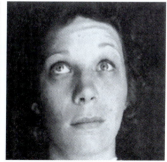

図 8-14 ベル麻痺。左：笑おうとすると，顔面右側のすべての筋の低下が明らかとなる。右側の平坦な鼻唇溝と広がった眼輪筋に注意する。右：額にしわをよせようとしたときの前頭部右側の筋力低下（Reproduced, with permission, from Haymaker W: *Bing's Local Diagnosis in Neurological Diseases*, 15th ed. Mosby, 1969.）

頭筋や眼輪筋は両側の皮質から支配を受けるので，一側の運動皮質や皮質球路が障害を受けてもそれらは麻痺しない。

顔面神経核自身か，その分枝の遠心線維（顔面神経）の完全な破壊は，同側のすべての顔面筋を麻痺させる。これは末梢顔面神経病変と同じである。**末梢性顔面神経麻痺** peripheral facial paralysis は特発性（**ベル麻痺** Bell's palsy）で起こるが，糖尿病の合併症としてもみられるし，腫瘍，サルコイドーシス，AIDS，ライム病でも起こりうる。眼瞼を閉じようとしたとき，障害側の眼球は上方を向くかもしれない（ベル現象〈図8-14〉）。

症状と徴候は病変の部位による。茎乳孔内か外側の病変は罹患側のすべての表情筋の弛緩性麻痺（下位運動ニューロンタイプ）となる。これは刺傷や耳下腺の腫脹（例：ムンプスでみられるような）で起こる。鼓索神経を障害する顔面神経管の病変は唾液分泌を減少させ，病側の舌の前2/3の味覚を消失させる。顔面神

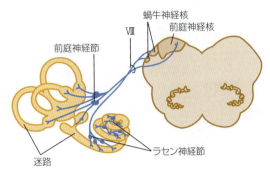

図 8-15　内耳神経

管内のより上部の病巣はアブミ骨筋を麻痺させる。内耳の病変は第Ⅶ脳神経のすべての神経成分の機能不全を生じさせ，一方内耳道の腫瘍(例：シュワン細胞腫)は第Ⅶ脳神経と第Ⅷ脳神経の機能不全を起こす(脳幹内と近傍の病巣は7章で検討される)。

第Ⅷ脳神経—内耳神経

第Ⅷ脳神経は，内耳の迷路にあるラセン神経節と前庭神経節から生じる2つの神経からなる(図8-15)。それは，内耳孔を経由して頭蓋腔に進み，小脳橋角の中小脳脚の後縁の背部にある脳幹へ入る。蝸牛神経は聴覚に関係し，前庭神経は平衡覚(位置感覚)系の一部に関係する。聴覚系の機能的解剖(臨床的関連)は16章で述べる。前庭系は17章で述べる。

第Ⅸ脳神経—舌咽神経
A 解剖

第Ⅸ脳神経はいくつかの線維からなる(図8-16)。疑核からの鰓弓遠心線維は茎突咽頭筋へ進む。

下唾液核 inferior salivatory nucleus からの臓性遠心(副交感性節前)線維は，鼓室神経叢と小錐体神経を介して**耳神経節 otic ganglion** へと進み，そこから節後線維は**耳下腺 parotid gland** へと向かう。下唾液核は背側縦束と弧束核からの反射を介して皮質刺激を受ける。

臓性求心線維は**下神経節 inferior ganglion**(以前は**錐体 petrosal**)の単極細胞から生じる。中枢的にそれらは弧束核で終わり，次に弧束核から視床(VPM核)へ投射し，そして皮質へと向かう。末梢的に第Ⅸ脳神経の臓性求心軸索は，咽頭，軟口蓋，舌の後ろ1/3，口峡，扁桃，耳管，鼓室の一般感覚を運ぶ。洞神経を介して，それらは呼吸，血圧，脈拍調整反射にかかわる**頸動脈小体 carotid body** や**頸動脈洞 carotid sinus** の特殊な受容器からの感覚を運ぶ。特殊臓性求心線維は，舌の後ろ1/3の味蕾へ供給し，**上神経節 superior ganglion** を介して脳幹の味核へ刺激を運ぶ。わずかな体性求心線維は，舌咽神経を介して入り，三叉神経核で終わる。

舌は多様な伝導路を介して感覚神経支配を受ける。3つの脳神経は味覚線維を持ち(舌の前2/3の味覚を第Ⅶ脳神経，舌の後ろ1/3の味覚を第Ⅸ脳神経，口蓋の味覚を第Ⅹ脳神経)，舌の一般感覚求心線維は第Ⅴ脳神経によって運ばれる(図8-17)。味覚の伝導路は図8-18に示す。

B 臨床との関連

舌咽神経は単独では病気の過程でまれにしか障害されない(例：神経痛)。近接している迷走神経や副神経とともに一般的に障害される。**舌咽(催吐)反射 pharyngeal (gag) reflex** は第Ⅸ脳神経の感覚成分に依存し，一方第Ⅹ脳神経は運動成分を支配する。罹患側の咽頭をこすっても，神経が障害されているなら，催吐を生じさせない。**頸動脈洞反射 carotid sinus reflex** は第Ⅸ脳神経の感覚成分によって起こる。頸動脈洞の圧迫で，正常では心拍数が減少し，血圧が落ちる。

第Ⅹ脳神経—迷走神経
A 解剖

疑核から始まる鰓弓遠心線維は，迷走神経と副神経(第Ⅺ脳神経)の延髄成分へ小根を与える。迷走神経のそれらは，軟口蓋と咽頭の筋へ向かう(図8-19)。副神経のそれらは，頭蓋骨の外で迷走神経と合流し，反回神経を経て喉頭の内在筋へ進む。

迷走神経**背側運動核 dorsal motor nucleus** から始まる臓性遠心線維は，胸部と腹部内臓へ向かう。それらの節後線維は内臓内または近くの終神経節内から派生する。それらは，脈拍，アドレナリン分泌を抑え，胃腸の蠕動運動，胃・肝臓・膵臓の腺の活動を促進する(20章参照)。

上神経節 superior ganglion(以前は**頸静脈 jugular**)内の単極細胞の体性感覚性線維は，第Ⅹ脳神経の耳枝を介して末梢枝を外耳道や耳たぶの部分に送る。それらも反回硬膜枝を介して後頭蓋窩の硬膜へ末梢枝を送る。中心枝は第Ⅹ脳神経によって脳幹へ入り，三叉神経脊髄路を通り三叉神経脊髄路核で終わる。

下神経節 inferior ganglion(以前は**節状 nodose**)内の単極細胞の臓性感覚線維は，咽頭，喉頭，気管や腹部内臓へ末梢枝を送る。それらも，口蓋の味蕾へわずかな特殊求心線維を送る。中心枝は弧束を進み，弧束核で終わる。迷走神経の臓性求心線維は，腹部膨満感や吐き気の感覚を運び，その刺激は呼吸の深さを調節したり，血圧調整に関係する。口蓋の味覚のためのわずかな特殊臓性求心線維は，下神経節を経由して脳幹の味核へ進む。疑核は皮質延髄路からの皮質連絡と錐体外路と視蓋延髄路および弧束核からの反射連絡

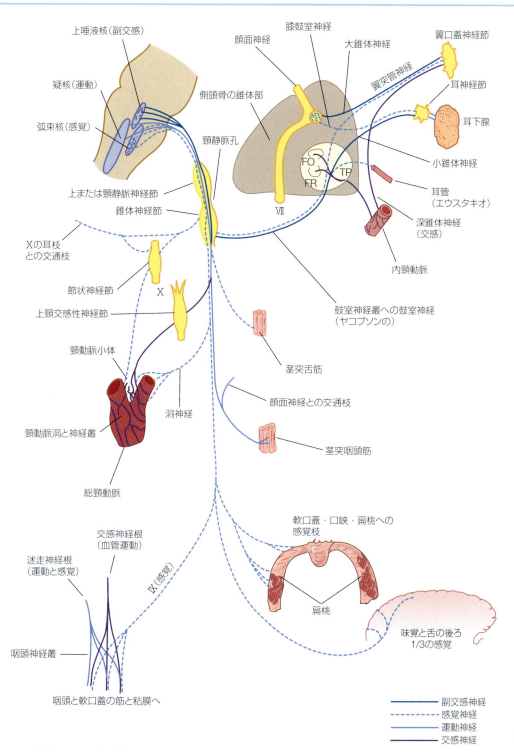

図 8-16 舌咽神経。TP：鼓室神経叢，FR：正円孔，FO：卵円孔

を受ける。

B 臨床との関連

迷走神経の病変は髄内か，末梢かもしれない。頭蓋底の近くの迷走神経病変はしばしば舌咽神経と副神経，時々舌下神経も障害する。迷走神経の完全な両側切断は致死的である。

迷走神経の片側の病巣，頭蓋内，あるいは頭蓋底近傍にあるが，口蓋，咽頭，喉頭の広範な機能不全を引き起こす。軟口蓋は弱く，弛緩性かもしれず，声は鼻声である。声帯の減弱や麻痺で嗄声になるかもしれな

い。嚥下困難や心不整があるかもしれない。

迷走神経から生じる**反回咽頭神経** recurrent laryngeal nerve の損傷は腫瘍の浸潤や圧迫の結果生じるか，甲状腺手術の合併症として起こる。嗄声や小声を伴うかもしれず，無症候性かもしれない。

第XI脳神経―副神経

A 解剖

副神経は2つの成分からなり，それは延髄成分と脊髄成分である（図8-20）。

延髄成分では，鰓弓遠心線維（疑核から起こり，喉頭の内在筋へ向かう）は頭蓋骨内で副神経と合流するが，頭蓋骨外では迷走神経の一部になる。

脊髄成分では，第1頸髄から第5または第6頸髄の前角の外側部から始まる鰓弓遠心線維は副神経の脊髄根として上行し，大後頭孔を通過し，頸静脈孔を介して頭蓋腔を出る。これらの線維は，胸鎖乳突筋と，また僧帽筋の一部へと向かう。脊髄成分の中枢連絡は，典型的な下位運動ニューロンの連絡である。皮質脊髄路を介する随意運動，基底核を介する姿勢維持，前庭脊髄路と視蓋脊髄路を介する反射である。

B 臨床との関連

脊髄成分の途絶は胸鎖乳突筋の麻痺を引き起こし，頭部を反対側に回旋することが不可能となる。また翼状肩甲と同側の肩をすくめることが困難となる僧帽筋上部の麻痺が惹起される。

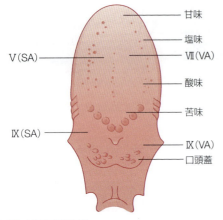

図 8-17　舌の感覚支配

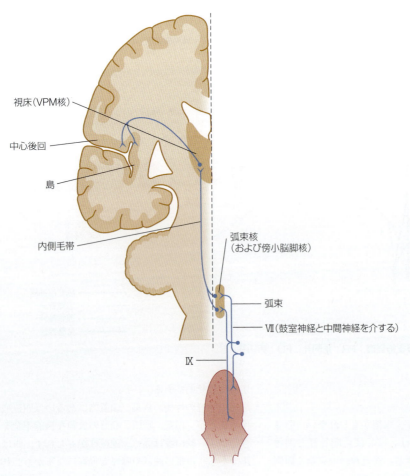

図 8-18　味覚の伝導路

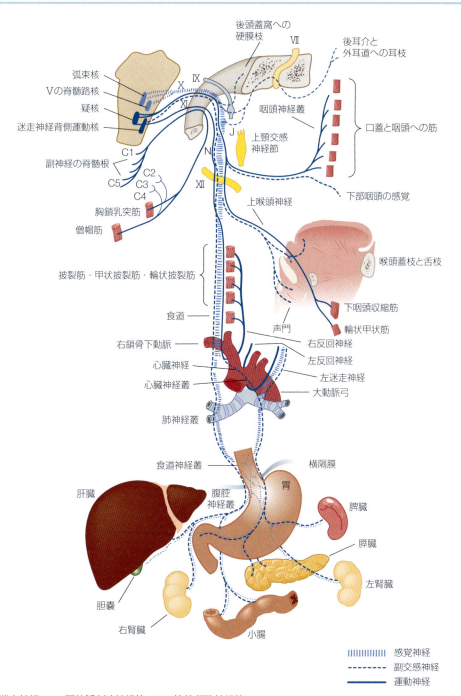

図 8-19 迷走神経。J：頸静脈（上）神経節，N：節状（下）神経節

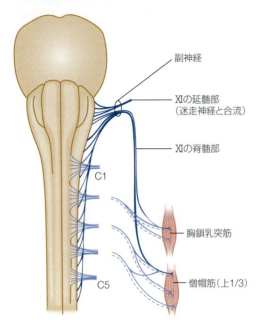

図 8-20　下方からみた副神経

第XII脳神経—舌下神経

A 解剖

　延髄灰白質の腹側正中に位置する**舌下神経核** hypoglossal nucleus から始まる体性遠心線維は，舌下神経を形成するために錐体とオリーブの間から出る（図 8-21）。神経は舌下神経管を介して頭蓋骨を出て，舌筋へと進む。わずかな舌からの固有感覚は舌下神経内を進み，脳幹の三叉神経核で終わる。舌下神経は運動枝を，第 1 頸神経の交通枝由来の線維とともにオトガイ舌骨筋と舌骨下筋へ分布する。第XII脳神経の反回硬膜枝の感覚線維は後頭蓋窩の硬膜を支配する。

　舌下神経核の中枢連絡は，三叉神経の感覚神経核と弧束核からの反射連絡（示さない）と同様に，皮質延髄（皮質核）運動路（図 7-9 に示すように，交叉線維を伴う）を含む。

症例 8

　24 歳の医学生。朝ひげを剃っているとき，顔面の左側が動かせないことに気づいた。彼は重篤な疾患，たとえば脳卒中が起こったのかと心配した。彼はこの突然の発作の 1 週間前にインフルエンザ様症状に罹患していた。

　神経診察では患者は左側前額部のしわをよせることができず，左側で歯をみせたり，唇をすぼめることができなかった。左舌の前 2/3 の味覚は異常で，左眼を閉じるのが困難だった。涙液分泌の検査では右側の分泌は正常だが，左涙腺では液の産生はなかった。大きな騒音は患者に不快感を与えたが，その他は健康で，他の徴候や症状はなかった。

　鑑別診断は何か？　最も考えられる診断は？

症例 9

　56 歳の郵便配達人。顔の右側に激しい刺すような痛みの発作を訴えた。これらの痛みの発作は 6 カ月前から始まっており，ここ最近でより頻度が増えていた。痛みは 1 日に数回あり，数秒続いた。右頬に触るとひどい痛みが誘発されるため，ひげを剃ることができなかった（彼はひげを伸ばし放題であった）。風が吹いているときは，その発作がより頻繁に生じた。しばしば飲食が痛みを誘発した。患者は最近体重減少があった。彼は歯科医の診察を受けたが，歯に関連する問題は見つからなかった。

　神経診察はほとんど正常であった。しかし患者の顔面の触覚と痛覚の検査をしたとき，右頬を触るたびに痛み発作が生じた。

　最も考えられる診断は？　放射線学的検査は有用か？

　症例はさらに 25 章で検討される（脳神経の機能検査については付録 C 参照）。

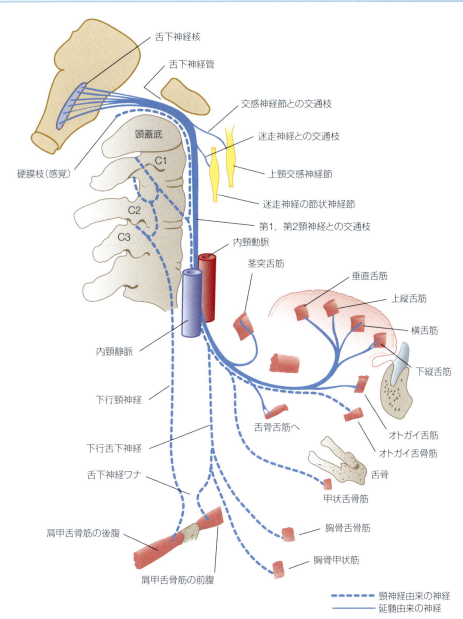

図 8-21　舌下神経

B 臨床との関連

舌下神経の末梢病変は通常機械的原因から生じる。核性と核上性の病巣は多くの原因がある（例：腫瘍，出血，脱髄）。

延髄の病変は，延髄内の最後の4つの脳神経核と，延髄を通過する運動感覚経路の障害に関係する特徴的な症候を呈する。後頭蓋窩の髄外病変は，延髄からの脳神経の出現部分とそれらの頭蓋底の出口の間で最後の4つの神経根を障害するかもしれない。

9章 間脳

　間脳 diencephalon は，視床，視床の膝状体，視床下部，腹側視床と視床上部からなる（図 9-1）。第三脳室は左右の間脳の間にある。間脳の発生は 10 章で述べる（図 10-1，図 10-3，図 10-4 参照）。
　第三脳室の外側壁の小さな溝は視床下溝であり，背側視床と視床下部と腹側視床の下方を分ける。

視床

特徴的な構造

　各脳半球は，大きく，卵円形で神経核の灰白質の塊である視床を持つ（図 9-2）。その広い後方は**視床枕** pulvinar といい，内側・外側**膝状体** geniculate body の上に広がる。吻側視床は**視床前結節** anterior thalamic tubercle を含む。多くの人では，左右の間脳の間に**視床間橋** interthalamic adhesion があり，狭い第三脳室にまたがる（図 9-1 参照）。

白質

　視床放線 thalamic radiation は視床の外側表面から出る線維束で，大脳皮質に終わる。**外髄板** external medullary lamina は内包に近い視床の外側表面上の有髄線維層である。**内髄板** internal medullary lamina は視床前部で分かれる白質の細い縦のシートで，視床

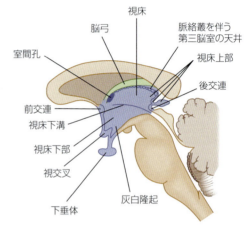

図 9-1　間脳の正中矢状面

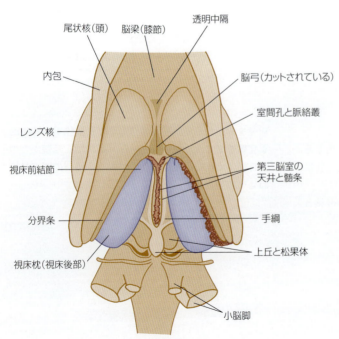

図 9-2　重なる脳梁を部分的に取り除いた状態の間脳の背側面

の灰白質を外側，内側，前部に分ける（図9-3）。

視床核

視床核には5つの大きなグループがあり，それぞれは特殊線維で連絡している（図9-3, 図9-4, 表9-1）。

A 前核群

ニューロンの塊であるこの群は，視床前結節を形成し，内髄板の脚で境界される。それは，乳頭視床路を介して乳頭体から線維を受け，大脳の帯状回皮質へ投射する。

B 正中核

細胞のこれらの群は，第三脳室内側の下と視床間橋に位置する。それらは，視床下部と中脳水道中心灰白質に連絡する。**中心正中核** centromedian nucleus は小脳と線条体に連絡する。

C 内側核

内髄板の内側のほとんどの灰白基質を占める。背内側核と同様，**髄板内核** intralaminar nucleus は前頭皮質に投射する。

D 外側核群

内髄板と外髄板の間で，視床前部から視床枕までの広い部分である。この核群は外髄板と内包間の**網様核** reticular nucleus を含む。**前腹側核** ventral anterior nucleus（VA）は線条体に連絡する。**外側腹側核** ventral lateral nucleus（VL）は皮質運動野へ投射する。**背外側核** dorsolateral nucleus は頭頂葉に投射する。**後腹側核** ventral posterior（腹側底部としても知られる）は中心後回へ投射し，内側毛帯と脊髄視床路と三叉神経路から線維を受ける。

視床核の後腹側核群は体からの感覚入力を中継する**後外側腹側核** ventral posterolateral nucleus（VPL）と，顔面からの感覚入力を中継する**後内側腹側核** ventral posteromedial nucleus（VPM）に分けられる。後腹側核は内包を介して情報を同側脳半球の感覚野へ投

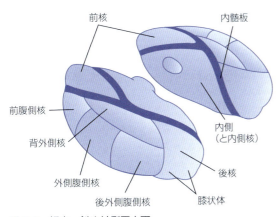

図9-3 視床。斜め外側正中面

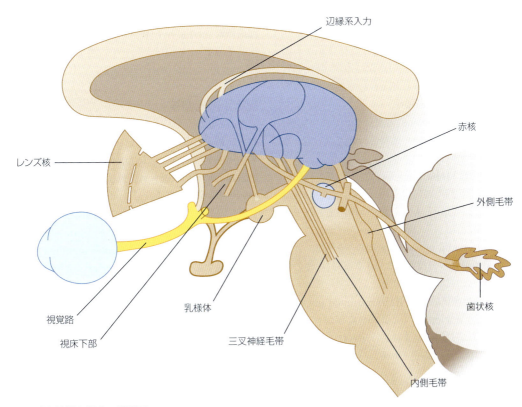

図9-4 求心線維と視床の外側面

表 9-1 視床核の機能分類	
機能タイプ	核
感覚	外側膝状体，内側膝状体，後外側腹側核，後内側腹側核
運動	前腹側核，外側腹側核
辺縁系	前核群，背内側核
連合	視床枕，後外側核，背外側核
髄板内	網様核，中心正中核，髄板内核

射する(10 章参照)。

E 後核

視床枕核，内側膝状体，外側膝状体を含む。**視床枕核** pulvinar nucleus は頭頂皮質と側頭皮質を連絡する大きな後核群である。視床枕下の中脳外側にある**内側膝状体** medial geniculate nucleus は外側毛帯と下丘から聴覚線維を受け，聴放線を介して側頭皮質へ投射する。**外側膝状体** lateral geniculate nucleus は視覚伝導路の主要な中継核で，視索線維の大部分を受け視放線を介して鳥距溝周囲の視覚野へ投射する。膝状核または膝状体は視床後部の終わりの下方に卵形の高まりとしてみられる（図 9-5）。

機能的分類

視床は5つの機能的核群に分けられる。感覚，運動，辺縁，連合系，髄板内（表 9-1 参照）。

感覚核 sensory nucleus（VPLと VPM を含む後腹側核と外側・内側膝状体）は体，顔面，網膜，角膜，味覚受容体からの感覚シグナルの中継と調整にかかわる（14 章参照）。視床はいくつかの感覚の知覚，特に痛覚に対して重要な構造であると考えられており，感覚野はより細かなディテールを知覚へ与える。

視床**運動核** motor nucleus（前腹側核と外側腹側核）は小脳と淡蒼球から運動野へ運動情報を運ぶ。核もまた運動性中継核と呼ばれている（13 章参照）。

3つの前**辺縁核** limbic nucleus は視床下部の乳頭核と大脳皮質の帯状回の間に挟まれている。背内側核は嗅皮質と扁桃体領域から入力を受け，前頭前野と視床下部へ相反的に投射する（19 章参照）。

連合核 multimodal nucleus（視床枕，後外側，背外側）は頭頂葉の連合野に投射する（10 章参照）。他の間脳領域はこれらの投射に貢献する。

他に，非特殊視床系は**髄板内核** intralaminar nucleus，**網様核** reticular nucleus や中心正中核などからなる。これらの核からの投射はあまりよく知られていない。皮質運動野，尾状核，被殻，小脳との相互作用は証明されている。

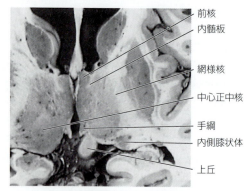

図 9-5 視床の水平断像

視床下部

特徴的な構造

視床下部は自律神経系，欲求，調整機能の中枢で，視床の前下方にある。第三脳室の床と壁の下部を形成する（図 9-1 参照）。視床下部の外観は，**視交叉** optic chiasm と下垂体後葉へ伸びる漏斗を持つ**灰白隆起** tuber cinereum，および小脳脚間にある**乳頭体** mamillary body である（図 9-6）。

視床下部は前部，終板を含む交叉部，灰白隆起と漏斗 infundibulum（下垂体と視床下部をつなぐ茎）を含む視床下部中心部と後部乳頭体領域である（図 9-7）。

視床下部の左右のそれぞれは，神経核を持つ**視床下部内側野** medial hypothalamic area と神経線維（例：内側前脳束）と外側核が散在する**視床下部外側野** lateral hypothalamic area からなる。

視床下部内側核

左右の視床下部内側のそれぞれは3つの領域に分かれる。**視索上部** supraoptic portion は，最も前に位置し，**視索上核** supraoptic nucleus，**視交叉上核** suprachiasmatic nucleus と**室傍核** paraventricular nucleus からなる。**隆起部** tuberal portion は，視索上部のすぐ後ろにあり，正中隆起に加えて**腹内側核** ventromedial nucleus，**背内側核** dorsomedial nucleus，**弓状核** arcuate nucleus からなる。**乳頭部** mamillary portion は最も後方にあり，**後核** posterior nucleus といくつかの**乳頭核** mamillary nucleus からなる。視床下部の前方で，視交叉と前交連の間にある**視索前野** preoptic area も含まれる。

求心連絡

自律神経系，調整機能と一致して，視床下部は辺縁系，視床と皮質，臓性と体性感覚，血液循環をモニターする浸透圧受容器のようなセンサーからの入力を

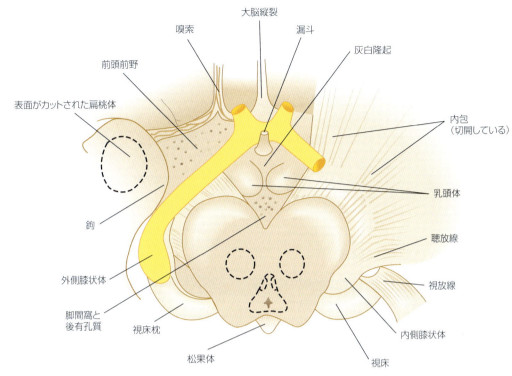

図 9-6　間脳下面とその周辺の構造

臨床との関連

視床症候群 thalamic syndrome は突然に起こる片側の感覚消失で特徴づけられ，ピン刺激痛覚，熱，冷たさの感覚閾値が上昇している。感覚は，時々視床ヒパルパチーと呼ばれ，いやで不愉快な感覚である。その症候群は通常視床梗塞から回復する途中に現われる。まれに持続する灼熱感，うんざりする痛みが起こる（**視床痛 thalamic pain**）。

受ける。

視床下部への**求心 afferent** 連絡は，**中隔領域 septal region**，**傍嗅野 parolfactory area**，**線条体 corpus striatum** の核から視床下部へ線維を送る内側前脳束，視床内側核と視床正中核からの視床視床下部線維，海馬から乳頭体への線維を運ぶ**脳弓 fornix** である。これらの連絡もまた**扁桃体 amygdala** からの線維を運ぶ**分界条 stria terminalis**，**レンズ核 lentiform nucleus** から**視床下部腹内側核 ventromedial hypothalamic nucleus** へ導く**淡蒼球視床下部線維 pallidohypothalamic fiber**，中脳視蓋から線維を送る下乳頭脚からなる。網膜から出た少数の神経節細胞（網膜の神経節細胞の総数の1%以下）は，視覚入力を出す軸索を**網膜視床下部路 retinohypothalamic tract** を介して視交叉上核へ送る。これらと他の連絡は表 9-2 に示す。

前頭前野からの情動的，感情的刺激は視床の背内側核を通過し，多シナプス経路を介して視床下部に届く。さらに，迷走神経感覚核からの臓器情報，孤束核からの味覚，生殖器や乳頭からの体性感覚も視床下部へと中継される。

遠心連絡

視床下部からの遠心経路は，視索上核と室傍核から**神経性下垂体 neurohypophysis**（次の段落参照）へ進む**視床下部下垂体路 hypothalamohypophyseal tract**，被蓋へと進む**乳頭体被蓋路 mamillotegmental tract**（内側前脳束の部分），乳頭核から前視床核への**乳頭体視床路 mamillothalamic tract**（**ヴィック・ダジール路 tract of Vicq d'Azyr**）からなる。下位脳レベルへの背束を含む**室周系 periventricular system**，視床下部の隆起部から下垂体後葉へ向かう**隆起核下垂体路 tuberohypophyseal tract**，中隔領域から脳弓を介して海馬へ向かう線維も含まれる（19 章参照）。

視床下部と下垂体間には豊富な連絡がある。下垂体は主に2つの葉からなり，それが後葉（**神経性下垂体 neurohypophysis**）と前葉（**腺性下垂体 adenohypophysis**）である。視索上核と室傍核のニューロンは**視床下部下垂体路 hypothalamohypophyseal tract** を介して軸索を神経性下垂体へ送る。これらの軸索は**オキシ**

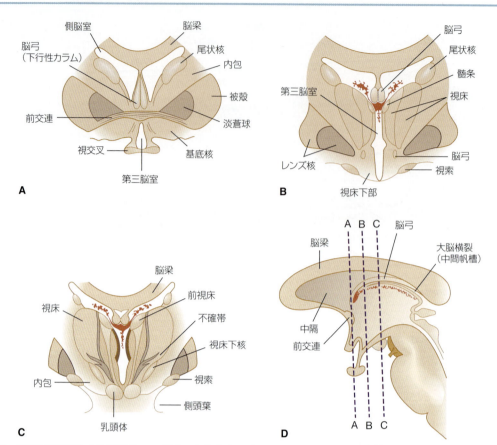

図 9-7　間脳と近接構造の前頭断面。A：視交叉と前交連の断面，B：灰白隆起と視床前部の断面，C：乳頭体と視床中間部の断面，D：断面のレベル

トシン oxytocin とバソプレッシンホルモン vasopressin（抗利尿ホルモン antidiuretic hormone または ADH として知られている）の前駆体を含むヘリング小体 Herring body を下垂体後葉へ運ぶ。オキシトシンとバソプレッシンは軸索末端から下垂体後葉へ放出され，そして一般の血液循環へそれらを運ぶ豊富な血管網に取り込まれる（図 9-8，図 9-9）。

他の視床下部核のニューロンは，下垂体前葉ホルモンの分泌を調整する視床下部ホルモン hypophyseotropic hormone の 1 つのグループの産生によって腺性下垂体を調整する（図 9-10）。下垂体刺激ホルモンは放出因子 releasing factor と抑制ホルモン inhibitory hormone を持ち，様々な下垂体前葉ホルモンの放出をそれぞれ促進または抑制をする。

視床下部と腺性下垂体間の交通には，視床下部から腺性下垂体へ視床下部ホルモンを運ぶ血管系（下垂体門脈系 portal hypophyseal system）がかかわる。視床下部核にあるニューロンの細胞体でホルモンの生合成後，これらのホルモンは正中隆起と下垂体茎に終わる比較的短い軸索によって運ばれる。ここでホルモンは放出され，下垂体門脈系の毛細血管に取り込まれる。

下垂体門脈血管は視床下部から下垂体前葉へ視床下部ホルモンを運ぶ毛細血管と静脈の血管網を形成する。視床下部ホルモンが下垂体門脈血管から下垂体前葉の洞様毛細血管へ運ばれた後，それらホルモンは下垂体細胞を浸し，下垂体ホルモン放出の調整をする。次にこれら下垂体ホルモンは全身の重要な調節を行う（図 9-11）。

機能

視床下部は小さいが（重量 4 mg，脳総重量の約 0.3% の重さ），重要な調節機能を持つ。概要を表 9-3 に示す。

A 摂食

視床下部外側内にある摂食中枢の持続的な興奮は摂食行動を誘発する。腹内側核にある満腹中枢は，食事をした後，血中グルコース濃度が高くなると空腹を止め，摂食中枢を抑制する。摂食中枢の障害は拒食症（食欲消失）や深刻な体重減少を引き起こし，満腹中枢の障害は過食症（暴食）と肥満症を起こす。

B 自律神経機能

解剖学的にそれぞれの中枢は同定されてないが，視

表9-2 視床下部に出入りする主な伝導路

経路	タイプ*	説明
内側前脳束	A, E	辺縁葉と視床下部外側を貫いた線維を介して中脳と連絡する。時々, 別々の伝導路として言及されている扁桃体視床下部線維を含む
脳弓	A, E	海馬と視床下部を連絡する。ほとんどは乳頭体
分界条	A	扁桃体と視床下部を連絡する, 特に腹内側領域
乳頭体脚	A	脳幹と外側乳頭核を連絡する
腹側ノルアドレナリン作動性束	A	弧束核と腹外側延髄から室傍核と視床下部の他の部位へ投射するノルアドレナリン作動性ニューロンの軸索
背側ノルアドレナリン作動性束	A	青斑核から視床下部外側へ投射しているノルアドレナリン作動性ニューロンの軸索
セロトニン作動性ニューロン	A	背側と他の縫線核から視床下部へ投射しているセロトニン作動性ニューロンの軸索
アドレナリン作動性ニューロン	A	延髄から視床下部腹側へ投射するアドレナリン分泌ニューロンの軸索
網膜視床下部線維	A	視交叉から視交叉上核への視神経線維
視蓋視床下部線維と淡蒼球視床下部線維	A	視蓋とレンズ核から視床下部へ連絡
室周線維系(シュッツの背側縦束を含む)	A, E	視床下部と中脳を相互連絡する。脊髄への遠心性投射と感覚性伝導路からの求心性投射
ヴィック・ダジールの乳頭体視床路	E	乳頭体核から視床前核へ連絡する
乳頭体被蓋路	E	視床下部と中脳の網様体領域を連絡する
視床下部下垂体路 (視索上核下垂体路と室傍核下垂体路)	E	正中隆起, 下垂体茎, 下垂体後葉へ終わる視索上核と室傍核ニューロンの軸索
バソプレッシンとオキシトシン含有ニューロン	E	室傍核から弧束核, 他の脳幹の核, 脊髄の中間質外側柱へ進み, 室傍核から扁桃体の中心核へも進む
下垂体ホルモン含有ニューロン	E	様々な視床下部核から正中隆起へ進む

*A:主に求心性, E:主に遠心性
(Reproduced, with permission, from Ganong WF: Review of Medical Physiology, *16th ed. Appleton & Lange, 1993.*)

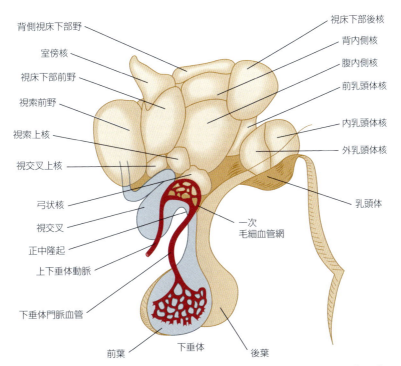

図9-8 ヒト視床下部に下垂体門脈血管の図を重ねて表示した(Reproduced, with permission, from Ganong WF: *Review of Medical Physiology*, 22nd ed. McGraw-Hill, 2005.)

床下部の後外側野と背内側野は交感神経(カテコールアミン)活性化領域として機能し、一方、視床下部前野は副交感神経活性化領域として働く。

C 体温

視床下部のいくつかの領域が適切に刺激されると、体熱の減少、維持、産生という自律神経反応を起こす。たとえば体温が低下すると、熱を維持するために血管を収縮させ、熱を産生するために震える。体温が上がると発汗し皮膚の血管を拡張させる。一般的に視床下部のセットポイントまたはサーモスタットは体温の37℃より下にある。体温が上がるまたは発熱の際は、たとえば血中の発熱物質によってセットポイントの変化が起こる。

D 水分バランス

下垂体後葉中へのバソプレッシン分泌における視床下部の影響は、視床下部内、特に視索上核近くにある飲水中枢のニューロン内の浸透圧受容体によって活性化される。浸透圧受容体は血液浸透圧の変化によって刺激される。それらの活性は視索上核ニューロンの活動電位の発火が生じた結果である。これらの活動電位はニューロンの軸索に沿って神経性下垂体に伝わり、そこでバソプレッシン分泌が起こる。痛み、ストレス、ある感情状態もまたバソプレッシン分泌を刺激する。視床下部または下垂体障害によって起こるバソプレッシン分泌の欠乏は、多尿症(排尿増加)と多飲症(喉の渇きが増す)によって特徴づけられる**尿崩症 diabetes insipidus** を引き起こす。

E 下垂体前葉の機能

視床下部は下垂体前葉の分泌に直接作用し、下垂体門脈血管を介して運ばれる放出ホルモンまたは抑制ホルモンによる他の内分泌腺の分泌に間接的に作用する(図9-9参照)。すなわち、生殖、性行動、甲状腺と副腎皮質ホルモン分泌、成長といった多くの内分泌機能を調整する。

F 概日リズム

多くの体の機能(例:体温、副腎皮質ステロイド濃度、酸素消費)は、概日(日々の)リズムが持つ光の強度変化によって周期的に影響を受ける。視床下部の**視交叉上核 suprachiasmatic nucleus** の特殊な細胞群は体内時計として機能する。これらの細胞の中には、1日1回概日リズムをオン、オフする *clock* と *per* という2つの遺伝子を含む「時計遺伝子」が存在する(図9-12)。すなわち、視交叉上核の細胞は、代謝活性と電気的活性、神経伝達物質の生合成に概日リズムがみられ、日夜周期における脳の安静を維持すると思われ

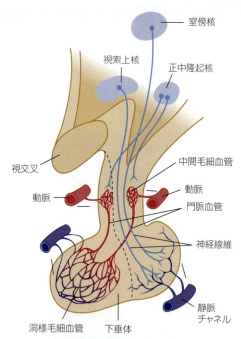

図9-9 下垂体門脈系の血管と神経性下垂体系。下垂体茎の正中隆起にある下垂体門脈系の血管は、様々な視床下部ホルモンを視床下部ニューロンの放出部位から下垂体前葉へ運ぶ導管血管として働く。これに対して、視索上核と室傍核ニューロンの軸索はすべて下垂体後葉へ投射し、そこでバソプレッシンとオキシトシンを放出する

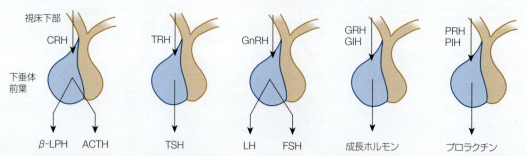

図9-10 下垂体前葉ホルモン分泌における視床下部ホルモンの影響。CRH:副腎皮質放出ホルモン、TRH:甲状腺刺激ホルモン放出ホルモン、GnRH:性腺刺激ホルモン放出ホルモン、GRH:成長ホルモン放出ホルモン、GIH:成長ホルモン抑制ホルモン、PRH:プロラクチン放出ホルモン、PIH:プロラクチン抑制ホルモン(Reproduced, with permission, from Ganong WF: *Review of Medical Physiology*, 22nd ed. McGraw-Hill, 2005.)

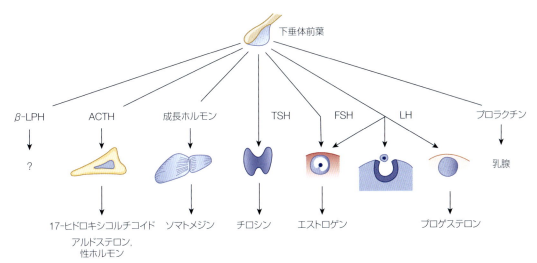

図9-11 下垂体前葉ホルモン。ACTH：副腎皮質刺激ホルモン，TSH：甲状腺刺激ホルモン，FSH：卵胞刺激ホルモン，LH：黄体化ホルモン，β-LPH：β-リポトロピン（機能は不明）。女性では，FSHとLHは卵胞の成長，排卵，黄体の形成と維持を行うため卵巣に連続的に働く。男性では，FSHとLHは精巣の機能を調整する。プロラクチンは乳汁分泌を促進する（Reproduced, with permission, from Ganong WF：*Review of Medical Physiology*, 22nd ed. McGraw-Hill, 2005.）

表9-3 主な視床下部調整機能

機能	入力	統合領域
体温調整	皮膚冷感受容体。視床下部の温度感受性細胞	視床下部前部（熱さに反応），視床下部後部（冷たさに反応）
カテコールアミンの神経内分泌調整	感情的刺激，おそらく辺縁系を介して	視床下部背内側，視床下部後部
バソプレッシン	浸透圧，容量受容体，その他	視索上核，室傍核
オキシトシン	胸，子宮，性器の触覚受容体	視索上核，室傍核
甲状腺刺激ホルモン放出ホルモン（TRH）によって分泌された甲状腺刺激ホルモン（TSH）	温度覚受容体，おそらくその他	背内側核，隣接領域
副腎皮質刺激ホルモン放出ホルモン（TRH）によって分泌された副腎皮質刺激ホルモン（ACTH）とβ-リポトロピン（β-LPH）	辺縁系（感情的刺激）。網様体（全身的刺激）。視床下部または循環血液中のコルチゾールレベルに感受性の高い下垂体前葉細胞。視交叉上核（概日周期）	室傍核
黄体化ホルモン放出ホルモン（LHRH）によって分泌された卵胞刺激ホルモン（FSH）と黄体化ホルモン（LH）	エストロゲンに対する視床下部細胞。眼，皮膚と性器の触覚受容体	視索前野
プロラクチン抑制ホルモン（PIH）とプロラクチン放出ホルモン（PRH）によって分泌されたプロラクチン	胸の触覚受容体，その他不明な受容体	弓状核，その他の領域（視床下部は分泌を抑制）
ソマトスタチンと成長ホルモン放出ホルモン（GRH）によって分泌された成長ホルモン	受容体不明	周室核
渇望	浸透圧受容体，脳弓下器官	視床下部上外側
空腹	グルコース利用率に感受性のあるグルコスタット細胞	腹内側満腹中枢，外側空腹中枢，辺縁構成部
性行動	循環エストロゲンとアンドロゲン，その他に感受性のある細胞	視床下部前腹側かつ（男性の場合）梨状皮質
恐怖，怒りに対する防御反応	感覚器官，新皮質，伝導路は不明	辺縁系，視床下部
様々な内分泌と活性リズムの調整	網膜視床下部線維を介した網膜から	視交叉上核

(Reproduced and modified, with permission, from Ganong WF：*Review of Medical Physiology*, 22nd ed. Appleton & Lange, 2005.)

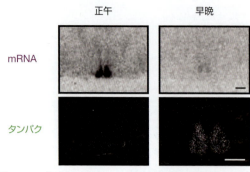

図 9-12 視交叉上核のニューロンの時計遺伝子は，日周期に 1 度オン，オフする。上段：正午に Per 1 遺伝子の転写がピークになることを示す（視交叉上核ニューロンの Per 1 mRNA は黒で示す）。下段：約 6 時間遅れで産生され，宵にピークになる Per 1 タンパクを示す（Reproduced, with permission, from Mendoza J, Challet E：Neuroscientist 2009；5：480.）（訳注：左下図は原書のとおり）

る。網膜視交叉上核路は光強度の情報を運び，環境事象（例：明暗周期，日夜周期）によって活動性を一致させるため，視交叉上核時計を同期させる。いかなる感覚入力がなくても，視交叉上核自体は 25 時間周期を持つ独立時計として機能する。この神経核が障害されるとすべての概日リズムが失われる。

G 感情表現

視床下部は怒り，恐怖，嫌悪，性行動，喜びの表現に関係する。表現と行動のパターンは辺縁系へ影響を及ぼし，一部は内臓系機能の変化の原因となる（19 章，20 章参照）。

腹側視床

特徴的な構造

腹側視床は背側視床と中脳被蓋の間にある脳組織の区域である。視床下部は視床腹部の内吻側に位置し，内包は外側に位置する（図 9-7C 参照）。**視床下核** subthalamic nucleus または**ルイ体** body of Luy は，黒質上限の背外側にあり，赤核外側まで後方へ伸びる。

線維連絡

腹側視床は淡蒼球から線維を受け，淡蒼球へ投射する（13 章参照）。淡蒼球から視床下核への投射は，線条体から起こる遠心性下行路の一部を形成する。淡蒼球から起こる線維もまた赤核の前方に位置し，網様核の吻側に伸びた領域にある細胞を含んだ**フォレル野** field of Forel を支配する。腹内側域はフォレル H 野，背内側域はフォレル H1 野，腹外側域はフォレル H2 野と呼ばれる。**レンズ核束** fasciculus lenticularis（H2 野）は淡蒼球から内側を進み，H 野で鋭角に曲がり，**レンズ核ワナ** ansa lenticularis に合流する。**視床束** thalamic fasciculus は H1 野を通り抜け視床の前腹側核へ伸びる。**不確帯** zona incerta はレンジ核束上方にある灰白質の細い領域である。

視床上部

視床上部 epithalamus は第三脳室の各サイドにある手綱三角，松果体（上生体），手綱交連からなる（図 9-1 参照）。

手綱三角

手綱三角 habenular trigone は上丘の前にある小さな三角形の領域である。手綱三角の中には**手綱核** habenular nucleus があり，視床髄条から線維を受け手綱交連を介して合流する。**手綱核脚間核路** habenulointerpeduncular tract は手綱核から中脳の脚間核へ伸びる。これらの構造の機能は知られていない。

臨床との関連

視床下部の機能不全に関連する臨床上の問題は以前に本章で議論された。視床下部は視床下部自身（例：グリオーマ，過誤腫，胚細胞腫）または隣接する構造物（例：下垂体腺腫，頭蓋咽頭腫，視床グリオーマ）から生じる腫瘍でしばしば障害される。傾眠，あるいは昏睡さえ，外側視床下部と網様体成分の両側病変の結果かもしれない（18 章参照）。視床下部の比較的小さな破壊さえかなりの機能消失を起こす。

バゾプレッシンの欠乏で**尿崩症**の症候群が起こり，腫瘍の浸潤，外傷，血管や感染の病巣（25% は特発性）などのため，視床下部が障害を受けたことで通常起こる。尿崩症は多尿（多量の希釈尿の通過）と多渇症（多量の飲水）が特徴的である。

抗利尿ホルモン分泌異常症 syndrome of inappropriate secretion of antidiuretic hormone（SIADH）はバソプレッシンの不適切な過剰分泌から生じる。SIADH は血漿低浸透圧を伴った低ナトリウム血症，尿中塩分の排出増加，容量欠乏はなし，正常の腎，肝，副腎の機能で特徴づけられる。頭蓋内外傷，脳腫瘍，中枢神経系感染での視床下部ニューロンからのバソプレッシンの不適切な過剰分泌から生じるが，肺癌など種々の組織の腫瘍細胞からのバソプレッシンの不適切な分泌からでも起こる。

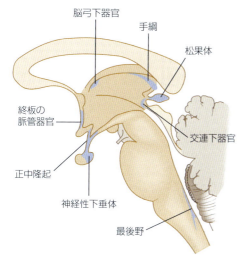

図 9-13　脳室周囲器官の位置。これらの器官には血液脳関門はない（11 章参照）

症例 10

　21 歳の郵便局員。6 カ月にわたる激しい頭痛の精査のため紹介された。彼は，頭痛が一定でなくここ 1 カ月で増強し，視力は過去数週間で低下したと述べた。また，暖かい天気でさえしばしば寒気を感じるといった。

　神経学的診察では部分的（不完全）な両耳側半盲を示した。明瞭な乳頭浮腫はなく，乳頭は平坦になっており，少し蒼白であった。患者は性的に不活発なことを示唆した。追加の診察では睾丸が発達しておらず，恥毛や腋窩の毛がなかった。

　鑑別診断は何か？　どの画像診断が有用か？　最も考えられる診断は？

　症状はさらに 25 章で検討される。

臨床との関連

　視床下核の病変は，運動疾患で体の一側を障害し，上肢や下肢を粗大に荒く打つ片側バリスムスを起こす（まれな例で病変が両側のバリスムスを起こす）。障害されている四肢を荒く打つことは重症の外傷や骨折につながるかもしれない。

臨床との関連

　松果体領域の腫瘍は中脳水道を閉塞するか垂直方向の眼球運動を障害する（パリノー症候群）かもしれない。ある種の腫瘍（胚細胞腫）は早熟の成長を生み出し，後交連の断絶は共感性対光反射を消失させる。

松果体

　松果体 pineal body は通常，上丘間の窪みにある小さな塊である（図 9-2，図 9-13）。その基部は松果体茎につく。茎の腹側層は後交連に続き，背側層は手綱交連に続く。それらの近位端では，茎の層は分かれ，第三脳室の松果陥凹を形成する。松果体は血管に吸収されるホルモンを分泌するといわれている。

脳室周囲器官

　いくつかの小さな領域は脳室周囲器官と呼ばれ，第三脳室，中脳水道，第四脳室の壁の中または近くにあり，脳脊髄構成，脳室へのホルモン分泌，正常脳脊髄圧の維持に関して機能的に重要である（図 9-13 参照）。脳室周囲器官に関する研究の大半は実験動物で行われている。

10章 大脳半球/終脳

大脳半球は我々を人間たらしめる。大脳半球は**大脳皮質** cerebral cortex（各半球は6葉からなる。前頭葉，頭頂葉，側頭葉，後頭葉，島，辺縁系），その下の**大脳白質** cerebral white matter と深層の灰白質塊である**大脳基底核** basal ganglia を含む。系統発生学的な知見からすれば，大脳半球，特に皮質は，比較的新しい。皮質の折りたたみである脳溝によって隔てられた脳回は，非常に大きくなった皮質外套をヒトを含む高等哺乳類の頭蓋腔内におさめている。体の複数の地図（運動，体性感覚，視覚）と皮質の機能地図が存在する。皮質は，手先の器用さ（向かいあう親指，技量。例：ピアノを弾いているときの各指の動き），意識と感覚の識別や言語，推論，計画，学習，記憶などを含む認識活動といった，様々な高次脳機能に対応する異なる領域に分けられる。

発生

終脳 telencephalon から左右の大脳半球が生じる（図10-1）。半球は広範な分化成長パターンを受け，発生後期では外側溝上のアーチにみえる（図10-2）。

大脳基底核は原始終脳小胞の基部から生じる（図10-3）。成長中の半球は徐々に間脳の大半と脳幹上部を覆う。半球間の線維連絡（交連）ははじめに吻側に前交連が形成され，その後，後方へ伸び，**脳梁** corpus callosum が形成される（図10-4）。

大脳半球の解剖

大脳半球は，ヒトの脳の大部分をつくる。大脳半球は2つのやや対照的な（しかしまったく対照的ではない）折りたたまれた構造を形成する灰白質の塊を巻き込む。皮質の折りたたみの頂き（**回 gyri**）は，しわ（**溝 sulci**）または深い**裂 fissure** によって分けられる。回と溝による皮質の折りたたみは，皮質の大きな領域（皮質が折りたたまれてなければ2 1/2 二乗フィート近くの大きさになる）を頭蓋腔内におさめることができ，大脳皮質の50％以上が溝と裂によって覆われている。脳において比較的一定のパターンを示す回と溝の存在は，特異的な機能を満たす皮質野を簡単に同定する。

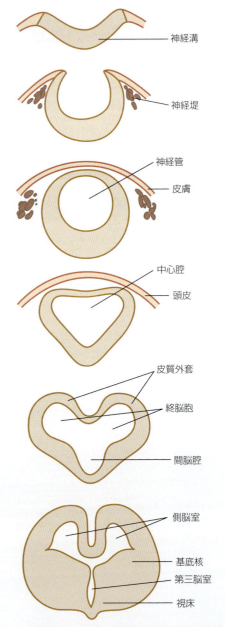

図10-1 神経溝から大脳への初期の発生を示す横断面

主な溝と裂

大脳半球表面には多くの裂と溝があり，お互いに前頭葉，頭頂葉，後頭葉，側頭葉を分け，また島を分ける（図10-5，図10-6）。いくつかの回は，位置と形が比較的不変であるが，その他の回は多様性を示す。しかし，外面的な状態を全体的にみると，個人間では比較的不変である。

外側溝 lateral cerebral fissure（**シルビウス裂** Sylvian fissure）は側頭葉を前頭葉と頭頂葉に分ける。島は発生の間あまり成長しない皮質の部分で，裂の深い位置にある（図10-7）。**輪状溝** circular sulcus（**裂** circuminsular fissure）は島を囲み，隣接する前頭葉，頭頂葉と側頭葉を分ける。

半球は深い正中裂，**大脳縦裂** longitudinal cerebral fissure で分けられる。**中心溝** central sulcus（**ローランド裂** fissure of Rolando）は半球のおよそ中心から生じ，大脳縦裂の近くから始まり，外側溝上およそ2.5 cmまで前下方に伸びる（図10-5参照）。中心溝は前頭葉と頭頂葉を分ける。**頭頂後頭裂** parieto-occipital fissure は大脳半球の後頭部の内側表面に沿って走り，

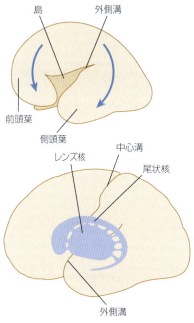

図 10-2　大脳半球と深部終脳構造の異なる成長

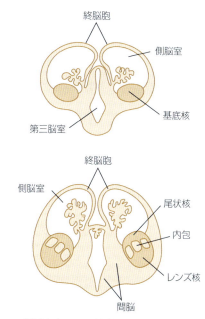

図 10-3　側脳室床にある基底核の発生を示す冠状断面

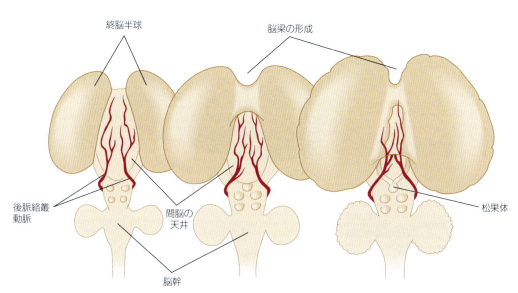

図 10-4　クモ膜下槽を覆う脳梁の形成と間脳上部の血管を示す発生過程中の大脳背側面

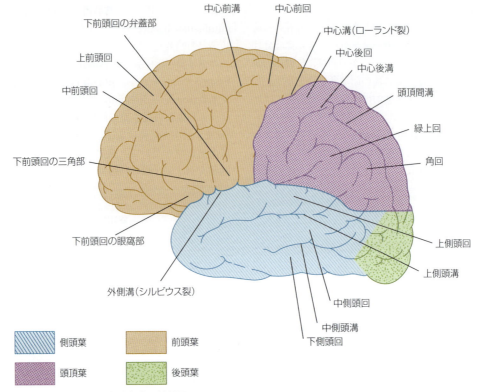

図 10-5 主な回と溝を示す左大脳半球の外側面

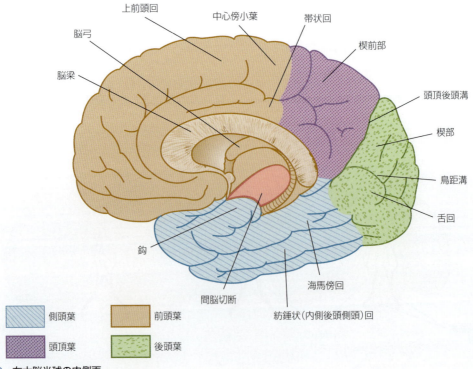

図 10-6 右大脳半球の内側面

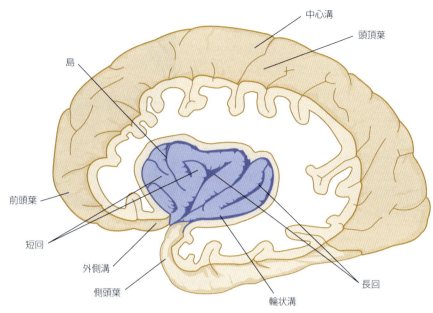

図 10-7　左半球の島を剖出

深い裂け目として前下方へと進む(図 10-6 参照)。その裂は頭頂葉と後頭葉を分ける。**鳥距溝** calcarine fissure は後頭極近くの半球内側表面から始まり，脳梁膨大部より少し下の領域に向かって前方に伸びる(図 10-6 参照)。

脳梁

脳梁は有髄と無髄線維の大きな線維束であり，大脳縦裂を横断し半球を相互に接続する大きな白交連である(図 10-4，図 10-6 参照)。脳梁は弓状に曲がり，その前方の曲がった部分は**脳梁膝** genu で，脳梁吻として前腹側へ続く。後部の厚い部分は中脳の上方にある曲がった脳梁膨大で終わる。

脳梁は，左右半球の活動を統合し，相互連絡を可能にする。大脳皮質の大部分は，反対側の半球と脳梁内を走行する軸索によって連絡している。脳梁は最も大きい半球間交連で，2 つの半球の活動調整に大きくかかわる。

前頭葉

前頭葉 frontal lobe は運動野だけでなく，独創力，判断，抽象的推論，想像力や社会的適応行動(社会的不適応行動の抑制)に対応する前頭連合野を含む。これら皮質の後者は系統発生学的に最も新しく，ヒトにおいて最も特徴的なものである。前頭葉は前頭極から中心溝と外側溝に伸びる(図 10-5，図 10-6 参照)。

中心前溝 precentral sulcus は**中心前回** precentral gyrus の前に位置し，中心溝に対して平行である。**上前頭溝** superior frontal sulcus と**下前頭溝** inferior frontal sulcus は前中心溝から前下方へ進み，前頭葉の外側表面を**上前頭回** superior frontal gyrus，**中前頭回** middle frontal gyrus，**下前頭回** inferior frontal gyrus の 3 つの平行な回に分ける。下前頭回は 3 つの部分に分かれる。眼窩部は前水平枝の吻側に位置し，くさび形の三角部は前水平枝と前上行枝の間にあり，弁蓋部は上行枝と中心前溝の間に位置する。

眼窩溝 orbital sulcus と**眼窩回** orbital gyrus は不規則な形である。**嗅溝** olfactory sulcus は眼窩表面の嗅索の下にあり，内側に**直回** straight gyrus がある。**帯状回** cingulate gyrus は三日月形または弓状で帯状溝と脳梁間の内側表面を回旋する。**中心傍小葉** paracentral lobule は半球の内側にあり，中心前回と中心後回がつながったものである。

前頭前野は判断，推論，独創力，高次社会的行動，相似機能にかかわる高次連合野を含む。前頭前野は中心前回の一次運動野と隣接する運動前野の前に位置する。

頭頂葉

頭頂葉 parietal lobe は中心溝から頭頂後頭溝まで，外側は外側溝まで伸びる(図 10-5，図 10-6 参照)。**中心後溝** postcentral sulcus は中心後回の後ろにある。**頭頂間溝** intraparietal sulcus は水平方向の溝で，時々中心後溝と合する。**上頭頂小葉** superior parietal lobule は頭頂間溝の上の水平部にあり，**下頭頂小葉** inferior parietal lobule がその下に位置する。

縁上回 supramarginal gyrus は，外側溝の後枝が上行する終わりの上部にアーチを形成する下頭頂小葉の

部分である。**角回** angular gyrus は上側頭溝の終わりの上部にアーチを形成し，中側頭回に続く。**楔前部** precuneus は頭頂後頭溝と帯状溝の上行する終わりの間の内側表面の後部である。

後頭葉

とりわけ一次視覚野を有する**後頭葉** occipital lobe は，頭頂後頭溝の後ろに位置する（図 10-5，図 10-6 参照）。**鳥距溝** calcarine fissure は後頭葉の内側表面を楔部と舌回に分ける。鳥距溝を挟む皮質は（Ⅳ層の有髄線維の白い帯がみられるため**有線領** striate cortex と呼ばれる），外側膝状体からの視覚求心線維の終わるところにある。すなわち，皮質のこの領域は**一次視覚野** primary visual cortex として機能する。くさび形の**楔部** cuneus は鳥距溝と頭頂後頭溝の間で，**舌回** lingual gyrus（**外側後頭側頭** lateral occipitotemporal）は鳥距溝と側副溝の後部の間にある。**紡錘状回** fusiform gyrus（**内側後頭側頭** medial occipitotemporal）の後部は，後頭葉の基底部表面である。

側頭葉

側頭葉 temporal lobe は外側溝の下にあり，半球内側表面の頭頂後頭溝までである（図 10-5，図 10-6 参照）。側頭葉の外側面は，**上側頭回** superior temporal gyrus，**中側頭回** middle temporal gyrus，**下側頭回** inferior temporal gyrus に平行に分かれ，それらは**上側頭溝** superior temporal sulcus と**中側頭溝** middle temporal sulcus によって隔てられる。**下側頭溝** inferior temporal sulcus は側頭極から後頭葉への側頭葉の下部表面に沿って伸びる。**横側頭回** transverse temporal gyrus は，上部側頭葉の表面後部を占める。**紡錘状回** fusiform gyrus は内側で，側頭葉の基底部の下側頭溝の外側下側頭回である。**海馬裂** hippocampal fissure は脳梁膨大部の領域から鈎への側頭葉下内側の面に沿って伸びる。**海馬傍回** parahippocampal gyrus は海馬裂と側副溝前部の間にある。側頭葉の最内側である海馬傍回の前部はホックの形状を示し，**鈎** uncus として知られている。

島

島 insula は大脳皮質の窪んだ部分である（図 10-7 参照）。島は外側溝内の深く折りたたまれた底にあり，外側溝の上，下唇（**蓋** opercula）を開くことで現れる。

辺縁系の構成

辺縁系の皮質構成は，帯状回，海馬傍回，梁下回，海馬体からなる。これらの成分は皮質のリングを形成し，それらのほとんどは比較的原始の微細構造を持つ

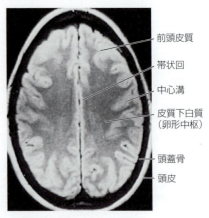

図 10-8　頭部上部の MRI 水平断像

た系統発生学的に古い皮質である。間脳と大脳半球外側の新皮質の間の境界（縁）となる。これらの解剖と機能は 19 章で述べる。

前脳基底核と中隔野

半球の基底核深部の下に位置するいくつかの未同定な細胞集団は皮質の広範囲へ投射する。これらの細胞集団は**前脳基底核** basal forebrain nucleus（**マイネルト基底核** nucleus of Meynert または**無名野** substantia innominata としても知られている）を含み，コリン作動性線維を大脳皮質の広範囲に送る。外側に位置する**中隔核** septal nucleus は海馬体と網様体系から求心線維を受け，海馬，視床下部，中脳へ軸索を送る。

白質

成人の大脳半球の白質は，神経グリアはもちろん（ほとんどが稀突起膠細胞〈オリゴデンドロサイト〉）たくさんのサイズの有髄線維からなる（図 10-8）。**卵形中枢** centrum semiovale と時々呼ばれる大脳半球の白質中枢は，有髄の交連線維，投射線維，連合線維を持つ。

A 交連線維

2 つの大脳半球間を連絡する。これら交連線維の多くは，最も大きい線維束からなる**脳梁** corpus callosum を走行する。これらの大半は片方の大脳半球の新皮質の部分から生じ，反対側の大脳半球に相当する領域に終わる。**前交連** anterior commissure は左右の嗅球と側頭葉を連絡する。**海馬交連** hippocampal commissure または**脳弓の交連** commissure of the fornix は 2 つの海馬を連絡し，サイズも様々である（19 章参照）。

B 投射線維

大脳皮質と下位脳または脊髄を連絡する。**皮質求心線維** corticopetal fiber には外側膝状体から出る視放

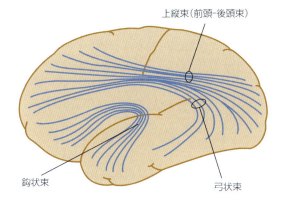

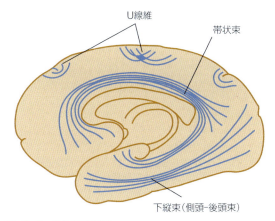

図 10-9　主な連合線維

を連絡する。**弓状束** arcuate fasciculus は島の周りを走り，上・中前頭回（運動性言語野を含む）と側頭葉（感覚性言語野を含む）を連絡する。**上縦束** superior longitudinal fasciculus は前頭葉の上部と後頭葉，側頭葉を連絡する。側脳室の下角と後角の外側縁に平行して走る**下縦束** inferior longitudinal fasciculus は側頭葉と後頭葉を連絡する。**前頭後頭束** occipitofrontal fasciculus は前頭葉から後方へ伸び，側頭葉と後頭葉に放射状に広がる。

皮質の微細構造

大脳皮質は層構造に配列する主に3つのニューロンからなる。**錐体細胞** pyramidal cell（テント小屋のような形で，皮質表面方向の上限から続く1本の頂上樹状突起と細胞体から水平に伸びる基部樹状突起を持つ），**星状細胞** stellate neuron（星の形で，様々な方向へ伸びる複数の樹状突起を持つ），**紡錘細胞** fusiform neuron（深層にみられ，皮質表面へ上行する1本の大きな樹状突起を持つ）である。脊髄と脳幹へ軸索を投射するⅤ層の大きな錐体細胞と他の皮質野へ連合線維を送るⅡ，Ⅲ層の小さな錐体細胞は投射線維と連合線維を形成し，紡錘細胞は皮質視床投射を生じる。星状細胞は皮質内にとどまる軸索を持つ介在ニューロンである。

A　皮質のタイプ

大脳皮質は2つのタイプからなる。不等皮質と等皮質である。**不等皮質** allocortex（原皮質 archicortex）は主に辺縁系皮質にみられ，等皮質よりも少ない層（ほとんどの領域では3層）からなる（19章参照）。**等皮質** isocortex（新皮質 neocortex）は大部分の大脳半球に最も一般的にみられ，6層からなる。**傍異種皮質** juxtallocortex（中間皮質 mesocortex）は不等皮質と等皮質の移行部にある。それは3〜6層からなり，帯状回や島などの領域にみられる。

B　層

等皮質は十分に同定された6層からなる。これらの層構造は**細胞構築** cytoarchitecture と呼ばれる（図10-10）。最外層の**分子層** molecular layer（Ⅰ）は，皮質内または視床から来る非特異的な求心線維からなる。

外顆粒細胞層 external granular layer（Ⅱ）は，小型細胞からなる緻密層である。

外錐体細胞層 external pyramidal layer（Ⅲ）は，しばしば横に並んだ錐体細胞からなる。

内顆粒細胞層 internal granular layer（Ⅳ）は，通常外顆粒層と同様の細胞成分からなる薄い層である。

これらの細胞は視床から特殊求心線維を受ける。**内錐体細胞層** internal pyramidal layer（Ⅴ）は，ほとんどの領域で外錐体細胞層の錐体細胞より大きいが少数である。これらの細胞は，遠位部（例：脳幹や脊髄）へ投

線，内側膝状体から起こる聴放線や視床核から特殊皮質野への視床放線がある。4層に終わる視床皮質求心線維（特に視床の腹側層，外側膝状体，内側膝状体で生じる特殊視床皮質求心線維）のように，求心線維は皮質の最表層（ⅠからⅣ層へ）（「皮質の微細構造」の項参照）へ終わる傾向がある。

皮質遠心線維 corticofugal fiber は大脳皮質から視床，脳幹，または脊髄へ進む。脊髄と脳幹への遠心性投射は下位運動ニューロンへの運動命令の伝達に大きな役割を果たし，その線維は皮質深層（Ⅴ層）の大きな錐体細胞から起こる。

C　連合線維

大脳半球の様々な領域と連絡し，全体を調整して皮質を機能させる。連合線維は皮質Ⅱ，Ⅲ層の小さな錐体細胞から起こる傾向がある（図10-9）。

短い連合線維または**U線維** U fiber は隣りあう脳回を連絡する。白質の深部にある線維は皮質内線維，皮質直下にある線維は皮質下線維と呼ばれる。

長い連合線維は広く離れた領域を連絡する。**鉤状束** uncinate fasciculus は外側溝の底部を横断し，下前頭葉回と側頭葉の前部を連絡する。帯状回の中の白い線維束である**帯状束** cingulum は，前有孔質と海馬傍回

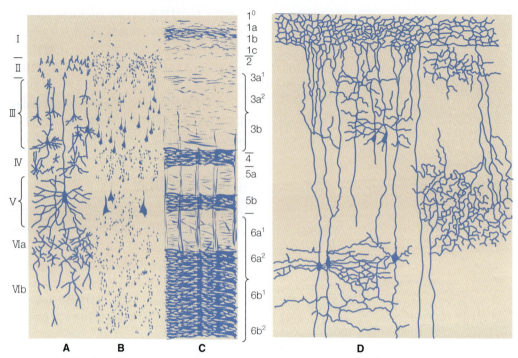

図10-10 大脳皮質の細胞構築。A：ゴルジ染色。B：ニッスル染色。C：ワイゲルト髄鞘染色。D：ニューロン連絡。ローマ数字と算用数字は等皮質（新皮質）の層を示す。4：外バイヤルジェ線条（後頭葉のジェンナリ線条）。5b：内バイヤルジェ線条(A, B, and C reproduced, with permission, from Ranson SW, Clark SL：*The Anatomy of the Nervous System*, 10th ed. Saunders, 1959. D reproduced, with permission, from Ganong WF：*Review of Medical Physiology*, 22nd ed. Appleton & Lange, 2005.)

射する。

　紡錘（多形）細胞層 fusiform (multiform) layer (Ⅵ) は隣接した白質へ伸びる軸索を持つ不整形の紡錘細胞からなる。

C カラム

　皮質は層を形成しているが，同じ機能を持つニューロンの組成群は，皮質表層から深層へ円柱状に伸びた垂直方向の**カラム column** 内で相互に連絡する。カラムの直径は，およそ 30～100 μm である。

　各皮質カラムは，関連する特性を持つ細胞からなる 1 つの機能的ユニットである。たとえば体性感覚野では，あるカラム内のすべてのニューロンは 1 つの感覚受容体を介して活性化され，体の同じ部位からの入力を受ける。同様に視覚野において，あるカラム内のすべての細胞は網膜の同じ部位からの入力を受け（つまり，視野の同じ部位から），同じ方向の刺激に対して反応する。各カラムは小さなコンピューテーショナルユニットとして機能する。カラムはネットワークまたはクラウド内の複数のコンピュータのように相互に作用する。そのような膨大な数の局所回路は脳に複雑な機能を与えている。

D 主な領域の分類

　大脳皮質の区域と分類は多くの研究者によって試みられてきた。最も一般的に使われているのは細胞構築（皮質のある領域内の正確な形とニューロンの配列）を基盤としたブロードマン分類である。ブロードマン分類は，ブロードマンが他と細胞構築が異なる皮質の個々の領域をラベルするために番号を振ったものである（図 10-11, 図 10-12）。これら解剖学的に同定された領域は，生理学的，病理学的な過程の局在性を参考基準として使われている。切除や刺激は機能的局在を導く。近年，機能的脳イメージング（22 章参照）は特定の皮質野の様々な機能局在を明らかにしている。いくつかの主な皮質野とそれらの機能的な関係を図 10-11～図 10-13 に示す。主要な皮質野のいくつかは表 10-1 に示す。

1 前頭葉

　ブロードマン 4 野は中心前回の**一次運動野 primary motor area** である。この領域の巨大錐体細胞（ベッツ細胞）とより小さな細胞は皮質脊髄路として下行する多くの軸索（すべてではない）を出す。運動皮質は体部位局在配列をする。唇，舌，手は半球の上蓋下部のホムンクルス地図の順番で示される。これらの体部位は皮質の支配領域が大きく，指の繊細な調整や頬舌の動きにかかわる皮質の広い領域をあらわしている。腕，体幹と腰は皮質上蓋の上部に配列し，足，下腿と生殖

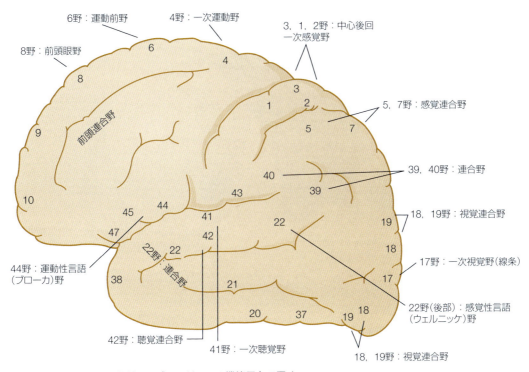

図10-11　大脳の外側面。皮質野はブロードマンの機能局在で示す

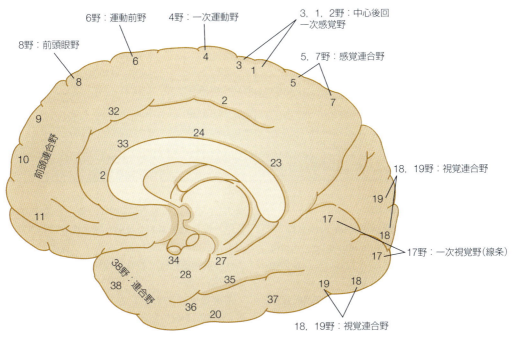

図10-12　大脳の内側面。皮質野はブロードマンの機能局在で示す

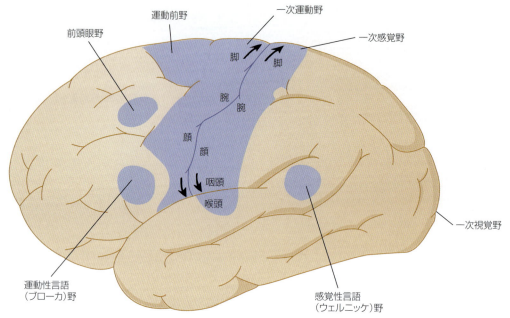

図10-13 皮質野の機能を示す左半球の外側面

表10-1 特殊化した皮質野

	ブロードマン野	名称	機能	連絡
前頭葉	4	一次運動野	随意筋の活性化	皮質脊髄路にかかわる
	6	運前野		
	8	前頭眼野	眼球運動	側方注視中枢へ投射(傍正中橋網様体)
	44, 45	ブローカ野	運動性言語	弓状束を介してウェルニッケ野へ投射
頭頂葉	3, 1, 2	一次感覚野	体性感覚	VPL, VPMからの入力
後頭葉	17	線条皮質＝一次視覚野	視覚刺激の処理	外側膝状体からの入力 ブロードマン18, 19野への投射
	18, 19	線条体外＝視覚連合野	視覚刺激の処理	ブロードマン17野からの入力
側頭葉	41	一次聴覚野	聴覚刺激の処理	内側膝状体からの入力
	42	聴覚連合野		
	22	ウェルニッケ野	言語理解	聴覚連合野, 視覚連合野, ブローカ野 (弓状束を介して)からの入力

器は半球間裂溝を覆う(図10-14)。

ブロードマン6野(**運動前野** premotor area)は二次運動地図を持つ。**補足運動野** supplementary motor area(大脳半球内側面に位置する)を含むいくつかの他の運動ゾーンは近くにかたまっている。

ブロードマン8野(**前頭眼野** frontal eye field)は眼球運動にかかわる。

下前頭回にある**ブロードマン44, 45野**(**ブローカ野** Broca's area)は, 唇と舌を調整する運動野の前にある。ブローカ野は発話に重要な領域である。

これらの領域の前にある**前頭前野** prefrontal cortex は背内側視床と前腹側視床, さらに辺縁系と相互に広範囲に連絡する。この**連合野** association area は複数の感覚様相から入力を受け, それらを統合する。前頭前野は, 機能「実行」のセット, 適応行動を計画し, 開始し, 不適応行動を抑制する。優先と順序づけ行動, 首尾一貫した基本的な運動と感覚機能の組み立て, 目的を持った行動の流れとして働く。運動と感覚皮質のような前頭前野は, 特殊な機能を行う領域に区分される。

前頭前野が障害されると(例：腫瘍または頭部外傷), 患者は無感情(行動を起こせない, またはいくつかのケースでは無動, 無言), または社会的品位の欠如と判断の欠損を伴い, 奔放で取り乱すようになる。

2 頭頂葉

ブロードマン3, 1, 2野は, 中心後回に体性感覚性を司る(ホムンクルスの地図)**一次感覚野** primary sensory area である(図10-15)。この領域は視床後外側腹側核(VPL)と後内側腹側核(VPM)から体性感覚入力を受ける。残りの領域は感覚またはマルチモード連

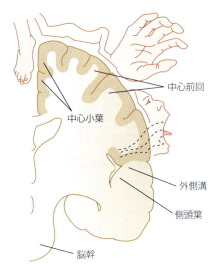

図 10-14　冠状断面の中心前回に運動性ホムンクルスを示す。様々な体部位中枢の局在を示す

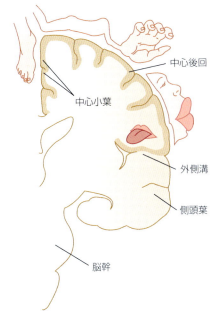

図 10-15　冠状断面の中心後回に感覚性ホムンクルスを示す。様々な体部位中枢の局在を示す

合野である。

3 後頭葉

ブロードマン 17 野は，有線野の**一次視覚野** primary visual cortex である。視放線は外側膝状体から有線野への視覚入力を中継する。網膜上部（視野下部）はブロードマン 17 野の上部に，網膜下部（視野上部）はブロードマン 17 野の下部にあらわされる。**ブロードマン 18，19 野**は後頭葉の**視覚連合野** visual association area である。側頭葉と頭頂葉内にも視覚地図は存在する。これらの地図のそれぞれは視覚野全体をあらわす

臨床実例 10-1

　これまで健康だった 47 歳の男性が，局在発作に悩まされはじめた。発作は左手と顔面の痙攣で始まり，左上肢全体，それから下肢を含む体の左側全体に症状は進行した。神経学的診察では左側に筋力低下，腱反射の亢進，伸展性の足底反応が明らかとなった。画像検査では右側の前中心回の顔面と手の領域の直下の白質に low-grade 星細胞腫と思われる小さな腫瘍が証明された。

　この症例で描かれているのは，いくつかの発作は局在性初発があり，発作の初発はその局在を明らかにするのに重要である。おそらくこれらは身体部位を制御している脳の大きさを反映していると思われるが，顔面（特に口唇）と手はホムンクルスの他の部位と比較してかなり大きい。このように顔や手の痙攣で局在発作が始まるのは珍しくない。この症例の場合，発作は顔面や手の初発部位から体の他の部位へと「マーチ（行進）」している。これは「ジャクソンマーチ」と呼ばれ，このタイプの発作は 19 世紀のイギリスの神経学者ジョン・ヒューリングズ・ジャクソンに敬意を表して「ジャクソンてんかん」と名づけられた。彼は局在てんかんの進行の臨床観察から大脳皮質のホムンクルスの存在を予想した。

が，入ってくる視覚シグナルからは特別な様相について（形，色，動き）情報が抜き取られている（15 章で後述する）。

4 側頭葉

　ブロードマン 41 野は**一次聴覚野** primary auditory cortex で，**42 野**は**連合（二次）聴覚野** associative (secondary) auditory cortex である。あわせて，これらの領域は**ヘシュル回** Heschl's gyrus と呼ばれている。ヘシュル回の直近には側頭葉の上部表面にある**側頭平面** planum temporale があり（図 10-16），右利きの人は左が大きく，言語と音楽に関係する。これらの領域は内側膝状体から聴放線を介して入力を受ける。側頭皮質を取り囲む領域（**22 野**）は聴覚連合野である。22 野の後部（上側頭回の後部 1/3）は**ウェルニッケ野** Wernicke's area で，言語理解のために重要な働きをする。残りの側頭領域はマルチモード連合野である。

5 マルチモード連合野

　前述したように，各感覚様相は様相特異的連合野だけでなく一次感覚野がある。多くの**マルチモード連合野** multimodal association area も異なる様相特異的連合野から収束線維を受ける。これらマルチモード連合野では，異なる特性に関する情報（例：犬の視覚像，

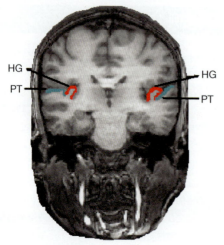

図10-16 側頭葉上部のヘシュル回（HG）（赤）と側頭平面（PT）（青）を示すMRI像（Reproduced, with permission, from Oertel-Knöchel V, Linden DEJ : *Neuroscientist* 2011 ; 17 : 457.）

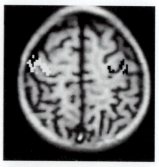

図10-17 大脳皮質の運動活動のfMRI像。エコープラナー法を用いて測定されたシグナル強度は，血液の流れ，体積，酸素化の変化によって変わる。本図は，7歳の少年の画像である。刺激として，右手または左手で1秒間に3〜4回の割合でゴムボールを繰り返し握った。右手でボールを握ったときに関連する皮質活動の変化は黒色で，左手でボールを握ったときに関連する皮質活動の変化は白色で示す（*Data* from Novotny EJ, et al : Functional magnetic resonance imaging(fMRI) in pediatric epilepsy. *Epilepsia* 1994 ; 35(Supp 8) : 36.）

犬の吠える音，毛の感じ）はすべて収束するため，高次情報処理が可能となる。マルチモード連合野は下頭頂小葉と上側頭溝周囲の側頭頭頂野にみられる。別のマルチモード連合野は前頭前野にある。これらの領域は次に辺縁皮質へ投射する。

特殊皮質領域の生理

分割された構成を反映して，皮質の異なる領域は異なる機能を促進する。皮質の様々な部位の局所的な障害は，特徴的な臨床症状を起こす。すなわち，多数の症例は歴史や神経学的検査法によって皮質のどの部位に損傷があるかを推測することが可能となった。

嗅受容野（梨状皮質と嗅内野）と関連領域は19章で述べる。

一次運動野

A 運動と機能

一次運動投射皮質（ブロードマン4野）（13章参照）は，中心溝の前壁と隣接する中心前回に位置し，一般的に巨大錐体（ベッツ）細胞の分布に対応している。これらの細胞は，脳幹内の鰓弓性および体性運動核へ向かう皮質核路や皮質脊髄路を軸索のインパルスが伝わることで，身体の反対側の骨格筋の随意運動を調整する。

運動野での体部位再現は，脳手術中の電気刺激によって地図化され，図10-14に示されている。二次および三次運動野は一次運動野の周辺に地図化されている。頭部や眼の対側共同偏視は前頭眼野と呼ばれる中前頭回後部（ブロードマン8野）を刺激することで起こる。

皮質を地図化する別の方法は，22章に後述するfMRIである。図10-17は，反対側の手でゴムボールを握るときの運動野の活動を示す。

B 臨床との相関

運動中枢の刺激病変は，局在性痙攣で始まるてんかん発作を起こし，広がり（身体部位に沿って，ホムンクルスの局在機構を反映し），大きな筋群を障害する。臨床実例10-1のように，異常な電気放電は運動野を広がるので，痙攣は「ジャクソンマーチ」で体に沿って「マーチ」する。意識変容と痙攣後の筋力低下や麻痺があるかもしれない。運動野（ブロードマン4野）の破壊性病変は反対側の障害筋群の弛緩性不全麻痺や麻痺を引き起こす。痙縮はブロードマン6野も障害されるとより生じやすくなる。

一次感覚野

A 運動と機能

皮膚，粘膜，体の他の組織や顔面からの感覚情報を受け取る一次感覚投射皮質は，中心後回に位置し，**体性感覚野** somatesthetic area と呼ばれる（ブロードマン3，1，2野）（図10-15参照）。この領域は，視床放線を介して体の反対側の触覚や深部感覚（筋，関節や腱）を運ぶ線維を受ける（14章参照）。

前頭葉と頭頂葉近接の比較的広い領域は二次感覚野と考えられている。なぜならこの領域も感覚刺激を受けているからである。したがって，中心溝より前の皮質は主に運動で，後ろは主に感覚を持つため，**一次体性感覚野** primary sensorimotor area は運動野と感覚野両方の機能を持つと考えられる。

味覚野 cortical taste area は顔面感覚野の近くに位置し，外側溝の弁蓋表面に広がる（図 8-16 参照）。この皮質領域は，孤束核から視床の後内側腹側核を介して味覚情報を受け取る。

B 臨床との関連
　この領域の刺激病変は体の反対側に**感覚異常**（例：しびれ感，ピリピリ感の異常感覚，電気ショック，ピンや針）を生じさせる。破壊性病変は，痛覚刺激の位置を局在化したり強度を感じたりする能力を障害したり，種々の表在覚に障害を起こすような，主観的ないし客観的障害を生じさせる。皮質では完全な感覚消失はまれである。

一次視覚野と視覚連合野
A 運動と機能
　一次視覚受容（線条）野（ブロードマン 17 野）は後頭葉に位置する。それは，鳥距溝の皮質と楔部と舌回の近くにある。

　霊長目では，後頭極の後部に伸びた領域は，主に高解像度を持つ黄斑視覚で，鳥距溝の前部は周辺視野と考えられている。右後頭葉の視覚野は，各網膜の右半分から視覚刺激を受け，一方左の視覚野（17 野）は各網膜の左半分から視覚刺激を受ける。17 野の上部は各網膜の上半分に対応し，下部は各網膜の下半分に相当する。視覚連合はブロードマン 18 野と 19 野の 1 つの機能である。19 野は大脳皮質全体から刺激を受け，18 野は 17 野から主に刺激を受ける（15 章参照）。

B 臨床との関連
　ブロードマン 17 野の刺激性病変は，光の閃光，虹，きらきら光る星，輝く線などの幻視を生じさせる。破壊性病変は視野において反対側の同名半盲を起こす。これらは黄斑視の破壊なしに，「黄斑回避」と呼ばれる現象である。ブロードマン 18 野と 19 野の障害は，同名半盲とともに空間失認の視覚統合異常を起こす。

一次聴覚受容野
A 運動と機能
　一次聴覚受容野（ブロードマン 41 野）（16 章参照）は，外側溝に向かう上側頭回内にある横側頭回に位置する。各サイドの聴覚野は両耳の蝸牛から聴放線を受け，蝸牛と聴覚中枢の 1 対 1 の投射がある。ヒトでは，低周波は 41 野の前外側部に，高周波は後頭内側部に投射または対応する。低周波は蝸牛の頂部近く，また高周波は蝸牛底部で検出される。ウェルニッケ野（優性半球，通常左半球の上側頭回の後ろ 1/3）を含むブ

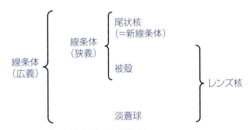

図 10-18　大脳基底核の主要な核

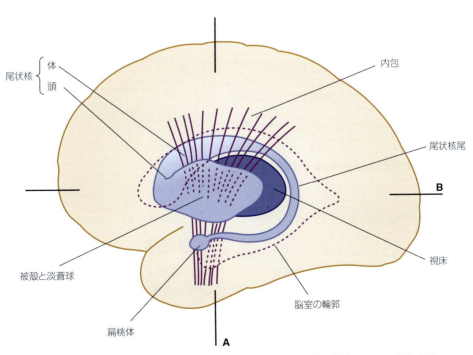

図 10-19　大脳基底核，視床，内包の空間的な関係を左からみた。A と B の断面を図 10-20A，B に示す

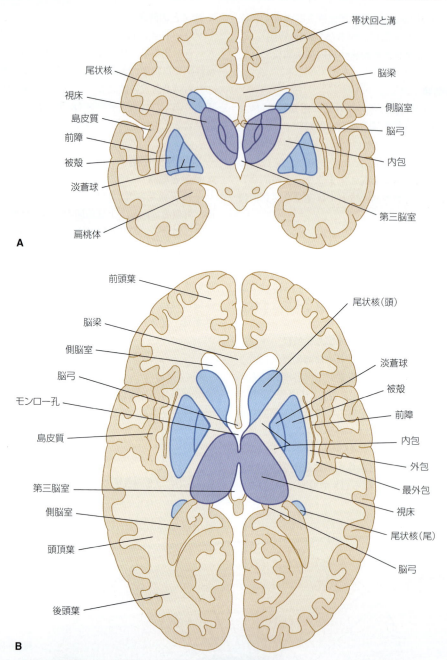

図 10-20　A：大脳の前頭断面の大脳基底核と視床，B：大脳の水平断面

ロードマン 22 野は高次聴覚識別と言語理解にかかわる。

B 臨床との関連

ヒトの一次聴覚受容皮質や近傍の刺激性病変は，ブンブンいう音やゴウゴウいう音の感覚を生じさせる。この領域の片側の病変は軽度の聴力障害のみを引き起こすが，両側の病変は聾唖となる。優位半球のブロードマン 22 野の障害は，純粋語唖（聴力は障害されていないが語が理解できない）症候群，ウェルニッケ失語とも呼ばれるが，これを生じさせる。

大脳基底核

大脳基底核は大脳半球の深部にある灰白質塊を指す。大脳基底核の用語は議論の余地がある。なぜなら，これらの塊は神経節というよりも神経核であり，それらのいくつかは基底部にはないが，用語として広く使われている。名前に関係なく，大脳基底核は運動調整に重要な機能的役割を担っている。解剖学的に，大脳

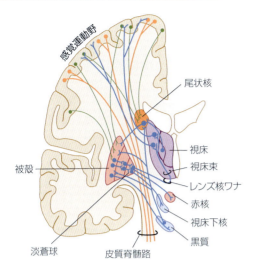

図 10-21　大脳基底核，視床と皮質間の連絡

基底核は**尾状核** caudate nucleus，**被殻** putamen，**淡蒼球** globus pallidus からなる。

　大脳基底核に関する用語は図10-18に要約する。**内包** internal capsule を含む有髄線維のシートは，大脳基底核を構成する神経核の間を通過し縞模様を出現させる（図10-19，図10-20）。以前の神経解剖学者は，尾状核，被殻と淡蒼球をあわせて**広義の線条体**と呼んでいた。尾状核と被殻は発生が同じで，同様の細胞を持つため**狭義の線条体**と呼ばれる。内包の外側にある被殻と淡蒼球はレンズ状の塊を形成するため**レンズ核** lenticular nucleus と呼ばれる。機能的には，大脳基底核と，それらの相互連絡と神経伝達物質は，黒質のような中脳核と視床下核を含む**錐体外路系** extrapyramidal system を形成する（13章参照）。

尾状核

　尾状核は洋ナシ形の頭部を持った細長い灰白質塊で，被殻とつながっており，側脳室前角の下縁に隣接する。細長い終末は後ろ向きにカーブし，尾状核尾として下方へ向かう。そして，側脳室の側角の天井に入り，扁桃体で先細りになる。尾状核と被殻（線条体）は大脳基底核への主要な入力部位になる。その回路は13章に記す。

レンズ核

　レンズ核は島と内包の間に位置する。外髄板はレンズ核を被殻と淡蒼球の2つに分ける。被殻は大きく，凸状の灰白質塊で島皮質の外側直下にある。線条体の縞模様の出現は被殻と尾状核の間にある内包の白束によって起こる。淡蒼球は小さく，多くの有髄線維からなる三角形の中央帯で青白くみえる。内髄板は淡蒼球を2つに分ける。淡蒼球は大脳基底核の主要な出力核

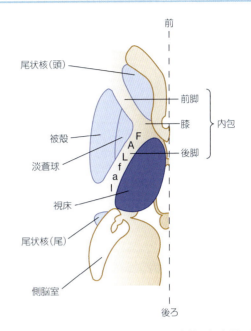

図 10-22　水平断面での内包，大脳基底核と視床間の関係。顔面，腕，下肢(F, A, L)へ向かう下行性運動線維は内包後脚の上行性感覚線維(f, a, l)の前を走行する(Modified from Simon RP, Aminoff MJ, Greenberg DA: *Clinical Neurology*, 4th ed. Appleton & Lange, 1999.)

である。

前障，外包

　前障は薄い灰白質の層で，島皮質の直下に位置する。前障は**外包** external capsule として知られる白質の薄い層で，さらに内側の被殻と分けられる。

線維連絡

　大脳基底核の大半は両方向性線維によって相互連絡をする（図10-21）。尾状核は多くの線維を被殻へ送り，次に短い線維を淡蒼球へ送る。被殻と淡蒼球は黒質からいくつかの線維を受け，そして視床は線維を尾状核へ送る。線条体からの遠心線維は淡蒼球を介して出ていく。いくつかの線維は内包を通過し，内側に**レンズ束** fasciculus lenticularis という線維束を形成する。他の線維は，**レンズ核ワナ** ansa lenticularis のループをつくるために内包の内側縁を通る。これら両方の線維は視床下核と赤核に終わるものもある。その他の線維は**視床束** thalamic fasciculus を介して視床へ上行する（図10-21参照）。13章に示すように，この豊富な閉鎖回路は運動と姿勢の調整の基礎となる。

内包

　内包は小さいが，レンズ核を内側尾状核と視床から分離する重要な有髄線維束である。前脚と後脚からな

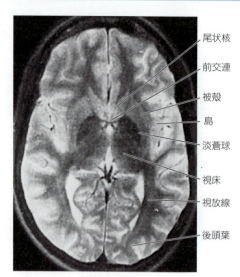

図 10-23　頭部の MRI 水平断像

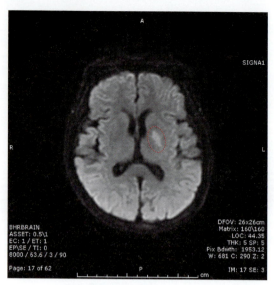

図 10-24　純粋運動性梗塞を発症した 83 歳女性の左内包後脚の梗塞を示す MRI 像。患者は右顔面，腕，下肢の急性脱力徴候を示した（Courtesy of Joseph Schindler, M. D., Yale Medical School.）

症例 11

　44 歳の妻を夫がクリニックに連れていき，彼女の見当識障害，意識不鮮明，気が散る，忘れやすさなどの病歴を伝えた。これらの症状は数カ月前からひどくなっていた。患者は最近頭痛を訴えており，彼女自身「痙攣」と呼んだ症状があった後，夫は彼女を医者にみせることにした。

　神経診察では，感情鈍麻，注意を向ける困難さ，記憶障害，左側の乳頭浮腫，顔面の非対称，顔の右側の動きの欠除，全般的な筋力低下があり，反射は対称性を示した。脳波は左半球に異常な徐波の焦点を示した。画像検査では左の前頭側頭葉領域の石灰化沈着の多巣性腫瘤を認めた。

　これらの所見に基づく鑑別診断は何か？

　脳生検が施行され，診断がつけられた。翌日，患者は両側の瞳孔が散大固定し昏睡状態になり，その後すぐに死亡した。剖検所見では脳幹部に小出血があり，前脳に広範な病的変化があった。

　脳生検の後，何が起こったのか？　最も考えられる診断は何か？

症例 12

　12 歳の少女。激烈な耳痛と熱が出現した。数日後，彼女の母親は左耳からの膿に気づき，家庭医に彼女を連れていった。医師は抗生物質を処方した。1 週間後，激烈な持続する左前頭部の頭痛が出現した。翌週，左顔面神経麻痺が出現した。

　この時点での鑑別診断は何か？

　その後，少女は神経内科医へ紹介された。入院時に，彼女は嗜眠傾向で，意識不鮮明で，不明瞭に話し，またおかしな行動を示し，体温は37.8℃であった。神経診察では過去と最近の出来事を混同し，喚語困難が強く，両側の乳頭浮腫を認め，眼球運動は正常だが，軽度の左末梢性顔面神経麻痺があり，左の聴力が低下していた。患者は頸部屈曲に抵抗があった。脳波では左大脳半球に徐波が存在し，特に前頭側頭部の領域に認めた。CT では左前頭側頭領域に病巣を認めた。

　最も考えられる診断は何か？

　症状はさらに 25 章で検討される。

る。内包は大脳基底核の1つではないが,線維束は大脳基底核の間を走行する。水平断面では,内側に**膝 genu**(頂き)を持つV字形にみえる(図10-22,図10-23)。

内包は,皮質球路や皮質脊髄路のようなきわめて重要な伝導路からなる。すなわち,内包での小さな傷害(例:ラクナ梗塞と呼ばれる小さな梗塞で起こる)は重篤な臨床的欠損を惹起する。

内包**前脚** anterior limb はレンズ核を尾状核から分ける。内包は,外側視床核と前頭葉皮質に合する視床皮質線維と皮質視床線維,前頭葉から橋核へ向かう前頭橋核路,尾状核から被殻へ横断する線維を含む。

内包**後脚** posterior limb は視床とレンズ核の間に位置し,主要な上行性・下行性伝導路が通る。皮質球路と皮質脊髄路は,下肢へ向かう線維の前(図10-22L参照)に顔面と腕へ向かう線維(図10-22F, A参照)が通る後脚の前半分を走行する。前頭葉皮質から赤核への皮質赤核線維は皮質脊髄路を伴う。

後脚の後ろ1/3は視床の後外側核から中心後回へ向かう三次感覚ニューロンを含む。後脚前方で皮質脊髄路と皮質球路が走行するのと同様に,後脚には下肢(l)からの線維の前に顔面と腕(f, a)からの上行性線維が通過する感覚線維の体性機能局在が存在する(図10-22参照)。整然とした局在性のため,内包の小さな傷害は選択的に運動機能と感覚機能を悪くする。たとえば,小さな穿通枝の閉塞が原因で起こる小さな梗塞(ラクナ梗塞と呼ばれる)は,内包後脚の前部に選択的で,純粋運動性梗塞を起こす(例:図10-24)。

11章 脳室と脳の外被

脳室系

脳の内部は上衣で覆われた空洞の連絡システムであり，**脳脊髄液（CSF）** で満たされている。2つの側脳室，第三脳室（左右の間脳の間），中脳水道と脳幹内の第四脳室がある（図11-1）。

側脳室，脈絡叢

側脳室 lateral ventricle は最も大きい。それぞれの側脳室は，2つの中心部分（体と中心部）と3つの伸張部（角）からなる。

脈絡叢 choroid plexus は，CSFを産生する場所である。それは脈絡動脈の毛細血管を含んだ軟膜のフリンジ様血管突起である。脈絡叢は脳室腔へ張り出し，上衣由来の上皮細胞で覆われている（図11-2，図11-3）。近接する脳構造への脈絡叢の付着は**脈絡組織** tela choroidea として知られている。脈絡叢は第三脳室と反対側の側脳室の脈絡叢と合し，室間孔から下角の末端へ伸びる（前角と後角に脈絡叢はない）。

前角 anterior（frontal）horn は室間孔の前にある。前角の天井と前方の境界は脳梁でつくられ，内側壁は透明中隔で，床と外側壁は尾状核頭部の外側へのふくらみで形成される。

側脳室の中心部あるいは本体部は長く，室間孔から脳梁膨大部の反対側へ伸びた細い部分である。その天井は脳梁によってつくられ，内側壁は透明中隔の後部で形成される。床（内側から外側へ）は脳弓，脈絡叢，視床の背側表面の外側部，分界条，分界静脈と尾状核からなる。**中心部** atrium または**三角** trigone は後角と下角につながる側脳室体の広い領域である（図11-4）。

後角 posterior（occipital）horn は後頭葉内へ突出している。後角の天井は脳梁の線維で形成される。内側壁には，鳥距溝によってつくられた脳室の隆起である**鳥距** calcar avis がある。

下角 inferior（temporal）horn は側頭葉を横断し，白質が下角の天井をつくる。内側縁は分界条と尾状核尾に沿う。扁桃核複合体は下角の上部末端へふくらみ，床と内側壁は海馬采，海馬，側副隆起によって形成される。

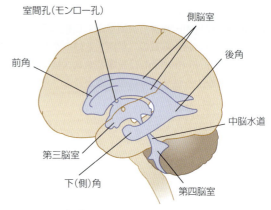

図11-1 脳室系

2つの**室間孔** interventricular foramen または**モンロー孔** foramens of Monro は，脳弓柱と視床の前縁の間に開口する。2つの側脳室はこの孔を介して第三脳室と連絡する（図11-1参照）。

第三脳室

第三脳室 third ventricle は左右の間脳に挟まれた狭い垂直の腔である（図11-1～図11-4参照）。第三脳室の天井は薄い脈絡組織（上衣層）と脳室内腔へ伸びる小さな脈絡叢からの軟膜で形成される（図9-1参照）。外側壁は2つの視床の内側表面によって主に形成される。第三脳室の外側壁下部と床は視床下部で形成され，前交連と終板は吻側の限界線になる。

視交叉陥凹 optic recess は終板と視交叉間の第三脳室が伸びたところにある。下垂体は視交叉陥凹が下方へ伸びた漏斗形をした**漏斗陥凹** infundibular recess の先端につく。小さな**松果体陥凹** pineal recess は松果体の茎へ伸びる。視床上部の上方の第三脳室の広がりは**松果体上陥凹** suprapineal recess として知られている。

中脳水道

中脳水道 cerebral aqueduct は狭く，第三脳室後方から第四脳室へ流れる曲がった水路である。脈絡叢はない（図11-1，図11-4参照）。

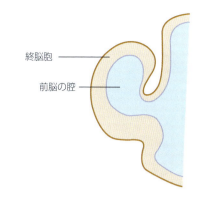

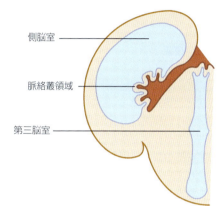

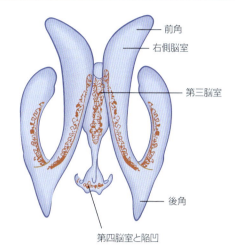

図11-3 脳室系の脈絡叢の背側面。中脳水道と側脳室の前角と後角には脈絡叢が存在しないことに注意

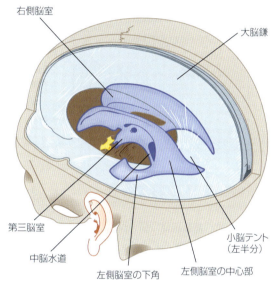

図11-4 硬膜，小脳テント，頭蓋底の関係

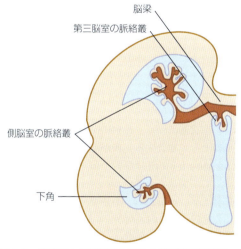

図11-2 側脳室内の脈絡叢の発生3段階（冠状断面）

第四脳室

第四脳室 fourth ventricle は橋と延髄に囲まれたピラミッド形をした腔である（図7-2，図11-1，図11-3参照）。その床は**菱形窩** rhomboid fossa として知られている。**外側陥凹** lateral recess は狭く，下小脳脚の背側面上の彎曲拡張した脳室として伸びる。第四脳室は**門** obex の下の延髄中心管へ伸びる。

第四脳室の不完全な天井は上髄帆と下髄帆から形成される。**上髄帆** anterior medullary velum は左右の上小脳脚の背内側縁の間に伸び，その背側面は小脳小舌で覆われる。**下髄帆** posterior medullary velum は小脳から尾側に伸びる。小脳の中へ入り込む第四脳室の先端は，**頂** apex または**室頂** fastigium と呼ばれる。

第四脳室の天井の上部にある小脳の位置は重要な臨床的意味を持つ。小脳の病変塊（例：腫瘍）または小脳梗塞後の小脳浮腫は第四脳室を圧迫し，急性閉塞性水頭症を起こす。

外側口 lateral aperture（**ルシュカ孔** foramen of Luschka）は小脳片葉近くのクモ膜下腔へ続く外側陥凹の開口部である。脈絡叢の房は通常開口部に存在し，第四脳室からクモ膜下腔へのCSFの流れを部分的に塞ぐ。**正中口** medial aperture（**マジャンディ孔** foramen of Magendie）は脳室天井の尾側の開口部であ

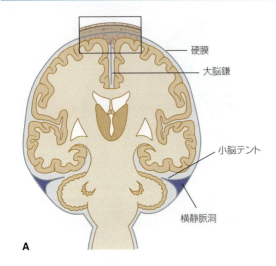

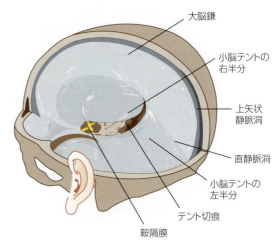

図11-6　硬膜

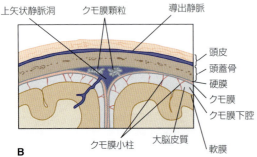

図11-5　A：脳と外被の冠状断面。B：Aのカコミの拡大図

る。第四脳室からのCSF流出の大部分は、大きさが異なる正中口を介する。

第四脳室の**脈絡組織**は細い血管を含む軟膜と上衣の層からなり、下髄帆内にある。それは、第四脳室の脈絡叢を形成する。

髄膜，髄膜下腔

3つの膜または髄膜，硬膜，クモ膜，軟膜は脳を包む。外膜である**硬膜 dura**は、通常少量のCSFを含む**硬膜下腔 subdural space**によって薄い**クモ膜 arachnoid**から分けられる。CSFと主要な動脈を含んだ広い**クモ膜下腔 subarachnoid space**は、完全に脳を包む**軟膜 pia**とクモ膜を分ける。クモ膜と軟膜はあわせて軟髄膜として知られており、細い結合組織であるクモ膜小柱でつながる。狭いクモ膜下腔と軟膜は脳組織内へ入る血管を包む。この腔を**血管周囲腔 perivascular space**または**ウィルヒョウ-ロバン腔 Virchow-Robin's space**と呼ぶ。

硬膜

硬膜は正式には**硬髄膜 pachymeninx**と呼ばれ、強く内葉（**髄膜 meningeal**）と外葉（**骨膜 periosteal**）から

なる線維性構造である（図11-4、図11-5）（ほとんどの静脈洞は硬膜間にある）。脳の上方の2層の硬膜は、静脈洞のスペースを与えるために分離するところと硬膜内葉が脳の間の中隔を形成するところ以外は、通常は癒合している。外葉は頭蓋骨内表面にしっかりとつき、血管と線維を骨の中に送る。内葉は脊髄硬膜へ続く。

硬膜中隔の1つである**大脳鎌 falx cerebri**は、カーテンのように大脳半球間の縦裂に分け入る（図11-5、図11-6）。それは、鶏冠から内後頭隆起への頭蓋骨正中面の内表面につき、小脳テントへと続く。

小脳テント tentorium cerebelliは後頭葉と小脳を分ける。それは、おおざっぱに横断し、後ろと前は横静脈洞の位置で頭蓋骨につき、前は側頭骨の錐体部と蝶形骨の床突起につく。正中に向かって、小脳テントは小脳鎌として癒合する。曲がった前縁である**テント切痕 incisura tentorii**は脳幹上部、中脳水道、血管の通り道として開放されている。

小脳鎌 fax cerebelliは、小さな三角形の硬膜中隔をつくるため後頭骨の内表面から小脳半球間に入り込む。

鞍隔膜 diaphragma sellaeは小脳テントの両サイドの付着部と床突起がつながることで、トルコ鞍にある下垂体の上に不完全なふたを形成する。下垂体茎は鞍隔膜の開口部を通る。

クモ膜

クモ膜は、脆く無血管性で、CSFで満たされたクモ膜下腔を覆う。クモ膜の内表面は、繊細な**クモ膜小柱 arachnoid trabeculae**（しかし不規則に存在する）によって軟膜と結合している（図11-5参照）。頭蓋クモ膜は硬膜の内表面を覆うが、少量のCSFを含む狭い硬膜下腔で硬膜から分かれる。クモ膜は、鎌やテントを

除いて脳溝や裂に入り込まない。

クモ膜顆粒 arachnoid granulation は多くの微細絨毛からなる（図11-5B 参照）。それらは，ベリー様の小粒の外観で上矢状静脈洞またはそれに付随する静脈裂孔，他の静脈洞，大きな静脈の中に突き出る。クモ膜顆粒は CSF の吸収箇所である。

クモ膜と軟膜の間の**クモ膜下腔**は大脳半球の表面上では比較的狭いが，脳底部の領域ではより広い腔になる。この特に広いスペースをクモ膜下槽 cistern といい，隣接する脳構造に由来する名称がつけられる（図11-7）。それらは近接するクモ膜下槽および通常のクモ膜下腔と自由に連絡できる。

大槽 cisterna magna は延髄と小脳半球の間の広いスペースのことで，それは脊髄クモ膜下腔へと続く。橋の腹側にある**橋槽** pontine cistern には脳底動脈と

> ## 臨床との関連
>
> いくつかのタイプの脳ヘルニアが起こる（図11-8）。テントはテント上とテント下の部分に分かれ，2つの空間は中脳を含む切痕によって交通している。鎌とテントの両者は空間を不完全に分離しており，腫瘍や拡大している病変はこれら中隔周囲の脳の部分を偏倚させ，**鎌下** subfalcial あるいは**テント偏倚** transtentorial herniation ヘルニアになるかもしれない。鎌下ヘルニアは，帯状回が鎌やその下に偏倚する。テント偏倚ヘルニアは側頭葉内側の鈎がテントを通じて偏倚し，脳幹部や隣接する動眼神経（同側の瞳孔散瞳や動眼神経麻痺）を圧迫する。小脳扁桃は病巣のため大孔ヘルニアを起こし，しばしば**円錐化** coning と呼ばれる。テント偏倚ヘルニアや小脳扁桃ヘルニアは，脳幹を偏倚させたり圧迫したりして，呼吸，意識，血圧や他の機能の生命制御中枢に障害を与えるため生命を脅かす（18章，20章参照）。

いくつかの静脈が存在する。大脳の下は2つの側頭葉間に広いスペースがある。このスペースは，視交叉の上にある**交叉槽** chiasmatic cisterna，鞍隔膜の上にある**鞍上槽** suprasellar cistern，大脳脚間の**脚間槽** interpeduncular cistern に分かれる。前頭葉および頭頂葉と側頭葉間のスペースは，**大脳外側窩槽** cistern of the lateral fissure（cistern of Sylvius）と呼ばれる。

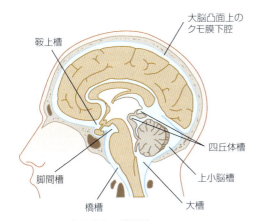

図11-7 CSF を含むクモ膜下腔

軟膜

軟膜は脳表面を包む薄い結合組織膜で，脳溝，裂，脳の血管周囲に入り込む（図11-5 参照）。軟膜は脳梁の下にある大脳横裂へも入り込む。そこでは，軟膜は第三および第四脳室の脈絡組織を形成し，脳室の脈絡膜を形成するために上衣と脈絡叢静脈と一緒になる。軟膜と上衣は第四脳室の天蓋を形成し，そこの脈絡叢をつくる。

脳脊髄液

機能

脳脊髄液 cerebrospinal fluid（CSF）は脳周囲の防御的ウォータージャケットのように機能する。イオン組成調整によって脳の活動性を調節し，代謝物を洗い去り（なぜなら脳はリンパ管を持たない），脳圧の変化から守る（静脈量対 CSF 量）。

組成と量

正常な CSF は無色透明で無臭である。より重要な正

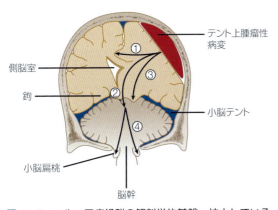

図11-8 ヘルニア症候群の解剖学的基盤。拡大しているテント上腫瘤性病変は脳組織を隣接する頭蓋内部分へ偏倚させ，①鎌下の帯状回ヘルニア，②下方への経テント(中心)ヘルニア，③テントの縁を越える鈎ヘルニア，④大孔ヘルニアとなる。②③④で脳幹を圧迫したとき，昏睡になったり，最後には死に至る(Reproduced with permission from Aminoff ML, Greenberg DA, Simon RP：*Clinical Neurology*, 6th ed. McGraw-Hill, 2005.)

表 11-1 正常な CSF の所見

領域	外見	圧(mmH₂O)	細胞(/μL)	蛋白	その他の成分
腰部	無色透明	70～180	0～5	<50 mg/dL	グルコース 50～75 mg/dL
脳室	無色透明	70～190	0～5(リンパ球)	5～15 mg/dL	

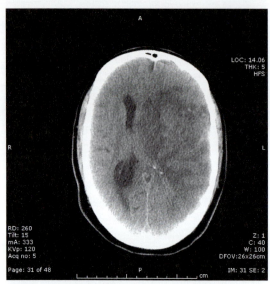

図 11-9　左大脳半球の大きな梗塞による脳腫脹の CT 像。左側脳室は梗塞周囲の腫脹した脳組織の圧迫により消失している。腫脹している左脳半球上部の頭蓋骨はかたいため浮腫状の半球は正中を越える（Courtesy of Joseph Schindler, M. D., Yale Medical School.）

常値を表 11-1 に示す。様々な障害での CSF の組成変化は 24 章と表 24-1 に要約している。

CSF は 2 つの連絡経路からなる循環系に存在する。循環系の内部は，2 つの側脳室，室間孔，第三脳室，中脳水道と第四脳室からなる。外部はクモ膜下腔とクモ膜下槽からなる。内部と外部間の連絡は第四脳室の 2 つの外側口（ルシュカ孔）と正中口（マジャンディ孔）を介して起こる。成人では，すべての腔にある CSF の全体量は正常で約 150 mL である。CSF の 400～500 mL は 1 日あたり産生され吸収される。

圧

正常の CSF 圧は 70～180 mmH₂O であり，周期的な変化は拍動や呼吸によって起こる。頭蓋内圧の上昇（例：腫瘍や脳の腫れが起きるいくつかの大きな梗塞を伴う），血液量増加（出血を伴う）または CSF 量増加（水頭症を伴う）があると CSF 圧が上がる。なぜなら成人の頭蓋骨はかたい骨の箱であり，圧の上昇なしに増えた容量をおさめることはできないからである（図 11-9）。

臨床との関連

髄液の循環経路のブロックは，閉塞にもかかわらず髄液の産生が続き，上流の脳室の拡張を通常まねく（水頭症）（図 11-11～図 11-14，表 11-2）。非交通性と交通性水頭症の 2 つのタイプがある。

非交通性（閉塞性）水頭症 noncommunicating (obstructive) hydrocephalus は，他のタイプより頻度が高く，片側か両側の脳室間孔か，中脳水道（最も多い閉塞部位，図 11-11 参照）か，第四脳室流出孔（内側と外側の穴）の閉塞のため，脳室の髄液はクモ膜下腔に到達できない。これらの部位のブロックは，1 つかそれ以上の脳室の急速な拡大を生じさせる。髄液の産生が続き，急性閉塞段階では，髄液に脳室上衣を横断する流れがあるかもしれない。脳回は頭蓋内側に押しつけられ平らになる。2 歳以下の大部分の子どもがそうだが，頭蓋骨がやわらかいようなら，頭が大きくなるかもしれない（図 11-12 参照）。

交通性水頭症 communicating hydrocephalus は閉塞がクモ膜下腔にあり，以前の出血や髄膜炎の結果であることがあり，クモ膜の肥厚を起こし灌流路を閉塞する（図 11-14 参照）。吸収より産生が多く過剰の髄液のため頭蓋内圧が上昇すれば，脊髄の中心管が拡張するかもしれない。何人かの患者では髄液が一杯になる空間を均一に，頭蓋内圧を亢進なしに拡張するかもしれない。**正常圧水頭症** normal-pressure hydrocephalus は高齢者に歩行障害，尿失禁，認知症を起こすかもしれない。

非交通性水頭症では閉塞部をバイパスする，あるいは一般的な吸収を改善させる様々な手段が開発されている。

循環

ほとんどの CSF は側脳室内の脈絡叢からつくられる。CSF は室間孔を経て第三脳室へ流れる。さらに CSF は第三脳室天井の脈絡叢からつくられる（図 11-10）。そして CSF は中脳内の中脳水道を経て菱形の第四脳室へ流れ，そこで脈絡叢はさらに CSF を産生し追加する。CSF は第四脳室の正中口と外側口を経て脳室循環系から去り，クモ膜下腔へ入る。ここから CSF は大脳凸面上や脊髄クモ膜下腔へ流れる。そのうちのい

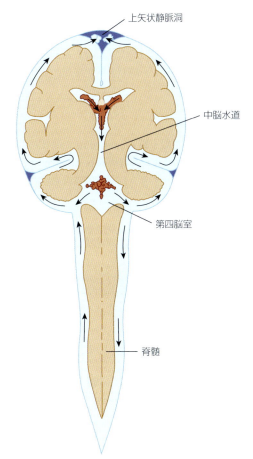

図 11-10　CSF 循環（矢印）の冠状断面

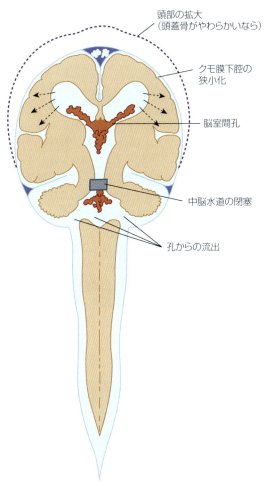

図 11-11　非交通性水頭症を起こしている中脳水道閉塞の効果。矢印は経上衣の流れを示す（図 11-10 と比較）。他の閉塞の可能性のある部位は脳室間孔と第四脳室の流出孔である

くつかは，軟膜や脳室壁の小さな血管に再吸収（拡散によって）される。残りの CSF は，さまざまな領域，主に大脳凸面上の静脈血（静脈洞や静脈）に排出される。CSF の産生と吸収のバランスによって，脳周囲の CSF の連続的な循環が正常に起きる。

神経系の関門

神経系には機能的に重要な関門が存在する。すべての関門は，正常な機能を維持し異物や有害物質を排除するために脳内と脳周囲の一定の環境維持に働く。3つの膜（髄膜），硬膜，クモ膜，軟膜などはみえやすいが，その他は電子顕微鏡による観察時のみに識別ができる。

血液-脳関門

血液-CSF 関門，血管-内皮関門とクモ膜関門はともに血液-脳関門を形成する。2章で述べたように，脳のほとんどの領域の毛細血管内皮細胞は血液内外への分子の拡散を防ぐタイト結合によって結合している。この関門はいくつかの特別な領域，視床下部基底部，松果体，第四脳室の最後野と第三脳室近傍のいくつかの

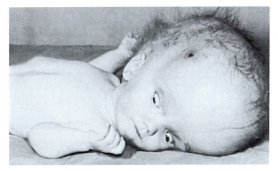

図 11-12　14 カ月乳児の水頭症

小さな領域ではない。高い透過性を持つ有窓性毛細血管がこの領域に存在している。

A 血液-CSF 関門

CSF の約 60% は脈絡叢の血管から能動輸送（膜を通過）によってつくられる。脈絡叢の上衣細胞はタイト

結合によって結合し，いくつかの物質の選択的な通過は可能だが，その他は通過できない連続的な層をつくる(11章参照)。

B 血管-内皮関門

まとめると，脳内の血管は非常に広い面積を持ち，血液と脳の間で酸素，二酸化炭素，アミノ酸と糖の交換を促進する。その他の物質は排除されるため，神経性の細胞外液の化学成分は細胞内液と明らかに異なる。防御機能は内皮細胞間のタイト結合で成し遂げられる。分子がタンパクと同様に大きくても，星状膠細胞(アストロサイト)の突起や内皮細胞の基底膜のどちらも拡散を防ぐことはできないという証拠がある。

C クモ膜関門

クモ膜の血管は脳の血管に比べてはるかに透過性が高い。しかし，クモ膜の最外層の細胞は関門を形成するため，硬膜の血管から拡散した物質はクモ膜下腔のCSFに入れない。細胞はタイト結合によって結合し，それらの透過特性は脳血管の透過特性と同様である。

上衣

脳室を裏打ちする上衣は脈絡叢の上衣に続く(図11-15)。第三脳室下部を除いて，ほとんどの上衣細胞はタイト結合を持たず，脳室と脳組織間の高分子の移動を防げない。

血液-神経関門

大きな神経は**神経上膜** epineurium で囲まれた軸索束からなる。各神経束は**神経周膜** perineurium と呼ばれる細胞の層によって包まれる。各神経束内の結合組

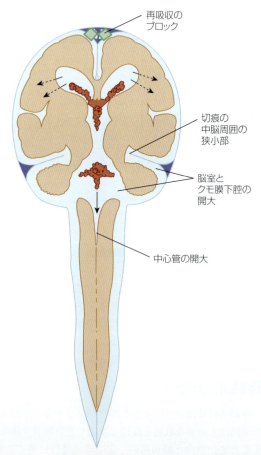

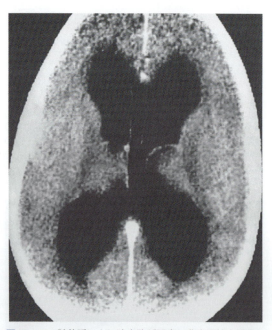

図 11-13 髄芽腫により流出孔が閉塞し非交通性水頭症となった7歳の頭部の CT 水平断像

図 11-14 交通性水頭症を起こしている CSF 再吸収閉塞の効果。矢印は経上衣の流れを示す(図 11-10, 図 11-11 と比較)。もう1つの閉塞の可能性のある部位は切痕の中脳周囲の狭い空間である

表 11-2 水頭症

型	原因	影響
非交通性 (閉塞性)	脳室間孔の閉塞 中脳水道の閉塞 第四脳室流出孔の閉塞	側脳室の拡大 側脳室と第三脳室の拡大 すべての脳室の拡大
交通性	中脳周囲槽の閉塞(テント切痕の閉塞) 大脳円蓋のクモ膜下腔 CSF の閉塞	すべての脳室の拡大。後頭蓋窩槽の開大 すべての脳室の拡大。すべての基底槽の開大

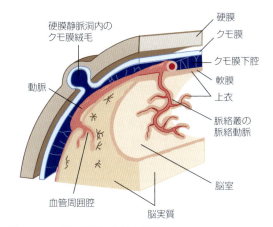

図 11-15　脳，髄膜，血管の関係

織は**神経内膜** endoneurium である．神経上膜の血管は硬膜の血管と同様に高分子を透過させるが，神経周膜の血管はクモ膜の血管と同様に透過させない．

頭蓋骨

　成人ではかたいが，幼児ではしなやかな頭蓋は，脳と髄膜を完全に包み込み，強く機械的な防御となる．成人で障害などで脳腫脹が生じると脳の容量が頭蓋骨の収容量まで増え，さらに障害を受けた脳を圧迫しヘルニアが起きる．幼児では頭蓋圧が高まると泉門が膨張，または頭部が異常に大きくなりはじめる（図 11-12 参照）．

　重要な構造（脳神経，血管）は頭蓋骨の様々な開口部（裂，管，孔）を介して脳から出入りし，これらの小さな通路を進むため，脳神経や血管は特に圧迫を受ける．

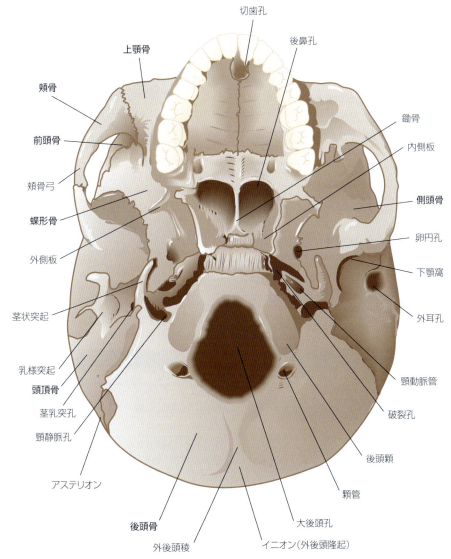

図 11-16　頭蓋底の外側面

頭蓋骨の下面

頭蓋骨底面の前部は，硬口蓋から頭蓋骨下面の残りの部分である。**後鼻孔** choanae は硬口蓋の後ろ上方にある。翼状骨板は後鼻孔の外側にある（図11-16）。

外側板の基部には**卵円孔** foramen ovale があり，三叉神経の第3枝，副硬膜動脈，と（時折）浅錐体神経が通る。卵円孔の後方には**棘孔** foramen spinosum があり，中硬膜血管が通る。茎状突起の基部には**茎乳突孔** stylomastoid foramen があり，顔面神経が通る。

破裂孔 foramen lacerum は内側板の基部にある不規則な形の隙間である。その頭蓋上面は**頸動脈管** carotid canal である。内頸動脈はこの隙間から出て，破裂孔の上面を横断する。

破裂孔の外側は溝になり，**耳管溝** sulcus tubae auditivae といい，**耳（エウスタキオ）管** auditory (eustachian) tube の軟骨部になる。そして側頭骨内の管として後方へと続き，耳管の骨部を形成する。溝の外側は頸動脈管の開口部の下になり，内頸動脈と交感神経の内頸動脈神経叢が通る。

頸動脈管の後ろは大きな**頸静脈孔** jugular foramen で，側頭骨の錐体部と後頭骨でつくられ，3つの区域に分けられる。前区域には下錐体静脈洞があり，中区域には舌咽神経，迷走神経，副神経脊髄根が，後区域にはS状静脈洞と後頭動脈と上行咽頭動脈からの硬膜枝が通る。

後頭骨底部の後ろは**大後頭孔** foramen magnum で，延髄，その膜，副神経脊髄根，椎骨動脈と前・後脊髄動脈が通る。大後頭孔は**後頭顆** occipital condyle によって外側に制限される。

各後頭顆の後ろは顆窩で，**後顆管** posterior condyloid canal（横静脈洞から出る導出静脈が通る）によって片方または両側面に開孔する。さらに前方は**前顆管** anterior condylar canal または**舌下神経管** hypoglossal canal で，舌下神経と硬膜動脈が通る。

頭蓋骨内

A 頭蓋冠

頭蓋冠の内表面は大脳を組み入れるための窪みや，硬膜血管の枝のための溝を伴った凹形を示す。正中線に沿って前方は狭く，後方は広くて細長い溝があり，上矢状静脈洞が入る。溝の縁には大脳鎌がつく。後方には，頭頂導出孔の開口部がある。頭蓋冠の**縫合** suture（**矢状** sagittal，**冠状** coronal，**ラムダ** lambdoid，その他）は隣りあう頭蓋骨間の結合部がかみあっている。

B 内頭蓋底

頭蓋底部の内部または上，表面は頭蓋腔の床をつくる（図11-17，表11-3）。頭蓋腔の床は3つの窩に分けられる。**前頭蓋窩** anterior fossa，**中頭蓋窩** middle fossa，**後頭蓋窩** posterior fossa である。前頭蓋窩の

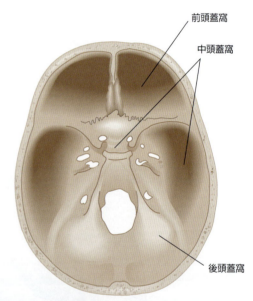

図11-17　内頭蓋底

表11-3　頭蓋底の通路構造

孔	構造
篩骨篩板	嗅神経
視神経管	視神経，眼動脈，髄膜
上眼窩裂	動眼神経，滑車神経，外転神経，三叉神経の眼神経枝，上眼静脈
正円孔	三叉神経の上顎神経枝，小さな動静脈
卵円孔	三叉神経の下顎神経枝，静脈
破裂孔	内頸動脈，交感神経叢
棘孔	中硬膜動静脈
内耳孔	顔面神経と内耳神経，内耳動脈
頸静脈孔	舌咽神経，迷走神経，副神経脊髄根，S状静脈洞
舌下神経管	舌下神経
大後頭孔	延髄と髄膜，脊髄副神経，椎骨動脈，前・後脊髄動脈

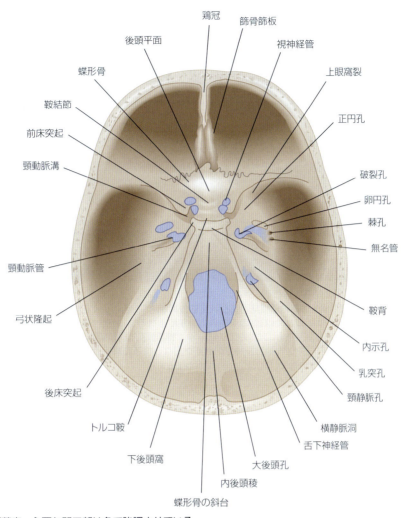

図11-18 内頭蓋底。主要な開口部は色で強調させている

床は中頭蓋窩の床より高く，中頭蓋窩は後頭蓋窩の床より高い位置にある。多数の開口部（それらのうちの多くは**孔** foramen と呼ばれる）は，頭蓋腔の床を経由して血管，脳神経や延髄が出入りする経路である。

1 前頭蓋窩

この床は前頭骨の眼窩板，篩骨篩板，蝶形骨の小翼と前部によってつくられる。後ろは蝶形骨の小翼の後縁と視交叉溝の前縁で区切られる。

前頭蓋窩の外側部は眼窩の天井で，大脳の前頭葉を支える。正中部は鼻腔の天井をなす。正中部には**鶏冠** cribriform plate があり，前頭稜とともに大脳鎌が付着する。

篩骨篩板は鶏冠の両側にあり，嗅球を支える。この板は嗅神経のための小孔が交通している。**視神経管** optic canal の頭蓋開口部は，蝶形骨の平面部（**蝶形骨平板** planum sphenoidal）の真後ろにある。

2 中頭蓋窩

中頭蓋窩は前頭蓋窩より深く，中心部は狭く周辺部は広い。前は蝶形骨の小翼の後縁と前床突起で区切られる。後ろは側頭骨錐体部の上角と鞍背，外側は側頭骨鱗部と蝶形骨大翼である（図11-17，図11-18）。

中頭蓋窩の狭い正中部は**視交叉溝** chiasmatic groove と**鞍結節** tuberculum sellae が前方にある。視交叉溝は**視神経管**のどちらかの側で終わり，視神経と眼動脈が通る。視神経管の後ろは**前床突起** anterior clinoid process が後内側方向に飛び出し，小脳テントの付着部位になる。鞍結節の背部は深く窪み，**トルコ鞍** sella turcica となる。この構造は特に重要で，下垂体がある下垂体窩を持つ。トルコ鞍の後ろは骨の四辺形板で区切られ**鞍背** dorsum sellae となり，両サイドは**後床突起** posterior clinoid process として前方に伸びる。これらは小脳テントの枝につく。各後床突起は外転神経のための窪みとなる。

トルコ鞍のどちらかの側は広く浅い**頸動脈溝**

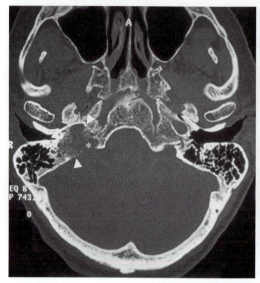
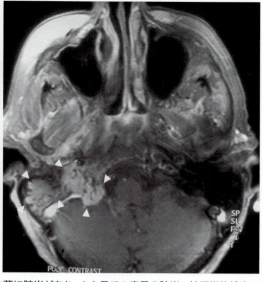

図11-19　81歳女性。呼吸困難と発熱を認める。患者は右中葉に肺炎があり，3カ月で3度目の肺炎。神経学的検査では，右の声帯麻痺を示し，咽頭反射は消失，右の僧帽筋と胸鎖乳突筋の嵩が消失，舌は少々の萎縮が右側にみられ突き出すと右にそれ，軟口蓋の非対称性の高まりがあった（右側の麻痺のため左にそれる）。患者は嚥下評価の間，気音を発した。脳のMRI像は頸静脈孔と錐体骨に大きな病変を示した（左の矢頭，＊：頸静脈孔）。頭蓋底のCT像は右の側頭骨錐体と後頭骨内に溶骨性変化を示した（右の矢頭）。第IX～第XII脳神経の機能が損なわれる頸静脈グロムス腫瘍の臨床診断を生検で確認した。患者は放射線で治療した（Courtesy of Dr. Joachim Baehring.）

carotid grooveで，破裂孔から前床突起の内側に向かって曲がる。この溝には交感神経叢によって囲まれた内頸動脈が存在する。

中頭蓋窩の外側部は正中部より深い。それらは側頭葉を支え，脳を容れるための窪みとなる。この領域では**棘孔**を経て入ってきた**中硬膜血管** middle meningeal vesselの前枝と後枝のための溝が横切る。

上眼窩裂 superior orbital fissureは中頭蓋窩の前方に一致する。上部は小翼，下部は大翼で，中心は蝶形骨体で区切られる。上眼窩裂では動眼神経，滑車神経，三叉神経の眼神経枝，外転神経，交感神経の海綿静脈洞神経叢からのいくつかの線維，眼静脈，中硬膜動脈の眼枝が眼窩内へ通る。

三叉神経の上顎神経枝は上眼窩裂の内壁後部にある**正円孔** foramen rotundumを通過する。正円孔の後ろには**ベサリウス孔** foramen of Vesaliusがあり，導出静脈または細静脈の集団が通る。ベサリウス孔は異なる頭蓋骨では大きかったり，小さかったり，複数あれば存在しないこともある。卵円孔は三叉神経の下顎神経枝，副硬膜動脈，小浅錐体神経が通り，正円孔の後外側にある。

破裂孔は卵円孔の内側にある。その下部は線維性軟骨で満たされている。上部は内頸動脈が通り，交感神経叢によって取り囲まれる。

3 後頭蓋窩

後頭蓋窩は中および前頭蓋窩より大きく深い。それは，後頭骨，蝶形骨の鞍背と斜台，側頭骨と頭頂骨の部分によって形成される（図11-17参照）。

後頭蓋窩または**テント下区域** infratentorial compartmentは，小脳，橋，延髄と中脳の部分を含む。後頭蓋窩は蝶形骨の鞍背によって正中近くの中頭蓋窩と分けられ，側頭骨錐体部（**錐体突起** petrous pyramid）の上角で両サイドが分けられる。

大後頭孔は頭蓋窩の中心にある。円形小突起の真上は，**前顆管** anterior condylar canalまたは舌下神経と上行咽頭動脈の髄膜枝が通る**舌下神経管** hypoglossal canalがある。

臨床との関連

頭蓋骨への外傷は骨折の原因となる。頭蓋冠や底部の骨折そのものはそれほど重大な問題ではないが，しばしば合併症を伴う。髄膜損傷を伴う骨折はCSFの漏れとおそらく頭蓋内感染を起こしうる。血管損傷を伴う骨折は，特に大きな硬膜動脈の分枝が損傷されたとき，硬膜外出血を起こす。陥没骨折は出血と組織破壊を伴った脳挫傷を起こす。挫傷は衝突と反対側にあるかもしれず（対側衝撃挫傷），また前頭葉先端，後頭葉極，前頭葉眼窩面が骨端でこすられた場所，あるいは鎌の辺縁で脳梁と脳梁周囲動脈がこすられた場所で起こるかもしれない。

症例13

63歳の失業中の男性。熱と意識レベルの低下で病院に連れてこられた。彼の家主は彼が数カ月の間に体重が減少し、最近は熱、食欲不振、咳を訴えていたと述べた。入院時に昏迷状態で発見された。

一般身体診察中に、患者は非協力的で寝床の中で暴れまわった。所見として、項部強直、左胸骨縁に沿って聴取される荒い収縮期雑音、40℃の体温、脈拍数140/分を認めた。

赤血球数は380万/μLで、白血球数は18,000/μLで80%は多形核球であった。血糖は120 mg/dLであった。腰椎穿刺では初圧は300 mmH$_2$Oで、白血球は2万/μL（大部分は多形核球）、血糖は18 mg/dL、タンパクは不明（結果が失われた）であった。髄液沈渣のグラム染色では、グラム陽性の桿状双球菌（肺炎球菌）だった。

最も考えられる診断は？

頚静脈孔は後頭骨の外側と側頭骨錐体部の間に位置する。孔の前部は下錐体静脈洞が通り、後部は横静脈洞、後頭動脈と上行咽頭動脈の髄膜枝が通り、中間部は舌咽神経、迷走神経、脊髄副神経が通る。

頚静脈孔の上には、顔面神経と内耳神経と内耳動脈が通る**内耳孔** internal acoustic meatus がある。小脳半球を支える下後頭窩は、大脳鎌の付着場所で**後頭静脈洞** occipital sinus が通る内後頭稜によって分けられる。後頭蓋窩は横静脈洞による深い溝に囲まれている。

症例14

21歳のオートバイ乗りが救急室へ運ばれてきた。カーブで回ろうとしたときにスリップし、ヘルメットなしの無意識状態で横たわっているところを発見された。頭部は縁石にあたったようだった。顔面には擦り傷があり、右耳より上部は腫脹していた。救急室で、彼は意識を取り戻した。ぼーっとしているようで、頭痛を訴え、明瞭に話せなかった。

神経診察では乳頭浮腫はなかった。彼の瞳孔は同大、正円で、対光反射は保たれており（PERRL）、眼球運動は正常で、左顔面神経麻痺が疑われた。他の神経学的異常はなかった。他の所見は血圧が120/80 mmHg、脈拍が75/分、呼吸回数が17/分であった。

この時点での鑑別診断は何か？ どの画像検査あるいは他の検査が有用か。

患者は救急室で観察された。数時間後に患者は昏迷状態になり、右瞳孔は拡張した。血圧は150/90 mmHg、脈拍は55/分、呼吸回数は12/分であった。

最も考えられる診断は？

症例はさらに25章で検討される。

腫瘍、炎症性病変やその他の病変塊は頭蓋底の孔に侵入して塞ぐ。そうなったとき、それら障害部位は、孔を介して交通する脳神経や血管を圧迫し傷つける。例を図11-19に示す。

12章 脳の血液供給

　脳と脊髄は酸素血の連続した供給に強く依存し，脳血管を介した絶え間ない血流に依存する．全身の総血液量の約18％は脳へ循環し，それは体重の約2％を占める．血液は酸素，栄養素，脳機能を適切に保つために必要なその他の物質も運び，代謝物を洗い去る．意識の消失は，脳への血液の供給停止後15秒以内で生じ，回復不能な脳への損傷は5分以内で起こる．

　脳血管障害 cerebrovascular disease または**脳卒中 stroke** は血管の損傷や出血の結果生じ，神経学的障害のうちで最も多い原因の1つである．各脳血管は脳の特異的な領域を灌漑する傾向があるため，型どおりの病的現象を示す血管閉塞なら，画像検査をする前から，血管損傷の部位を特定することができる．

多くの混みあう神経内科への入院の半数は脳卒中である．脳血管疾患は先進国で3番目に多い死因である．脳卒中が起きてから数時間で血栓溶解ができれば，血流が回復し，臨床状態が改善する可能性が高まるため，脳卒中では初期の発見と治療が必要となる．

脳の動脈供給

ウィリス動脈輪

　ウィリス動脈輪 circle of Willis（発見者であるイギリスの神経解剖学者トーマス・ウィリスの名前にちなんだ）は，脳への主要な動脈をすべて出す六角形をした血管輪である．ウィリス動脈輪は2対の内頸動脈と脳底動脈によって形成される．動脈輪は両側の後交通動脈と1つの前大脳動脈からなる．ウィリス動脈輪は多様で，後交通動脈の太い血管が1つまたは両サイドにあるもの（胎児型），後大脳動脈が伸びた領域の血管が細いもの（胎児型），前交通動脈がない，もしくは2

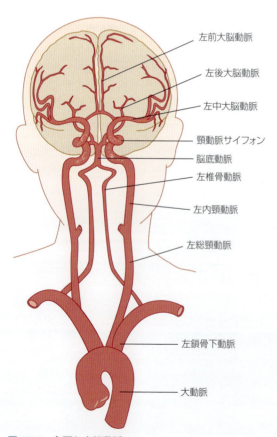

図12-1　主要な大脳動脈

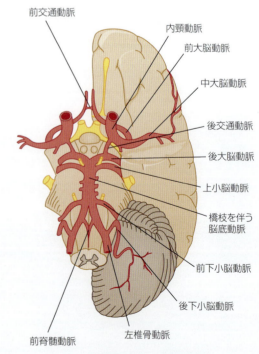

図12-2　ウィリス動脈輪と脳幹の主要な動脈

12章　脳の血液供給　151

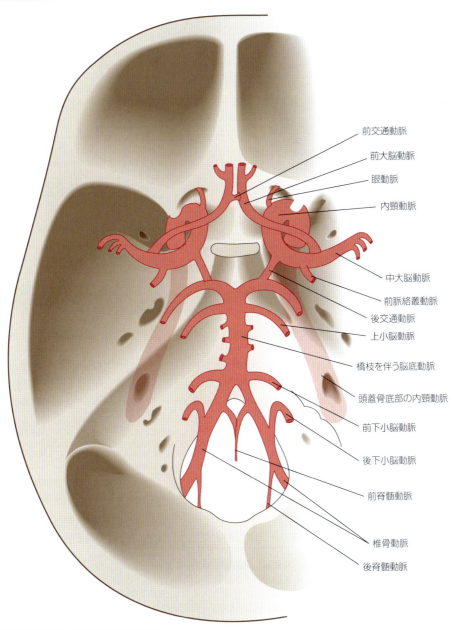

図 12-3　頭蓋底の主要な動脈（脳は取り除く）

本または細い血管もある。これらの多様性にもかかわらず，各主要大脳動脈の閉塞の臨床像は特徴的である。

大脳動脈の特徴

　大きな動脈は（少なくとも最初の領域では），広い腹側から比較的小さな領域の脳へ向かう。クモ膜下腔の動脈は脳内へ入る前にしばしばかなりの距離を進む。血管の破裂（例：動脈瘤の破裂）はクモ膜下出血を起こす。

　各主要な動脈はある特定の領域に分布し，他のテリトリーとは**境界領域** border zone（**流域面積** water-shed area）で分かれ，血管の突然の閉塞はただちに，またしばしば，不可逆的にその領域に影響を及ぼす。

主要動脈

　脳への動脈血は 2 対の大きな血管を介して頭蓋腔へ入る（図 12-1，図 12-2）。**内頸動脈** internal carotid artery は総頸動脈の枝で，**椎骨動脈** vertebral artery は鎖骨下動脈の枝である。椎骨動脈系は脳幹，小脳，後頭葉，視床の一部分に分布し，内頸動脈は一般的に残りの前脳に分布する。内頸動脈は**前大脳動脈** anterior cerebral artery と**前交通動脈** anterior communi-

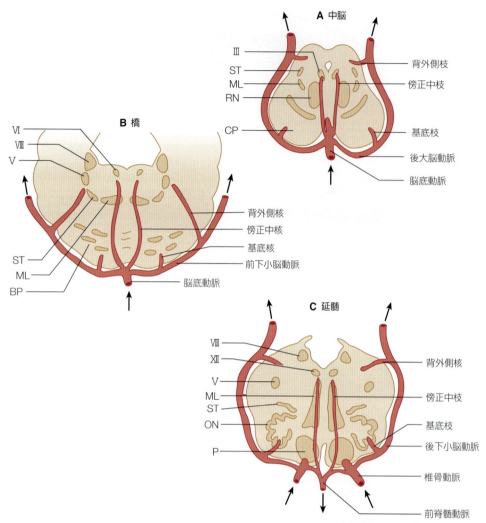

図12-4 脳幹の動脈供給。A：脳底動脈は動眼神経（第Ⅲ脳神経）核と赤核（RN）に分布する傍正中枝を出す。大きな分枝である後大脳動脈は中脳の外側周辺を進み，大脳脚（CP）に分布する基底枝と脊髄視床路（ST），内側毛帯（ML）と上小脳脚に分布する背外側枝を出す。後大脳動脈は視床，後頭葉，側頭葉内側を栄養する（上矢印）。B：橋。脳底動脈の傍正中枝は外転神経（第Ⅵ脳神経）核と内側毛帯（ML）に分布する。前下小脳動脈は橋基底部の下行性運動路（BP）に分布する基底枝を出し，三叉神経（第Ⅴ脳神経）核，内耳神経（第Ⅷ脳神経）核と小脳へ入る前（上矢印）の脊髄視床路（ST）に分布する背外側枝を出す。C：延髄。椎骨動脈の傍正中枝は，錐体（P）の下行性運動路，内側毛帯（ML），舌下神経（第Ⅻ脳神経）核に分布する。椎骨動脈の別の枝である後下小脳動脈はオリーブ核（ON）に分布する基底枝を出し，三叉神経（第Ⅴ脳神経）核，内耳神経（第Ⅷ脳神経）核，小脳へ向かうと途中の脊髄視床路（ST）に分布する背外側枝を出す（上矢印）(Reproduced, with permission, from Simon RP, Aminoff MJ, Greenberg DA：*Clinical Neurology*, 4th ed. Appleton & Lange, 1999.)

cating artery を介して相互に連絡し，内頸動脈もまたウィリス動脈輪の一部である2対の**後交通動脈** posterior communicating artery を介して椎骨動脈系の**後大脳動脈** posterior cerebral artery と連絡する。

椎骨脳底動脈の分布領域

頭蓋底の大後頭孔を通過した後，2つの椎骨動脈は1つの大きな正中血管である**脳底動脈** basilar artery を形成する（図12-2，図12-3，図7-10参照）。この血管は左右の後大脳動脈として分枝し，脚間槽に終わる。これらは胎児型（内頸動脈が後大脳動脈を補給する）を保持し，細く，大きくまたは非対称性である。

小さな周辺動脈のいくつかのペアは，椎骨動脈とそれらが融合した脳底動脈を出す。**後下小脳動脈** posterior inferior cerebellar artery および**前下小脳動脈** anterior inferior cerebellar artery，**上小脳動脈** superior cerebellar artery，**橋** pons や**内耳動脈** internal auditory artery のようないくつかの小さな枝がある。これらの動脈は非対称性で多様性を示すが，一般的に脳の重要な領域に分布する。脳底動脈から分枝する小

さな**穿通枝** penetrating artery は脳幹の生命中枢に分布する（図12-4）。

頸動脈の分布領域

内頸動脈 internal carotid artery は頭蓋骨の**頸動脈管** carotid canal を通過し，海綿静脈洞内を前方へ曲がり，硬膜を貫通し上後方へ進み，脳へ達する前に**頸動脈サイフォン** carotid siphon を形成する（図12-1参照）。最初の枝は通常，**眼動脈** ophthalmic artery である。椎骨動脈系への結合に加えて，内頸動脈は大きな中大脳動脈とより小さな前大脳動脈を両側に分枝する（図12-5）。2つの前大脳動脈は通常，短いが機能的には重要な**前交通動脈**を形成するため正中面の短い距離を越えて結合する。この血管は，左右の半球間で吻合を形成し，1つの内頸動脈が閉塞するとき，特に重要になる。内頸動脈から直接分枝する**前脈絡叢動脈** anterior choroidal artery は，近接する脳構造と同じく，側脳室の脈絡叢へ血液を運ぶ。

大脳皮質への分布

中大脳動脈 middle cerebral artery は，多くの脳の深層構造と大脳外側面に分布し，半球の凸面に達する前に，外側溝の深層，島の上部を巡るいくつかの大きな分枝に分かれる。それは，左半球の言語能力にとっての重要な皮質領域に分布するため，左の中大脳動脈は「言語の動脈」と呼ばれることもある。**前大脳動脈**とその分枝は前頭葉前部と半球内側面に分布するため，脳梁膝の周辺を巡り，大脳の後方へ伸びている。**後大脳動脈**は脳幹の周囲を曲がり，主に後頭葉，第三脳室および側脳室の脈絡膜と側脳室の下部表面に分布している（図12-6，図12-7）。

前・中・後大脳動脈の栄養領域と，ホムンクルスを比較することで，脳卒中によって生じた各動脈が支配する領域の欠損部分を予測することができる（図12-6参照）。

中大脳動脈支配領域に影響を与える脳卒中では，脱力と感覚消失が反対側の顔面と腕に特に強く現れる

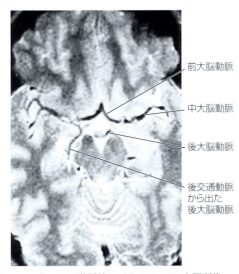

図12-5　ウィリス動脈輪レベルでのMRI水平断像

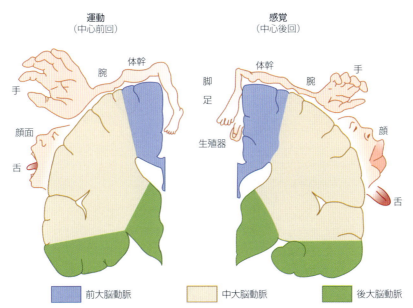

図12-6　一次運動野と一次感覚野の動脈分布（冠状断面）。大脳動脈の支配領域を重視したホムンクルスの局在に注意（Reproduced, with permission, from Simon RP, Aminoff MJ, Greenberg DA：*Clinical Neurology*, 4th ed. Appleton & Lange, 1999.）

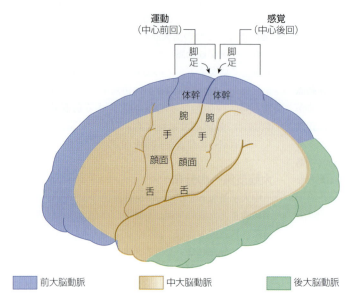

図12-7 一次運動野と一次感覚野の動脈分布（外側面）(Reproduced, with permission, from Simon RP, Aminoff MJ, Greenberg DA : *Clinical Neurology*, 4th ed. Appleton & Lange, 1999.)

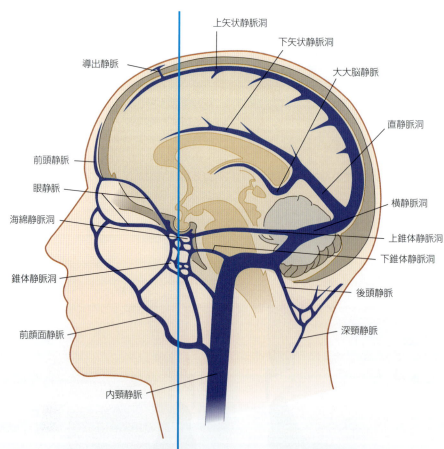

図12-8 脳の静脈と静脈洞の構成。垂直線で示された面に沿って切断した頭部前面は図12-11に示す

が，脚は軽度の影響が出るか，あるいは影響は出ないだろう．

これに対して，前大脳動脈支配領域に影響を与える脳卒中では，脱力が反対側の脚で最も著しい．

大脳血液量と自己調節

多くの生理学的および病理学的因子は脳の動脈と静脈の血液量に影響を与える．自律神経調節の正常な状態では，小さな大脳動脈の圧は450 mmH$_2$O に維持さ

れている。全身的な血圧の変化にもかかわらず，この圧は大脳毛細血管層の十分な灌流を保証する。ある皮質領域の活動性が増加すると，その領域への血流量が増加する。

静脈排出

静脈路

脳と外被の静脈排出には脳自身の静脈，硬膜**静脈洞** venous sinus，硬膜の**髄膜静脈** meningeal vein，頭蓋骨の板間にある**板間静脈** diploic vein がある（図 12-8〜図 12-10）。導出静脈は頭皮から頭蓋骨を通過し，大きな髄膜静脈や硬膜静脈洞に排出する。ほとんどのこれら経路の間には交通がある。体静脈とは異なり，大脳静脈は弁を持たず，大脳動脈と伴走することはめったにない。

内部排水

大脳内部は脳梁膨大部の下にある 1 つの正中**大大脳静脈** great cerebral vein（ガレンの）に排出される。内大脳静脈（**透明中隔静脈** septal vein，**視床線条体静脈** thalamostriate vein，**脈絡叢静脈** choroidal vein を支流に持つ）は大大脳静脈に注ぎ，中脳の側面周辺（1 つは右，1 つは左）に絡みつく**脳底静脈** basal vein も大大脳静脈に注ぎ，前脳の基底部の排出を行う。小脳からの中心前静脈と脳幹上部からの静脈もまた膨大部後方を上方に曲がる大大脳静脈に注ぎ，**直静脈洞** straight sinus を形成するため下矢状静脈洞へ合流する。大脳底部の静脈排出は深中大脳静脈（外側溝内を巡る）へと注ぎ，そして**海綿静脈洞** cavernous sinus へ注ぐ。

大脳皮質静脈

脳表面の静脈は一般的に近くの大きな静脈または静脈洞へ排出され，そこから静脈洞交会へ，そして最終的には**内頸静脈** internal jugular vein へ向かう（図 12-8 参照）。

大脳凸表面の静脈は上と下のグループに分けられる。6〜12 の**上大脳静脈** superior cerebral vein は半球表面を上方へ進み，一般的には外側裂孔を介して上矢状静脈洞へ向かう。ほとんどの**下大脳静脈** inferior cerebral vein は浅中大脳静脈に終わる。このように浅中大脳静脈で終わらない下大脳静脈は，横静脈洞に終わる。**吻合静脈** anastomotic vein がみられ，これらは深中大脳静脈と上矢状静脈洞，または横静脈洞と連絡する。

静脈洞

静脈路は硬膜の内葉–外葉間に存在する中皮によって裏打ちされ，それらは硬膜内（または硬膜）静脈洞と呼ばれる。それらの支流は隣接した脳実質から大半が来る。すべての静脈洞は最終的には内頸静脈または**翼突静脈叢** pterygoid plexus へ排出される。静脈洞は**導出静脈** emissary vein を介して頭蓋外静脈と連絡するだろう。これら導出静脈は 2 つの理由で重要である。血液は導出静脈のどちらの方向へも流れることがで

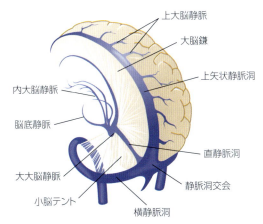

図 12-9　脳の静脈と静脈洞の立体像（後外側面）

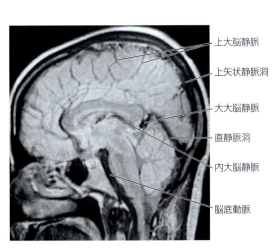

図 12-10　静脈路を示す頭部の MRI 正中矢状断像

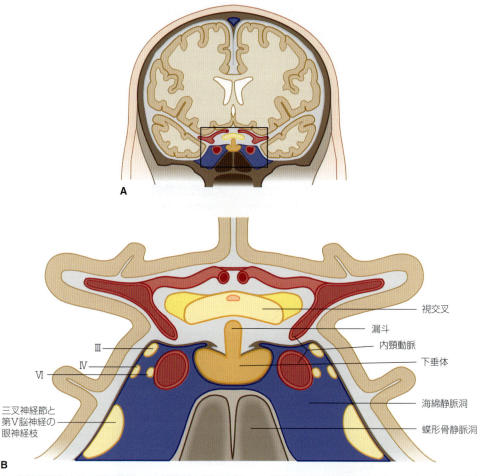

図 12-11　海綿静脈洞とその関連構造。A：頭蓋骨と脳の関係。B：海綿静脈洞は下垂体を包む。いくつかの重要な構造が海綿静脈洞を通過する。内頸動脈。動眼神経，滑車神経，外転神経，三叉神経の眼神経枝と三叉神経節

き，頭皮の炎症がこの経路を通って頭蓋内構造に広がるかもしれない。

重要な静脈洞について以下に示す。

- **上矢状静脈洞** superior sagittal sinus：大脳鎌と頭蓋冠の内側の間。
- **下矢状静脈洞** inferior sagittal sinus：大脳鎌の自由縁。
- **直静脈洞** straight sinus：大脳鎌と小脳テント間のつなぎ目。
- **横静脈洞** transverse sinus：小脳テントと頭蓋冠付着部の間。
- **S 状静脈洞** sigmoid sinus：横静脈洞から続く S 字カーブは内頸静脈へ入り，横静脈洞と S 状静脈洞は一緒に外側静脈洞を形成する。
- **蝶形骨頭頂静脈洞** sphenoparietal sinus：深中大脳静脈を海綿静脈洞へ排出する。
- **海綿静脈洞** cavernous sinus：トルコ鞍の両側にある。海綿静脈洞は，眼静脈や顔面静脈など複数の源から静脈を受ける（図 12-8 参照）。海綿静脈洞は線維索によって分けられた異なる小室を巻き込んでいる。多数の重要な動脈と脳神経が海綿静脈洞内とその壁に埋め込まれている。**内頸動脈** internal carotid artery は海綿静脈洞を通過する（図 12-11）。さらに，**動眼神経** oculomotor nerve，**滑車神経** trochlear nerve，**外転神経** abducens nerve は海綿静脈洞を通過し，**三叉神経節** trigeminal ganglion とともに三叉神経 trigeminal nerve の**眼神経枝** ophthalmic division も通過する。
- **下錐体静脈洞** inferior petrosal sinus：海綿静脈洞から内頸静脈へ。
- **上錐体静脈洞** superior petrosal sinus：海綿静脈洞から S 状静脈洞の始まりへ。

脳脊髄液圧は静脈圧の急激な変化にただちに変動する。

脳血管疾患

脳血管疾患は成人の神経疾患で最も多い疾患で，我々の社会で 3 番目の死因となっている。アメリカで

表12-1 脳血管疾患の臨床像

項目	高血圧性脳出血	脳梗塞（血栓性）	脳梗塞（塞栓性）	クモ膜下出血	血管奇形（出血を含む）	硬膜下出血	硬膜外出血
病理	出血。深部構造（被殻，視床，小脳，橋）ないし葉白質	大型動脈か，小動脈の領域の梗塞	大型か，中型動脈の領域の梗塞。大脳半球末梢にあるかもしれない（灰白質-皮質境界）	動脈瘤からクモ膜下腔への出血。脳実質への出血が起こるかもしれない	AVM近傍の出血か梗塞。種々の局在	硬膜下空間への出血，しばしば大脳円蓋上。髄膜静脈や架橋静脈の破裂があることもある	硬膜外空間への出血。しばしば中髄膜動脈上の頭蓋骨折の合併あり
発症と経過	片麻痺や他の症状と徴候の急性発症（数分から数時間）	局所障害の急性，緩徐，階段状発症。しばしばTIAが先行（例：一過性単眼盲，不全片麻痺）	突然発症（通常数秒から数分以内）	突然の激しい頭痛。意識消失の可能性。局所神経徴候があることもある	反復する痙攣（虚血のため）か，突然発症の出血での障害	種々の経過。緩徐に退行。意識の低下，時々不全片麻痺。軽度外傷後でさえ起こりうる	頭部外傷後の「清明期」の後しばしば急速に退行
血圧	高血圧	しばしば高血圧	正常	しばしば高血圧	正常	発症時は正常	発症時は正常
特殊所見	心肥大。高血圧性網膜症	動脈硬化性心血管疾患が頻発	不整脈か，心筋梗塞（心内にしばしば塞栓源）	硝子下（網膜前）出血。項部硬直	硝子下出血と網膜血管腫	外傷，打撲傷が存在することがある	しばしば激しい外傷
CT像	浮腫による低信号に囲まれた高信号。脳室に血液がみられることもある。通常腫瘍効果がある	無血管域の低信号	無血管域の低信号	脳底槽出血での高信号	異常血管，時々石灰化を伴う。出血後に槽の高信号がみえることがある	高信号（のちに，軽度に）領域（円蓋高部）	高信号（のちに，軽度）領域（円蓋低部）
MRI像	非常に鋭敏。血餅をみるかも。出血後に特徴的に変化する信号	T1で低信号，T2で高信号	T1で低信号，T2で高信号	しばしば正常。クモ膜下出血ではCTより鋭敏でない	出血をみることがある	出血をみることがある	出血をみることがある
CSF	血性のことがある	清明	清明	激しく血性か，キサントクロミー	出血が起こったら血性	血性か，キサントクロミー	清明

は毎年約50万人が発症し，死亡している。

ほとんどの専門家は，虚血性と出血性に分類している。

虚血性脳血管疾患

脳の高い代謝率と限られたエネルギー予備能のために，中枢神経系（CNS）は虚血に大変鋭敏である。虚血の結果，中枢神経系でのアデノシン三リン酸（ATP）の貯蔵はすみやかに欠乏する。Na^+/K^+-ATPase機能が障害されるので，細胞外腔にカリウムイオンが蓄積し，神経細胞が脱分極を起こす（3章参照）。**興奮毒仮説** excitotoxic hypothesisよると，中枢神経系の灰白質で，神経伝達物質放出とそれに続く蓄積がある（グルタミン酸のような興奮性神経伝達物質の不適当な放出を含む）。これにより脱分極による電位依存性カルシウムイオンチャネルとグルタミン酸開閉型イオンチャネルによるカルシウムの流入が起こる。シナプスが存在しないCNSの白質で，カルシウムは神経内へ，Na^+/Ca^{2+} exchangerと呼ばれるナトリウムとカルシウムを交換する特殊な分子など，他の経路を使って運ばれる。一般的に細胞内カルシウムの上昇は不可逆的な細胞障害に誘導する最終共通路と考えられており（神経細胞死の**カルシウム仮説** calcium hypothesis），カルシウムは神経細胞骨格や細胞膜を障害するプロテアーゼ，リパーゼ，エンドヌクレアーゼなどの酵素群を活性化する。

一過性脳虚血（TIA）は，虚血が短いなら，可逆性の神経機能不全徴候や症状を起こすかもしれない。しかし虚血が続くようなら，神経細胞死（梗塞）が起こり持続性の神経障害となる。このような時間依存性のため，脳虚血疾患は医学的に緊急を要する。

梗塞 infarction領域の周囲には**ペナンブラ** penumbraがしばしばあり，そこでは神経細胞は代謝的に障害され，電気的に静止状態だが，死にはまだ至ってい

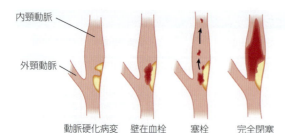

図 12-12　内頸動脈の閉塞段階(Modified and reproduced, with permission, from Poirer J, Gray F, Escourolle R : *Manual of Basic Neuropathology*. 3rd ed. WB Saunders, 1990.)

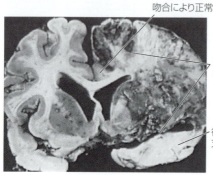

図 12-13　内頸動脈の閉塞で起こった大梗塞を示している頭部の MRI 水平断像

ない。ペナンブラの神経細胞を生存させることが可能で，カルシウム流入を阻止する種々の神経保護戦略が実験的に研究されている。

分類

脳の血管や脳の膜を障害する疾患は特徴的な臨床症状を持ち，次のように分類される(表 12-1)。

- **閉塞性脳血管疾患** occlusive cerebrovascular disorder：動脈や静脈の血栓や塞栓の結果生じ，脳の明瞭に境界された部分の梗塞を起こす。各々の動脈は脳の特定部分を還流するので，神経症状をもとに閉塞血管を同定することがしばしば可能である。
- **一過性脳虚血発作** transient ischemia attack (TIA)：虚血が短く脳梗塞まで至らないが起こりうる。閉塞性脳血管疾患のように，神経学的異常は障害されている血管をしばしば医師に予測させる。
- **出血** hemorrhage：高血圧や血管奇形，あるいは外傷に伴って血管破裂がしばしば生じる。
- **血管奇形** vascular malformation と **発達異常** developmental abnormality：動脈瘤や動静脈奇形 (AVM) があり，出血を起こしうる。脳に血管の低形成や欠損が生じることがある。
- **動脈の変性疾患**：これにより閉塞や出血が起こる。

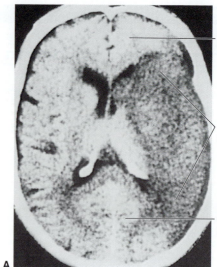

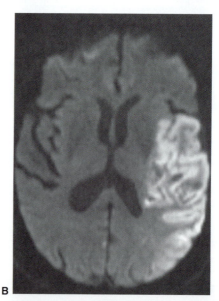

図 12-14　A：中大脳動脈の閉塞で起こった梗塞を示している頭部の MRI 水平断像。B：左中大脳動脈支配領域の梗塞が持続している頭部の MRI 水平断像。この患者は突然発症の失語と右片麻痺を呈した (Courtesy of Joseph Schindler, MD, Yale Medical School.)

- **動脈の炎症疾患**：全身性エリテマトーデス(SLE)，巨細胞血管炎，梅毒血管炎などの炎症疾患で，脳血管の閉塞を起こし，脳梗塞を惹起する。

脳梗塞や脳出血の神経症状，**脳血管アクシデント** cerebrovascular accident (CVA) は，急速に進行する(それゆえ「ストローク(脳卒中)」と呼ばれる)。患者に突然，激しい，脳機能の局所障害(すなわち，片麻痺や失語)が起こる。症状は急速に(数分かけ)出現したり，数時間かけ不連続に進行することもある。**ストローク**は一般的な用語で，さらに病変部位(病変はど

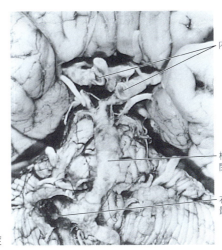

図 12-15　脳底部の動脈の動脈硬化症

内頸動脈の閉塞

椎骨動脈の閉塞と弾性の消失

右椎骨動脈の最近の病変

こか？）や，病気のタイプ（病変は何か？）を判断することは正確な診断と治療の際に必須である。

閉塞性脳血管疾患

　脳の一部への不十分な血液の供給は，脳組織の壊死を伴った梗塞と腫脹をもたらす（図 12-12〜図 12-14A, B, 表 12-1）。大部分の梗塞は，血管の狭小化，閉塞，血栓症となる**動脈硬化** atherosclerosis で生じる。**脳塞栓症** cerebral embolism は，脳の外からの栓子（組織の塊か外来物質）による閉塞である。他の原因として低血圧の持続，薬物の作用，血管の炎症がある。静脈性梗塞はまれであり，静脈路が閉塞したときに起こる。

　脳梗塞の程度は適切な吻合路の有無による。脳梗塞の範囲は，図 12-14A, B に示されているように，しばしば閉塞している動脈によって供給されている領域に限定される。隣接している血管領域からの毛細血管と表面の皮質髄膜毛細血管は，脳梗塞の大きさを減少させるかもしれない。動脈閉塞がウィリス動脈輪より近位部で起これば，前交通動脈や後交通動脈の側副血行路で脳梗塞を防ぐ十分な血流が流れるかもしれない。同様に内頸動脈が閉塞している症例では，外頸動脈からの眼動脈を通じた逆行性の吻合流で脳梗塞を防ぐ適切な循環が生じるかもしれない。

　突然の閉塞は不可逆性の損傷を与えるが，緩徐に進む局在性虚血は血管吻合の 1, 2 のルートを通じた血流の増加によって代償されるかもしれない。ウィリス動脈輪，眼動脈（分枝は外頸動脈血管と交通する），あるいは髄膜血管からの皮質髄膜吻合がこれにあたる。

脳の動脈硬化症

　他の全身血管にも存在するかもしれないが，脳動脈の基本的な病理学的変化は，頸部や脳の血管に生じる。代謝障害，特に脂肪代謝障害は，合併しやすいと考えられている。高血圧は動脈硬化を促進し，脳卒中の治療可能な危険因子である。

　動脈系の動脈硬化性変化は中年に達したヒトの剖検所見で比較的しばしば観察される（図 12-15）。それらは無治療の高血圧や脂質異常の患者でよくみられる。すべての大きさの血管が障害されることもある。変性と増殖性変化の組み合わせが顕微鏡でみられる。筋層は増殖の主要部位である。内膜は欠失しているかもしれない。しばしば障害される領域は分枝あるいは血管の合流の近くである（図 12-16, 表 12-2）。一般的に著しい動脈硬化病巣は頸動脈分岐部に生じる。その他は椎骨動脈起始部，脳底動脈上部と下部，内頸動脈 3 分岐部，中大脳動脈の最初の 1/3 の部分，後大脳動脈の最初の部分である。血行不全を生じさせるほどの高度の血管狭窄は高齢者でしばしばみられる。

脳塞栓症

　血餅，脂肪片，腫瘍，細菌の凝集塊，空気での突然の閉塞は，脳の特定の部位への血液供給が急に途絶え脳梗塞となる（図 12-13, 図 12-14, 表 12-1 参照）。脳塞栓症で最も多い原因の 1 つは心房細動である。他の一般的な原因は心内膜炎と心筋梗塞後の壁血栓である。動脈硬化の部分が頸動脈のプラークから解離し，末梢に運ばれ，小さな動脈を閉塞することがある。

一過性脳虚血

　中年や高齢者に特にみられる局所性脳虚血発作は，すでに狭窄のある血管に一過性に閉塞が起こることで生じる。原因は血管攣縮，小さな塞栓（後に流れ去っていくこともある），病的血管の血栓（それに引き続き血餅は溶解するか，側副吻合が働く）と考えられている。このような TIA は，たとえば突然の回転性めまい，突

然の局所性筋力低下，脳神経機能の消失，意識の短時間消失さえあり，可逆性の虚血性神経症状となる。これらの出来事は通常内頸動脈，ないし椎骨動脈の支配領域の虚血が原因である。TIA は通常 24 時間以内（普通は 30 分以内）に完全に回復する。これらの発作は，将来の，あるいは切迫した閉塞の警告的な徴候で，臨床実例 12-1 に示されているように迅速な精密検査を施行しなければならない。

脳卒中症候群の血管病巣の局在

脳血管は脳の特定の境界明瞭な部分を灌流する傾向にあり，そのパターンは患者さんで再現性がある。このように画像検査の施行前から，脳卒中症候群では，神経徴候や症状をもとに罹患動脈の同定がしばしば可能である。

頸動脈疾患 carotid artery disease はしばしば反対側の筋力低下や感覚消失を伴う。優位半球が障害されれば，失語や失行があるかもしれない。網膜の虚血があれば一過性の視覚のかすみや消失（一過性黒内障）が生じるかもしれない。実際内頸動脈の閉塞後では，虚血はしばしば中大脳動脈領域に限局し，反対側の顔面や上肢優位に筋力低下が生じる。これは前交通動脈や後交通動脈を通じ対側循環からの側副血行路によって前大脳動脈や後大脳動脈領域に栄養が行くためである。臨床実例 12-1 に例を示した。

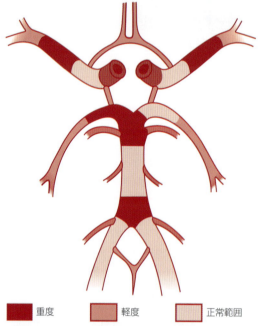

図 12-16　ウィリス動脈輪の大きな大脳動脈の変性病変の分布。病変の重症度を色の濃さで反映する。最も濃い領域は，症状が最も重篤な病変である

■ 重度　■ 軽度　□ 正常範囲

表 12-2　脳血管不全が起きる動脈障害の分布頻度（%）

病変	左	右
狭窄		
腕頭	—	4
内頸（2 分枝付近）	34	34
前脳	3	3
椎骨後部	22	18
椎骨遠位	4	5
閉塞		
腕頭	—	1
内頸（2 分枝付近）	8	8
前脳	2	1
椎骨後部	5	4
椎骨遠位	3	3

(Data from Hass WK, Fields WS, North RR, Kiercheff II, Chase NE : Joint study of extracranial arterial occlusion. JAMA 1968 ; 203 : 961.)

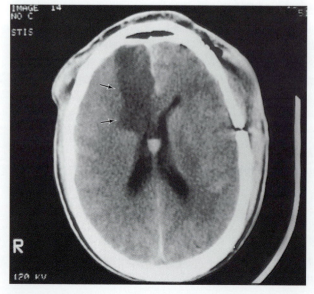

図 12-17　右前大脳動脈の閉塞で惹起された梗塞（矢印）を示す頭部の CT 水平断像。梗塞の部位に注意（図 12-6, 図 12-7 と比較）。患者は左下肢の筋力低下としびれ感がある

臨床実例 12-1

　48歳の弁護士。高血圧だが，降圧薬は服用していなかった。彼は誕生日の4日後までは健康だったが，その後左眼の「日よけが降りてくるような」かすみのエピソードを数回経験した。発作は1時間以内の持続であった。神経学的評価のため病院を紹介されたが，多忙なスケジュールのため予約をキャンセルした。数週間後に妻に左側の頭痛を訴えた。30分後に彼女は彼が椅子に沈み込み，明らかに錯乱し，右側に麻痺があることに気づいた。病院での神経診察では右上肢の完全麻痺と高度な右顔面麻痺があった。下肢はわずかに障害されていた。深部腱反射では最初は右側では減弱していたが，数日以内に亢進した。右のバビンスキー反射は陽性であった。患者は全失語があった。知的な発語ができず，わずかな単純な語句しか理解できないようだった。CTで左の中大脳動脈領域の梗塞が明らかになった（図4-3参照）。血管撮影で内頸動脈の閉塞が明らかになった。患者はごくわずかしか回復しなかった。

　この悲劇的な症例はいくつかの問題を描写している。左の頸動脈は完全に閉塞しているが，患者の脳梗塞は中大脳動脈に限定されていた。前大脳動脈は頸動脈から起始しているが（中大脳動脈とともに），前大脳動脈は障害を免れ，おそらくは他血管（例：前交通動脈を介して）からの側副血行路の結果だと思われる。それにもかかわらず左半球運動野の大部分や言語野が梗塞により破壊されているので患者の機能障害は重症である。

　この症例は我々に高血圧は脳卒中の重要な危険因子であることを思い出させてくれる。高血圧の患者はすべて注意深く評価し，必要なら治療すべきである。処方薬を出すだけでは不十分である。臨床医はフォローアップし，内服しているか確認すべきである。この患者は一過性黒内障，一時的な単眼盲の数回のエピソードを呈した。これらの出来事は，網膜の虚血のせいで，しばしば頸動脈の動脈硬化症が背景にある。確かに，脳卒中後の血管撮影では内頸動脈の閉塞が明らかになった。頸動脈の有意な狭窄がある患者では動脈内膜切除（動脈内の動脈硬化物質の除去）が脳卒中を予防するかもしれない。脳卒中の可能性はTIA後の時期が最も高いようで，最近発症したTIAの患者では緊急に精査すべきである。

　tPAでの血栓溶解療法の登場で，急性脳卒中は，対処が早ければ治療が可能な疾患となった。脳卒中と脳卒中疑いは「脳発作」とみなすべきで，患者はすぐに救急室へ移送されるべきである。

表12-3 血管閉塞による脳幹症候群

症候群	障害されている動脈	障害されている構造物	臨床症状
中間			
延髄	傍正中枝	第XII脳神経	同側の舌の片側麻痺
橋下部	傍正中枝	橋注視中枢，第VI脳神経核かその近傍	病巣側の注視麻痺
		第VI脳神経	同側の外転神経麻痺
橋上部	傍正中枝	内側縦束	核間性眼筋麻痺
側面			
延髄	後下小脳	第IX，第X脳神経	嚥下，嗄声，同側の声帯麻痺。同側の咽頭反射の消失
		前庭神経核	回転性めまい，眼振
		第V脳神経	同側の顔面感覚麻痺
		下行路と核	
		孤束核と路	同側の舌後部半分の味覚の消失
橋下部	前下小脳	第VII脳神経	同側の顔面麻痺
		孤束核と路	同側の舌前部半分の味覚の消失
		蝸牛神経核	難聴，耳鳴
橋中部		第V脳神経運動核	同側の下顎麻痺
		第V脳神経感覚枝	同側の顔面のしびれ感

(Modified with permission from Rowland LP: Clinical syndromes of the brain stem. IN Kandel ER, Schwartz JH (editors): Principles of Neural Science, 2nd edition. Elsevier, 1985.)

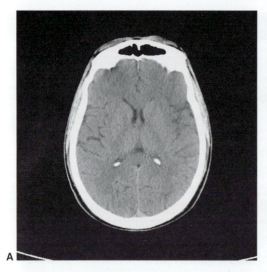
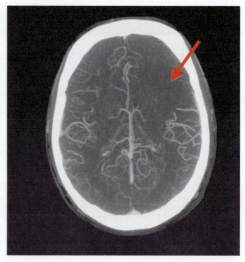
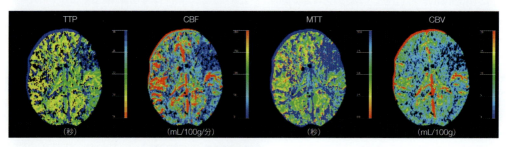
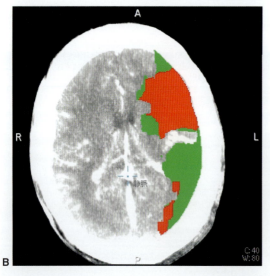

図 12-18　A：41 歳の男性が突然発症の右顔面の垂れ下がりと，右片麻痺と右上下肢のしびれ感を経験した。造影なしの最初の頭部 CT では頭蓋内出血が除外された。CT 血管造影（右）では中大脳動脈の主要な分枝の動脈充満が血栓のため欠損していた（矢印）。加えて，右椎骨動脈起始部の中等度から高度の狭窄がみられた（図示していない）。B：この患者のピークまでの時間（TTP），脳血流（CBV），平均移行時間（MTT），脳血流容積（CBV）の CT 灌流マップが上段に示されている。MTT と CBV マップの間の異常領域に有意なミスマッチがある。赤は虚血コア（回復不可能）を示し，緑は危険性のある組織を示す（虚血ペナンブラで，脳組織は潜在的に回復可能である）

　運動と感覚のホムンクルスの位置から予想されるように，前大脳動脈の一側の閉塞は，反対側下肢の筋力低下と感覚消失をもたらす（図 12-17）。患者によっては前大脳動脈の両側性の閉塞後に，前頭葉が損傷を受け，麻痺はないが，無関心，無欲，無動，無言の akinetic mutism の状態になる。

　椎骨動脈疾患 vertebrobasilar artery disease でしばしば回転性めまい，失調（協調運動障害），構音障害（不明瞭言語），嚥下障害（飲み込みの障害）を呈する。回転性めまい，嘔気・嘔吐があるかもしれないし，動眼神経が障害されるなら複視（二重にみえる）があるかもしれない。脳幹症候群は 7 章で検討され，動脈閉塞から生じる症候については表 12-3 にまとめた。

　最も新しい MRI 撮影法は虚血脳損傷の領域（梗塞の部位で，神経細胞は死に，回復できない）と，灌流が障害されている脳の領域が区別できる。大脳灌流が障害

されている部位内で、虚血ペナンブラ（血流が障害され虚血になっているが、梗塞にはまだなっていない危険性のある組織）が時々みられる。回復できる虚血ペナンブラを可視化することは、血栓溶解、ステント適応の患者を選択する際など、臨床的に役に立つかもしれず、治療法の指針になる（図 12-18）。

出血性脳血管疾患—高血圧性出血

慢性の高血圧は、多くはより大きな血管から生じる小さな動脈で**微小動脈瘤** microaneurysm など、血管が拡大した小領域の形成を起こす。そしてさらなる血圧の上昇はこれらの動脈瘤の破裂を起こし、**頭蓋内出血** intracerebral hemorrhage となる（表 12-3 参照）。発生頻度順で、最も多い部位はレンズ核、特にレンズ核線条体動脈で血液が供給される**被殻** putamen である（図 12-19）。脳底動脈から後大脳動脈分岐部で分枝する後視床穿通動脈が血液を供給する**視床** thalamus（図 12-20）、大脳半球の**白質** white matter（葉出血）、脳底動脈からの小穿通動脈が血液を供給する橋、小脳動脈の枝によって血液が供給される**小脳** cerebellum などでも起こる。血餅は隣接する脳組織を圧迫し、破壊するかもしれない。小脳出血は下部にある第四脳室を圧迫し、急性水頭症を起こすかもしれない。頭蓋内出血はこのように医学的に緊急であり、迅速な診断と治療が必要である。

クモ膜下出血

クモ膜下出血は一般的に動脈瘤や血管奇形の破裂に由来する（図 12-21～図 12-23、表 12-1）。動脈瘤（局所血管の異常な拡大）は先天的かもしれないし（berry aneurysm）、感染の結果かもしれない（mycotic aneurysm）。クモ膜下出血の合併症、動脈攣縮は梗塞を惹起する。

先天的な berry aneurysms はウィリス動脈輪や中大脳動脈分岐部でしばしば観察される。それらは特に動脈分岐部で一般的である。動脈瘤は後頭蓋窩の血管にはめったにみられない。破裂した動脈瘤は通常クモ膜

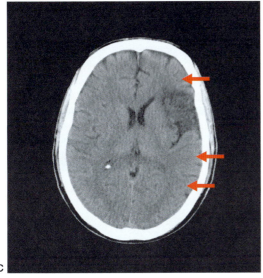

図 12-18 続き。C：患者は選択的動脈内 tPA による血栓溶解と右椎骨動脈のステント治療を受けるため血管造影が施行された（図示していない）。来院 24 時間後のフォローアップ CT で島領域の皮質と皮質下、隣接する前頭葉と側頭葉に予想された虚血梗塞が証明された。CT 灌流マップで最初に同定された危険性のある組織は保護された（矢印）。インターベンション後患者の神経学的状態は回復を続け、最初に来院して 2 日後には軽度の右顔面の垂れ下がりと右上肢の回内傾向が残った（Courtesy of Nils Henninger, M. D.）

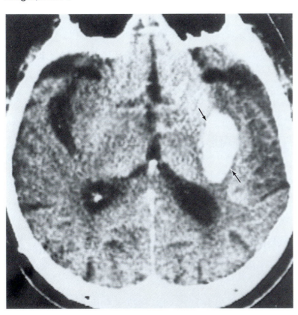

図 12-19 被殻の血腫（矢印）を示す頭部の CT 水平断像

症例 15

　44歳の女性。痙攣後に入院した。彼女は嗜眠状態で，右顔面は下垂し，右不全片麻痺と右腱反射の亢進があった。頭痛と頸部痛を訴えた。数日後には少し清明になったように思えたものの，左手は目的を持った動作ができたが右手はできなかった。声の命令には反応せず，頸部の硬直があった。他の所見として乳頭浮腫，左より小さい右の瞳孔，左側への外眼筋の不完全運動（外転神経は正常），右角膜反射の減弱，右の鼻唇溝の下垂があった。患者の右上肢は筋緊張が亢進しており麻痺があったが，他の三肢は正常だった。反射は正常のように思えた。右の足底反応は不明瞭だったが，左は正常だった。

　血圧は120/85，脈拍は60，体温は38℃であった。白血球は11,200/μLで，血沈は30 mm/時間であった。

　病変はどこか？　病変は何か？　鑑別診断は何か？

　CTは大槽，特に右側に高信号域があった。最も考えられる診断は？　髄液の分析のために髄腔穿刺を依頼する？

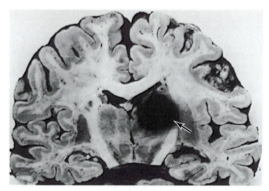

図12-20　64歳女性の右視床後部と内包の出血

下腔や，頻度は低いが脳実質に出血を起こす。

　血管奇形，特に動静脈奇形はしばしば若年者に生じ，脳表面，脳実質深部，髄膜（硬膜動静脈奇形）にみられる。そのような奇形からの出血は，頭蓋内，クモ膜下，あるいは硬膜下かもしれない。

硬膜下出血

　脳表面と硬膜洞間の架橋静脈の断裂が硬膜下出血の最も多い原因である（図12-24，図12-25，表12-1）。比較的微小な外傷の結果として生じ，血液が幾分クモ膜下腔に存在するかもしれない。子ども（血管が薄い）や脳萎縮がある高齢者（長い架橋静脈がある）は最も危険である。

硬膜外出血

　破れた髄膜血管（通常は動脈）からの出血は，手術で取り除かなければ，血液が硬膜外（硬膜の外側）に蓄積し，急速に脳を圧迫し，ヘルニアや死に至る。頭蓋骨折は，このタイプの硬膜上，硬膜外出血を引き起こす（図12-26，図12-27，表12-1）。コントロールされていない動脈出血は脳の圧迫を起こし，ヘルニアに至るかもしれない。迅速な診断と外科的ドレナージは必

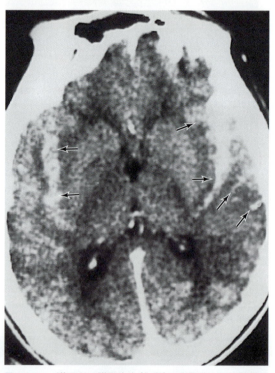

図12-21　溝のクモ膜下出血（矢印）の高信号を示す頭部のCT水平断像

須である。

動静脈奇形とシャント

　脳動脈と静脈が異常に絡まったり，クモの巣状を形成する動静脈奇形は，成長上の奇形として起こる。ある動静脈奇形は臨床的に無症状だが，他は出血傾向になったり，近傍部位の梗塞を起こしがちである。外傷は近傍の血管を破裂させ，動脈血が近くの静脈へ流入する。たとえば**内頸動脈-海綿静脈洞瘻** carotid-cavernous fistula では，内頸動脈は海綿静脈洞と頸静脈に流れ込み，大脳動脈の虚血を起こす。しばしば拍動性の眼球突出（眼窩で眼が前方に突出する）があり，海

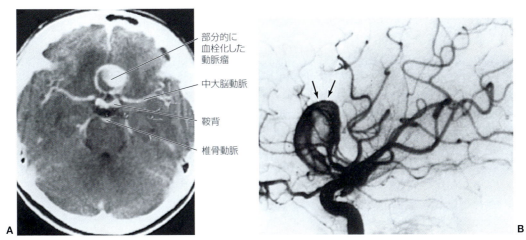

図12-22　A：前交通動脈の大動脈瘤を示す頭部のCT水平断像（Reproduced, with permission, from deGroot J：*Correlative Neuroanatomy of Computed Tomography and Magnetic Resonance Imaging*. Lea & Febiger, 1984.）。B：部分的に血栓化している動脈瘤を示す対応する血管造影像

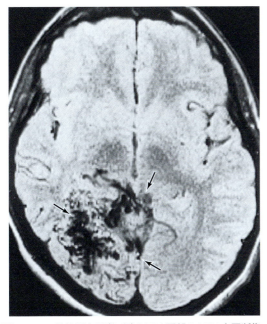

図12-23　動静脈奇形（矢印）を示す頭部のMRI水平断像

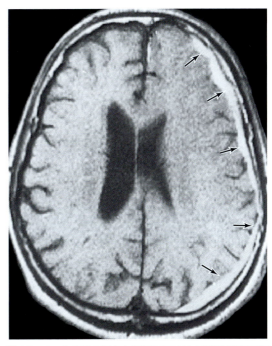

図12-24　中央線の偏向を起こしている左硬膜下出血（矢印）を示す頭部のMRI水平断像

症例 16

　錯乱している 55 歳のセールスマンが病院に連れてこられた。女家主からの病歴聴取から過剰にアルコールを摂取していたことがわかった。彼のことを呼んでも反応がないので，部屋に入ったところ，彼は横たわっていて，失禁し，当惑していたという。唇も噛んでいた。女家主によると，彼が 2 カ月前に酒場で喧嘩に巻き込まれたこと，また 3 週間前に階段から転倒し手首を骨折したとのことだった。

　診察所見では，患者は無関心で，だらしなかった。頭や両下肢の挫傷は最近の外傷に矛盾していなかった。肝臓は右肋骨下縁で 4 cm 触知できた。1 人でいると眠り込むようであった。神経診察では眼底乳頭は正常で，外眼筋の運動は正常，他の脳神経の機能不全から来る異常はなかった。左手を伸展したとき，ゆっくり下方へ落ちた。反射は正常で対称性で，左の足底反応は伸展した。

　バイタルサイン，血算，尿所見は正常であった。髄腔穿刺では初圧は 180 mmH$_2$O，キサントクロミーがあり，タンパクは 80 mg/dL，糖は 70 mg/dL であった。細胞数をカウントしたすべてのチューブで赤血球を認め（800/μL），リンパ球は 20/μL，多核の好中球は 4/μL であった。頭部 CT が撮影された。

　引き続く 36 時間で患者は非常に不活発になり，左片麻痺が進展したように思えた。

　鑑別診断は何か？　最も考えられる診断は？

　第 4 部（7～12 章）に関する質問と答えについては付録 D 参照。

　症例はさらに 25 章で検討される。

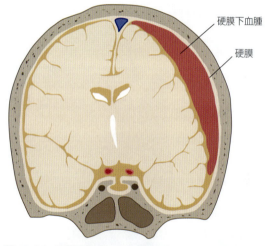

図 12-25　硬膜下出血

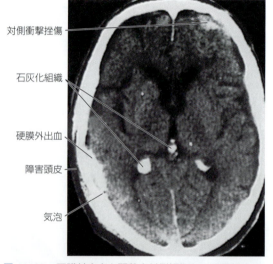

図 12-27　硬膜外出血と頭蓋内対側損傷を示す頭部の CT 水平断像（Reproduced, with permission, from deGroot J : *Correlative Neuroanatomy of Computed Tomography and Magnetic Resonance Imaging*. 21st ed. Appleton & Lange, 1991.）

　綿静脈洞を走行する動眼神経，滑車神経，外転神経の圧迫で外眼筋麻痺を呈するかもしれない。バルーンや他の器具を，カテーテルや手術でシャント部位へ挿入するインターベンション治療はこの問題を解決するかもしれない。

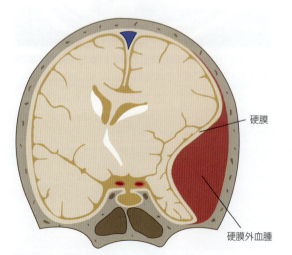

図 12-26　硬膜外出血

第5部 機能システム

13章 運動の制御 168
14章 体性感覚系 178
15章 視覚系 184
16章 聴覚系 198
17章 前庭系 202
18章 網様体 205
19章 大脳辺縁系 209
20章 自律神経系 220
21章 高次脳機能 234

13章 運動の制御

運動の制御

進化における運動

運動（動き）は，動物の生命活動の中で基本的かつ不可欠の要素である。単細胞動物では，原形質の収縮と，繊毛や鞭毛などの付属器官により運動はつくり出される。下等な多細胞動物は，原始的な神経筋機構を有する。より高等な動物においては，受容器に始まり，求心性ニューロンと神経節細胞を経由し，筋肉へ到達する運動性入力によって，反射性の運動が生じる。この伝達形式は，中枢性制御の発達した高等動物の脊髄反射でもみられ，それはヒトも含む。これらの反射回路において，脳は動きの開始と制御，複雑な動作の統合に関与している。

ヒトにおける運動制御

ヒトの運動系は，複雑な神経線維ネットワークによって制御されている。運動の指令は多数の筋肉に送る必要があり，左右間など複数の運動器を安定して制御する必要がある。運動にかかわる神経系には，皮質および皮質下の灰白質領域，皮質延髄路，皮質脊髄路，皮質橋路，赤核脊髄路，網様体脊髄路，前庭脊髄路，視蓋脊髄路などの下行性投射，遠心性神経，および小脳および基底核が含まれる（図13-1，図13-2）。感覚入力からのフィードバックおよび小脳よりの遠心投射も，運動制御の調節に関与する。

運動が組み合わさることでより複雑な動作が構成され，そのような組み合わせは階層構造をとる。

反射 reflex は脊髄および上位のレベルで制御されている（表13-1，5章参照）。

歩行や水泳などの**定型的なパターン化された運動**は，脊髄，脳幹，および小脳を含む神経回路網によって制御される。歩行運動は，脳幹上部を切断した動物でも生じる。このことから**中枢パターン発生器 central pattern generator** が脳幹下部または脊髄に局所回路として存在し，定型的なパターン化された運動を引き起こすことができると考えられる。

その一方で，特定の**目標指向性の運動**は，大脳皮質で運動指令が開始されると考えられる。

運動にかかわる経路

皮質脊髄路と皮質延髄路

A 中枢，回路

皮質脊髄路と皮質延髄路の開始は**感覚運動皮質 sensorimotor cortex** である（図13-1 参照）。約55％が前頭葉（ブロードマン4，6野）に由来し，約35％は頭頂葉の中心後回のブロードマン3，1，2野から生じる（図10-11 参照）。残りの約10％は前頭葉または頭頂葉の他の領域に由来する。ブロードマン4野のV層（**ベッツ細胞 Betz's cell**）の巨大錐体細胞に起因する軸索は，皮質脊髄路の線維の約5％にしか寄与しない。

前頭葉から生じる錐体路は，運動の機能に関係している。一方で頭頂葉から生じる成分は，上行性神経回路の調整をより多く担うと考えられている。これらの錐体路は，視床（腹側核），脳幹（橋核，網様体，脳神経核），および脊髄（前角運動ニューロン，介在ニューロン）に出力あるいは側副路を投射している（図13-3）。脊髄運動ニューロンへの直接経路は，迅速で正確な制御を必要とする指のような遠位末端の筋肉を支配している。

B 経路

皮質延髄路の線維は，顔面を支配する感覚運動皮質に由来する（図10-13，図10-14 参照）。それらは内包の後縁，大脳脚の中間部を経て脳幹で停止する。**皮質脊髄路 corticospinal tract** は，感覚運動皮質の残りの部分および他の大脳皮質に由来する。脳幹を通って同様の経路をたどり，延髄の錐体を通ったのち（錐体路の名称の由来である），脊髄の側索を通じて下行する（図5-13，図13-1，図13-3 参照）。錐体路の約10％は錐体交叉で交叉しないが，脊髄の前索を通って下行し，より低く末梢に近いレベルで交叉する。また，外側皮質脊髄路線維の3％は交叉しない。これらの同側性の線維は，体幹や近位の四肢の筋肉を制御し，直立姿勢の維持および四肢の全体的な位置制御にかかわる。

錐体路は，種々のレベルにおいて体の各部位との対応関係を持っている（起点，終結および機能については5章参照）。

錐体路の皮質脊髄路および皮質延髄路は，主に運動

大脳基底核

基底核を構成する前脳の灰白色組織については 10 章で説明されている（図 10-17，図 10-18，図 13-2 参照）。**線条体** striatum（**尾状核** caudate および**被殻** putamen）は，基底核への主要な入力部位である（図 13-2B 参照）。線条体は，大脳皮質の大部分，特に感覚運動皮質（ブロードマン 4，1，2，3 野）とそれより前方の運動前野（ブロードマン 6 野），および前頭眼運動野（ブロードマン 8 野）からの求心性投射を受ける。これらの**皮質線条体投射** corticostriate projection と呼ばれる投射は興奮性である。線条体はまた，髄板内視床核，黒質，扁桃体，海馬および縫線核からの入力を受ける。線条体の中には，多くの抑制性（GABA 作動性）介在ニューロンと，少数の興奮性（アセチルコリン作動性を含む）介在ニューロンが存在する。

尾状核および被核は，基底核の主要な出力核である淡蒼球の内節（GPi）に抑制性（GABA 作動性）軸索を送る。これらの突起は，淡蒼球全体に対する強力な抑制性入力である（図 13-2C 参照）。

淡蒼球 globus pallidus の内節（GPi）は，基底核の 2 つの主要な出力核のうちの 1 つである。GPi は，小脳と視床下核および黒質からの入力を受ける視床の腹側核（前腹側核〈VA〉，および外側腹側核〈VL〉）に，抑制性（GABA 作動性）軸索を送る。淡蒼球からの軸索は内包を通り抜けることによって視床に投射する。視床に入る前に小さな神経束（レンズ核ワナ，レンズ核束，またはフォレル Forel の H 野）を形成する（図 13-2C 参照）。VA および VL 視床核は，軸索を大脳皮質に送り返すことによってフィードバック回路を形成する（図 13-2D 参照）。まとめると，回路は次のようになる。

大脳皮質→線条体→淡蒼球の内節（GPi）→
視床→大脳皮質

別の重要なフィードバック回路は，基底核の第 2 の主要な出力核である**黒質** substantia nigra を含む。黒質は被殻および尾状核と相互に神経連絡している。**黒質緻密部** pars compacta のドパミン作動性ニューロンは線条体に投射する（**黒質線条体投射** nigrostriatal projection）。線条体では D2 ドパミン受容体を有するニューロンに対しては抑制性シナプスを形成し，D1 ドパミン受容体を有するニューロンには興奮性シナプスを形成する（図 13-2B）。逆方向の線条体から黒質緻密部への投射（**線条体黒質投射** striatonigral projection）は抑制的である（図 13-2C 参照）。まとめると，経路は次のようになる。

大脳皮質→線条体→黒質→線条体

黒質および GPi のニューロンは，視床（VA および

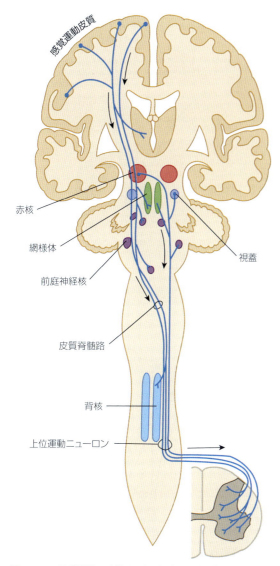

図 13-1　運動機能の制御経路。矢印は下行性経路を示す

を制御する。しかし同時に，視床（腹側背側核），脳幹（後索核）および脊髄（後角）における上行性投射を調節する軸索も含む。

錐体外路

錐体外路は，線条体（尾状核，被殻），淡蒼球，視床，黒質，赤核，および網様体を含む。これらは皮質脊髄路より系統発生的に古い経路の一群である（図 13-2A，図 13-4，図 13-5）。一部の専門家は皮質脊髄路以外の下行性の脊髄路も錐体外路に含める。すなわち，前庭脊髄路，赤核脊髄路，網様体脊髄路および視蓋脊髄路などである。皮質および皮質下の運動系回路は，複雑に直接的あるいは間接的に相互接続されている。これらの相互接続の多数は錐体外路系に関係し，その多くの部分が大脳基底核を経由する。

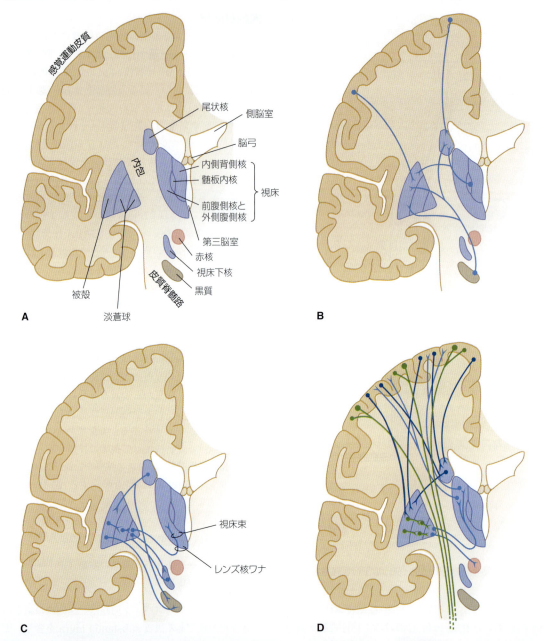

図 13-2　A：基底核の主要な構造，B：基底核への求心性投射，C：内在性の投射，D：遠心性投射

VL）にも抑制性投射を送る。VA および VL は感覚運動皮質に投射を送る。また黒質（緻密部）は，辺縁系および大脳皮質に投射を送り，調節作用を行っていると考えられる。まとめると，経路は次のようになる。

大脳皮質 → 線条体 → 黒質
　　　　　　　　　　　↓
　　　　　　　　　　視床 → 大脳皮質

線条体から入力された黒質網様部（SNr）は，頭部および眼球の動きを調節するために基底核の外側に軸索を送る。

視床下核 subthalamic nucleus（ルイ体 nucleus of Luys とも称される）は淡蒼球および皮質からの抑制性入力を受ける一方，視床下核からの遠心性は淡蒼球に戻る（図 13-2C 参照）。したがって，視床下部核に関係するフィードバック回路は次のようになる。

大脳皮質 → 淡蒼球 → 視床下核 → 淡蒼球 → 大脳皮質

もう 1 つのループは小脳に関係する。視床の一部は，中央被蓋路を経由して下オリーブ核に投射する。下オリーブ核は対側の小脳皮質に線維を送る。小脳から視床へは反対側の赤核を経由してループを形成する。

表13-1 反射のまとめ

反射	求心線維	中枢	遠心線維
表在性反射			
角膜反射	三叉神経	橋	顔面神経
鼻(くしゃみ)反射	三叉神経	脳幹，上部脊髄	三叉神経，顔面神経，副神経，迷走神経 呼気にかかわる脊髄神経
咽頭反射	副神経	延髄	迷走神経
上位体幹反射	T7, 8, 9, 10	T7, 8, 9, 10	T7, 8, 9, 10
下位体幹反射	T10, 11, 12	T10, 11, 12	T10, 11, 12
挙睾筋反射	大腿神経	L1	陰部大腿神経
足底反射	脛骨神経	S1, 2	脛骨神経
肛門反射	陰部神経	S4, 5	陰部神経
深部反射			
下顎反射	三叉神経	橋	三叉神経
上腕二頭筋反射	筋皮神経	C5, 6	筋皮神経
上腕三頭筋反射	橈骨神経	C6, 7	橈骨神経
腕橈骨筋反射	橈骨神経	C6, 7, 8	橈骨神経
手関節掌屈反射	正中神経	C6, 7, 8	正中神経
手関節背屈反射	橈骨神経	C7, 8	橈骨神経
膝蓋腱反射	大腿神経	L2, 3, 4	大腿神経
アキレス腱反射	脛骨神経	S1, 2	脛骨神経
内臓反射			
対光反射	視神経	中脳	動眼神経
輻輳反射	視神経	後頭葉	動眼神経
毛様体脊髄反射	知覚神経	T1, 2	頸部交感神経
眼心臓反射	三叉神経	延髄	迷走神経
頸動脈洞反射	副神経	延髄	迷走神経
球海綿体反射	陰部神経	S2, 3, 4	骨盤内自律神経
膀胱直腸反射	陰部神経	S2, 3, 4	陰部神経および自律神経

尾状核，被殻や淡蒼球から脊髄への直接的な投射はないが，赤核前野，赤核や視床下部は，重要な運動の調節および中継を担う部位である。淡蒼球から赤核への投射は，運動皮質および深部の小脳からの入力と合流する。赤核からの遠心線維は，脊髄の赤核脊髄路として下行し，筋の緊張を調節する(14章参照)。

基底核から感覚運動皮質にフィードバックする回路(多くの抑制ニューロンを含む)は複雑かつ重要である。これらの神経回路は運動制御において重要な役割を果たす。電気工学において，抑制フィードバック回路が損傷したときに生じうる異常な振動はよく知られている。基底核の障害によって反復性または律動性の運動異常がしばしば観察される。

基底核を通過する運動制御回路は，図13-6Aに要約されているように動作する。その障害はパーキンソン病のような運動障害に関与する。このモデルによれば，中心前回の運動皮質および中心後回の感覚皮質からの興奮性出力は，被殻に向かう。同時に被殻は黒質の緻密部(SNc)からの投射を受ける。被殻からの出力は，2つの経路(直接経路および間接経路)を介して，淡蒼球の内節(GPi)および黒質の網様部(SNr)に向かう。被殻からGPi/SNrへ直接経路を介して単シナプス性に抑制がかかり，運動を増強する。被殻から淡蒼球の外節(GPe)と視床下核(STN)への間接経路を介して多シナプス性に連絡し，最終的には運動を抑制する。さらに，GPeとGPi/SNrとの間には相互に抑制性の接続が存在する。GPi/SNrからの出力は視床外側腹側核(VL)に向かい，VLは次に皮質に投射する。STNとGPi/SNrとの間の投射以外は，基底核内の投射はほとんど抑制性(GABA作動性)である。SNcでの細胞死の結果として，パーキンソン病では運動の増強と抑制のバランスが乱される(図13-6B)。

皮質下の遠心性回路

赤核脊髄路，前庭脊髄路，視蓋脊髄路および網様体脊髄路は特定の種類の運動に重要である(図13-1，5章，8章参照)。

A 経路

皮質下の遠心性回路は，中脳の赤核，脳幹の前庭核と網様体を起点とする。

赤核脊髄路 rubrospinal tract は赤核から起こる。赤核は，反対側の深部小脳核(上小脳脚を介して)および両側の運動皮質から入力を受ける。赤核からの赤核脊髄路の軸索は交叉ののち側索を下行し，脊髄の介在ニューロンにシナプスを形成する。

感覚運動皮質から脳幹の網様体の複数の核に投射す

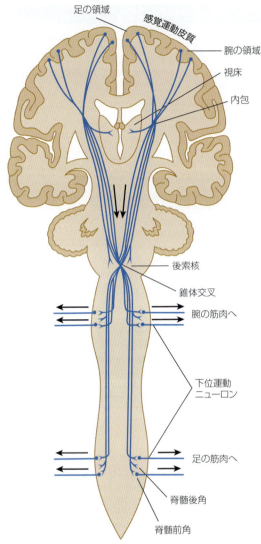

図13-3 皮質脊髄路。視床，後索核および脊髄後角への調節性の出力を含む

る。網様体からの**網様体脊髄路** reticulospinal tract の出力は側索の網様体脊髄路を通じて下行する。この下行性軸索は，脊髄の介在ニューロンおよびγ運動ニューロンにシナプスを形成する。

前庭脊髄路 vestibulospinal tract は，第四脳室に面する前庭神経核に生じる。4つの前庭神経核は，前庭神経および小脳からの求心線維を受ける。前庭脊髄路は，主に前庭神経外側核および内側核から生じる。前庭脊髄路は交叉および非交叉の両方の線維を含み，脊髄の前角ニューロンに投射する（これらは主として介在ニューロンであり，αおよびγ運動ニューロンに投射する。介在ニューロンを介さずに伸筋の運動ニューロンに投射することもある）。前庭脊髄路はγループの入力閾値を調節することで対となる筋肉を支配する運動ニューロンを調節し，抗重力筋を制御する。そのため，前庭脊髄路は直立姿勢を維持するうえで重要な役割を果たす。

視蓋脊髄路 tectospinal tract は上丘から生じ，中脳の赤核のレベルで交叉する。一部の下行する視蓋脊髄路線維は延髄の内側縦束に組み込まれる。残りの組み込まれない線維は，脊髄の前角内側を下行し，頸髄のレベルで運動ニューロンに投射する介在ニューロンにシナプスを形成する。働きとしては，視覚刺激に応答して上半身，首，および眼球の反射性の運動を制御する。

B 機能

動物実験および臨床観察から，皮質脊髄路および赤核脊髄路が協調して手指の運動を制御することが示唆されている。赤核脊髄路は屈筋の緊張作用に重要な役割を果たすと考えられている。

網様体脊髄路，前庭脊髄路および視蓋脊髄路は，主に体幹の筋を制御し，四肢に対する制御は限定的である。純粋な皮質脊髄路の片側性病変（すなわち，他の下行性経路は障害しない病変）では，遠位筋肉組織の正確な動きが損なわれるが，筋緊張低下は比較的軽度で

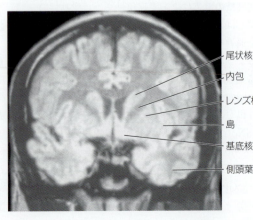

図13-4 レンズ核レベルでのMRI前額断像

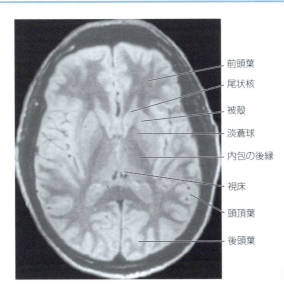

図 13-5　レンズ核レベルでの MRI 矢状断像

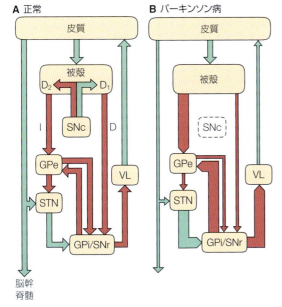

図 13-6　A：基底核および関連する視床皮質領域の概念図。緑矢印：興奮性，赤矢印：抑制性。B：パーキンソン病での変化。黒質緻密部の萎縮により直接経路と関節経路の活動性およびバランスが変化し(矢印の太さで表現されている)，影響は GPi から視床への投射に及ぶ。D：直接経路，I：間接経路，GPe：淡蒼球の外節，GPi：淡蒼球の内節，SNc：黒質緻密部，SNr：黒質網様部，STN：視床下核，VL：視床外側腹側核 (Reproduced with permission from Wichmann T, Vitek JL, DeLong MR：Parkinson's disease and the basal ganglia：Lessons from the laboratory and from neurosurgery. Neuroscientist 1995；1：236-244.)

ある。このことから，近位の四肢および体幹の制御は，網様体脊髄路，前庭脊髄路，視蓋脊髄路および非交叉性の皮質脊髄路によって担われると考えられる。

除脳硬直 decerebrate rigidity は，橋の上境界部の損傷によって，脳幹および後部脊髄が他の部分から隔離されることで起こる。除脳硬直では，四肢，体幹および頸部の伸筋が緊張を増す。脳幹が切断されると，皮質および基底核からの抑制性入力は脊髄に到達することができず，前庭脊髄および網膜脊髄路からの興奮性入力が支配的となる。そのため，筋紡錘を支配する γ 運動ニューロンの発火が亢進する。これにより脊髄反射経路を通った興奮が α 運動ニューロンを興奮させて筋緊張の亢進状態が持続する(図 5-20 参照)。

小脳

A　経路

小脳は中枢神経系のいくつかの領域と相互接続されている(図 13-7，7 章参照)。脊髄および脳幹からの上行路，反対側の大脳皮質からの皮質-橋-小脳線維などである。他に小脳からの出力線維があるが，これらは反対側の赤核，網様体および反対側の視床(その後大脳皮質に投射する)へ向かう(7 章参照)。

B　機能

小脳の主要な機能は 2 つある。1 つは随意的運動(微細な巧緻運動，および歩行や水泳などの全体的運動)の調整である。もう 1 つは平衡および筋緊張の制御である。実験上は，小脳がパターン化された運動の学習および記憶に不可欠であることが示唆されている。

運動障害

運動障害には筋力低下(不全麻痺)，麻痺，異常運動，異常反射が含まれる。それらは神経系の運動経路の病変か，筋肉自身の障害で生じる(表 13-2)

筋肉

筋肉は下位運動ニューロンから伝えられる刺激に対

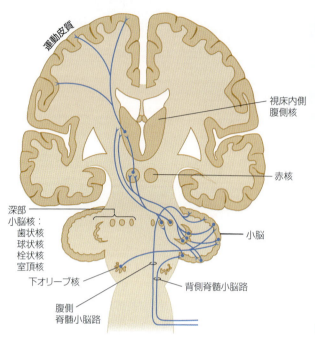

図 13-7 小脳に関係する求心および出力線維

表 13-2 ヒト運動器に関係する障害と症状の対応					
病変部位	筋力	筋萎縮	筋伸展反射	筋緊張	異常運動
筋(ミオパチー)	低下(不全麻痺)	著明	減弱	緊張低下	なし
運動終板	低下	軽度	減弱	緊張低下	なし
下位運動ニューロン(末梢神経を含む, ニューロパチー)	低下(不全麻痺か完全麻痺)	存在する	減弱か消失	緊張低下(弛緩性)	線維束性収縮*
上位運動ニューロン	低下か完全麻痺	軽度(廃用性萎縮)	亢進(痙縮)。上位運動ニューロン病変が大きい(脳卒中のように)ときは, 反射は最初は消失し, 低緊張と脊髄ショックになるかもしれない	緊張亢進(折りたたみナイフ)か痙縮	逃避, 攣縮, 異常反射(例:バビンスキー伸展性足底反応)
小脳系	正常	なし	緊張低下(ゆらゆらする)	緊張低下	失調, 測定異常, 反復拮抗運動不能, 歩行
大脳基底核	正常	なし	正常	筋硬直(歯車様)	ジスキネジー(例:舞踏病, アテトーゼ, ジストニア, 振戦, ヘミバリスム)

*線維束性収縮は自発的で可視可能な運動単位の筋収縮である

して正常に反応できないかもしれず, 筋力低下, 麻痺, テタヌス収縮となる。筋緊張は低下するかもしれず (hypotonia), 筋力低下の結果として深部腱反射は低下 (hyporeflexia) するか消失 (areflexia) するかもしれない。これらの障害の原因は筋自体か神経筋接合部にあるかもしれない。重症筋無力症は神経筋接合部の疾患で, アセチルコリン受容体の効率の減少によって特徴づけられ, 筋力低下と疲労を起こす。先天性ミオトニアと進行性筋ジストロフィーは, 明らかに神経組織は正常で, 筋機能不全を特徴とする筋疾患の例である。

臨床医は下位運動ニューロンと上位運動ニューロン異常を判別し, 下位運動ニューロン病巣と上位運動ニューロン病巣を鑑別する。患者の症状から容易に鑑別することができ, この特徴は障害部位の局在を決める際に大変有用である。

下位運動ニューロン

A 概説

脊髄または脳幹の前角灰白質柱にあるこれらの神経細胞は軸索を有し, 脳神経か末梢神経を通過し筋肉の

運動終板へ向かう(図 5-22 参照)。下位運動ニューロンは 2 つの理由から「最終共通路」と呼ばれる。1 つは髄節や髄節間反射ニューロンだけでなく皮質脊髄路，赤核脊髄路，オリーブ核脊髄路，前庭脊髄路，被蓋脊髄路の影響を受けるからで，もう 1 つは筋肉に神経のインパルスが到着する最終経路だからである。

B 病変

下位運動ニューロンの病変は，脊髄や脳幹の前角灰白質柱にある細胞，あるいは脊髄や脳神経の前根を構成する軸索に位置する。下位運動ニューロン障害の徴候は，筋力低下，関与する筋の弛緩性麻痺，筋緊張低下，筋線維束性収縮を伴う筋萎縮，長い時間をかけた筋線維の変性，組織反応としての変性（障害後 10～14 日後，23 章参照）がある。障害されている筋の反射は減弱か，消失し，異常反射は認められない(表 13-2 参照)。

下位運動ニューロンの障害は，**ポリオ脊髄炎** poliomyelitis（運動ニューロンが死滅するウイルス疾患）と**運動ニューロン疾患** motor neuron disease（**筋萎縮性側索硬化症** amyotrophic lateral sclerosis や**脊髄筋萎縮症** spinal muscular atrophy のタイプで，運動ニューロンが変性する）でみられる。脊髄を障害する腫瘍のような占拠性病変も下位運動ニューロンを障害する。

上位運動ニューロン

A 概説

上位運動ニューロンは，大脳の運動野と皮質下の脳幹から脊髄前角細胞にインパルスを運ぶ下行路系の複合体であり，随意筋活動を開始するのに必須である。この語句は主に，脊髄か脳幹にある下位運動ニューロンの吻側にある神経細胞体か，あるいはその下行軸索を記述する際に使用される(図 5-22 参照)。1 つの主要な構成成分である皮質脊髄路は，運動皮質から生じ，内包と脳幹を通過し，脊髄内の下位運動ニューロンに投射する。もう 1 つの構成成分は皮質球路で横紋筋支配の脳神経の脳幹核へ投射する。上位運動ニューロンは下位運動ニューロンの随意活動（だが必ずしも反射亢進ではない）を支配する。

B 病変

下行運動系の病変は大脳皮質，内包，大脳脚，脳幹，あるいは脊髄に位置している(表 13-2 参照)。脊髄の上位運動ニューロンの徴候は支配筋の麻痺か不全麻痺（筋力低下），筋緊張の増加(hypertonia)，痙縮，深部腱反射の亢進，ごくわずかの筋萎縮（廃用性筋萎縮），表在腹壁反射の減弱か消失，異常反射（例：バビンスキー反応）がある。

子宮内，出生中，出生後早期に受ける大脳皮質の障害で脳性麻痺となるかもしれない。これは様々な病気を含み，しばしば痙性麻痺の型をとる。しかしながら他の徴候，たとえば筋固縮，振戦，失調，アテトーゼを呈するかもしれない。何人かの(決してすべてではない)患者では言語障害，失行，精神発達遅延の異常を伴うかもしれない。

C 麻痺と筋力低下のパターン

片麻痺 hemiplegia は体幹や四肢の一側の痙性ないし弛緩性の麻痺である。それは体の正中線で限定される。**単麻痺** monoplegia は一肢のみの麻痺で，**二肢麻痺** diplegia は 2 つの同じ肢の麻痺で，通常は下肢である（しかし両上肢でもいい）。**対麻痺** paraplegia は両下肢の対称性の麻痺である。**四肢麻痺** quadriplegia は四肢すべての麻痺である。**交代性片麻痺** hemiplegia alternans（交叉性麻痺）は 1 つかそれ以上の脳神経麻痺とそれと反対側の上下肢の麻痺である。**不全麻痺** paresis という用語は，完全麻痺よりもむしろ筋力低下を指し，同じ接頭辞が使用される。

基底核

基底核機能の欠如（しばしば錐体外路病変と呼ばれる）では，筋トーヌスの変化，随意運動の乏しさ(akinesia)，異常に遅い運動(bradykinesia)，不随意の異常運動(dyskinesia)などが特徴で，様々な異常運動が起こりうる。振戦（安静での静止時振戦と体を特定の姿勢に保ったときの姿勢時振戦），**アテトーゼ** athetosis（四肢や頸部を緩徐にねじる動きが特徴的），**舞踏病** chorea（すばやい，反復する，四肢遠位筋，顔面，舌の不随意運動で，しばしば線条体病変に関係）がある。

基底核の特に有名な病気を以下で説明する。

A ハンチントン病

この常染色体優性疾患は衰弱するほどの異常運動（最も多いのは舞踏病で，早期発症例は筋固縮）と認知と精神の機能不全が特徴的である。抑うつは普通にみられる。病気は絶え間なく進行し，無力化され死に至る。小児型が時々存在するが，発症は通常 35～45 歳の間で起こる。

ハンチントン病は 4 番染色体に位置する遺伝子の変異で起こる。この遺伝子（ハンチンチン）にコードされているタンパク質の機能は知られていない。大部分の例では変異は 3 塩基(CAG)リピートで，CAG の塩基が異常反復し伸長している。

ハンチントン病の病理は尾状核と被殻の神経細胞の著しい消失で，顕微鏡でも肉眼（側脳室の外側壁がへこんで尾状殻の容積が減少する）でも観察される。線条体の GABA 作動性(抑制性)ニューロンの消失で舞踏病となる(図 13-8)。大脳皮質も萎縮する。ハンチントン遺伝子による線条体抑制性ニューロンの変性と

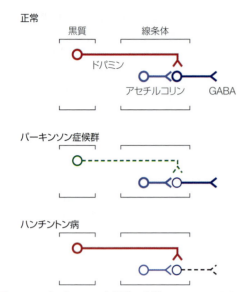

図13-8　パーキンソン症候群の病態。GABA：γアミノ酪酸(Reproduced, with permission, from Katzung BG：*Basic and Clinical Pharmacology*, 9th ed. Appleton & Lange, 2004.)

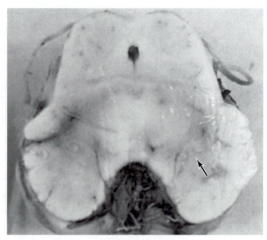

図13-9　黒質での色素脱失を示すパーキンソン病の45歳女性患者の中脳

臨床症状発現への機序はわかっていない。

B ヘミバリスム

この異常な運動疾患では，一肢あるいは一側上下肢で大きな振り回す動きが生じる。ヘミバリスム（片側バリスム）は通常反対側の視床下核の障害で起こり，原因は梗塞が最も多い。よく解明されていないが，ヘミバリスムは数週間後にしばしば自然に消失する。

C パーキンソン病

通常50～65歳で発症するこの病気は，振戦，筋固縮，無動の3徴が特徴的である。しばしば平衡，姿勢，自律神経機能の異常を伴う。特徴的な徴候は，緩徐で単調な言語，小さい筆跡（小字書），表情の消失（仮面様顔貌）で，しばしば精神障害は認めない。

この進行性の病気は黒質の色素沈着（ドパミン）ニューロンの消失に関係している（図13-8，図13-9）。この変性疾患の原因は不明である。パーキンソン症候群は1919～1929年に起こった流行性嗜眠性脳炎（von Economo脳炎）の生存者にみられた（脳炎後パーキンソニズム）。ある種の中毒性物質（一酸化炭素，マグネシウム）は基底核を障害し，急速に進行するパーキンソン様の疾患は一定の「設計薬物」使用に関連しており，たとえばMPTP（1-methyl-4-phenyl-1,2,5,6-tetrahydropyridine），メペリジンに関連する合成麻酔剤がある。さらにある種の向精神薬（例：フェノチアジン）は，薬剤性パーキンソン症候群を生じさせる。しかしパーキンソン病の大部分は特発性で，黒質ニューロンの変性機序はよくわかっていない。

薬物治療はしばしば効果的である。初期のパーキンソン病の患者では抗コリン薬での治療に反応し，線条体のコリン作動性（興奮性）伝達を減少させ，大脳基底核の抑制性-興奮性（ドパミン作動性-コリン作動性）バランスを回復させる。代謝されドパミン分子を生み出す前駆体レボドパ（L-ドパ）は，パーキンソン病治療に非常に効果的である。おそらく，L-ドパは大脳基底核の残存しているドパミン作動性ニューロンに取り込まれ，ドパ脱炭酸酵素によりドパミンに変換され，ドパミン作動性伝達がそれによって増強される。L-ドパはしばしば，L-ドパを崩壊させるドパ脱炭酸酵素の阻害薬カルビドパと一緒に投与される。L-ドパとドパ脱炭酸酵素阻害薬の組み合わせ（シネメット）でL-ドパはより高レベルとなり，しばしば治療効果を改善する。パーキンソン病治療でよく使用される他の薬剤には，アマンタジン（シンメトレル）（まだ変性していない神経細胞から放出されるドパミンの放出を増強するかもしれない）やセレギニン（デプレニル）（ドパミンが代謝され崩壊するのを抑制し，神経細胞変性を遅くする別個の保護効果も持つかもしれない）がある。

研究によりパーキンソン病患者で，大脳基底核とそれに関係する視床皮質回路の神経細胞での発火パターンの変化が解明されはじめた（図13-6B 参照）。黒質線条体系の変性により，大脳基底核から視床への抑制の出力は増強する。視床皮質投射ニューロンの抑制が増強され，中心前回運動皮質のニューロンの活動が減少する。このモデルに基づいてpallidotomyと呼ばれる淡蒼球内節（GPi）の外科的切除が，パーキンソン病の治療として施行された。図13-10は治療的淡蒼球手術を受けた患者の淡蒼球内節部の部位であるが，パーキンソン症候の実際の改善がみられた。さらに近年，小さな持続型埋め込み電極が視床下核や淡蒼球部位の

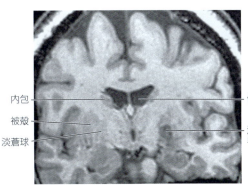

図 13-10 パーキンソン病を治療するために切除術を受けた患者の MRI 像。左淡蒼球内節に手術痕を認める。パーキンソン病の運動症状には改善を認めた（Reproduced with permission from Wichmann T, Vitek JL, DeLong MR：Parkinson's disease and the basal ganglia：Lessons from the laboratory and from neurosurgery. *Neuroscientist* 1995；1：236.）

症例 17

63 歳の右利きの秘書/タイピスト。右手と指が「協調して動こうとしなくなった」ということで、かかりつけの家庭医を受診した。数カ月前から動作や動きが緩徐になり、手書きした文字が走り書きになって読みにくくなるなど、雇用者も彼女に不満を持ち出したことを説明した。彼女は知的能力は障害されていなかったが、仕事を失う危険があった。

神経診察では緩徐な発話と両側の顔面の表情の軽度な消失を認めた。患者は動作を始めるのが困難なようだった。いったん座るとあまり動かなかった。姿勢は前かがみで、歩行は小刻みで、腕の振りが減少していた。筋萎縮や筋力低下はなかった。両上肢の筋トーヌスは上昇しており、「歯車様固縮」があった。右手の指に細かい振戦（1 秒の 3〜4 回の頻度）があった。他の診察所見と検査は正常範囲内であった。

最も考えられる診断は？ 病巣はどこか？

症例 18

重度の高血圧がある 49 歳の女性が激しい頭痛を訴えた。その後、突然左上下肢の筋力低下を感じた。彼女は転倒し、救急室に運ばれたときは意識が不鮮明だった。

入院時の神経診察では会話が困難で昏迷状態だった。乳頭浮腫はなく、顔面と体幹の左側の感覚がなかった。左の中枢性顔面神経麻痺があった。覚醒したとき、患者は両側の視野で左側がみえないと訴えた。左上下肢の完全麻痺が存在した。左上肢の深部腱反射は消失しており、下肢では亢進していた。左側に伸展性の足底反応があったが、右は不明瞭であった。バイタルサインと血算はすべて正常範囲内であった。血圧は 190/100 であった。

暫定診断は何か？ 腰椎穿刺は適応か？ どの画像診断が有用か？

症例はさらに 25 章で検討される。

深部脳領域を刺激する脳深部刺激療法が、投薬治療のみでは不十分なパーキンソン病患者の治療に有用であることが示された。

小脳

小脳病変による疾患は、筋緊張の低下と円滑な協調運動の消失で特徴づけられる（表 13-2 参照）。小脳の 3 つの領域の各々の病変は特徴的な徴候を示す。

A 前庭小脳（古小脳）

しばしば眼振を伴った平衡覚の消失が典型的である。

B 脊髄小脳（旧小脳）

体幹失調と「酔っぱらい」歩行が特徴的である。

C 新小脳

四肢の**失調 ataxia** と**協同収縮不能 asynergy**（協調運動の消失）が著明である。運動の解体が生じ、随意筋運動が 1 つの円滑な動きよりは間欠性の、分離した動きの連続となる。**測定異常 dysmetria**（目的物を通過する現象）もまたみられ、患者は筋運動での距離を測ることができず、物に触れようとするが目標を過ぎてしまう。**反復運動拮抗不能 dysdiadochokinesia**（すばやい交代性の動きの遂行不能）、**企図振戦 intention tremor** と**反跳現象 rebound phenomenon**（協同筋と拮抗筋の相互作用の消失）も典型的である。小脳に片側性病巣があれば、これらの異常は病変と同側に存在する。

14章 体性感覚系

体性感覚系 somatosensory system からの入力は，生体を取り巻く環境に関する事象を知らせる。感覚は，表在性，深部性，内臓性，特殊性の4つに分類することができる。**表在感覚** superficial sensation は，触覚，痛覚，温度覚，および二点識別覚である。**深部感覚** deep sensation は，筋肉および関節の位置感覚（固有感覚），深部筋の痛覚，および振動覚を含む。**内臓感覚** visceral sensation は，自律求心線維によって伝達され，空腹感，嘔気，および内臓痛を含む（20章参照）。**特殊感覚** special sense（嗅覚，視覚，聴覚，味覚，平衡覚）は脳神経によって伝達される（8，15，16，17章参照）。さらに，**侵害受容感覚** nociceptive sensation は，環境中の有害なもしくはその可能性のある要素と接触があるとき，あるいは組織が損傷したときに生物に警告する働きをする。

受容体

受容体は，環境における特定の変化を検出するための特殊な細胞である。**外界感覚受容器** exteroceptor には，主に外部環境によって影響を受ける受容体が含まれる。マイスナー小体，メルケル小体は触覚を感知する。クラウゼ小体は冷覚を感知する。ルフィニ小体は位置覚のほか温度覚も感知する（図14-1）。受容体は特定の感覚に完全に特異的であるわけではない。強い刺激は様々な感覚，痛みさえも引き起こす可能性がある。**固有感覚** proprioceptor は，パチニ小体，関節受容器，筋紡錘，およびゴルジ腱器官によって受容される。痛みを伴う刺激は，自由神経終末によって受容される。

受容体からの神経線維は，各受容体の受容野に相当する刺激を伝達する。個々の受容体は，全あるいは無の応答をする。すなわち，ある刺激に対しては完全に活動するか，あるいはまったく活動しないかのどちらかである。刺激の強さが大きいほど，活動する受容体が多くなり，神経線維における活動率は高くなり，かつ活動の持続時間は長くなる。**順応** adaptation とは，一定の強さの反復または連続的な刺激に対して，受容体の活動確率の低下を意味する。たとえば椅子に座ったり地上を歩いたりしているときに，その感覚が抑制される現象である。

神経連絡

3つの長い投射ニューロンおよび多数の介在ニューロンによって，受容体または自由神経終末からの体性

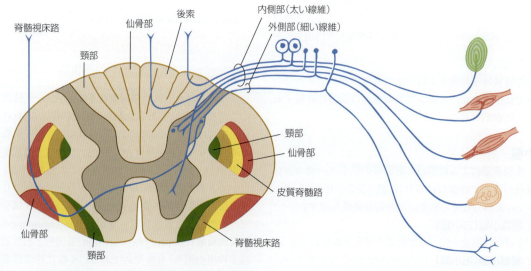

図14-1 脊髄の領域および後根，神経節，感覚器の関係図

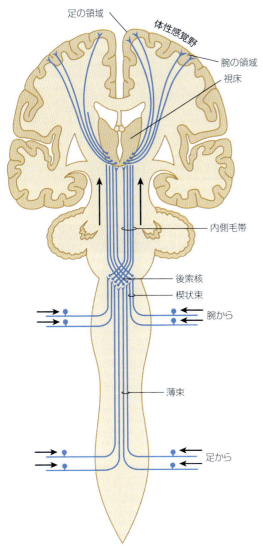

図 14-2 位置覚，触覚に関係する後索経路（内側毛帯経路）

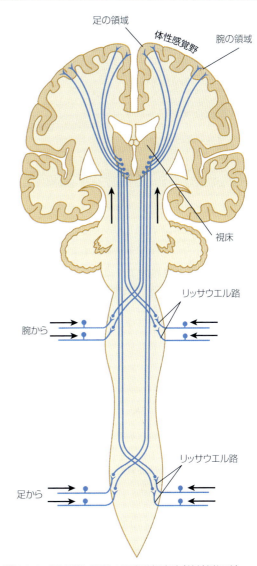

図 14-3 温痛覚に関係する脊髄視床路（前外側経路）

感覚皮質への刺激は伝導される（図 14-1〜図 14-3）。

一次ニューロン

一次ニューロンの細胞体は，後根神経節または脳神経の体性求心性神経節（例：三叉神経節）に位置する。

二次ニューロン

二次ニューロンの細胞体は，中枢神経軸内にある（脊髄または脳幹の楔状束核や薄束核などである）。これらの細胞の軸索は通常，視床に終結する。

三次ニューロン

視床にある三次ニューロンの細胞体は，大脳皮質感覚野の吻側に投射している。このニューロンによって中継される情報は，大脳皮質内のニューロンのネットワークによって処理される。すなわち，刺激の場所，質や強度を解釈し，適切な対応に結びつける。

感覚性伝導路

同じ種類の受容体に由来する複数のニューロンは，しばしば神経束（管）を形成し，感覚経路を形成する。脊髄で上行する感覚経路は 5 章で説明している。脳幹におけるそれらの継続は 7 章で扱う。大脳皮質における主要な感覚領域は 10 章で扱う。

内側毛帯経路 lemniscal（dorsal column）system（図 14-2 参照）は，接触，関節感覚，二点識別覚および振動覚の情報を，受容器から大脳皮質へ運ぶ。他の重要な経路，**前外側経路** ventrolateral system は，侵害刺激（痛みや粗い接触）または皮膚温度の変化に関する神

表14-1 内側毛帯経路と前外側経路の違い

	内側毛帯経路	前外側経路
脊髄内の経路	腹側および腹側外側	背側および背側外側
受容野の大きさ	小	小および大
空間分解能	高い	曖昧
神経軸索の直径	大	小
感覚の種類	細かい触覚，振動覚，関節覚	温痛覚，内臓感覚，疎な触覚
大脳皮質までのシナプス数	2か3	多
伝導速度	速い	遅い
機能検査	振動覚，二点識別覚，立体認知	針刺激，温覚・冷覚

経活動を中継する（図14-3参照）。両者には解剖学的および機能的相違があり，受容野の大きさ，神経線維の直径，脊髄内の経路および機能などが異なる（表14-1）。各経路は，視床（外側腹側複合体）および大脳皮質（図10-13，図10-15参照）に収束し，特徴ある体表のマップ状表現を形成する。三叉神経由来の線維は内側毛帯経路と前外側経路の両方を通過し，顔面および口腔粘膜からの感覚入力を担う（図7-8，図8-12参照）。

大脳皮質領域

一次体性感覚野 primary somatosensory cortex（ブロードマン3野，1野および2野）は，受容野をあらわす機能的なカラムで構成されており，体部位再現性を持つ。各カラムには，視床，交連線維，および連合線維からの入力があり，これらはすべてⅣ，Ⅲ，およびⅡ層に終末を持つ（図10-10参照）。出力はⅤおよびⅥ層の神経細胞からの出力である。しかし，各カラムで行われている処理の詳細とその機能的意義はほとんどわかっていない。

二次体性感覚野のカラムも受容野からの入力を受けるが，体部位再現性はよりあいまいである。

痛み

経路

末梢神経および脳神経から生じる神経自由終末は，痛覚受容体または侵害受容器である（図14-1，図14-3参照）。侵害受容器は，機械的，熱的，または化学的な刺激に敏感である（複数の刺激に反応する侵害受容器も存在する）。末梢神経の痛覚線維は，直径が小さく，局所麻酔薬の影響を受けやすい。薄く髄鞘化されたAδ線維は離散的で，鋭く，短時間の痛みを伝達する。無髄のC線維は，慢性的な焼けるような痛覚を伝達する。これらの侵害受容性軸索は，後根神経節および三叉神経節内に位置する小さなニューロンから生じる。

> **臨床との関連**
>
> 一次ないし二次ニューロンの走行の途絶は典型的な**感覚脱失** sensory deficit を起こし，特に顔や指先のような鋭敏な領域が障害されたときに明らかになる。例として特定の末梢神経や根が障害されたとき，その神経や脊髄根の支配域の感覚が消失する。
>
> 視床病変では，単純な粗大感覚の識別力や局在判別力の消失，激しい局在のない痛み（視床痛）が特徴的である。

損傷した組織内の細胞は，プロスタグランジンなどの炎症分子や他の神経作動性物質を放出する（ヒスタミン，セロトニン，およびブラジキニンなどの炎症性分子）。そのため知覚過敏が生じる。アスピリンや非ステロイド性抗炎症薬（NSAIDs）はプロスタグランジンの作用を阻害し，疼痛をやわらげる働きをする（**痛覚鈍麻** hypalgesia または**鎮痛** analgesia）。

痛みの経路

侵害受容性一次感覚ニューロンは，脊髄の後角の表層内の二次ニューロンに投射する。痛覚の**ゲート理論** gate theory によれば，これらの接合部におけるシナプス伝達の効率は，（痛み以外の情報を伝達する）太いAβ軸索が興奮する（ゲートが「閉じる」）とき（おそらくシナプス前抑制によって）減少する。逆に太いAβ軸索線維からの入力がない場合，痛みのシナプス伝達の強さは増加する。

神経損傷のあと，侵害受容性を含む後根神経節細胞が継続的に遺伝子発現を変えることがある。その結果生理的条件下では存在しないナトリウムイオンチャネルが発現するようになり，（有害な刺激が存在しない場合でも）持続的な自発発火，または過敏性をもたらすことがある。脊髄後根神経節ニューロンのこの異常な過興奮性は，**神経因性疼痛** neuropathic pain（神経

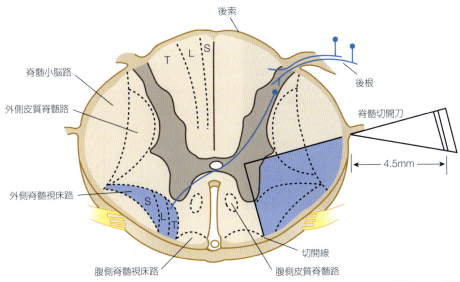

図 14-4 主要な脊髄経路。右の実線は，前外側脊髄切断術を行う際の切断線をあらわす。S：仙椎，L：腰椎，T：胸椎
(Reproduced, with permission, from Ganong WF：*Review of Medical Physiology*, 16th ed. Appleton & Lange, 1993.)

傷害に関連する疼痛)に関係する。

侵害受容性の後根神経節ニューロンもナトリウムイオンチャネルの変異の結果として，痛みを伴う刺激が存在しない場合でも過度に興奮し，疼痛シグナルを脳に送ることがある。たとえば，肢端紅痛症(「火の男」症候群)では，侵害受容性後根神経節ニューロン内のナトリウムイオンチャネルの機能獲得型の突然変異が生じ，活性化の閾値を下げる。その結果として過敏になり，痛みを伴う刺激がなくても疼痛信号が生じるようになってしまう。

これらの障害はイオンチャネル機能の異常に原因があるため，**チャネロパチー** channelopathy と呼ばれる。

神経損傷後に脊髄後角には長期的な変化が生じ，これが慢性疼痛症候群の原因の1つと考えられている。たとえば，C線維の損傷後，これらの線維が萎縮することで，後角内の二次ニューロンの細胞表面上のシナプス標的部位から消失することがある。そこに太い求心性軸索が発芽することにより，(通常は痛みを伝えない)非侵害受容性の入力が誤って疼痛として感じられることがある。この現象は**中枢性の過敏化** central sensitization と呼ばれ，**異痛症** allodynia(通常では疼痛をもたらさない微小刺激がすべて疼痛として認識される)，または**過大痛覚** hyperpathia(軽度の不快な刺激が強度の疼痛として認知されてしまう)の原因の1つである。

主な感覚の上行性経路は，2つの系統からなる。**脊髄視床路** spinothalamic tract および系統発生的に古い**脊髄毛様体視床路** spinoreticulothalamic system である。前者は，鋭く刺すような痛みを伝達する。後者は，深く，非限局性で灼けるような痛みを伝える。痛みをやわらげるために脊髄の外側腹側の1/4を意図的に切断することがあるが，その場合両方の経路が遮断される(図14-4)。その結果，痛みの感覚が切断より下のレベルで対側に消失する(図14-4参照)。これらの経路は，脳内の**痛み関連脳領域** pain matrix と呼ばれる神経回路に投射する。

痛み関連脳領域

疼痛は感情的反応および自律神経反応を誘発する。関係する脳領域は広範であり，痛み関連脳領域と呼ばれる。視床，大脳皮質の一次および二次体性感覚野，島皮質，前頭前野，前帯状皮質，補助運動野，後頭頂皮質，中脳水道灰白質，扁桃体のほか小脳が含まれる(図14-5)。

関連痛

皮膚 skin の求心路から侵害性の信号を受ける脊髄後索のV層の神経細胞は，同時に**内臓** viscera の侵害受容器からの入力を受ける(図14-6)。内臓求心性神経が強い刺激を受けると，皮質はその位置を誤って解釈することがある。一般的な例は，胆石による痛みである。胆嚢からの痛みを伝達する脊髄領域は肩からも求心性入力を受け，肩の部分が痛むことがある(収束投射説)。同様に，心筋梗塞によって，尺骨神経の支配領域である下腕領域に疼痛を生じることがある。

末梢神経または神経根に損傷を受けた後，障害された軸索の一部が病的な持続性神経活動を生み，慢性的な痛みを引き起こすことがある。神経再生に失敗した

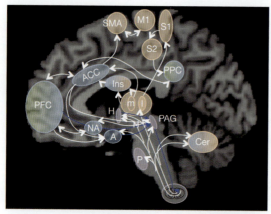

図 14-5　痛み関連脳領域の概要。白矢印：上行性および大脳内の疼痛経路，青矢印：調節性の下行性経路。A：扁桃体，ACC：前部帯状皮質，Cer：小脳，H：視床下部，I：島，l，m：外側・内側視床核，Mi：一次運動野，NA：側坐核，PAG：中脳水道灰白質，PFC：前頭前野，PPC：後頭頂皮質，S1，S2：一次・二次体性感覚皮質，SMA：補助運動野 (Reproduced, with permission, from Borsook D, Sava S, Becerra L : The pain imaging revolution : advancing pain into the 21st century. *Neuroscientist* 2009 ; 16 : 172.)

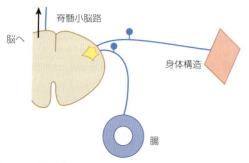

図 14-6　関連痛の収束投射説 (Reproduced, with permission, from Ganong WF : *Review of Medical Physiology*, 22nd ed. McGraw-Hill, 2005.)

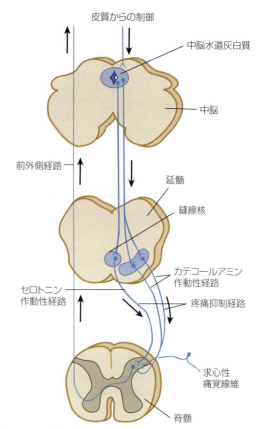

図 14-7　痛覚の制御に関係する神経回路 (Courtesy of Al Basbaum.)

結果として，損傷した軸索からの芽が絡みあって**神経腫 neuroma** を形成する場合によく生じる。またこれらの軸索の損傷後，背側根神経節ニューロンにおいてナトリウムおよびカリウムイオンチャネルの発現組み合わせが異常になり，病的な活動電位を生成する可能性もある。

下行性伝導路と痛み

　脳内の特定のニューロン，特に中脳の脳室周囲灰白質内にあるニューロンは脊髄に軸索を送る。これらの下行性経路は，疼痛シグナルの伝達を抑制する。この作用はエンドルフィンおよびアヘン剤で活性化できる（図 14-7）。

症例 19

　41 歳の女性。1 年以上前から右手の感覚鈍麻としびれ感を訴えた。これらの感覚異常は指から徐々に始まり，最終的には右手と前腕全体に広がった。患者は裁縫などの細かい仕事ができず，その手に広がった筋力低下のため時々物を落とした。入院 3 週間前に電子レンジで右手 2 本の指を火傷した。彼女は熱を感じることができなかった。

　神経学的診察では右の手内筋にかなりの筋萎縮と筋力低下があった。右上肢の深部腱反射は消失しているか，導出困難であった。しかし膝蓋腱とアキレス腱反射は特に右側が異常に迅速であった。右足底反応は伸展性であった。腹壁反射は両側消失していた。右側の手，前腕，肩，それから左肩の領域で温痛覚が消失していた。触覚，関節覚，振動覚は完全に正常であった。

　脊椎の単純レントゲン写真は読影され正常だった。病巣はどこか？　鑑別診断は何か？　どの画像検査が有用か？　最も考えられる診断は？

症例 20

　41 歳の男性。両下肢の進行性の筋力低下と不安定性のため入院した。障害は 1 年以上前から両足のピリピリ感（「ピンや針で」）で始まった。徐々に，これらの感覚は不快感になり，両足底に灼熱痛が出現した。両下肢の他の部位は感覚鈍麻になり，両下肢は筋力が低下した。約 6 カ月で指と手のピリピリ感が生じた。指は拙劣になり，しばしば物を落とした。6 カ月の間に 6 kg 以上体重が減少した。患者は多年にわたり 1 日に 30 本のタバコを喫煙し，毎日ビールを 8 杯とウイスキーを 1/2 ボトル（あるいはそれ以上）飲用した。1 年前に仕事を失った後，いくつかの熟練のいらない仕事をした。

　神経学的診察では腓腹部，前腕，手の手内筋に顕著な筋萎縮があった。足首と手首で筋力低下があり，膝と肘でもわずかな筋力低下があった。歩行は不安定で，足を高く挙げた歩行であった。両足と両下肢遠位 1/3，両手と上腕遠位 1/2 に触覚と痛覚の低下があり，「靴下手袋」型の感覚消失を示した。振動感覚は足趾と足首では消失し，指で減弱していた。圧迫したときに足底と腓腹筋は痛覚過敏があった。アキレス腱と二頭筋反射は消失し，膝蓋腱と三頭筋反射は減弱していた。

　鑑別診断は何か？　最も考えられる診断は？
　症例はさらに 25 章で検討される。

15章 視覚系

哺乳動物は視覚を多用する。**視覚系** visual system は他の感覚器系よりも多くの情報を脳に伝えると考えられている。視覚情報は，視覚世界の地図を脳内に形成するようなかたちで処理される。少なからぬ割合の脳組織が視覚情報処理に注がれている。視覚系は，視覚刺激の様々な特性（形，色，動き）に関する情報を処理する。視覚系には眼球と網膜，視神経，および脳内の視覚経路が含まれる。

眼

眼を動かすことに関与する脳神経（Ⅲ，Ⅳ，Ⅵ）の機能および臨床的意義は，8章で固視および対光反射とともに述べられている。前庭動眼反射は17章で扱う。本章では，網膜から大脳皮質までの視神経系の形態，機能，および疾患について説明する。

解剖学的構造，生理学

眼の光学的構成要素は，角膜，虹彩の瞳孔開口部，水晶体および網膜である（図15-1）。光は最初の4つの成分，角膜，前房および硝子体を通過して網膜に到達する。固視点（注視方向）は通常，中心窩と一致する。網膜（脳の一部として発達し，一部の神経科学者は脳内の特殊な部分であると考えている）は，光を電気信号に変換する（図15-2）。

網膜は，10層で構成され，2種類の光受容体（**杆状体** rod と **錐状体** cone）と4種類の神経細胞（**双極細胞** bipolar cell，**神経節細胞** ganglion cell，**水平細胞** horizontal cell，**アマクリン細胞** amacrine cell）を含

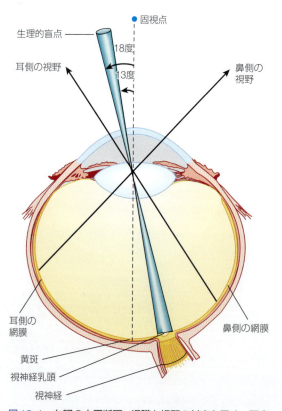

図15-1　左眼の水平断面。網膜と視野の対応を示す。固定点は中心窩に対応する。視神経乳頭は生理学的盲点，網膜の鼻側は視野の耳側半分，および網膜の耳側は視野の鼻側半分に対応する（Reproduced, with permission, from Simon RP, Aminoff MJ, Greenberg DA : *Clinical Neurology*, 4th ed. Appleton & Lange, 1999.）

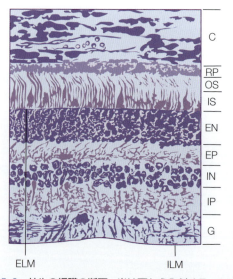

図15-2　サルの網膜の断面。光は下から入射する。ILM：内境界膜，G：神経節細胞層，IP：内網状層，IN：内顆粒層（双極細胞），EP：外網状層，EN：外顆粒層（杆状体および錐状体の核），ELM：外境界膜，IS：杆状体（狭い線）および錐状体（三角形の暗い構造）の内節，OS：杆状体および錐状体の外側節，RP：網膜色素上皮，C：脈絡膜。×655

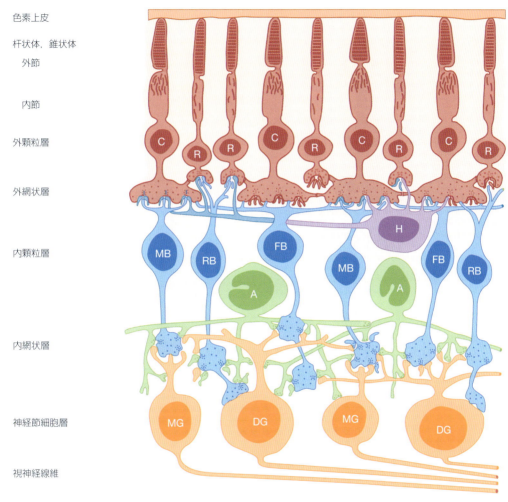

図15-3　神経網膜。C：錐状体，R：杆状体，MB, RB, FB：双極細胞（それぞれ，midget, rod, flat 型），DG, MG：神経節細胞（それぞれ diffuse, midget 型），H：水平細胞，A：アマクリン細胞（Reproduced, with permission from Dowling JE, Boycott BB：Organization of the primate retina：Electron microscopy. *Proc Roy Soc Lond Ser B* [*Biol*] 1966；166：80.）

む（図15-2, 図15-3）。光受容体（一次ニューロンである杆状体および錐状体）は双極細胞とシナプスを形成する（図15-4）。これらは，次に神経節細胞とのシナプスを形成する。神経節細胞は軸索が視神経内を通って外側膝状体に投射する三次ニューロンである。

網膜の外側網状層内では，水平細胞が受容細胞を互いに連結する。内網状層内のアマクリン細胞は，神経節細胞を互いに連結する（場合によっては双極細胞と神経節細胞を連結することもある）。

杆状体

杆状体は錐状体よりも多く，低照度の光に敏感であり，照明が暗い（例：夜間および夜間に）ときに視覚入力に対応する光受容体である。錐状体は，比較的高輝度の光によって刺激され，鮮明な視覚と色の弁別を担う。杆状体と錐状体はそれぞれ，膜の円板状構造が積みあがった**外節** outer segment を持ち，光に反応する光感受性物質を含有する。また，細胞核およびミトコンドリアを含み，二次双極細胞とのシナプスを含む**内節** inner segment を有する。神経信号への光の変換は，光子が杆状体および錐状体内の光感受性物質（視物質とも呼ばれる）によって吸収されるときに生じる。

網膜杆状体内の視物質は，Gタンパク質共役受容体である**ロドプシン**である。光が**ロドプシン** rhodopsin 分子にあたると，それは最初に**メタロドプシンⅡ** metarhodopsinⅡ に変換され，次に**スコトプシン** scotopsin および**レチナール** retinene に変換される。この光活性化反応は，環状グアノシン一リン酸（GMP）を分解する**トランスデューシン** transducin と呼ばれるGタンパク質を活性化する。環状GMPは光受容体の細胞質内で作用してナトリウムイオンチャネルを開放状態に維持するため，光誘導性の環状GMPの低下は

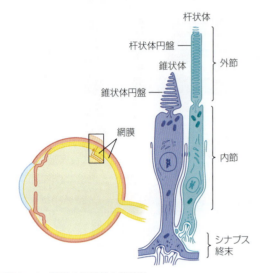

図 15-4　網膜の杆状体と錐状体

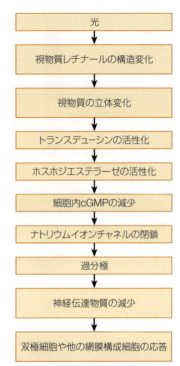

図 15-5　現在考えられている光伝達経路。cGMP：環状グアノシン一リン酸(Reproduced, with permission, from Ganong WF：*Review of Medical Physiology*, 22nd ed. McGraw-Hill, 2005.)

ナトリウムイオンチャネルの閉鎖を招き，過分極を引き起こす(3章参照)。このように，光があたった結果，網膜杆状体内が過分極状態に変化する。これにより，双極細胞へのシナプス伝達物質の放出を減少させ，信号が下流に伝達する(図15-5)。

錐状体

錐状体は，それぞれ440，535，565 nm の波長(青，緑，および赤の三原色に対応)の光に最もよく反応する視物質を含む。錐状体が該当する波長の光によって刺激されると，杆状体の場合と同様に細胞内シグナル伝達のカスケードがナトリウムイオンチャネルを閉じる G タンパク質を活性化させ，過分極を引き起こす。

双極細胞，アマクリン細胞，網膜神経節細胞

水平細胞とアマクリン細胞によって，光受容器(杆状体と錐状体，一次感覚ニューロン)から双極細胞(二次感覚ニューロン)へ，次いで網膜神経節細胞(三次感覚ニューロン)への伝達情報が修飾される。1個の双極細胞は，20〜50個の光受容細胞からの入力を受ける。双極細胞の受容野(すなわち，細胞内の活性に影響を及ぼす網膜上の領域)は，水平細胞によって修飾される。水平細胞は，各双極細胞上の受容野を「鋭くする」ように，光受容体および近くの双極細胞にシナプスを形成する。双極細胞は単に拡散光に応答するだけではなく，この伝達情報の修飾の結果として，暗部に囲まれた光の小さなスポットに特異的に反応する双極細胞も存在する。逆に，光で囲まれた小さな暗いスポットに対して反応する細胞も存在する。

アマクリン細胞は，双極細胞からの入力を受け取り，神経節細胞への入力部位近くの他の双極細胞に伝達する。水平細胞と同様に，アマクリン細胞は，神経節細胞の応答を「鋭く」させる。いくつかの神経節細胞は，暗闇に囲まれた光スポットに最も強く反応し，他に光に囲まれた暗いスポットに最も反応するものもある。

生理的な光の中で視線を固定した中心の網膜領域が**黄斑** macula である(図15-6)。黄斑部では網膜の内側の層が分けよせられ，視野が最も鮮明で色の区別が鋭敏である。黄斑部の中心部は，密集した錐状体で構成される**中心窩** fovea centralis を形成する。

網膜神経節細胞は，異なる機能を担う2種に分類される特殊化されたニューロンである。大細胞性神経節細胞は，より大きな直径の軸索(より速い伝導速度)を有し，運動には敏感であるが，色または形態の細部には敏感ではない。小細胞性神経節細胞は軸索が細く(伝導速度が遅い)，形態と色に関する情報を伝える。これらの2つの情報経路は，外側膝状体(「視覚路」の項参照)の異なる層に投射する。

網膜内の神経節細胞軸索は，**神経線維層** nerve fiber layer を形成する。神経節細胞の軸索はすべて，眼の後極から3 mm 鼻側の点で視神経を形成し，眼から脳へ向かう。その場所は**視神経乳頭** optic disk と呼ばれ，検眼鏡を通してみることができる(図15-6参照)。視

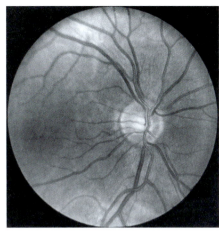

図 15-6 倒像鏡を用いた正常眼底像(Photo by Diane Beeston;Reproduced, with permission, from Riordan-Eva P, Whitcher JP:*Vaughan & Asbury's General Ophthalmology*, 17th ed. McGraw-Hill, 2008.)

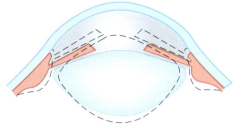

図 15-7 調節。実線は安静時,点線は調節時の水晶体,虹彩,網様体を示す(Reproduced, with permission, from Ganong WF:*Review of Medical Physiology*, 22nd ed. McGraw-Hill, 2005.)

神経乳頭には視細胞がないので,各眼の小さな**盲点** blind spot に対応する。

A 順応

明るく照らされた環境で時間を過ごした後,急に薄暗い環境に移動すると,網膜は暗闇に慣れていくにしたがって徐々に光に対する感度を取り戻す。**暗順応 dark adaptation** と呼ばれるこの視覚閾値の低下は,約20分でほぼ最大値となる。一方で,暗い環境から突然明るい環境に移動すると,はじめは不快なほどまぶしくても徐々に目が照明に適応し,視覚閾値が上昇する。この適応は,約5分間かけて起こり,**明順応 light adaptation** と呼ばれる。瞳孔を収縮させる瞳孔光反射は,光強度の急激な増加に伴う保護的な作用である(8章参照)。

明暗の適応は,光受容体における環状 GMP の濃度の変化に依存する。光の持続的照射下では,受容体内のカルシウムイオンの濃度が減少し,グアニル酸シクラーゼ活性の増加および環状 GMP レベルの増加をもたらす。このことにより,ナトリウムイオンチャネルを開いたままとなることで光受容体の感度を落とすように作用する。

B 色覚

網膜を刺激して視覚を生じさせる光の波長は,400〜800 nm の範囲である。この全波長範囲の光または単色光の混合による刺激は,正常眼では白色光の感覚を生成する。波長の1つの部分からの単色光は,特定の色または色相として知覚される。網膜には三原色(赤,青,緑)のいずれかに最大感度がある視物質を持つ3種類の杆状体があると,ヤング=ヘルムホルツの三色説は仮定している。我々が感じる色の感覚は,各タイプの錐状体からの信号の相対強度によって決まる。小細胞性神経節細胞は,3種類の錐状体から色に特異的なシグナルを受け,視神経を介して脳に伝達する。

三原色に対応する視物質はそれぞれが同定されている。3つの視物質はすべてのアミノ酸配列が決定されており,ロドプシンと約41%相同である。緑色の視物質および赤色の視物質は非常に類似しており,同じ染色体にコードされている。青色感受性色素は少し異なっており,他の2つと約43%だけ相同であり,また異なる染色体によってコードされる。

健常者の色覚(三色)では,人間の眼は3つの主要な色をカバーでき,三原色の成分を分解検知することで,可視波長の任意の色を弁別することができる。一方で色覚障害の患者では多くの場合,1つの錐状体機能が減弱しているか,あるいは完全に機能せずに2つの錐状体しか機能しない。後者の場合,原色の1対しか弁別できず,二色型色覚と呼ばれる。ほとんどの二色型色覚は,赤-緑二色型色覚で,赤,黄,緑の区別が難しい。色覚検査では,種々の色彩のカードや糸を使用する。

C 調節

水晶体は,水晶体嚢と毛様体との間の網様体小帯と呼ばれる線維によって固定されている(図 15-1,図 15-7)。非調節状態では,これらの弾性線維は緊張しており,水晶体を扁平に保つ。調節状態では,瞳孔周囲の円形の毛様体筋の収縮により,網様体小帯と水晶体の張力が緩和される。それにより弾力性を持った水晶体は,丸みを帯びた凸形状に変化する。毛様体筋は,副交感神経系によって神経支配される平滑筋である(第Ⅲ脳神経,8章参照)。網様体筋はアトロピンまたは類似の薬物で麻痺させ,臨床上必要であれば検査に用いることがある。

D 屈折

遠くの物体をみると,正常な(正視の)眼には調節は入らず,物体に焦点があっている。正常眼では,遠方

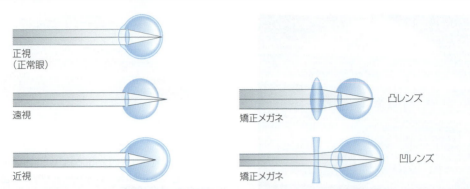

図15-8 よくみられる屈折異常である遠視および近視と正視（正常眼）の比較。遠視では眼球が相対的に短すぎるため、光線が網膜の後ろに焦点を結ぶ。矯正メガネの凸レンズは、眼のレンズの屈折力に加えて補正する。近視では眼球が相対的に長すぎるため、光線は網膜の前に焦点を結ぶ。矯正メガネの凹レンズによって、眼に入射する前に光がわずかに拡散し、網膜に焦点を結ぶ（Reproduced, with permission, from Ganong WF：*Review of Medical Physiology*, 22nd ed. McGraw-Hill, 2005.）

の物体の像は角膜の24 mm後方の網膜上に結像する。光学系の焦点距離と，角膜から網膜までの距離とはほぼ一致し，**正視 emmetropia** と呼ばれる状態である（図15-8）。より近くの物体に焦点をあわせるためには，眼は調節によってその屈折力を増加させる必要がある。水晶体が弾力性を失って硬化するにつれ，調節力は低下する。視力に対する影響は通常，約40歳で自覚的に顕著になる。加齢によって，調節力は低下する一方である（**老視 presbyopia**）。

視機能の評価

視力を評価する際，矯正視力が良好な健常者にはスネレン指標（Snellen）または類似のカードで遠方の視力を検査する。矯正視力が低下している患者に対しては，光覚および指数のカウントが用いられる。近見視力は，標準的な読書の条件で検査する。

視野を評価するために**視野検査 perimetry** が使用される（図15-9）。各眼の視野（単眼視野）は，暗点または他の視野欠損の存在を検出するために，自動または手動によって検査される（「臨床との関連」参照）。通常，視野は両眼視する領域で重なっている（図15-10）。

視覚路

解剖学的構造

視覚路は，視神経を介して網膜から脳に射影され，最終的に大脳皮質後頭葉に到達する。視覚路は長い距離にわたって伸びているので，傷害を受けやすい複数の箇所がある。視覚路の解剖学的構造を理解すれば，問診と臨床検査で視覚系の多くの部分の病変が診断できるようになるので，臨床医にとって重要な場所である。

視神経 optic nerve は，約100万個の神経線維から

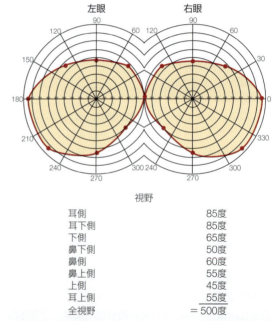

視野	
耳側	85度
耳下側	85度
下側	65度
鼻下側	50度
鼻側	60度
鼻上側	55度
上側	45度
耳上側	55度
全視野	＝ 500度

図15-9 視野検査。直径が1度ほどである小さな白点の指標を視野面上でゆっくりと動かして検知できるか検査する。点が小さければ小さいほど，より敏感な検査となる。赤が最も感知しにくく鋭敏な指標となる（Reproduced, with permission, from Riordan-Eva P, Whitcher JP：*Vaughan & Asbury's General Ophthalmology*, 14th ed. McGraw-Hill, 1995.）

構成され，網膜の内側の神経節細胞層から生じる軸索を含む。これらの線維は，強膜の**篩板 lamina cribrosa** を通って進み，その後，頭蓋の眼窩を経て，**視神経交叉 optic chiasm** を形成する（図15-14参照）。網膜の鼻側半分からの線維は，視神経交叉の中で交叉する。外側方（耳側）半分からのものは交叉しない。

視神経交叉のため，左眼網膜の外側半分および右網

臨床との関連

A. 屈折異常

近視 myopia では，屈折系が眼球の長さに比し強すぎて，遠位の物体の画像が網膜ではなくその前で焦点があう（図 15-8 参照）。物体をより眼の近くに持ってきたときにだけ焦点があう。近視は適切なネガティブ（マイナス）レンズで修正可能である。

遠視 hyperopia は，眼球の長さに比し屈折力が弱すぎてその焦点があう前に網膜に画像を生じさせる。適切なポジティブ（プラス）レンズが遠視を修正する。

乱視 astigmatism はレンズか角膜の曲率が，1つの軸か子午線で大きいとき生じる。たとえば角膜の屈折率が水平軸より垂直軸で大きいとき，垂直の光線は水平の光線よりも屈曲し，光の線源が楕円のようにみえる。乱視のレンズは眼のその状態を補助し，状態を修正する。

暗点 scotomas は視野にある異常な盲点である（正常の生理的な盲点は，受容体細胞が欠損した視神経乳頭に相当する）。数種類のタイプがある。中心暗点（黄斑の視力の消失）は普通に視神経炎や球後視神経炎（それぞれ眼球のそばか，眼球の後ろの視神経の炎症）でみられる。固視が障害され，対応する中心視力が障害される。中心盲端暗点は固視部位を障害し，正常の盲点に伸びる。傍中心暗点は固視点の近傍にある。リング（円形）暗点は固視点を取り囲む。閃輝暗点は一過性の主観的経験で，視野に明るい光がなくなったり，色のついた光がみえ，しばしば片頭痛に先行する前兆として報告される。他の暗点は出血や緑内障で斑状の病変で生じる。

B. 視覚器の病変

視神経の炎症（**視神経炎** optic neuritis あるいは**乳頭炎** papillitis）は種々の網膜炎に伴う（例：単純性，梅毒性，糖尿病性，出血性，遺伝性）（図 15-11）。**球後視神経炎** retrobulbar neuritis は視神経乳頭よりはるかに後方で生じ，眼底の診察では変化はみられない。最も多い原因は多発性硬化症である。

乳頭浮腫 papilledema（うっ血乳頭）は脳腫瘍などの占拠物よって生じる頭蓋内圧亢進の徴候である（図 15-12）。増加した圧は視神経周囲のクモ膜下腔の伸展を通じて視束乳頭に伝えられる（図 15-1 参照）。突然の頭蓋内圧の上昇によって生じる乳頭浮腫は 24〜48 時間以内に進展する。盲点は拡大するかもしれないが，乳頭浮腫では視力は障害されない。二次性の視神経萎縮があるときは，視野が狭小化するかもしれない。

視神経萎縮 optic atrophy は視力の低下を伴い，視束乳頭の色は明るい桃色，白，あるいは灰色に変化する（図 15-13）。一次性（単純）視神経萎縮は視神経を障害する病態で起こる。乳頭浮腫は起こさない。通常多発性硬化症によって起こるが，遺伝性でも起こるかもしれない。二次性視神経萎縮は乳頭浮腫の後遺症で，緑内障あるいは頭蓋内圧亢進症が原因かもしれない。

ホルムズ-アディ症候群 Holmes-Adie syndrome は緊張瞳孔反応と1つかそれ以上の部位の腱反射消失が特徴的である。瞳孔は緊張性と呼ばれ，光に対してきわめて緩徐で，ほとんど感知できない瞳孔収縮である。光刺激をやめるとゆっくり拡張する。

膜の鼻半分からの軸索が，左の視神経路内の後ろに伸びる配置をとる。眼の光学的な特性を考えると，左右の網膜のこれら2つの半分は，視覚世界の右側半分からの視覚情報を受け取る。この解剖学的配置は，左半球が視覚世界の対側（右辺）半分についての視覚情報を受け取り，その逆も成り立つことを意味する（図 15-14）。**視神経幹** optic tract を通って移動した後，網膜神経節細胞の軸索は視神経路の中心を通り，軸索を**外側膝状体** lateral geniculate body および**上丘** superior colliculus に投射する。

外側膝状体および内側膝状体は，それぞれ視床内の視覚および聴覚の重要な中継核を構成する。外側膝状体は6層構造である。異なる層は，視覚処理において異なる役割を果たす。大細胞および小細胞性網膜神経節細胞（「解剖的構造，生理学」の項参照）からの信号は，外側膝状体の異なる層に収束する。これらの信号は，視覚情報の複数の並列した神経連絡をとっており，それぞれが視覚環境の異なる側面を情報処理していると考えられる。視神経からの交叉した線維は，1，4，および6層内に投射するが，交叉していない線維は，2，3，および5層に投射する。視神経の軸索は，組織化された様式で投射し，シナプス終末は，網膜の幾何学的形状を再現する様式をとっている。視野の中央部分は，外側膝状体の中で比較的大きな体積を有し，より大きな視覚分解能または感受性を担っていると考えられている。外側膝状体のニューロンの受容野は，通常，中心部が光刺激に反応し，取り囲む周辺部の刺激で抑制されるような構造をとる。逆の構造の受容野も存在する。

外側膝状体から，軸索は後頭葉の一次視覚野へ**視放線** optic radiation を介して同側に投射される。したがって，各視網の右半分（視覚世界の左半分に対応する）は，右後頭葉へ投射され，その逆も同様である。膝状体鳥距路（投射）は，外側膝状体から一時視覚野への

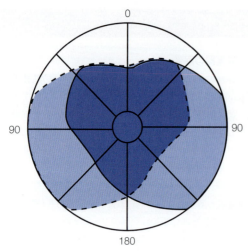

図 15-10 単眼および両眼の視野。点線は左眼，実線は右眼の視野を示す。中央のハート型の共通領域は，両眼視でみることができる部分である。それ以外の部分は単眼でみることになる (Reproduced, with permission, from Ganong WF : *Review of Medical Physiology*, 22nd ed. McGraw-Hill, 2005.)

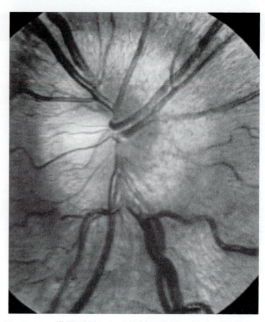

図 15-12 乳頭浮腫のため視神経乳頭の拡大が観察される。出血は認めない (Reproduced with permission from Vaughan D, Asbury T, Riordan-Eva P : *Vaughn & Asbury's General Ophthalmology*, 14th ed. McGraw-Hill, 1995.)

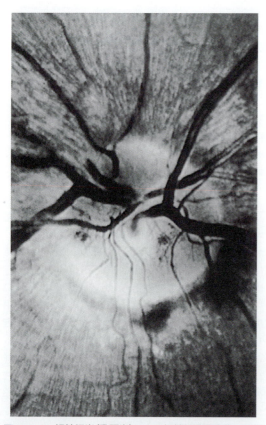

図 15-11 視神経炎（乳頭炎）による視神経乳頭変化。毛細血管からの出血および軽度の浮腫を呈する（図 15-12 と比較）(Reproduced with permission from Vaughan D, Asbury T, Riordan-Eva P : *Vaughn & Asbury's General Ophthalmology*, 14th ed. McGraw-Hill, 1995.)

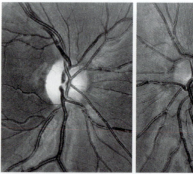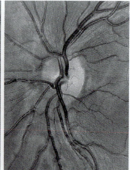

図 15-13 視神経乳頭萎縮。視神経乳頭および周囲の網膜組織ともに無血管性に変化している (Reproduced with permission from Riordan-Eva P, Witches JP : *Vaughn & Asbury's General Ophthalmology*, 17th ed. McGraw-Hill, 2008.)

神経信号を運ぶ。**マイヤーの係蹄** Meyer's loop は，側脳室の周りを曲がり，側頭葉の前方に達し，一次視覚野へ投射する。マイヤーの係蹄は対側の視野の上部をあらわす視放線線維を運ぶ。大脳皮質内では，中心視野の領域が広い範囲を占める網膜地図表現がなされている（図 15-15）。

視覚路の網膜神経節細胞軸索は，外側膝状体に投射するのに加えて，上丘で終結し，別の網膜地図を形成する。上丘はまた，大脳皮質視覚野からのシナプスを受け取る。上丘は，視覚刺激に応答して，頭部，頸部，

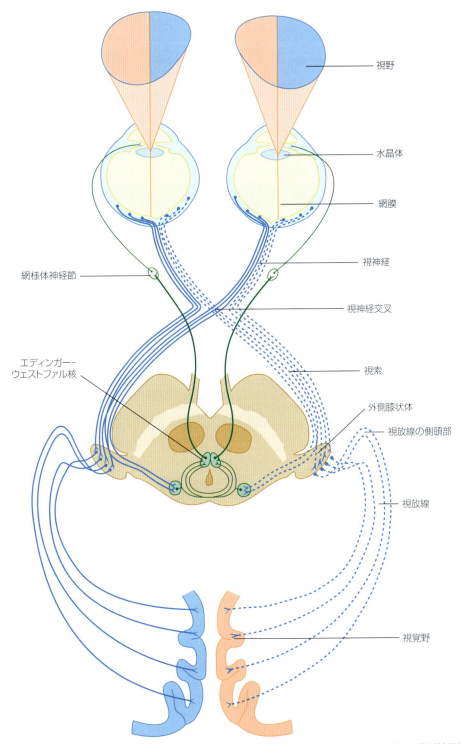

図 15-14 視覚路。青の実線は，網膜から後頭皮質まで伸び，視野の右半分から求心性の視覚情報を運ぶ神経線維をあらわす。青の破線は，視野の左半分からの経路を示す。緑の線は，対光反射の遠心性経路をあらわす

および眼の反射運動を調整する。その経路は視蓋脊髄路を介して脊髄に投射する（13 章参照）。

さらに，視神経路から前視蓋領域を経て，**エディンガー−ウェストファル核** Edinger-Westphal nucleus（眼球運動核の一部）の副交感神経に至る求心路も存在する。これらの副交感神経ニューロンは，眼球運動神経内に軸索を送って，**毛様体神経節** ciliary ganglion で終結する（図15-14参照）。毛状神経節内の神経節後

臨床との関連

患者の視野欠損の正確な診察は病変の局在化にかなり重要である。病変は眼球，網膜，視神経，視交叉，あるいは視索路，あるいは視覚皮質かもしれない。

単眼の視力障害 impaired vision in one eye は通常眼球，網膜，視神経を障害する疾患で起こる（図15-16A）。

視野欠損 field defect は1視野あるいは両視野で起こる。もし病変が視交叉，あるいは視索路，あるいは視覚皮質なら，両眼が視野欠損を示す。

視交叉病変は，（しばしば下垂体腫瘍か，トルコ鞍周囲の病変による）視交叉内の視神経節細胞交叉軸索を障害する。これらの軸索は2つの網膜鼻側半分から起始する。このような病変は**両耳側半盲** bitemporal hemianopsia を起こし，各々の眼の外側（側頭）半分の盲が特徴的である。

視交叉後の病変は片眼の側頭側の視野欠損と，他眼の鼻側の視野欠損（内側）を起こす。これらは**同名半盲** homonymous hemianopsia と呼ばれ，視野欠損は病変と反対側にある（図15-16C, E, 図15-17）。

マイヤーループは反対側視野の上方を支配する視放線を運ぶので，側頭葉病変は反対側上部1/4（「空に浮かんだパイ」）を障害する視野欠損を生み出す。この視野欠損は**上1/4半盲** superior quadrantanopsia と呼ばれる（図15-16D）。代表例が臨床実例15-1で検討される。

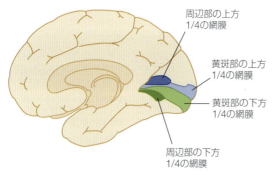

図15-15　網膜からの一次視覚野への対応を示す右大脳半球

ニューロンは，虹彩の括約筋に投射する。このニューロンのループは，瞳孔の光反射を引き起こし，その結果，光刺激に応答して瞳孔の収縮が生じる。視神経軸索はエディンガー-ウェストファル核に左右対称に投射するため，一方の眼を刺激したとき，同側の眼（直接対光反射）だけでなく，反対側の眼（間接対光反射）も縮瞳を示す。

大脳皮質視覚野

解剖学的構造

視覚情報は，視放線の有髄軸索を介して外側膝状体から視覚野に中継される。後述するように，視覚世界の網膜地図が複数大脳皮質視覚野内に存在する。一次視覚野は，入力視覚信号の主要な受け手である。最終的には，後頭葉の少なくとも6つの部分および側頭および頭頂葉の視覚的に反応するニューロンが，それぞれ別個の網膜地図を有する視覚領域を形成する。

図15-18のパターン化された視覚刺激に応答して視覚野の活性化を示すfMRIを示す。視野の左半分が視覚刺激されると，右側の視覚野が活性化され，その逆も同様である。

一次視覚野は，後大脳動脈の分枝からその血液を受け取る。後頭葉の残りはこの動脈の他の枝によって栄養される。臨床上，塞栓によって，または脳の拡大や浮腫によって小脳テントの間に挟まれて圧迫され，動脈血管の供給が途絶することがある。

一次視覚野

一次視覚野 primary visual cortex（ブロードマン17野，またはV1とも呼ばれる）は，鳥距溝の上下の後頭葉の内側表面に位置する（図15-15参照）。この皮質領域は**有線皮質** striate cortex とも呼ばれるが，それは組織学的断面で観察したときにIV層内に薄い色の横縞（有髄線維を含む白質に相当）が含まれているためである。ミトコンドリアに含まれる酵素であるシトクロムオキシダーゼを染色した場合，17野の表面層（2および3層）は，酵素が豊富な領域（発見時にブロブ領域と命名された）および酵素がないインターブロフ領域で構成される。17野の表層内では，小細胞性入力のうち，色情報を担う入力ブロブ領域に投射される傾向があり，一方で色のみならず形状に関係する入力はインターブロフ領域に投射される傾向がある。これとは対照的に，運動，深さ，および形態に関する情報を担う大細胞性の入力は，有線皮質のより深い層に投射する。

視覚連合野

一次視覚野以外のいくつかの視覚野（ブロードマン18野，19野）は，一次視覚野の外側に同心円状に伸びている。これらの領域は，**視覚連合野** visual associa-

臨床実例 15-1

28歳の体育教師。以前は健康であったが，恐怖感と少しずつ上行する心窩部の不快感で始まる「発作」を経験するようになった。これに口をもぐもぐする無反応の時間が続いた。翌年患者は全身発作が数回起こった。CTスキャンは正常と読影されたが，脳波で右の側頭葉にてんかん波形を認めた。側頭葉てんかんと診断されて，抗てんかん薬を処方したところてんかん発作はやんだ。

3年後に患者は「左眼がよくみえず」，朝に増悪する左側の頭痛を訴えた。眼科医は左上方1/4の同名1/4半盲（「空に浮かんだパイ」の視野欠損）を見つけた。神経診察では同名1/4半盲に加えて左側にバビンスキー徴候と深部腱反射の亢進が明らかなった。CTスキャンで右側頭葉前部に浮腫を伴った占拠性病変が明らかになった。

患者は手術を受け，乏突起膠腫が発見された。手術で切除後，患者の視野欠損は続いたが，仕事に戻ることができた。

この例で，患者は実際には同名半盲や1/4半盲が存在するときに，右または左眼に視覚消失を訴えるかもしれないことを示している。この患者では，診察で左側上1/4半盲が明らかとなり，ゆっくり増殖している乏突起膠腫が原因で，マイヤーループを走向する視放線軸索を障害した。比較的に早期の段階の腫瘍の同定で神経外科的除去は容易となった。

視野の診察は脳に病変が疑われる患者の検査として重要である。視覚路は網膜から後頭葉の鳥距溝皮質まで伸びている。図15-16で概説しているように，この経路の種々の部位の病変は特徴的な視野欠損を起こす。これらの視野異常を認識することでしばしば決定的な診断情報が得られる。

瞳孔径の異常は瞳孔の対光反射の経路の病変か（図15-14，図8-9参照），眼の副交感神経と交感神経支配のバランスに影響を与える薬物の作用により生じる（表15-1）。

アーガイル-ロバートソン瞳孔 Argyll-Robertson pupilsは通常神経梅毒で生じ，小さい，時々不同で，不規則な瞳孔である。病変は視蓋前部領域にあると考えられており，エディンガー-ウェストファル核近傍である。

ホルネル症候群 Horner's syndromeは1つの瞳孔が小さく（縮瞳），瞳孔や眼窩を支配する交感神経の機能不全の徴候がある（20章，図20-6，図20-7参照）。

---

tion cortexとも称される。2つの異なる網膜地図が18野（V2，V3）に存在し，3つの網膜地図が19野（V3A，V4，V5）に存在する。V2はシトクロムが豊富な帯状構造を含み，シトクロムに乏しい帯状構造で分離されている。大細胞性の入力はシトクロムが豊富な帯状構造に入力し，小細胞性の入力はシトクロムが乏しい領域に入力する。

MTと呼ばれる別の視覚領域は，上側頭溝の後方に位置する。この視覚領域では，視覚刺激の位置について扱うが，形状や色については処理しない。MTエリアは，刺激が何であるかについてではなく，どこに位置しているかについての情報を処理する。

組織学的構造

一次視覚野は6つの層を含むように観察される。特徴的な所見としてはIV層（**ジェンナリ** Gennariの線条，あるいはBaillarger外帯〈図15-19〉）内に有髄線維の線条を含む。IV層の星状細胞は外側膝状体からの入力を受け，V層の錐体細胞は上丘へ投射する。VI層の細胞は，外側膝状核に反回性の投射を送る。

生理学

前述したように，視覚野の複数の部分に視覚世界の規則的な網膜地図が存在する。網膜の黄斑部分は，これらのマップ内で拡大されるため，視野の中央部分は視覚的に詳細に処理されるようにできていると考えられている。

視覚情報が一次視覚野の神経細胞から上位の神経細胞に送られるにつれて，視覚情報はより複雑な方法で処理されるようになる（図15-20）。視覚野の単純型細胞は，「オン」または「オフ」の中心を含む受容野を有し，隣接する周囲に逆の応答をする領域に囲まれた形状をしている。単純型細胞は通常，特定の位置での刺激に応答する。たとえば，ある「オン」中心の単純型細胞は，特定の位置で45度傾いた長方形の刺激に最もよく応答する。これは，周辺により大きい「オフ」領域が取り囲んでおり，それを避けるような長方形の刺激が，細胞応答を最も強く引き起こすからである。この長方形が少し回転したり移動したりすると，細胞の応答は減弱する。このような細胞は，特定の位置の特定の向きの線に応答する。

複雑型細胞 complex cellは，受容野が通常は単純型細胞よりも大きい（図15-20参照）。この細胞は，特定

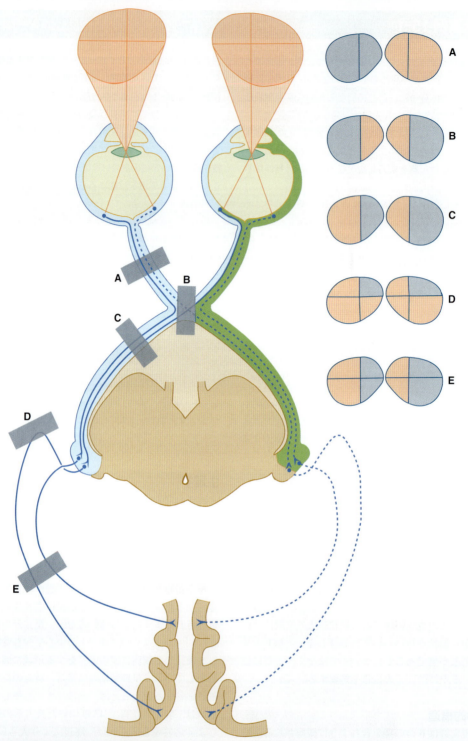

図 15-16　視覚路の病変の代表例。視野の欠損を右図に示す。A：単眼の盲，B：両眼の両耳側半盲，C：両眼の同名半盲，D：両眼の同名上1/4盲，E：両眼の同名半盲

の方向(例：60度)で線または明暗の境界に応答するが，位置に関係なく視野内のどこに存在していても常に応答する．複雑型細胞のなかのいくつかは，このような特定の向きの線または境界の動きに特に敏感である．

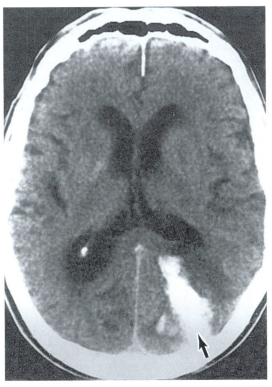

図15-17　出血性の動静脈奇形に起因する後頭血腫(矢印)．両眼の同名半盲および頭痛が生じた(Reproduced, with permission, from Riordan-Eva P, Whitcher JP: *General Ophthalmology*, 17th ed. McGraw-Hill, 2008.)

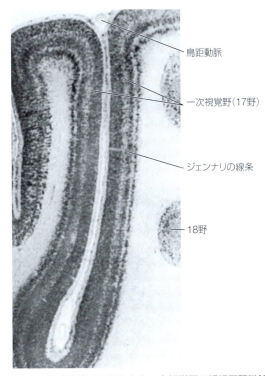

図15-19　鳥距溝の両側にある一次視覚野の明視野顕微鏡像

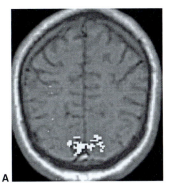 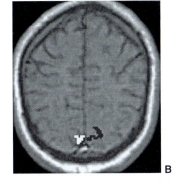

図15-18　fMRIによる視覚野の活性化．A：水平断像．視覚刺激に応答して増加した活性を示す領域は，fMRI(エコープラナー法と呼ばれる方法を用いて撮影)によって検出され，白色で示されている．B：右視覚半球のパターン化視覚刺激によって左側の視覚野の活性化が生じる(黒)．同様に反対の左視覚半球の視覚刺激によって右側の視覚野の活性化が生じる(白)(Data from Masuoka LK, Anderson AW, Gore JC, McCarthy G, Novotny EJ：Activation of visual cortex in occipital lobe epilepsy using functional magnetic resonance imaging. *Epilepsia* 1994；35［Supp 8］：86.)

表15-1 点眼薬による局所効果

副交感神経作動薬	副交感神経遮断薬	交感神経作動薬
縮瞳剤（緑内障の眼圧下降に使用）	散瞳剤（眼底検査または調節麻痺に使用）	調節麻痺を伴わない散瞳剤
ピロカルピン	散瞳剤	フェニレフリン
カルバコール	エウカトロピン	エピネフリン
メタコリン	調節麻痺剤，散瞳剤	コカイン
コリンエステラーゼ阻害薬	ホマトロピン	ヒドロキシアンフェタミン
フィゾスチグミン	スコポラミン（ヒオスシン）	
イソフルロフェート	アトロピン	
	シクロペントレート	

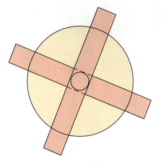 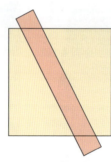 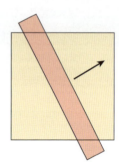

図15-20　視覚路における細胞の受容野。左：神経節細胞，外側膝状体，および一次視覚野（ブロードマン17野）のIV層の細胞は，興奮性中心および周囲の抑制性領域，または逆の受容野を有する。線形刺激に対する嗜好性は持たない。中央：単純型細胞は，細胞の受容野の特定の部分にある特定の方向性の線形刺激に最もよく応答する。右：複雑型細胞は，特定の方向性の線形刺激に応答するが，受容野の位置に関してはあまり選択的ではない（Modified from Hubel DH：The visual field cortex of normal and deprived monkeys. *Am Sci* 1979；67：532. Reproduced, with permission, from Ganong WF：*Review of Medical Physiology*, 19th ed. Appleton & Lange, 1999.）

　ノーベル生理学・医学賞を受賞したヒューベルとウィーセルは，視覚野の単純な細胞の受容野は，外側膝状体の視覚ニューロンのより単純な受容野の積算で構成される可能性を指摘している。同様に，視覚野の単純型細胞の受容野の積算によって，複雑型細胞の受容野が構成されている可能性がある。このような仕組みで，より高次の視覚野で，様々な位置での複雑な形状に対する特異的な応答が形成されていると考えられている。

　視覚野には，直径約1 mmの垂直配向のカラム構造を持つ。同一のカラムには，受容野がほぼ同じ位置および向きを有する単純型細胞が含まれている。これらのカラム内の複雑型細胞は，刺激の位置に関係なく特定の向きを認識することによって視野全体の情報を処理しているように考えられている。

　視覚野の複合型細胞の約半分が両眼からの入力を受ける。反応しやすい刺激の向きおよび位置は両眼間で類似しているが，左右の間での反応のしやすさには差がある。これらの細胞は，眼優位性を示すものと呼ばれ，直径0.8 mmで重複する別の眼優位性カラムを構成する。一方の眼から入力を受け取る領域は，他方から入力を受け取る領域と交互に入り組んだ構造をとる（図15-21）。

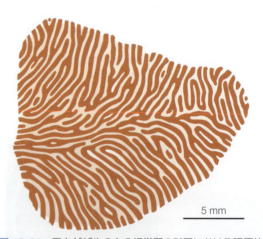

図15-21　アカゲザルの右の視覚野のIV層における眼優位性カラム。暗い縞が片方の眼に対応し，明るい縞が反対眼に対応する（Reproduced, with permission, from LeVay S, Hubel DH, Wiesel TN：The pattern of ocular dominance columns in macaque visual cortex revealed by a reduced silver stain. *J Comp Neurol* 1975；159：559.）

症例 21

50歳の女性。入院3カ月前に意識消失を経験した。彼女の夫は出来事をてんかん発作として述べた。最近，家族は彼女の記憶が低下してきていると考えており，彼女が右手を重そうにしていることに気づいていた。2週間前から，患者には持続する前頭部痛があった。彼女は眼鏡を変える必要性を感じていて，眼科医は神経内科の診療所へ紹介した。病歴を述べるとき，患者は気が散っているようにみえ，記憶障害を示し，健康に対する不適切な冗談を述べた。

神経学的診察では左の嗅覚が完全に消失していたが，右は正常であった。右の視神経乳頭はうっ血しており，浮腫状であり，左の視神経乳頭は異常に蒼白だった。右眼の視力は正常だったが，左眼は障害されていた。顔面の表情筋の筋力は左に比し右がわずかに弱かった。体の右側の深部腱反射は左と比較し亢進し，右のバビンスキー徴候が陽性だった。他の所見は正常範囲内であった。

病変はどこか？　鑑別診断は何か？　どの画像検査が有用か？　最も考えられる診断は？

症例はさらに25章で検討される。

16章 聴覚系

聴覚系 auditory system を通じてヒトは，音声を聞き，理解することができる。その感度が高く保てるように物理的にデザインされている。音声認識に必要な感覚入力にかかわるため，聴覚系は音声言語を使用するヒトにとって特に重要である。

解剖学的構造と機能

内耳の**蝸牛** cochlea は，音波を神経信号に変換する特殊な器官である。蝸牛管の中にあり，頭蓋底側頭骨内の膜迷路の一部である（図16-1，11章参照）。音波は**耳介** pinna と**外耳道** outer ear canal を通って**鼓膜** tympanic membrane を振動させる（図16-1，図16-2）。この膜の振動は，中耳の3つの**耳小骨** ossicle（**ツチ骨** malleus, **キヌタ骨** incus, **アブミ骨** stapes）を介して前庭窓に伝達され，**蝸牛管** cochlear duct に到達する。

2つの小さな筋肉は，聴覚信号の強さを調節する。鼓膜に付着する**鼓膜張筋** tensor tympani と，耳小骨に付着する**アブミ骨筋** stapedius である。これらの筋肉は振動を減衰させることができ，非常に大きな騒音からのダメージを防ぐ役割があると考えられている。

内耳 inner ear には，蝸牛管内の**コルチ器** organ of Corti が含まれる（図16-3）。鼓膜および耳小骨の振動が，進行波として，蝸牛の外リンパ液を振動させる。この進行波は，蝸牛に沿って伝搬する。高周波音は，蝸牛の基底付近（すなわち，前庭窓の近く）で最大に達し基底板の振動を誘発する。低周波の音は，蝸牛の頂点近くでピークに達し振動を誘発する。したがって，異なる周波数の音は，周波数対応関係を持つ蝸牛の異なる場所を刺激する。ヒトの蝸牛には15,000個以上の**有毛細胞** hair cell が含まれている。これらの特殊化された受容体細胞は，機械的（聴覚）刺激を電気信号に変換する。

外リンパ内の進行波は，有毛細胞の動毛（図16-3，図16-4）を振動させることによってコルチ器を刺激する。各有毛細胞の動毛の物理的な変形により，有毛細胞内細胞膜にある機械的に動作する特殊なチャネルが開閉し，カリウムの流入量が変化する。さらにこの電位変動によっては電位依存性のカルシウムイオンチャネルの開口を引き起こす。それによって生じたカルシウムの流入は，神経伝達物質の放出を引き起こし，蝸牛神経節のニューロンの脱分極を誘発する。その結果，蝸牛神経内を走る軸索に沿って脳に伝達される神経活動が生成される。

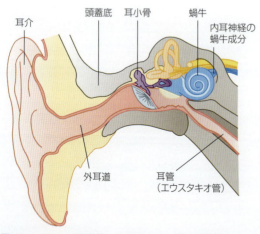

図16-1 ヒトの聴覚器。説明のため，蝸牛は傾斜させ，中耳の筋肉は省いて示す

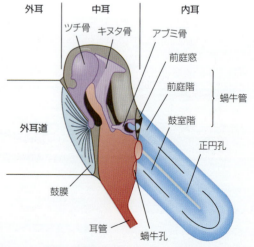

図16-2 中耳と内耳の模式図。音波が鼓膜にあたることで耳小骨の位置が変化する

聴覚伝導路

蝸牛神経に聴覚情報を運ぶ軸索は，**ラセン神経節** spiral ganglion の双極性細胞に由来する。これらのニューロンの軸索は，内耳神経（他に前庭神経の含む）のうちの蝸牛神経部分を走行する。この軸索は，脳幹の**蝸牛神経核** cochlear nucleus の腹側および背側に投射する。これらの核内のニューロンは，交叉性および非交叉性の軸索を吻側に送る（図16-5，7章参照）。したがって，二次線維は，両側の蝸牛神経核から上昇する。交叉性の線維は**台形体** trapezoid body を通過し，そのうちのいくつかは**上オリーブ核** superior olivary nucleus でシナプスを形成する。上行線維は脳幹内の**外側毛帯** lateral lemniscus を通り抜けて，**下丘** inferior colliculus に向かって上行し投射する。次に**内側膝状体** medial geniculate body に投射する。上行性の軸索には交叉性のものも非交叉性のものもあるので，下丘および内側膝状体は両耳由来の神経信号を受

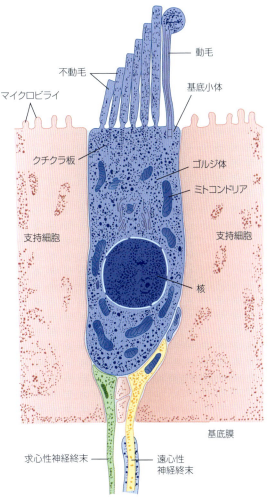

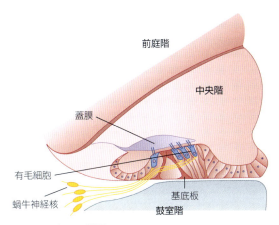

図16-3　内耳の断面

図16-4　有毛細胞の構造（Reproduced with permission from Hudspeth AJ : The hair cells of the inner ear. They are exquisitely sensitive transducers that in human beings mediate the senses of hearing and balance. A tiny force applied to the top of the cell produces an electrical signal at the bottom. *Sci Am* Jan；248(1)：54-64, 1983.）

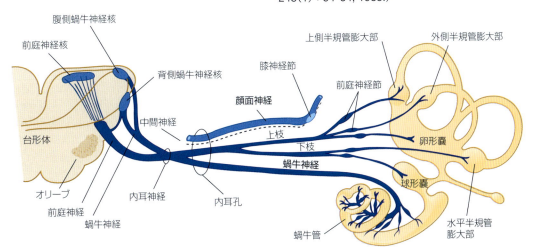

図16-5　内耳神経

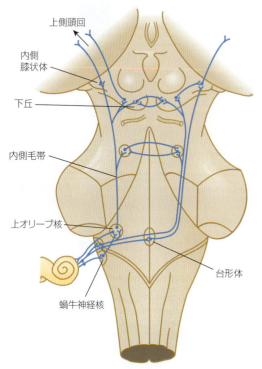

図16-6　聴覚伝導路

症例22

64歳の女性。進行する聴力低下，顔面筋麻痺，増強する頭痛が右側にあり，これらの精査が行われた。聴力低下は少なくとも5年間続いていて，入院する2年前には，徐々に進行する歩行時の不安定さにも気づいていた。最近数カ月で複視とともに顔面右側の筋力低下と進行するしびれを感じはじめた。嘔気や嘔吐はなかった。

神経診察初期の両側の乳頭浮腫，顔面右側半分の痛覚と触覚の低下，中等度の右側の末梢性顔面筋麻痺，右側の角膜反射と右眼の瞬目の消失を呈した。気導と骨導の検査で聴力が右側で著しく減少しているのが示された。カロリック迷路刺激では左側は正常で，右側は反応が消失していた。右側方注視では，右眼の外転の軽度の低下(外転神経麻痺)があった。運動系，反射，感覚では，歩隔が広い歩行，両側のバビンスキー徴候，継ぎ足歩行が不能の3つの所見以外は正常だった。

鑑別診断は何か？　最も考えられる診断は？
症例はさらに25章で検討される。

ける(図16-6)。三次線維は，内側膝状体(視床の聴覚性領域)から，上側頭葉上部および中間部に位置する**一次聴覚野** primary auditory cortex に投射する(ブ

臨床との関連

耳鳴り

鳴り響く，ぶんぶんする，しゅっという，ごうごういう，あるいは「紙をつぶす」ような耳なりは，しばしば末梢性蝸牛疾患(例：蝸牛水腫や浮腫)の初期症状である。

難聴

一側の難聴は外耳道と耳小骨から内リンパと蓋膜へ通じる音の伝導の障害により生じる。これは**伝音性難聴** conduction deafness と呼ばれる。**神経(感覚神経)性難聴(感音性難聴)** nerve (sensorineural) deafness は，有毛細胞から脳幹核へ向かう蝸牛神経の途絶によって生じる(図16-7)。神経性と伝音性難聴を識別する際に使用される検査は表16-1に示されている。神経性難聴はしばしば内耳や，内耳道内の蝸牛神経の部位で起こる。伝音性難聴は中耳や外耳の病気の結果生じる。耳小骨間靭帯の進行性の骨化，**耳硬化症** otosclerosis は成人では難聴の一般的な原因である。

小脳橋角部腫瘍 cerebellopontine angle tumor など聴力消失を伴う第Ⅷ脳神経の末梢病変は，通常は蝸牛神経と前庭神経を両方障害する(図16-8)。中枢性病変はどちらかのシステムを独立して障害する。蝸牛神経核より上部の聴覚経路は両耳からの音の入力があるので，外側毛帯，内側膝状体，聴覚皮質の片側の病変では著しい聴力の低下はきたさない。

難聴は言語での意思疎通が困難になる重大なハンディキャップとなる。障害の始まりは500, 1,000, 2,000 HZの周波数で平均16 dBの聴力レベルの消失と定義される。これらの周波数はそれらの強度が16 dB以下(大きめのささやき)になると聞こえない。人間は通常これら3つの周波数で82 dB以上(交通量が多い騒音レベル)の聴力消失のときに聾になったと考える。早期の聴力消失はしばしば最初に高い周波数(4,000 Hz)で生じ，伝音性難聴の子どもか**老人性難聴** presbycusis (老年者での聴力減少)の成人両者に起こる。

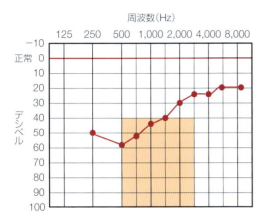
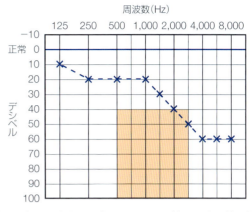

図 16-7　左：中耳の障害による伝音性難聴。気伝導の聴力検査では低い周波数に異常を認めることが多い。右：神経性難聴。骨伝導の聴力検査では高い周波数の異常を示すことが多い

表 16-1	伝音性難聴と神経性難聴を識別する音叉での一般的な検査			
方法		正常	伝音性難聴（片側のみ）	神経（感覚神経）性難聴（片側のみ）
ウェーバー 頭蓋骨頭頂部に音叉の基部を置く		両側均等な音	症例では騒音を遮断する効果がないので症例の耳ではより大きく聞こえる	正常の耳で大きく聞こえる音
リンネ 乳様突起に音叉の基部を聞こえなくなるまで置き，保つ		骨導が終わった後も，空気中の振動が聞こえる	骨導が終わった後，空気中の振動が聞こえない	骨導が終わった後も，空気中の振動が聞こえる

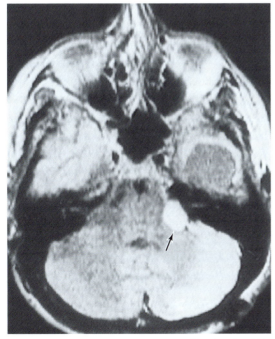

図 16-8　橋下部レベルでの MRI 水平断像。左の内耳神経のシュワン細胞腫（矢印）を小脳橋角部付近に認める

ロードマン 41 野）（図 10-11，図 16-6 参照）。

したがって，聴覚信号は，非交叉性成分と交叉性成分の両方からなるという点において独特である多シナプス経路によって，内耳から脳に運ばれる。以下の経路をたどる。

- 蝸牛有毛細胞→ラセン神経節の双極型細胞→蝸牛神経（第Ⅷ脳神経）→蝸牛神経核→台形体→上オリーブ核→外側毛帯→下丘→外側膝状体→一次聴覚野

反射に関係する経路は，外眼筋の運動神経核と，**視蓋延髄路** tectobulbar tract や**視蓋脊髄路** tectospinal tract に関係する脳神経や末梢神経などを通過する。これらの経路を通じて，強い突然の刺激音によって反射が引き起こされる。その結果，眼球と頭部が音源の方向に向かって反射的に向くようになる。橋の下部では，**上オリーブ核は両方の上昇経路からの入力を受ける**。これらの核からの線維は，蝸牛神経に沿ってコルチ器に戻る。この**オリーブ蝸牛管束** olivocochlear bundle の機能は，内耳の感度を調節することである。

蝸牛から聴覚野への経路全体にわたって**周波数対応関係** tonotopia（高周波数から低周波の音波の対応が地図状に分布する）が存在する。

17章 前庭系

前庭系 vestibular system は，姿勢および体位の維持に関与する。体幹，頭部，および眼球の運動の協調を司る。この経路には，前庭器官，第Ⅷ脳神経の前庭成分，および前庭神経核，およびそれら投射先の中枢が含まれる。

解剖学的構造

内リンパで満たされ，外リンパに囲まれた膜迷路は，頭蓋底の側頭骨内の骨迷路の間隙に存在する（図17-1）。2つの特殊感覚系が膜迷路の構造からの入力を受ける。1つは蝸牛神経系（16章参照），もう1つはこの前庭系である。

静的迷路 static labyrinth は，頭部の体に対する相対位置の情報を出力しており，**卵形囊** saccule と**球形囊** utricle の平衡斑をいう（図17-1参照）。卵形囊および球形囊で，**平衡砂** otoconia（微小な炭酸カルシウム結晶）は，**平衡斑** macular に集中している有毛細胞に隣接する。**耳石** otolith が有毛細胞の動毛を動かし，水平および垂直方向の加速に応答して神経信号が出力される。

動的迷路 kinetic labyrinth は，3つの**半規管** semicircular canal のことである。各管は**膨大部稜** crista ampullaris と呼ばれる受容器領域内に有毛細胞を含む拡大した部分を持つ。ゼラチン状の仕切り（**小帽** cupula）が各膨大部を覆い，頭部の回転により有毛細胞を移動させて神経信号を発生させる。3つの半規管は互いに90度の角度をなすため，様々な回転を検出することができる。

前庭路

膨大部の特殊な受容体（有毛細胞）および卵形囊と球形囊の平衡斑からの情報は，**前庭神経節** vestibular ganglion の双極細胞が受け取る。前庭神経節のニューロンは双極細胞で，片方の軸索は前庭器官の有毛細胞に連絡する。もう片方の軸索は**前庭神経核** vestibular nucleus に連絡するため，**第Ⅷ脳神経** vestibular component of cranial nerve Ⅷ の前庭成分内を走る（図17-1，図17-2，7章参照）。

いくつかの前庭系の投射は，前庭神経上核と前庭神

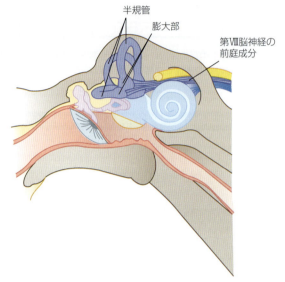

図17-1 ヒトの内耳（図16-1と比較）

経外側核から小脳に行き，片葉小節の小脳皮質に終わる（7章参照）。他には，前庭神経外側核から**外側前庭脊髄路** vestibulospinal tract を経て同側脊髄に投射する。また，前庭神経上核および外側核から外眼筋の運動神経核に投射するものや，**内側縦束** medial longitudinal fasciculus（MLF）を介して同側または対側の上部脊髄の運動核に投射するものもある（図17-2参照）。**内側前庭脊髄路** medial vestibulospinal tract（MLFの下行部分）は，頸部および上胸部脊髄の前角に接続する。この領域は前庭起源の信号に応答して頭の位置を調整する迷路性立ち直り反射に関与している。前庭神経核のうちのいくつかは網状体に線維を送る。また，前庭神経核からの一部の上行線維は，視床（腹側後核）を経由して頭頂皮質（ブロードマン40野）に情報を送る。

機能

前述したように，前庭神経は脳幹への2種類の情報，すなわち頭部の体に対する位置および頭部の回転運動を検出する。卵形囊と球形囊の平衡斑の平衡砂にかかる物理的応力が前庭神経の神経信号に変換される

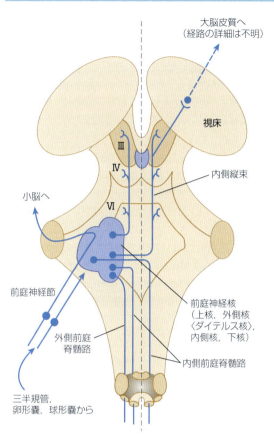

図 17-2 主な前庭系の投射路（大脳と小脳は除く）
(Reproduced, with permission, from Ganong WF: *Review of Medical Physiology*, 22nd ed. McGraw-Hill, 2005.)

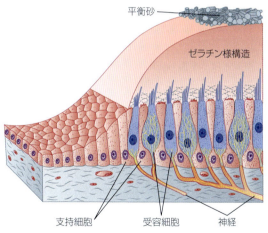

図 17-3 平衡斑の構造(Reproduced, with permission, from Junqueira LC, Carneiro J, Kelley RO: *Basic Histology*, 11th ed. McGraw-Hill, 2005.)

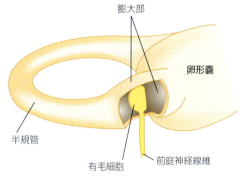

図 17-4 膨大部の構造

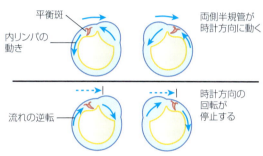

図 17-5 頭部の回転(上)と，その停止(下)によって引き起こされる平衡斑および内リンパの動き

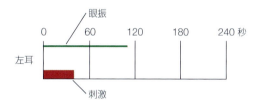

図 17-6 カロリック試験の正常例。左耳を30℃の水で40秒刺激すると，110秒眼振が観察される

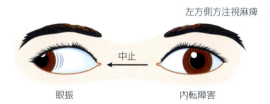

図 17-7 左の内側縦束の障害による眼球運動障害(左内転障害)。右側の橋網様正中傍部からの内転の眼球運動指令は，左動眼神経核に到達できない(図8-7 参照)。その結果，左眼は正中線を越えて右に内転できない(Reproduced, with permission, from Aminoff ML, Greenberg DA, Simon RP: *Clinical Neurology*, 6th ed. McGraw-Hill, 2005.)

と，頭の位置に関する静的情報が感知される(図17-1，図17-3)。頭の回転に関する動的情報は，3つの半規管(前，後，および外側)によって感知される(図17-4)。各半規管の膨大部の軟部組織は，内リンパの動きに応じてその形状および方向を変化させる。頭の回転が求心性神経線維を刺激する(図17-5)。そして，前庭神経の上枝を通じて神経信号を中枢性の前庭経路に送る。

臨床との関連

眼振 nystagmus は眼球の前後，上下あるいは回旋する不随意運動で，ゆっくりした引きと急速に戻るジャークな動きである（眼振の名は急速なジャーク様成分に由来しており，ゆっくりした反射運動の代償性調節である）。眼振は健常者でも誘発される。自然に起こるのなら，それは病変の徴候である。眼振を起こす病変は，外界と関連して眼を一定に保ち，平衡に関与する複合神経機構を障害する。

生理的眼振 physiologic nystagmus は眼球を一側遠位へ向けさせて誘発するか，冷水（30℃）か温水（40℃）を外耳道へ注入し骨半規官の1つ（通常外側）を刺激し誘発することができる（図 17-6）。冷水は反対側への眼振を生じさせ，温水は同側へ生じさせる（この記憶術はCOWS である〈cool, opposite, warm, same〉）。**末梢前庭性眼振** peripheral vestibular nystagmus は末梢の前庭器の刺激で起こり，通常は回転性めまいを伴う。回転させていた体を突然止めると，眼球は数秒間眼振を起こす。プロのスケーターやダンサーは眼振と回転性めまいに悩まされないよう訓練している。**中枢神経性眼振** central nervous system nystagmus は回転性めまいをめったに合併しない。それは第四脳室領域の病変で生じる。**視運動性（鉄道ないし高速道路）眼振** optokinetic (railroad or freeway) nystagmus は，列車で旅行するときのように視野の持続的な動きがあるとき生じる。眼振はある種の薬剤での治療中に起こることもある。たとえば，眼振は抗痙攣薬であるフェニトインでの治療中の患者にしばしばみられる。ストレプトマイシンとその他の薬剤は前庭器とその核を変性させることさえあるかもしれない。

回転性めまい vertigo は，通常平衡障害となる空間認知欠如を伴う回転，落下，めまいの感覚であるが，中耳や内耳の迷路性の病気の徴候の可能性もある。末梢前庭障害の調節は急速である（数日以内）。たとえ迷路が正常でなかったり機能していないときでさえ，視覚が保たれていれば，バランスはそれでもかなり良好である。視覚情報は両側の迷路の障害さえ代償することができる。回転性めまいはまた腫瘍や前庭系の他の病変（例：**メニエル病** Ménière's disease，**発作性迷路性めまい** paroxysmal labyrinthine vertigo），反射現象（例：**船酔い** seasickness）からも生じる。

前庭失調 vestibular ataxia は，拙劣な，協調していない動きを伴い，回転性めまいと同じ病変から生じることもあり，眼振がしばしば存在する。前庭失調は他のタイプの失調とは区別されねばならず，**小脳失調** cerebellar ataxia（7章，13章参照）と**感覚失調** sensory ataxia（固有感覚経路の病巣による〈5章参照〉）がある。

内耳神経，外転神経，動眼神経の核間の経路（内側縦束，前庭動眼反射の経路）の途絶が生じることがある。これは**核間性外眼筋麻痺** internuclear ophthalmoplegia を起こし，病巣と同側の眼球の内転ができなくなる（図 17-7）。

症例 23

38歳の男性会社員が突然の嘔気とめまいを訴え受診した。これらの発作は3週間前に始まり，段々増悪するようだった。最初この異常な「部屋が回転しているように思える」出来事は数分続いた。最近では数時間続いた。激しい発作で嘔吐があり，左耳に異常な音（鳴り響く，ブンブンいう，紙をまく音）が聞こえた。彼は左側が聾になったと考えた。

神経診察は，左耳にわずかな感覚神経性聴力の消失がある以外は正常であった。頭部CTで異常はなかった。

最も考えられる診断は？
症例はさらに第25章で検討される。

前庭系は，**平衡** equilibrium の維持にかかわる情報を担う。視覚系および固有感覚系からの情報とともに，脳幹および小脳に対して複雑な位置感覚を出力する。

頭部が動くと，視線を保つためには代償性調節である**前庭動眼反射** vestibulo-ocular reflex が必要となる。頭部の反時計回りの回転によって，視線の固定を維持するため，眼の時計回りの回転が引き起こされる。この反射にかかわる経路は，内側縦束を通過し，脳幹内の眼球の運動核および前庭系を含む（図 8-7 参照）。

18章 網様体

解剖学的構造

網様体 reticular formation は，意識と覚醒の状態の調節において中心的な役割を演じる。それは，脳幹の腹側被蓋野，視床下部外側野，視床の内側核，髄板内核，そして網様核ニューロンの相互結合による複雑なネットワークにより構成される（図18-1）。これらの多くはセロトニン作動性（セロトニンを神経伝達物質として用いている），あるいはノルアドレナリン性である。これら非特異的視床核からの軸索は大脳皮質のほとんどへ投射しているが，そこで，後述するように，それらは多くのニューロンの活動レベルを調整している。網様体という用語はそれ自体，樹状突起や軸索を含む細胞突起の密なメッシュワークの中に埋没している様々な大きさや形の細胞が詰まった特徴的な状況に由来する。網様体は解剖学的には明確に規定されていない。なぜなら，脳の様々な部位に局在するニューロンを含むからである。しかしながら，これは重要な機能がないということを意味するものではない。確かに，網様体は行動上の覚醒や意識を維持するのに重要な働きをする。適度な覚醒レベルで脳を維持する決定的な役割のために，**網様体賦活化系** reticular activating system と見なしている専門家もいる。

皮質への上行性投射を出すのに加えて，網様体は下行性の軸索も出す。この軸索は脊髄内の**網様体脊髄路** reticulospinal tract を通る。網様体脊髄路の軸索の活動は，脊髄反射活動を調整する役割を演じ，また脊髄内のシナプスにおける受信を調整することにより感覚入力を調節している。網様体脊髄路はまた，脊髄内の自律神経活動を調整している。

機能

覚醒

覚醒と意識レベルの調節は，網様体の一般的な機能の1つである。網様体のニューロンは多様な感覚刺激により興奮する。この刺激は体性感覚，聴覚，視覚，そして内臓感覚からの側副路によってもたらされるものである。それゆえ，網様体は，その反応性においては非特異的であり，一般的には調整機能を行う。新た

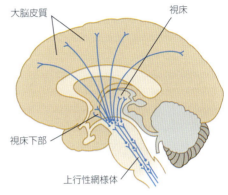

図18-1　上行性網様体系

な刺激がもたらされると，全体的な注意力が増す中にあって，注意は特にその刺激に向けられる。この**行動上の覚醒** behavioral arousal は刺激の特性とは独立し，大脳皮質全般にわたる低電位から高電位活動の脳波上の変化によってもたらされる。非特異的視床領域は大脳皮質，特に大型の錐体細胞の遠位樹状突起領域などに投射する。網様体が麻酔や破壊によって抑制を受けると，感覚刺激は依然として特定の視床および皮質感覚領域の活動をもたらすが，全般的な大脳皮質の覚醒には至らない。

意識

大脳皮質の多くの領域は，刺激を受けると全般性覚醒をもたらす。外界の異なる特性（例：様々な外界刺激の色，形，部位，音など）は大脳皮質の異なる領域で表現されるため，これらの領域の神経活動の「統合」は意識的な活動と意識的な認識によると考えられている。中脳網様体の傷害により妨げられる覚醒には脳梁を必要としない。そして皮質の多くの領域は，意識障害を伴わないで傷害を受けることになる。大脳皮質と中脳網様体賦活化系は，意識を維持することにかかわる領域を互いに支えあっている。大脳皮質の広汎な領域，中脳の小さな領域，あるいは両方などを破壊する傷害により昏睡となる（図18-2）。

気絶 syncope（失神）における意識消失の持続は短く，すぐにもとに戻る。一方，より長引く，深い無意

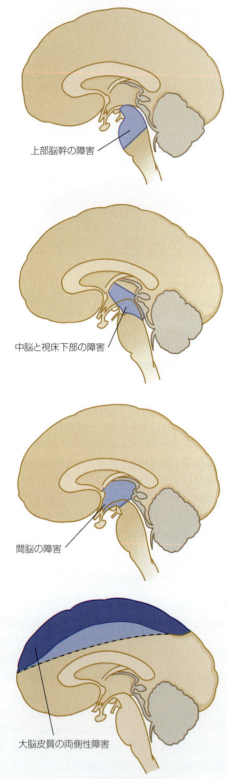

図 18-2　昏睡もしくは意識消失を起こす障害

識状態は**昏睡** coma と呼ばれる。昏睡の患者は応答性がなく，覚醒しない。痛みを伴う刺激に対して，反応がまったくないか，角膜反射や四肢撤去反射のような原始防御反射のみを示す。**呆然** stupor や**鈍麻** obtundation は，意識障害のより低いグレードであり，様々なレベルの反応障害により特徴づけられる。急性の昏迷状態は昏睡や認知症とは区別されなければならない（22 章参照）。昏迷状態では患者は混乱し，注意力を欠き，そして傾眠傾向であるが刺激には適切に反応する。

昏睡は頭蓋の内と外に起因する。**頭蓋内性の誘因** intracranial cause には，外傷，脳血管性，中枢神経系の感染，脳腫瘍，そして頭蓋内圧亢進などが含まれる。**頭蓋外性の誘因** extracranial cause には，血管障害（深刻な出欠や心筋虚血などによるショックまたは低血圧），代謝障害（糖尿病性アシドーシス，低血糖，尿毒症，肝性昏睡，アジソン病クリーゼ，電解質バランス異常），中毒（アルコール，バルビタール類，ナルコーシス，臭化物，鎮痛薬，一酸化炭素，重金属），そしてそれ以外の様々な疾患（高熱，低体温，重篤な全身性感染）などがある。**グラスゴー・コーマ・スケール** Glasgow Coma Scale は，開眼，発語，そして運動応答などをもとにした意識レベルを評価するベッドサイドにおける実践的な方法である（表 18-1）。

睡眠

A 期間

覚醒の日内サイクルは，寝ているとき（睡眠）と目覚めているとき，を含むが，このサイクルは視床下部と脳幹の網様体構造により調節を受けている。この 24 時間の概日リズムの睡眠過程は，神経活動を受動的に「止める」ということをまったく意味するのではない。むしろこれは積極的な生理的機能である。橋の網様体の神経細胞は，睡眠の始まりの直前に発火する。三叉神経の直前の橋の障害は過敏な状態となり，まして正常よりも睡眠は少なくなる。

B 過程

睡眠サイクルは，それぞれ約 90 分かかるいくつかの過程が規則的に交互に繰り返すことにより構成されている（図 18-3）。その各過程は，脳波上の特徴的な波のパターンにより規定される（23 章参照）。2 つのタイプの睡眠がある。**徐波睡眠** slow-wave sleep と**急速眼球運動（レム）睡眠** rapid eye movement（REM）sleep である。

徐波睡眠はさらにいくつかのステージに分けられる。徐波（紡錘波）睡眠のステージ 1 は覚醒しやすい特徴がある。ステージ 2～4 は睡眠が次第により深くなり，脳波のパターンがより同期的になる。徐波睡眠の最も深いステージ 4 では，血圧，心拍数，呼吸数，そ

表 18-1　グラスゴー・コーマ・スケール

観察項目	試験	患者の反応	評価点
開眼	自発的に	開眼している	4
	話しかける	大きな声で開眼するようにいうと開眼する	3
	痛み刺激	痛み刺激時に開眼する	2
	痛み刺激	開眼しない	1
最良運動反応	指示する	単純な指示に従う	6
	痛み刺激	痛み刺激時に検者の手を払いのける	5
	痛み刺激	痛み刺激時に逃避するように体を動かす	4
	痛み刺激	痛みに対し不適切に体を曲げる（除皮質硬直）	3
	痛み刺激	痛み刺激時に体を伸展させた状態でかたまる（除脳硬直）	2
	痛み刺激	痛み刺激に反応しない	1
最良言語機能	話しかける	会話を正確に続け，検者に場所や自分が誰であるか，今が何年何月であるかをいえる	5
	話しかける	混乱しているか見当識障害がある	4
	話しかける	検者が理解できる言葉を話すが，意味をなさない	3
	話しかける	検者が理解できない音声を発する	2
	話しかける	音を発しない	1

開眼や発語，運動応答に基づいて意識レベルの変化を評価する実用的な方法。それぞれの応答への評価点の合計により意識レベルを表現することができる。最低点が3点で最高点が15点である（Slightly modified and reproduced, with permission, from Rimel RN, Jane JA, Edlich RF: Injury scale for comprehensive management of CNS trauma. JACEP 1979 ; 8 : 64.）

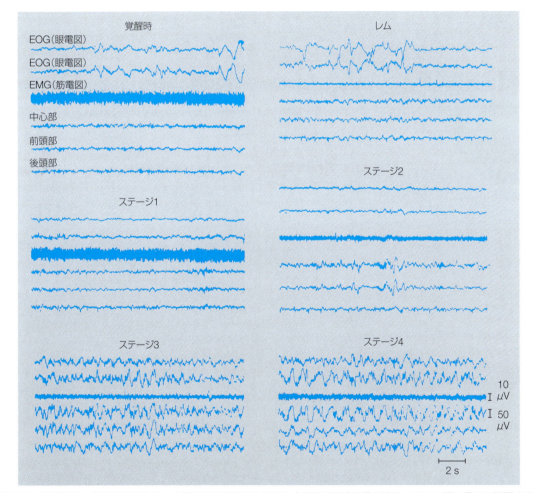

図18-3　睡眠段階。急速眼球運動（レム）睡眠時の筋緊張の低下と大規模な眼球運動に注目。EOG：眼の動きを記録する眼電図，EMG：骨格筋の活動を記録する筋電図。中心部，前頭部，後頭部は脳波のリードを示す（Reproduced, with permission, from Kales A, Beall GN, Berger RJ et al：Sleep and dreams：Recent research on clinical aspects. *Ann Intern Med* 1968；68：1078.）

して脳により消費される酸素の量がとても低い。徐波睡眠の調節メカニズムについては不明である。

レム睡眠は脳波上の非同期的パターンの突然の出現により特徴づけられる。睡眠中のヒトには間欠的にレム睡眠が訪れ，起きることが困難で，四肢の筋緊張の著しい消失を示し，実際に起こったかのような視覚的映像と複雑な夢をみる。レム睡眠には特別な誘因があり，それは背側中脳と橋被蓋のニューロンにより誘発されるものである。

橋の**正中縫線核** midline raphe system は睡眠の惹起を担う主要な中枢である。それはセロトニンの分泌を介して起こり，網様体賦活化系の影響の多くを修飾する。**青斑** locus ceruleus から分泌される第2の分泌（ノルアドレナリン）が縫線核分泌に取って代わるとき，逆説睡眠が引き起こる。この効果は正常な覚醒状態に似ている。

橋の吻側網様核の破壊はレム睡眠を消失させる。通常は徐波睡眠または覚醒への影響は伴わない。レム睡眠はドパまたはモノアミン酸化酵素阻害薬によって抑制される。これらは脳内のノルアドレナリン濃度の上昇をもたらす。橋内の縫線核の傷害は覚醒を長引かせる。縫線核はかなりの量のセロトニンを含み，p-クロロフェニルアラニン（セロトニン合成阻害薬）の投与により猫で覚醒状態を引き起こすことがわかっている。

C 臨床との相関
1 夢遊症，夜尿症
夢遊症（夢中遊行症）と遺尿症（夜尿症）は徐波睡眠から覚醒するときに特に生じる傾向にある。夢遊症は目を開けて歩き，障害物を避けるが，覚醒したときその出来事（数分間続いているかもしれない）を思い出すことができない。

2 過眠症，無呼吸
過眠症（日中の過剰の睡眠）と睡眠中の繰り返す無呼吸が生じることがあり，大きないびきをかく肥満の中年男性がその傾向にある。咽頭喉頭気道の機能的閉塞が原因として関連しており，重度の場合，気管切開で緩和することがある。

3 ナルコレプシー
ナルコレプシーはコントロールできない睡眠の間欠的エピソードに特徴づけられる慢性の臨床症候群である。情動反応での四肢や体幹の筋トーヌスに突然の一過性消失（カタプレキシー）と病的筋力低下がまた起こることもある。睡眠と覚醒の途中で動くことができない睡眠麻痺があるかもしれず，睡眠の始めに入眠時幻覚が起こるかもしれない。睡眠発作は警告の有無にかかわらず，睡眠に適切な状況でも不適切な状況でも毎日に数回起こりうる。発作は数分から数時間続く。

症例はさらに25章で検討される。

19章 大脳辺縁系

　大脳辺縁系は摂食行動，「闘争・逃走」反応，攻撃，そして感情的，自律神経性，行動上の表現と性反応における内分泌的側面などを含む，基本的な生存機能を担っている．それはまた，大脳皮質，関連する皮質下構造，そして間脳と脳幹を連絡する線維経路など，系統進化的に原始的な部分を含んでいる（表19-1，表19-2）．

　大脳辺縁系は大脳皮質の多くの部分からの入力を受けており，感覚経験の多様な面を集約し，1つの経験を形成する多様な関連領域を含む．大脳辺縁系の中の海馬は，空間的課題の解決と記憶に重要な役割を演じている．

辺縁葉，辺縁系

　辺縁葉は，この皮質複合体が，間脳と終脳の大脳半球により外側の新皮質の間に辺縁（境界）を形成することからそのように名づけられた（図19-1）．辺縁葉は脳梁の外の，脳梁下および帯状回，そして海馬傍回など広範に形成される皮質の輪によって構成される（図19-2）．

　近年では，辺縁葉の概念が見直され，**辺縁系** limbic system としてみなされている．これは，機能的に相互関連している辺縁葉（海馬傍回，帯状回，そして脳梁下回），扁桃体，そして海馬体と関連の構造を含んでいる（表19-1参照）．**海馬体** hippocampal formation（より原始的な大脳皮質構造の1つ）は間脳により近く位置し，折り重なり，内側に巻かれ，このために海馬傍回の下に埋没している．海馬体は，**海馬** hippocampus（**アンモン角** Ammon's horn），**歯状回** dentate gyrus，脳梁の直上の灰白質である**脳梁下回** supracallosal gyrus（**灰白層** indusium griseum），**脳弓** fornix，そして中隔領域として知られる原始的な前交連などにより構成されている（図19-3）．

歴史

　脳の皮質による覆いは，異なる細胞構築の特徴を持つ3つの同心円状の皮質領域（海馬体，辺縁葉，そして新皮質）により構成されると考えることができよう（図19-4）．これら3つの領域の最も内側に位置するのが海馬体で，ここが最も原始的な部分である．対して最も表層にあるのが新皮質である．最も原始的な海馬を構成する皮質はまた原皮質とも呼ばれ，3つの層を呈する．移行的な辺縁葉-**中間皮質** mesocortex または**異種皮質隣接部** juxtallocortex の皮質は5層を呈する．残りの皮質は**新皮質** neocortex または**同皮質** isocortex と知られ，系統進化的には最も新しく，5〜6層構造を有する．それは一次運動野および感覚野，そして関連の皮質を含み，大脳半球のほとんどを覆っている（10章参照）．

　同心円状の構築はより下等な動物種でより顕著である．それはまたヒトを含む高等動物でも存在し，より原始的で深部に隠れた辺縁葉と海馬体の上に，系統的に進化した新皮質がのるという階層構造をなす．においなどにおける役割のために，海馬体と辺縁葉はまた古典的な神経解剖学者により嗅脳（「においの脳」）とも呼ばれる．近年の研究では，辺縁系構想はにおい感覚に関連しているが，また原始的，情動的，内臓性，そして自律性機能に直接的にかかわっていることが報告されている．内臓脳，感情脳，そして辺縁脳といった名前はかつて用いられてきたが，より適切な意味において辺縁系という名称が好まれることから，かつて用いられた内臓脳，感情脳，そして辺縁脳といった名称は使われなくなった．

嗅覚系

　嗅覚（においの感覚）は，系統学的観点から最も古い感覚の1つである．嗅覚系は辺縁系への重要な入力の1つであり，また系統進化的にも古い．

嗅受容細胞

　嗅受容細胞 olfactory receptor は鼻腔の一部である**嗅粘膜** olfactory mucous membrane に存在する特殊なニューロンである．嗅粘膜はボウマン腺により分泌される粘液による薄い層に覆われている．嗅受容細胞は感度が高く，粘液層に溶け込んだにおい刺激分子に出会うと脱分極を起こして反応する．嗅受容細胞はその膜に特殊化したにおい受容体を有する．この受容体は，受容体とアデニル酸シクラーゼとをつなぐGタン

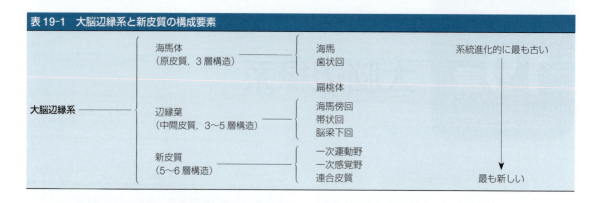

表19-1 大脳辺縁系と新皮質の構成要素

表19-2 主要な辺縁系結合

構造	結合
歯状回	梨状皮質から(貫通経路と白板経路を介して)海馬へ(苔状線維を介して)
海馬	歯状回から(苔状線維を介して)、中隔(脳弓を介して)、辺縁葉(帯状回を介して) 乳頭体へ、前視床へ、中隔領域へ、灰白結節へ(脳弓を介して)。脳梁下領域へ(縦条を介して)
中隔領域	嗅球、扁桃体、脳弓から 内側前頭束、視床下部、手綱へ
扁桃体	原始的側頭葉皮質と感覚性連合皮質、対側扁桃体(前交連を介して)から 視床下部(直接的な扁桃体遠心路を介して)、中隔領域、そして視床下部(分界条を介して)へ

パク分子で組み合わさっている。約1,000種のにおい受容体遺伝子があり、それぞれの受容体は1つ、ないしは2〜3種類の遺伝子しか発現しない(そしてこのため、それぞれの受容体でわずか1つ、ないしは2〜3種類のにおい分子にしか反応しない)。特定のにおい分子が適応する受容体細胞結合すると、Gタンパク分子を活性化し、アデニル酸シクラーゼを介してcAMPを生成する。

これらはさらに、ナトリウムイオンチャネルを開き、嗅受容細胞の脱分極を生じさせる。

嗅受容細胞の軸索は**嗅神経** olfactory nerve として10〜15本が束となり、篩骨篩板を通して嗅粘膜から**嗅球** olfactory bulb へにおいの感覚を伝える(図19-5、図19-6)。嗅球と**嗅索** olfactory tract (**嗅茎** peduncle)は、前頭葉の眼窩面の**嗅溝** olfactory sulcus に存在する。その経路は後方に向かい、外側および内側嗅条に分かれる(図19-7)。嗅球内では、嗅受容細胞の軸索は特別な構造内の(**糸球体** glomeruli という)シナプス構成によって**僧帽細胞** mitral cell の樹状突起に終末する。特定のにおい受容体を発現する(それゆえに特定のにおい刺激に反応性のある)嗅受容細胞は、嗅球内の糸球体の少数に正確に投射する。このように、

刺激を受けた受容体を同定する嗅球内の空間地図が存在するようである。

嗅球の僧帽細胞は、嗅索(内側および外側嗅条)を介して、大脳皮質の嗅覚系投射領域に向けてその軸索を後方に送る。**外側嗅条** lateral olfactory stria は外側溝の底床に沿って外側を通り、側頭葉の鉤近くの**嗅覚系投射領域** olfactory projection area に入る線維の束である(図19-7参照)。

嗅覚系投射領域は嗅覚情報を受ける皮質の部分である。それには、**梨状皮質** pyriform cortex と**嗅内野皮質** entorhinal cortex、そして**扁桃体** amygdala の部分を含む。梨状皮質は視床を介して前頭葉に投射し、そこでにおいの意識的な識別がおそらく起こるのであろう。

小さな**内側嗅条** medial olfactory stria は内側を走行し、脳梁の内部近くの脳梁下回に向けて上行する。それは、僧帽細胞のうちのいくつかの軸索を**前嗅核** anterior olfactory nucleus へ送る。前嗅核はその軸索を両側の嗅球に向けて逆行的に送る。これはおそらく、嗅感覚を調整するフィードバック回路として働くものと思われる。他の嗅覚系線維は**前有孔質** anterior perforated substance に達する。それは多くの窓のある薄い灰白質の層で、これにより小さなレンズ核線条体動脈が脳内へ入ることができ、嗅条から視覚路へ伸びる。これらの線維と内側嗅条は嗅覚系反射反応を担っている。

海馬体

海馬体 hippocampal formation は原始的な皮質構造の1つで、「折り重なり」と「巻き上げ」を呈し、このため海馬傍回の中に深く沈み込んでいる。海馬体は、歯状回、海馬、そして隣接する海馬台から構成されている。

歯状回 dentate gyrus は薄く、皮質のホタテ貝のような構造で、海馬傍回の上表面に位置する。歯状回は海馬体に対して入力機能を担っている。それは貫通経

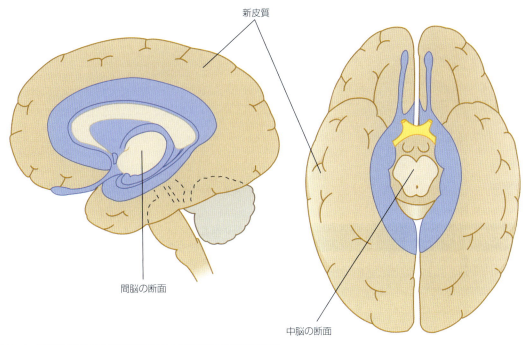

図 19-1　間脳と新皮質大脳半球の間の大脳辺縁系の位置を示す

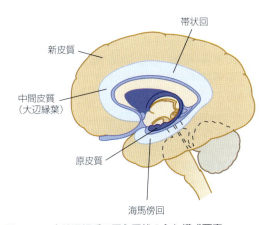

図 19-2　大脳辺縁系の同心円状の主な構成要素

臨床との関連

　嗅覚消失，においの感覚の消失は，それが両側性でないなら一般的には気づかれない。最も一般的には，嗅覚消失は感冒などの**鼻感染症** nasal infection の結果起こる。**頭部外傷** head trauma は，嗅神経，嗅球，あるいは嗅索路の障害を伴った篩板の損傷の結果として嗅覚消失を起こしうる。前頭葉底部の腫瘍（**嗅溝髄膜腫** olfactory groove meningiomas）と，嗅球や嗅神経路に浸潤したり圧迫したりする前頭葉グリオーマは，片側ないし両側の嗅覚消失を起こすかもしれない。前頭葉障害はしばしば行動の変化を起こすので，異常行動の患者を評価するときは，両側の嗅覚を注意深く調べることが重要である。

　嗅覚情報は味覚に貢献している。このため嗅覚消失の患者は，味覚の消失や風味を識別する能力の消失を訴えるかもしれない。

　嗅覚幻覚，鉤幻覚とも名づけられているが，一次嗅覚野，鉤，あるいは海馬の病変の患者に起こることがある。患者は通常刺激性の，しばしば不快なにおいを感知する。嗅覚幻覚は複雑部分発作（鉤発作）に関連しているかもしれない。それらの存在は側頭葉の（占拠性病変を含む）局所疾患の可能性を示唆する。例を臨床実例 19-1 に述べる。

路により歯状回へ投射する**嗅内野** perforant pathway を介して多くの皮質領域から入力を受けている。次いで歯状回の細胞は海馬へ投射する。

　歯状回は成人期にも神経新生（新たなニューロンの生成）が継続する，哺乳類の脳の中でまれな領域の1つである。

　海馬 hippocampus（アンモン角とも呼ばれる）は側脳室の下角の床を長軸に伸び，脳梁の膨大部の下の脳弓に続く（図 19-3 参照）。「海馬」という名は，冠状断面の構造の形が「タツノオトシゴ」に似ていることに由来する（図 19-8）。海馬の原始皮質はそれ自体巻かれていて，冠状断面でみられるようにゼリーロール様になっている（図 19-9，図 19-10）。発生の初期段階

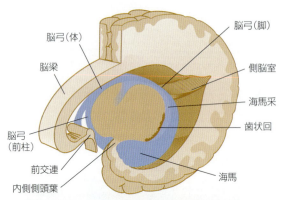

図19-3　左大脳半球内の海馬体の(左斜めからみた)部位

歯状回と海馬はそれ自体，樹状突起，錐体細胞，そして軸索の分布をもとにした3つの層を持つ原皮質の組織学的特徴を示す。海馬の原皮質から6層構造の新皮質への移行的な皮質(この領域では**海馬台 subiculum**と呼ばれる)は異種皮質隣接部または中間皮質で，4ないし5の明瞭な皮質層構造を有している(図19-8，図19-9参照)。

海馬の入力と出力は解明が進んでいる。海馬は新皮質の多くの部位，特に側頭葉の新皮質から入力を受けている。これらの皮質領域は海馬傍回の中で嗅内野皮質へ投射する(図19-9参照)。軸索は嗅内野皮質から歯状回と海馬に投射している(図19-11)。これらの軸索は，**貫通経路 perforant pathway** と**白板経路 alvear pathway** に沿って走行し，歯状回と海馬に達する(図19-10参照)。

歯状回と海馬の中には，規則的なシナプス結合様式が存在する(図19-10参照)。歯状回の顆粒細胞は軸索を送り(**苔状線維 mossy fiber**)，その軸索は海馬のCA3領域の錐体細胞上に終末する。これらのニューロンは次いで脳弓へ投射する。脳弓は主要な出力の1つである。側副枝(**シャッファー側副枝**と呼ばれる)がCA3ニューロンからCA1領域へ投射する。

脳弓は海馬からの主要な出力経路である。それは弓状の白質線維路で，海馬体から間脳や中隔領域に伸びている。それは海馬へ入ってくる軸索を運び，海馬からの主要な流出路を構成する。その線維は**白板 alveus**として始まる。白板は海馬の脳室表面を覆う白質の層で，歯状回と海馬からの線維を含む(図19-8，図19-10参照)。線維は白板から海馬の内側面へ走行し，脳弓の**ふさ(采)fimbria**を構成する。采は白質線維の平坦な帯で，脳梁膨大の下を上行し，視床の上を折れ曲がり，脳弓の脚(脳弓体のはじまり)を形成する。海馬裂または脳弓裂は，脳弓の2つの脚をつなぐ横断線維の様々な集合である。2つの脚は脳梁の下面に近接して存在し，前方で合一して脳弓体を形成する。脳弓体から脳弓の2つの柱が下方に折れ，後方に向かって第

臨床実例 19-1

　38歳の才気あふれる作曲家。以前は健康だったが，激しい頭痛を覚えるようになり，このところいらいら感が増強するようになった。彼はまた幻嗅を経験するようになった。同僚は，「2つ目の演奏会のあと，彼はなんともいえない焼けるような奇妙なにおいをかいだようだ」と述べた。彼は何人かの医師の診察を受け，「神経症」と診断され，精神療法を紹介された。

　数カ月後，医師の診察を受け，そこで乳頭浮腫が気づかれた。数日後昏睡状態になり，緊急の神経外科的精査にもかかわらず死亡した。剖検で右側頭葉に大きな多形膠芽腫が明らかになった。

　ジョージ・ガーシュインという患者の名から，この症例はジョージ・ガーシュイン症候群と呼ばれるようになった。以上のように，片側半球の占拠性病変(しばしば腫瘍だが)が増大しているにもかかわらず，臨床的に無症状である。現在我々は，幻嗅では側頭葉の占拠性病変を疑うべきことを知っている。この患者の注意深い診察は，占拠性病変の証拠を提供するかもしれない(例：上1/4同名半盲。15章，図15-16D参照。マイヤーループの視放線線維の障害のため)。

では(そして原始的な哺乳類では)，海馬は前方に位置し，脳の外側の多くの部分を構成している(図19-4参照)。しかしヒト成人脳では，海馬は下方内側に移動し，そのために海馬傍回の下に隠れる。そして内方に巻き，結果としてゼリーロール様の構造となる。

　海馬はいくつかの区分に別れる。その理由は，まず線維の結合様式をもとにして，また脳虚血などの病態が神経障害を起こした場合，海馬の一部分〈H1〈CA1とCA2とも呼ばれている〉。**sommer sector**。図19-9参照)が最もひどく影響を受けるからである。

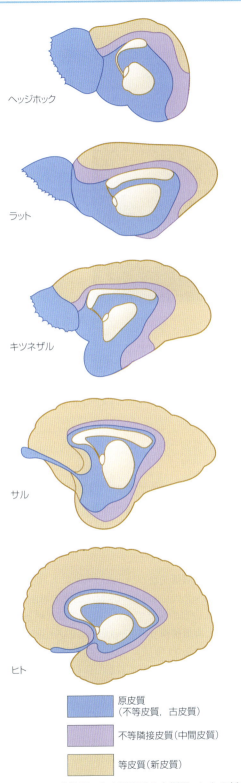

図19-4 5つの動物種の右大脳半球の内側面。ヒトの新皮質のサイズが比較的増大していることに注目

■ 原皮質（不等皮質，古皮質）
■ 不等隣接皮質（中間皮質）
■ 等皮質（新皮質）

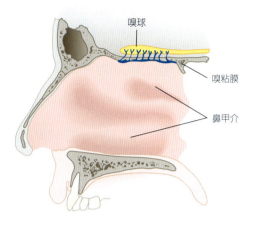

図19-5 嗅神経の外側面

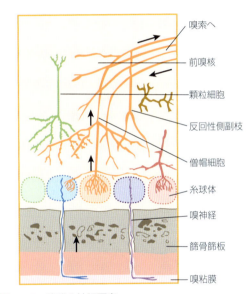

図19-6 嗅球の神経要素

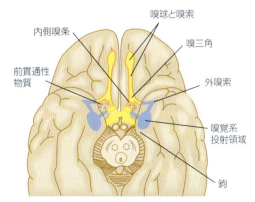

図19-7 脳の基底部分に投射する嗅覚系連絡（中間部分の嗅覚経路はラベルしていない）

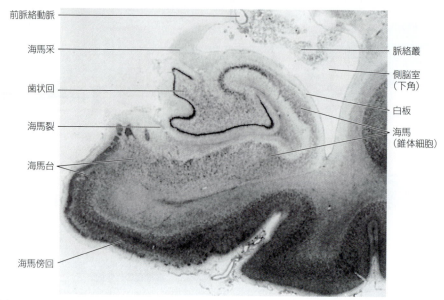

図 19-8　内側側頭葉を通る冠状切片像

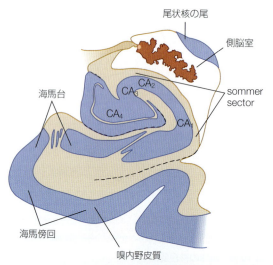

図 19-9　海馬体と海馬台の構成要素を示す冠状断面（図19-8 と比較）。CA₁〜CA₄ が海馬の区分である。海馬の入力の多くが嗅内野皮質を介した側頭葉新皮質からのものである

三脳室の外側壁の前部分に入る。脳弓の多くの軸索は視床下部の**乳頭体** mamillary body に終わる（図19-11 参照）。他には脳弓の中を走行し，中隔領域や視床前部を含む他の皮質下構造に終わる軸索もある。

パペッツの回路

前述したように，海馬の出力は脳弓の中を通り乳頭体の中のニューロンにシナプスする。これらのニューロンは，**乳頭体視床路** mamillothalamic tract の中で視床前部に軸索を投射する。次いで視床前部は帯状回へ投射する。帯状回は有髄線維の束，帯状束を含み，この帯状束は脳梁の周りをまわって傍海馬回に達する（図19-11 参照）。こうして以下のような回路が形成される。

　海馬傍回→海馬→脳弓乳頭体→視床前核→帯状回→海馬傍回

この回路は，それを研究した神経解剖学者にちなんで**パペッツの回路** Papez circuit と呼ばれ，大脳皮質と視床下部をつなげている。これは認知（皮質）活動，情動経験，そして表現の収斂に関する解剖学的要素を提示している。

多くの皮質構造がパペッツの回路に入力している。**脳梁下回** subcallosal gyrus は，脳梁の吻側端の下面を覆う灰白質の部位である。後方で**帯状回** cingulate gyrus と**海馬傍回** parahippocampal gyrus に続く（図19-2, 図19-11 参照）。脳梁の膝の領域では，脳梁下回はまた脳梁上回へ行く線維を含む。**脳梁上回** supracallosal gyrus（灰白層 indusium griseum）は薄い灰白質の膜で，脳梁下回から伸びて脳梁の上面を覆う（図19-11 参照）。**内側縦束条** medial longitudinal striae および**外側縦束条** lateral longitudinal striae は細やかな縦方向の線維成分で，海馬体から，あるいは海馬体へ向かって，脳梁の上面に沿って伸びている。

前交連

前交連はバンド状の白質の線維路で，正中線を越えて両側の大脳半球に入る（図19-11 参照）。2つの線維システムがある。1つは球間システムで，嗅球の近く

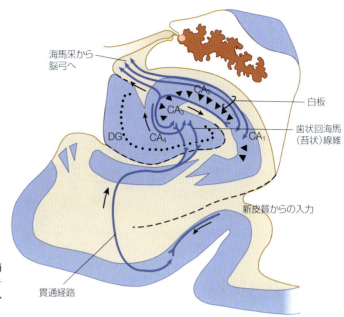

図19-10 海馬体への，海馬内の，そして海馬からの主要な連絡についての模式図（図19-8と比較）。歯状回（DG）は海馬の錐体細胞へ投射する。CA_1〜CA_4は海馬の区分である

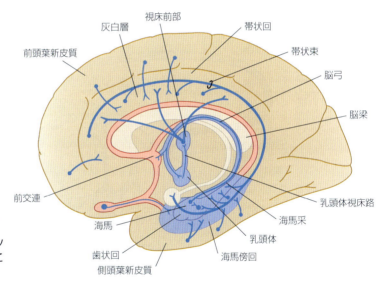

図19-11 海馬体と間脳の間の経路。傍海馬回，海馬，乳頭体，視床前部，そして帯状回を含むループ（パペッツの回路）の存在に注目。また新皮質がこのループに入っていることに注目

の両側の前嗅核に入るもの，もう1つは側頭葉間システムで，両側の大脳半球の側頭葉を連絡するものである。

中隔領域

中隔領域は，中隔核もしくは中隔複合体とも呼ばれ，前交連の近くまたは周りの，終板の上，脳梁の吻側端の下に位置する灰白質の領域である（図19-12）。中隔領域は大脳辺縁系の中心の1つで，嗅脳葉，扁桃体，海馬，そして視床下部とつながっている。中隔領域は脳内の「喜びの中心」である。中隔に電極を入れたラットは，脳のこの部位に刺激を受けるようにバーを繰り返し押す。

中隔領域のうちの1つ，**透明中隔** septum lucidum は，脳梁の膝部の下にある灰白質の二重のシートである。ヒトでは，中隔は側脳室の前部を左右に分けている。

扁桃体，視床下部

扁桃体（扁桃核複合体）は灰白質の塊で，鉤と海馬傍回の間の側頭葉内側に位置し（図19-12〜図19-14），側脳室の前角の尖端の前にある。その線維連絡は中隔領域と視床前部に対する半円状の**終末条** stria terminalis が行い，これは視床下部の中央部分への直接的

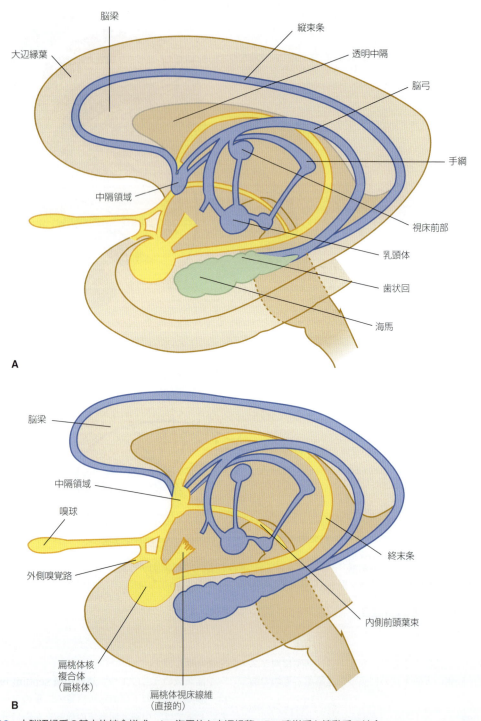

図 19-12　大脳辺縁系の基本的結合様式。A：海馬体と大辺縁葉，B：嗅覚系と情動系の結合

な**扁桃体下行路** amygdalofugal pathway の 1 つである（図 19-12 参照）。終末条の線維には前交連を横断して対側の扁桃体へ行くものもある。終末条は側脳室の下角と体部に沿って中隔と視索前領域，そして視床下部へというコースを行く。

　2 つの異なるニューロンループ，大型の**基底外側核群** basolateral nuclear group と，より小型の**皮質内側核群** corticomedial nuclear group が識別できる。基底外側核群は前頭葉，側頭葉，島皮質における連合野から，より高次の感覚情報を受ける。軸索は扁桃体から皮質連合野に戻る。このことは扁桃体の活動が連合皮質の感覚情報を調節することを示唆している。基

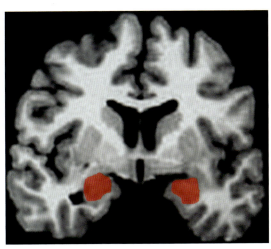

図 19-13　脳の冠状断面の中の扁桃体(赤)の位置(Reproduced, with permission, from Koenigs M, Grafman J : *Neuroscientist* 2009；15：541.)

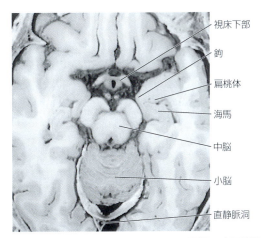

図 19-14　中脳と扁桃体のレベルでの頭部の水平断像 (Reproduced, with permission, from deGroot J : *Correlative Neuroanatomy of Computed Tomography and Magnetic Resonance Imaging*, 21st ed. Appleton & Lange, 1991.)

底外側扁桃体はまた終末条と扁桃体下行を経て腹側線条体と視床へ連絡している。

　嗅皮質近くに位置する扁桃体の皮質内側核群は，嗅球とともに嗅皮質と相互連絡している。また終末条と扁桃体下行路を介して，脳幹と視床下部と相互連絡している。

　感覚連合皮質や視床下部との相互連絡のために，扁桃体は感覚情報と様々な感情の状態の間の関連を確立するのに重要な役割を担うと示唆されてきた。たとえば，恐れを感じさせるような刺激に対して，心配な状態になる過程で扁桃体内のニューロンの活動は高まる。扁桃体はまた，おそらく視床下部活動を調節することにより，内分泌の活動，性的行動，そして摂食飲水の調節に関与しているようである。本章で後述するように，扁桃体や隣接する側頭葉皮質への両側性の損傷はクリューヴァー－ビューシー症候群を引き起こす。

　脳弓と**内側前脳葉束** medial forebrain bundle は，視床下部内を通り，これもまた大脳辺縁系の部分と考えられている。

機能とその異常

　多様な連合領域として中心的位置を占めることから予測できるように，大脳辺縁系は行動における中心的な役割を担う。動物とヒトの両方による実験的研究によって，大脳辺縁系のいくつかの構成要素を刺激したり損傷を加えたりすると，深刻な変化をもたらすことがわかっている。刺激は体性運動反応を変え，奇怪な摂食飲水行動，性行動や身繕い行動，そして攻撃や怒りの防御姿勢などをもたらす。自律神経反応にも変化が生じ，心血管あるいは胃腸機能を変え，また受け身から積極的行動に移るように性格が変化する。大脳辺縁系の領域への損傷にはまた記憶に深刻な影響を及ぼすものもある。

自律神経系

　自律神経系の階層的構築(20章参照)に大脳辺縁系は含まれる。大脳辺縁系の出力のほとんどは，部分的であるが**内側前頭葉束**を介して視床下部に結合する。しかしながら，自律神経系コントロールの特定の交感神経系，副交感神経系の要素は大脳辺縁系にはそれほど局在はしていない。

中隔領域

　中隔領域あるいは複合体は，猫やラットなどの動物では比較的大きい。それは嗅覚系，大脳辺縁系からの入力と視床下部，視床上部，そして中脳への出力の中心的領域であるため，単純な機能をあてはめることはできない。実験的研究では中隔領域は，自己刺激または自己報酬による喜び感覚を介する構造であることが示唆される。テストされる動物は，中隔領域の(おそらく)楽しいと感じる刺激を受けるために繰り返しバーを押す。楽しみ(喜び)に関する他の領域はまた視床下部や中脳にもみられる。他の領域の刺激が反対の反応を示すこともある。抗精神薬は，中脳から中隔領域へのドパミン性入力を修飾することにより部分的に作用するであろう。中隔領域への上行性経路は，麻薬常習者にみられるような多幸感に関係すると，研究により示唆されている。

行動

　摂食，飲水，性的行動，そして攻撃などの典型的な

症例 24

59歳の男性。約1週間ほど異様な行動がみられたため、妻に病院に連れてこられた。ここ2日は意識不鮮明で、2回身震い「発作」があった。妻は彼が物事を記憶できないようであるといった。入院24時間前には激しい頭痛があり、また全身不快感があり、体温は38.8℃であった。彼は食事を拒否した。診察では患者は嗜眠状態で、意識不鮮明であり、失語があり、全般的に不健康状態であった。彼は3分後、3つのうち1つしか答えることができなかった。頸部硬直はなかった。血糖は165 mg/dLで、腰椎穿刺所見は次のようであった。血圧220 mmH₂O、白血球153/μL、大部分がリンパ球、赤血球1,450/μLでキサントクロミーがあり、タンパク71 mg/dL、血糖101 mg/dL。脳波は鋭波の周期性バーストを伴った両側側頭葉領域の局在性徐波を示した。脳生検では膿形成はなく、活動性肉芽腫を示した（図19-15）。

鑑別診断は何か？

8日間、患者は傾眠と失語が増強した。繰り返しMRIが撮影され、両側側頭葉の広範な損傷が明らかになった。患者は入院10日目に、適切な薬物治療にもかかわらず死亡した。

症例はさらに25章で検討される。

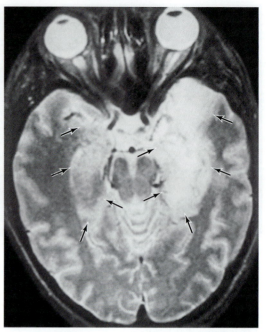

図19-15　側頭葉のレベルでの頭部のMRI水平断像。左側頭葉の大きな障害部位と右の小さい障害部位（矢印）。CTで両側側頭葉の多発的な小出血性障害部位を確定診断する

行動パターンに関連する視床下部領域は大脳辺縁系、特に扁桃体や中隔複合体からの入力を受けている。これらの領域の障害は、これらの行動の修飾、抑制、そして開放をもたらす。たとえば外側扁桃体の障害は抑制のきかない摂食（大食症）を引き起こす。一方、内側扁桃体の障害は過剰性欲を伴う拒食症を惹起する。ヒトの扁桃体の電気的刺激により、恐れ、不安、あるいは心配や攻撃を引き起こす。扁桃体摘除など、患者の半社会的特性を抑えるために行われる症例では、時々過剰性行動が起こる。

記憶

3つのタイプの記憶として、**迅速な思い出し immediate recall**、**短期記憶 short-term memory**、そして**長期記憶 long-term memory**がある。海馬は短期記憶（60分まで）を長期記憶（数日からそれ以上）に転換するのにかかわっている。長期記憶の解剖学的基盤はおそらく側頭葉にあるだろう。海馬に対する両側性損傷を受けた患者には、深刻な**前向性健忘 anterograde amnesia**が生じ、新たな長期記憶ができなくなる。この記憶蓄積の欠如はまた、両側性の脳弓間断裂の患者にもみられる（室間孔のコロイド嚢胞の除去によるなど）。21章で述べるように、記憶の過程はまた、視床の背内側核や視床下部の乳頭体など、他の構造もかかわっている。

長期増強 long-term potentiationは特定な海馬への入力が対の状態で興奮したときにシナプス強度が増強する1つのプロセスであるが、その発生は記憶と学習における海馬の役割を理解するために細胞-分子的な基盤を提供するであろう。

空間的問題解決

海馬は、空間的記憶を処理する「**場所細胞 place cell**」を含む（「私はどこにいる？」）。場所や行程の思い出しは、そこへ至る誘導（目印・標識やきっかけ）が必要であり、さらに海馬の活動を必要とする。海馬はこのように誘導と空間的問題解決に関係している。

神経新生とうつ

神経新生（新たなニューロンの産生）は、歯状回において成体の期間を通じて起こり続けている。近年の研究では、うつに関連して歯状回の神経新生の速度が落ちることが示されている。逆に、抗うつ薬投与は歯状回の神経新生を高め、そしてこの神経新生がこれらの医薬品の効果に寄与していると考えられる。

大脳辺縁系の他の疾患

A クリューヴァー–ビューシー症候群

大脳辺縁系の活動の障害は両側性の側頭葉障害の患者に起こる。主要徴候は**口愛過度** hyperorality（ものを口に運ぶなど，意味のない摂食や咀嚼を行う），**過剰性行動** hypersexuality（時に性的抑制の欠如として表現される），**精神盲** psychic blindness または視覚失認（対象物が視覚的に認識されない），そして**人格変化** personality change（異常なまでの受動性や従順を伴う）などがある。クリューヴァー–ビューシー症候群の精神盲はおそらく扁桃体への障害の結果によるものと思われる。というのは，扁桃体は通常，感覚連合野と視床下部の間の情報伝達の部位の1つとして働く。その扁桃体がダメージを受けると視覚刺激がもはや効果的な（快，不快によらず）反応を伴うことはありえないからである。

B 側頭葉てんかん

側頭葉（特に海馬と扁桃体）は他のどの皮質領域よりもてんかん痙攣活動に対する閾値が低い。この領域に起因する痙攣は**精神運動（複雑部分）発作** psychomotor (complex partial) seizure と呼ばれ，運動皮質の中または近くに起因するジャクソン痙攣とは異なる（21章参照）。側頭葉てんかんは異常感覚，特に奇怪な嗅感覚を伴い，しばしば鉤状回発作と呼ばれ，咀嚼，飲み込み，唇鳴らし，意識障害，記憶喪失，幻覚，そして思い出しと認識の障害，などを不随意運動の繰り返しが現れる。

痙攣の根本にある原因が特定しづらいこともある。腫瘍（星状膠細胞腫〈アストロサイト〉，稀突起膠細胞腫〈オリゴデンドロサイト〉など）は原因となりうるし，側頭葉への傷害後のグリア瘢痕も痙攣を誘発するであろう。小さい過誤腫や側頭葉硬化症の領域は，側頭葉てんかんの患者に認められる。抗痙攣薬はしばしば痙攣のコントロールを目的に投与されるが，効果的ではない。これらの症例では，側頭葉のてんかん焦点の神経外科的除去が優れたコントロールとなる。

20章 自律神経系

自律神経系(内臓神経系)autonomic (visceral) nervous system (ANS)は，心筋，血管の平滑筋，内臓，そして腺などの標的組織の調節にかかわっている。自律神経はまた，一定の体内環境を維持するのに役立っている(ホメオスタシス)。自律神経系は出力系，入力系，そして神経系を調節する脳や脊髄のニューロン群によって構成されている。脊髄における自律神経反射活動は，自律性調節とホメオスタシスの諸相を意味している。しかしながら，自律神経系は脳幹の神経核や視床下部のような脊髄より上の中枢により調節されていることから，中枢神経系の中にも一種の階層的構造が存在するといえる。

自律神経系は拮抗する作用を示す2つの主要な解剖学的区分，**交感神経系** sympathetic (**胸腰神経系** thoracolumbar)と**副交感神経系** parasympathetic (**頭仙神経系** craniosacral)に分類される(図 20-1)。自律神経系の交感神経性と副交感神経性の区分は解剖学的にお互いに独立していて，薬理学的特性，すなわち薬剤投与に対する反応の面でも異なっている。このように，これらは交感神経系と副交感神経系として扱われる。交感神経系と副交感神経系のきわめて重要な点は，一般的に用いられる多くの薬物治療(例：高血圧に対して，整調な心拍を維持するように)が，自律神経系の中のニューロンに対して主要な作用を有することである。

腸管の内在性ニューロンは独立した**腸管神経系** enteric nervous systemを構築すると考える専門家もいる。

自律神経性出力

自律神経系の遠心性成分は，交感神経性と副交感神経性の区分に構成される。これらは異なる部位に存在する節前細胞体から由来する。

自律神経系の出力システムは体性運動系より，びまん性に構成されている。体性運動系では下位運動ニューロンが脊髄や脳から直接的に投射し，中間にシナプスはなく，比較的小グループの標的細胞群(体性筋細胞)を支配している。このことにより個々の筋が個別に刺激を受けることとなり，運動活動は細かに制御される。これに対してよりゆっくりで，2つのニューロンの鎖を伝導することが自律神経系の出力の特徴である。中枢神経系内の一次ニューロンの細胞体(**シナプス前** presynapticまたは**節前** preganglionicニューロン)は脊髄の内側外側中間領域の灰白質，または脳の神経核に存在する。通常は小さな径の，有髄性のB線維(3章参照)の軸索を出し，自律神経節の1つの二次ニューロン(**シナプス後** postsynapticまたは**節後** postganglionicニューロン)にシナプスする。そこから，節後軸索は標的器官の終末分布領域に向けて走行する。ほとんどの節後自律神経軸索は無髄のC線維である。

自律神経系の出力システムはほとんどの標的組織に広く投射し，体性運動系のように高度に集中しているものではない。節後線維は節前ニューロンより約32：1の比で数に勝ることから，単一の節前ニューロンはかなり広範な領域の自律神経系機能を調節する。

交感性区分

自律神経系の交感神経系，あるいは交感性(胸腰系)区分は，脊髄の12の胸髄部分と上2つの腰髄部分の内側外側中間部の細胞柱に存在する節前細胞の細胞体から起こっている(図 20-2)。

A 節前交感性出力線維系

節前線維のほとんどは有髄である。前根の経路をたどり，それらは胸髄神経と腰髄神経の**白交通枝** white communicating ramiを形成する。そして交感神経幹の神経節に到達する(図 20-3)。これら**幹神経節** trunk ganglionは胸椎や腰椎の椎体の外側に位置する。神経節に入ると，線維は神経節細胞とシナプスし，交感神経幹を上行もしくは下行し，上位もしくは下位のレベルで神経節細胞とシナプスする。あるいは神経幹神経節を通り過ぎて外に出て，側副(中間)交感神経節(**腹腔神経節** celiac ganglionもしくは**腸間膜神経節** mesenteric ganglion)の1つに至る。

下位の7つの胸部分節から起こる**内臓神経** splanchnic nerveは幹神経節を通り，腹腔神経節と**上腸間膜神経節** superior mesenteric ganglionに至る。そこで，神経節細胞とシナプス結合が形成され，その節後軸索が**腹腔神経叢** celiac plexusを介して腹部内臓に

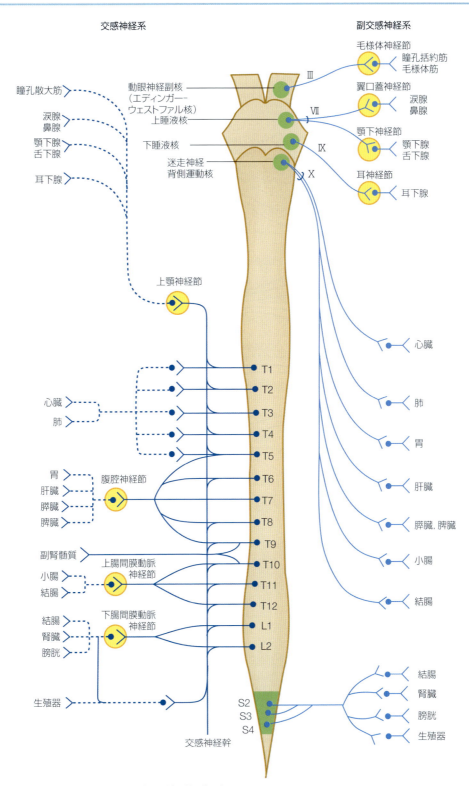

図 20-1　交感神経系(胸腰系)と副交感神経系(頭仙系)の概要

達する。最も下位の胸部と上位腰部の脊髄分節から起こる内臓神経は，**下腸間膜神経節** inferior mesenteric ganglion のシナプス部位に，そして**下腹神経叢** hypo- gastric plexus につながる小さい神経節に線維を送る。節後線維は下腹部および骨盤内臓へ分布する。

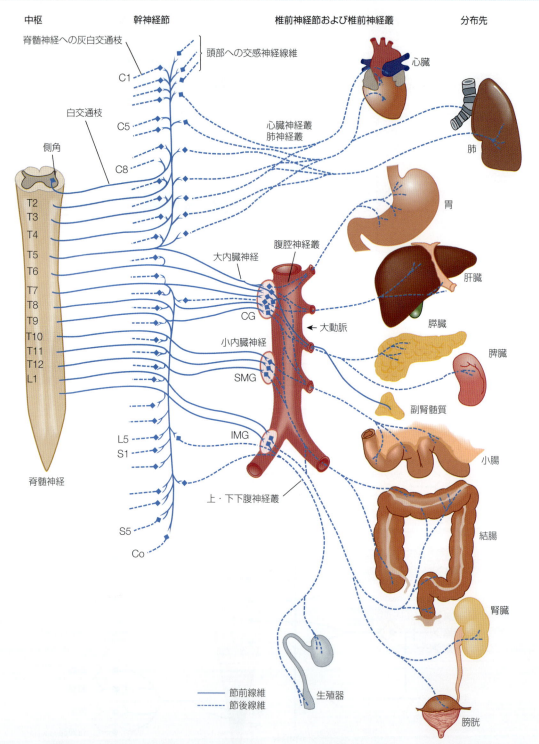

図20-2 各臓器への交感神経の分布経路。CG：腹腔神経節，IMG：下腸間膜動脈神経節，SMG：上腸間膜動脈神経節

B 副腎

内臓神経の節前交感神経軸索はまた副腎にも投射し，そこで副腎髄質のクロム親和性細胞とシナプスする。節前交感神経軸索からシナプス入力を受ける副腎の**クロム親和性細胞** adrenal chromaffin cell は神経堤由来で，軸索を失った異種の神経節後細胞とも考えうる。

C 節後出力線維系

ほとんどの無髄の節後交感神経線維は**灰白交通枝** gray communicating rami を形成する。これらの線維

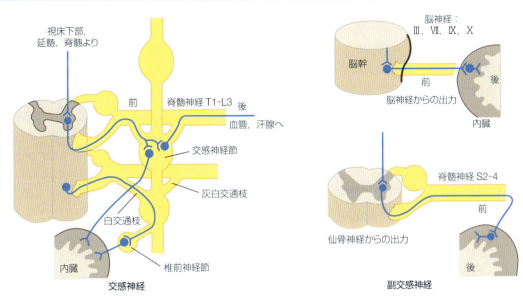

図20-3 自律神経の出力様式(Reproduced, with permission, from Ganong WF：*Review of Medical Physiology*, 22nd ed. McGraw-Hill, 2005.)

はある程度の距離にわたって脊髄神経とともに走行するか，それらの標的組織に直接向かう。

灰白交通枝は脊髄神経のそれぞれに合流し，体幹領域の血管作動性，毛髪運動性，そして汗腺の神経支配に分布する。**上頸交感神経節** superior cervical sympathetic ganglion の枝は，頭部への交感神経の分布のために内頸動脈および外頸動脈の周りの交感神経性頸神経叢に入り，その形成にかかわる(図20-4)。頸神経叢から出た後，これら節後交感神経軸索は唾液腺や涙腺，瞳孔を散大したり眼瞼を上げたりする筋，また汗腺や顔面や頭部の血管に投射する。

頸部交感神経節の3つの部分からの上**心臓神経** cardiac nerve は，心臓基部の**心臓神経叢** cardiac plexus へ行き，心筋への心臓興奮性線維を分布する。上部の5つの胸部神経節からの血管作動性分枝は胸大動脈と後**肺神経叢** pulmonary plexus へ行き，そして弛緩性線維が気管支に達する。

副交感性区分

自律神経系の副交感神経系あるいは副交感(頭仙)性区分は，脳幹(**動眼神経核** oculomotor nucleus の内側部分，**エディンガー-ウェストファル核** Edinger-Westphal nucleus，**上唾液核** superior salivatory nucleus および**下唾液核** inferior salivatory nucleus)と仙髄(S2-4)の中間の3分節の灰白質にある節前細胞の細胞体から起こっている(図20-3，図20-5)。S2，S3，そしてS4からのほとんどの節前線維は，それが支配する臓器の壁か，あるいは腸管壁の**マイスナー神経叢** Meissner's plexus または**アウエルバッハ神経叢**

Auerbach's plexus につながる終末神経節細胞とシナプスする部位に向けて，脊髄内の中枢起始部からの中断もなく走行する。

4つの脳神経が節前副交感性(内臓出力)線維を伝える。**動眼神経** oculomotor nerve，**顔面神経** facial nerve，**舌咽神経** glossopharyngeal nerve(第Ⅲ，第Ⅶ，第Ⅸ脳神経)は頭部へ向かう副交感性あるいは内臓性出力線維を出す(図20-4，7章，8章参照)。これらの神経の副交感性軸索は，毛様体神経節，翼口蓋神経節，顎下神経節，そして耳神経節の節後ニューロンにシナプスする(「頭部の自律神経支配」の項参照)。

迷走神経 vagus nerve(第Ⅹ脳神経)は**椎骨前神経叢** prevertebral plexus を介して，胸部および腹部内臓へその自律神経性線維を分布する。**骨盤神経** pelvic nerve(**骨盤内臓神経** nervus erigentes)は**下腹神経叢** hypogastric plexus を介して，大腸のほとんどと骨盤内臓と泌尿生殖器系臓器に副交感性線維を分布する。

自律神経叢

自律神経叢は，その構成の中に入る交感性および副交感性(そして入力性)線維の分布のための導管としての役割を担う神経の大型なネットワークの1つである(図20-1，図20-2，図20-5参照)。

心臓神経叢は気管分岐部と心臓基部の大血管のもとにおおよそ位置しており，心臓交感神経と迷走神経の心臓枝により構成される。迷走神経は心筋や心臓から出る血管に分布する。

右および左**肺神経叢**は心臓神経叢と合流し，主気管支と肺の基部の肺動脈の辺りに存在する。それらは迷

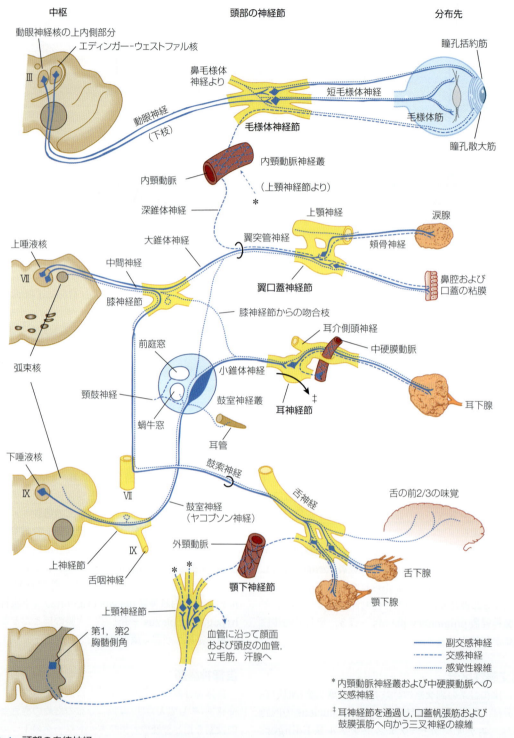

図20-4　頭部の自律神経

走神経と上位胸部交感神経から形成され，血管や肺の中の気管支に分布する。

腹腔（太陽）神経叢 celiac（solar）plexus は，腹大動脈の上の上腹部に位置する。食道神経叢を介する迷走神経線維，腹腔神経叢から起こる交感性線維，そして胸大動脈神経叢から下行する交感性線維から構成される。それはほとんどの内臓に投射し，横隔膜，肝臓，脾臓，上腹部，腎上部，腎臓，精巣または卵巣，腹大動脈，そして上・下腸間膜神経叢などの，多くの小神経叢によって到達する。

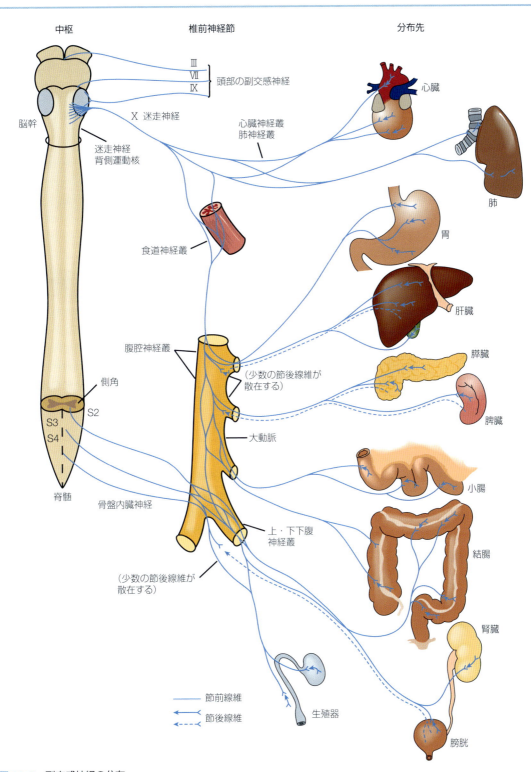

図20-5 副交感神経の分布

下腹神経叢は，第5腰椎と仙骨岬角の前に位置する。それは大動脈神経叢からの交感性線維，腰部体幹神経節と骨盤神経からの副交感性線維を受けている。その2つの外側部位である**骨盤神経叢** pelvic plexus は，直腸のいずれかの側に位置している。それは下腹動脈の内臓枝に沿って伸びる小神経叢を介して骨盤内臓と泌尿生殖器官に投射している。これらの小神経叢には，直腸への中痔神経叢，膀胱，精嚢，精管への膀

臨床との関連

ホルネル症候群は片側の眼球陥凹，眼瞼下垂，縮瞳，同側の顔面または前額部の発汗の消失からなる（図20-6）。それは同側の頸神経叢，頸部交感神経鎖，上部胸髄あるいは脳幹の交感神経路の障害で生じる（図20-7）。

レイノー病 Raynaud's disease は足趾，手指，耳の縁と鼻先を障害し，大きな領域に広がる。その部位が蒼白で冷たくなる局所変化で始まり，青-灰色のチアノーゼと，最終的には対称性の乾燥壊疽で特徴づけられる局所性無酸素へ進行するかもしれない。末梢血管神経支配の病気である。

カウサルギー causalgia は手足の痛みの状態で，傷害により正中神経や坐骨神経が刺激され生じる。激しい灼熱痛，光沢のある皮膚，腫脹，発赤，発汗，栄養性の爪変化を特徴とする。カウサルギーは交感神経ブロックの障害領域交感神経切除により回復するかもしれない。

ヒルシュプルング病 Hirschsprung's disease（**巨大結腸** megacolon）は，慢性下痢を伴い結腸の著しい拡張からなる。副交感神経節の先天性欠如と表面上は正常部分の大腸の異常神経線維に関連している。

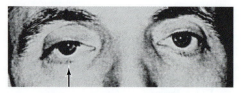

図20-6　右肺鎖骨下静脈圧痕に生じた腫瘍による右眼のホルネル症候群

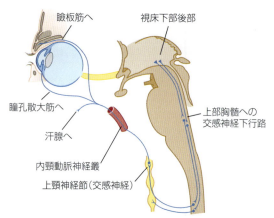

図20-7　眼および眼窩への交感神経路。この経路が阻害されると瞳孔散大筋の不活化による縮瞳，瞼板筋の不活化による眼球陥凹および顔面からの発汗低下が生じる（ホルネル症候群）

胱神経叢，前立腺，精嚢，陰茎への前立腺神経叢，腟や陰核への腟神経叢，子宮や卵管への子宮神経叢などがある。

頭部の自律神経支配

頭部の気管への自律神経支配は，特筆に値する（図20-4参照）。顔や頭皮の皮膚（平滑筋，腺，血管）は，外頸動脈の枝に沿って伸びる頸動脈神経叢を介した上頸神経節からシナプス後交感神経のみの支配を受ける。しかし，より深部の構造（内眼筋，唾液腺，鼻腔や咽頭の粘膜）は交感性および副交感性の両方から自律神経支配を受けている。この支配は，内頸動脈神経叢（上頸神経叢からの節後交感性支配）と脳神経の4種の内臓出力線維（副交感性支配）による。

自律神経節は頭部には4つある。毛様体神経節，翼口蓋神経節，耳神経節，そして顎下神経節である（図20-4参照）。それぞれの神経節は交感性成分，副交感性成分，そして感覚根（三叉神経の枝の1つ）を受ける。副交感神経線維のみ神経節内でシナプス結合をする。神経節には節後副交感性線維の細胞体を含んでいる。交感神経線維，そして感覚線維は中断することなくこれらの神経節を通り過ぎる。

毛様体神経節 ciliary ganglion は眼窩の後方の部分で，視神経と外直筋の間に位置する。その副交感神経根は，動眼神経のエディンガー-ウェストファル核の中または近傍の細胞から起こる。その交感神経根は，内頸動脈の頸神経叢を介した上頸交感神経節からの節後線維で構成されている。感覚根は，眼神経の鼻毛様体枝に由来する。分布は10～12本の短毛様体神経で水晶体の厚みを調節する毛様体筋と虹彩の瞳孔縮小筋である。虹彩の瞳孔散大筋は交感神経の支配を受ける。

蝶口蓋（翼口蓋）神経節 sphenopalatine（pterygopalatine）ganglion は，翼口蓋窩の深いところに位置し，上顎神経に関連する。その副交感神経根は舌口蓋神経と大錐体神経を介した上唾液核の細胞由来である。神経節の交感神経根は深錐体神経により内頸動脈神経叢から起こっている。深錐体神経は大浅錐体神経と合流し，翼突（後鼻）管の後鼻神経を形成する。感覚神経根線維のほとんどは上顎神経に由来するが，少数は鼓索神経と後鼻神経を介して第Ⅶ，第Ⅸ脳神経に由来する。分布としては，**咽頭枝** pharyngeal rami を介して咽頭天井（天蓋）の粘膜へ，**鼻枝** nasal rami および**口蓋枝** palatine rami を介して鼻腔粘膜，口蓋垂，口蓋扁桃，そして硬口蓋と軟口蓋へ，さらに**眼窩枝** orbital rami を介して眼窩の骨膜と涙腺へ，などがある。

耳神経節 otic ganglion は，側頭下窩にある卵円孔の直下の下顎神経の内側に位置する。その副交感神経根は延髄の下唾液核に由来し，第Ⅸ脳神経，鼓索神経，そして小浅錐体神経をたどる。交感神経根は中硬膜動脈上の神経叢を介して上頸神経節から起こる。感覚神経根は，鼓索神経と小浅錐体神経を介して第Ⅸ脳神経，第Ⅶ脳神経の膝神経節に由来するであろう。耳神経節は，**唾液腺** parotid gland に分泌性と感覚性の線維を送る。三叉神経由来の少数の体性運動線維は耳神経節を通り，**鼓膜張筋** tensor tympani と**口蓋帆張筋** tensor veli palatini を支配する。

　顎下神経節 submaxillary ganglion は，舌神経と顎下腺管の間の下顎の内側に位置する。その副交感神経根は，舌口蓋神経，鼓索神経，そして舌神経を介して第Ⅶ脳神経の上唾液核から生じる。その交感神経根は外上頸動脈の神経叢に，感覚根は舌口蓋神経，鼓索神経，そして舌神経を介して膝神経節に由来している。そして**顎下腺** submaxillary gland および**舌下腺** sublingual gland に分布する。

内臓感覚経路

　内臓感覚線維は，いくつかの脳神経と脊髄神経の**感覚神経節** sensory ganglia に細胞体を持つ。これらのうちの少数は有髄性であるが，ほとんどは無髄性で，ゆっくりとした伝導速度である。内臓痛覚は表20-1 にまとめている。

脊髄への経路

　脊髄への内臓感覚線維は，**中部仙髄** middle sacral，**胸髄** thoracic，そして**上部腰髄** upper lumbar nerve を介して入る。仙髄神経は骨盤内臓からの感覚刺激を伝達し，神経線維は，様々な性的反応，排尿，排便をコントロールする仙髄副交感性出力の反射にかかわっている。心臓，上部消化管，腎臓，そして胆嚢からの興奮性内臓痛覚を伝達する軸索は，胸髄神経および上部腰髄神経とともに走行する。これら内臓感覚経路は，空腹，悪心，そしてはっきりと場所が特定できない内臓痛に関連している（表20-1 参照）。内臓からの痛みによる興奮は皮膚の特定の部位に起こる痛み刺激と合流し，関連痛を引き起こす。典型的な現象として，胆石に伴う肩の痛み，そして心筋梗塞に関連した左腕や喉の痛みなどがある（14章参照）。

脳幹への経路

　舌咽神経 glossopharyngeal nerve と特に**迷走神経**の内臓感覚軸索は，心臓，大血管，そして呼吸器系や胃腸管系から脳幹への様々な感覚を伝える。関係する神経節として，下舌咽神経節と下迷走神経節（かつては節状神経節と呼ばれた）がある。感覚線維はまた，特別な受容体や受容体領域を介して血圧，呼吸数と呼吸深度，そして心拍数を調節する反射に関係する。圧力によって刺激を受けるこれらの**圧受容器** baroreceptor は，大動脈弓と頸動脈洞に存在する（図20-8）。低酸素を感受する**化学受容器** chemoreceptor は，大動脈と頸動脈小体にある。化学受容領域は脳幹に存在し，脳脊髄液の pH や二酸化炭素分圧の変化に対応して発火パターンを変える化学受容ニューロンを含んでいる。

自律神経系の階層的構造

　脳や脊髄の多くの領域には機能的な階層が存在する。階層的構造は自律神経系にもあてはめることができる。この階層構造は，内臓反射における，吻側尾側軸に沿った様々なレベルでその影響を及ぼす。

脊髄

　蠕動や排尿のような自律神経性反射は脊髄を介している。しかし脳からの下行性経路は反射の調節や抑制をしたりする（図20-9）。これについては，膀胱をコントロールする自律神経性支配を例に図説することとする。膀胱は，脊髄のS2，S3，S4レベルに存在する副交感神経性節前ニューロンを含む原始的な反射ループの中枢をコントロールする。膀胱を弛緩する信号が与えられると，これら副交感性ニューロンは排尿筋を興奮させ，尿路括約筋を抑制し，それによって反射的に膀胱を空にする。この原始的な排尿筋は小児の尿路系機能に関係する。幼少期にはこの反射は，排尿開始，抑制，そして排尿を止めるという随意的な括約筋弛緩を含む下行性支配により調節される。

　排尿のコントロールは脊髄横断症状の患者で障害さ

表20-1　内臓における痛みの神経支配

区分	神経	構造
副交感神経	迷走神経	食道，喉頭，気管
交感神経	内臓神経（T7-L1）	胃，膵臓，小腸，結腸，腎臓，尿管，膀胱（上部），子宮（底），卵巣，肺
	体性神経（C7-L1）	壁側胸膜，横隔膜，壁側腹膜
副交感神経	骨盤内臓神経（S2-4）	直腸，膀胱三角，前立腺，尿道，子宮頸部，膣上部

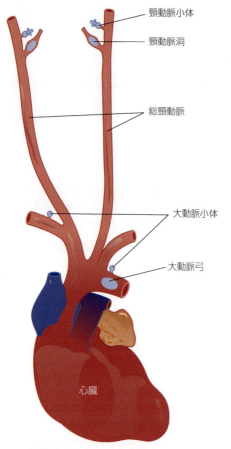

図20-8 頸動脈小体および大動脈小体の位置(Reproduced, with permission, from Ganong WF : *Review of Medical Physiology*, 22nd ed. Appleton & Lange, 2005.)

れる。脊髄障害の進展，低血圧，そして反射の消失は排尿や排便に影響を及ぼす。反射は数日から数週間後に戻るが，たとえば，膀胱は完全に空にはならないが，膀胱炎や随意的排尿はできなくなる(**自律神経性** autonomic または**神経因性膀胱** neurogenic bladder)。横断レベルによって排尿反射は過敏になるか消失する。そして神経因性膀胱は痙性か弛緩性の麻痺に陥る(図20-10，図20-11)。

延髄

　脊髄への，また脊髄からの延髄の連絡は，脊髄の灰白質の周りの**脊髄固有路** tractus proprius の軽度に有髄化した線維である。舌咽神経と迷走神経の内臓感覚線維は孤束核に終末する。そして呼吸，心血管，そして腸管のコントロールに関係する(7章，8章参照)。主要な反射作用は延髄の内臓出力核と網様体の領域とを連絡している。これらの領域は，血糖値の調節を，そして唾液分泌，排尿，嘔吐，くしゃみ，咳，そして嘔気を含む他の反射機能を担っている。

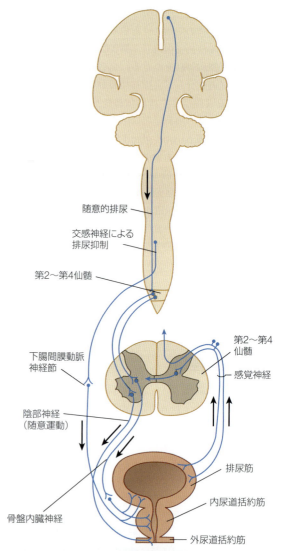

図20-9 膀胱への下行性経路と神経支配

橋

　傍小脳脚核 nucleus parabrachialis は上小脳脚近くに位置するニューロンのグループを構成し，リズミカルな呼吸を担う延髄ニューロンを調節する。この**呼吸調節中枢** pneumotaxic center は，脳幹が橋と延髄の間で横断されても，周期的な呼吸のコントロールを維持する。

中脳

　輻輳，光に対する瞳孔の反応，そして他の反射は，中脳の第Ⅲ脳神経の核群の近くに集中している。視床下部から脳幹への内臓神経出力の経路は，中脳水道と脳室の周りの灰白質の背側縦束の経路を通る。

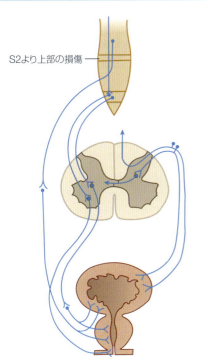

図 20-10　第2仙髄より上位の脊髄離断による痙性膀胱

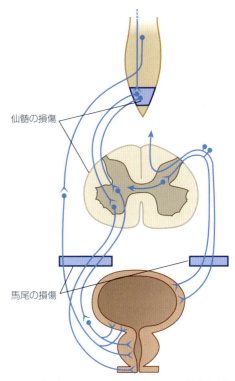

図 20-11　仙髄もしくは馬尾の損傷による弛緩性膀胱

視床下部

　自律神経性調節のとても重要な領域である視床下部は，体内外環境の変化に対応した自律活動を集積する（体温調節機構）（9章参照）。視床下部の後部は交感神経性機能に，前部は副交感神経性機能に関係している。最も重要な下行性経路は背側縦束で，下垂体との連絡が視床下部の内臓機能への影響を補助する。

大脳辺縁系

　大脳辺縁系は内臓脳と呼ばれ，視床下部との密接な構造的・機能的関連性を持つ（19章参照）。辺縁系の様々な部位が情動の内臓反応を示し，性行動，恐れ，怒り，そして摂食行動などを主導する。辺縁系の刺激は心血管系や胃腸管系反応，排尿，排便，立毛，そして瞳孔変化を生じる。これらの反応は，主に視床下部を介してつながっている。

大脳皮質

　大脳皮質は，悪いニュースやよいニュースに対して，顔が青白くなったり顔を赤らめたりするような自律神経性反応を生じさせる。低血圧や心拍数減少のための失神（卒倒）は，感情刺激により生じた一連の迷走神経活動の結果生じる。

腸管神経系

　かつては伝統的に，腸管神経系は自律神経系によって支配されていると考えられてきた。しかし，現在では，時に「胃腸管系の内因性神経系」として考えられてきた腸に付属するニューロンの集まりが，中枢神経系とは比較的独立して，しかしその調節を受けて機能すると考えられている。この疎なニューロンの網目構造は胃腸管の運動，分泌活動，血管活動，そして炎症などを調節し，**腸管神経系**と名づけられている。この腸管神経系は小さな神経節の中に1億個のニューロンを含んでいる。これらの神経節は神経束を介して相互につながっており，2つのネットワーク（神経叢）を形成する。1つは**筋管神経叢** myenteric plexus（または**アウエルバッハ神経叢**）と呼ばれるもので，吻側端の食道から尾側端の直腸までの胃腸管系を取り巻く筋層間に位置する。小さな神経節から膵臓や胆嚢にも投射がある。もう1つは，別名**マイスナー神経叢**と呼ばれる**粘膜下神経叢** submucosa plexus で，広く腸管の粘膜下に限局し，特に小腸に顕著にみられ，そこで分泌活動の調節や血管の神経支配をしている。粘膜下神経叢は，膵臓，胆嚢，総胆管，そして胆嚢管を支配している。

　腸管神経系は，腸管運動を担う平滑筋，分泌と腸管内分泌，そして血管系を神経支配する。腸管神経系の活動は副交感神経性と交感神経性により調節されている。副交感神経性調節経路は，広範に迷走神経（上部消化管経路）と仙骨神経（下部結腸と直腸の収縮性などの

機能を調節）に沿って走行している。ほとんどの節前性副交感性ニューロンはコリン作動性で，興奮性のニコチン性およびムスカリン性受容体を介して腸管ニューロンに作用する。一方，胃腸管系に投射する節前交感神経線維はアドレナリン性である。

胃腸管系からの感覚情報は，迷走神経と細胞体が**節状神経節** nodose ganglion にある一次感覚ニューロンを介した腹腔神経により中枢神経系へ伝わる。

伝達物質

種類

自律神経活動は体の多くの重要な機能をコントロールしている。薬理学，そして薬物治療は，大部分，自律神経系の神経化学というものを我々がいかに理解しているかに依存している。というのは，多くの治療が，自律神経系の様々な面での活動を高めたり，抑制したりするからである。

自律神経の伝達物質は多くの内臓機能を調節する。主要な伝達物質は，アセチルコリン（ACh）とノルアドレナリンである（3章参照）。自律神経系の2種類（副交感神経性と交感神経性）は，その節後ニューロンから異なる伝達物質（アセチルコリンとノルアドレナリン）を放出し（後述するようにいくつかの例外はあるが），薬理学的基盤に基づいて相反する作用を行う。

アセチルコリンは，節前終末においては自由終末である。これはまた，汗腺へ投射したり血管拡張を行う副交感性節後ニューロンと交感性節後ニューロンから放出される。

カテコールアミンの1つである**ノルアドレナリン** noradrenaline（**レバルテレノール** levarterenol）はほとんどの交感性節後ニューロン終末の伝達物質である。ノルアドレナリンとそのメチル化合物の**アドレナリン** adrenaline は副腎髄質から分泌される。多くの臓器がノルアドレナリンとアドレナリンを有しているが，後者は交感神経性終末での伝達物質とは考えられていない。アドレナリンの効果をブロックしてノルアドレナリンをブロックしない薬物は，アドレナリン作動性神経の刺激に対するほとんどの臓器の反応に対して効果をあまり及ぼさない。

サブスタンスP，**ソマトスタチン** somatostatin，**VIP**（vasoactive intestinal peptide），**アデノシン** adenosine，そして**アデノシン三リン酸** adenosine triphosphate（ATP）は，内臓の神経伝達物質としても働く。

機能

自律神経系は**コリン作動性** cholinergic と**アドレナリン作動性** adrenergic に分けられる。コリン作動性

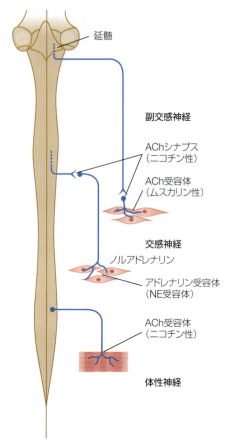

図20-12 自律神経および体性運動神経の解剖学的および薬理学的模式図。ACh：アセチルコリン，NE：ノルアドレナリン

ニューロンは，節前および副交感性節後ニューロン，汗腺に対する交感性節後ニューロン，そして骨格筋の血管に対する交感性血管拡張性ニューロンである。循環血液の中には通常ほとんどアセチルコリンはなく，局所的なアセチルコリンの放出の効果は，コリン作動性ニューロンの終末にある高濃度のコリンアセチルトランスフェラーゼのために一般的に不連続で長続きしない（図20-12，表20-2）。

副腎髄質では節後細胞は軸索を失い，カテコールアミンを分泌するのに特殊化している。これらの細胞へのコリン作動性節前ニューロンは，副腎に対する分泌運動性の神経支配として作用する。交感神経性節後ニューロンは，交感神経性血管拡張性ニューロンと汗腺ニューロンを除いて，一般にアドレナリン作動性と考えられている。ノルアドレナリンは，アセチルコリンより長期の，そして広汎な作用を有する。

受容体

アドレナリンが作用する標的組織は，ある種の薬物に対する異なる感受性により2つのカテゴリーに分け

表 20-2 自律神経のインパルスおよび血中カテコールアミンに対する効果器の反応

効果器		コリン作動性反応	ノルアドレナリン性	
			受容体	反応
眼	瞳孔散大筋		α	収縮（散瞳）
	瞳孔括約筋	収縮（縮瞳）	……	……
	毛様体筋	収縮（近見視）	β	弛緩（遠見視）
心臓	洞房結節	心拍数減少、徐脈	$β_1$	心拍数増加
	心房	収縮力減少	$β_1$	収縮力上昇、伝導速度上昇
		（通常）伝導速度上昇		
	房室結節および刺激伝導系	伝導速度低下 A-V ブロック	$β_1$	伝導速度上昇
	心室	……	$β_2$	収縮力上昇
動脈	冠状動脈、骨格筋血管、肺動脈、腹部内臓動脈、腎動脈	拡張	α	収縮
			$β_2$	拡張
	皮膚、粘膜、脳の血管、唾液腺	……	α	収縮
体静脈		……	α	収縮
			$β_2$	拡張
肺	気管枝平滑筋	収縮	$β_2$	弛緩
	気管枝腺	亢進	?	抑制?
胃	運動性	増加	α, $β_2$	減少（通常）
	括約筋	弛緩（通常）	α	収縮（通常）
	分泌	亢進	……	抑制?
小腸	運動性	増加	α, $β_2$	減少（通常）
	括約筋	弛緩（通常）	α	収縮（通常）
	分泌	亢進	……	抑制?
胆嚢および胆管		収縮	……	弛緩
膀胱	排尿筋	収縮	β	弛緩（通常）
	膀胱三角および括約筋	弛緩	α	収縮
尿管	運動性	増加?	α	増加（通常）
子宮		変化する*	α, $β_2$	変化する**
男性生殖器		勃起	α	射精
皮膚	立毛筋	……	α	収縮
	汗腺	全身的発汗	α	局所的発汗**
脾臓被膜			α	収縮
			$β_2$	弛緩
副腎髄質		アドレナリン、ノルアドレナリンの分泌	……	……
肝臓		……	α, $β_2$	グリコーゲン分解
膵臓	腺房	分泌増加	α	分泌減少
	島	インスリンおよびグルカゴンの分泌増加	α	インスリンおよびグルカゴンの分泌減少
			$β_2$	インスリンおよびグルカゴンの分泌増加
唾液腺		漿液分泌	α	粘液分泌
			$β_2$	アミラーゼ分泌
涙腺		分泌	……	……
鼻咽頭腺		分泌	……	……
脂肪組織		……	$β_1$	脂肪分解
傍糸球体細胞（腎臓）		……	$β_1$	レニン分泌
松果体		……	β	メラトニン合成および分泌

*性周期、血中エストロゲンおよびプロゲステロン量、妊娠などの要素によって異なる
**手掌など（アドレナリン作動性発汗）
(Modified from Gilman AG et al (editors): *Goodman and Gilman's the Pharmacological Basis of Therapeutics*, 8th ed. Macmillan, 1990.)

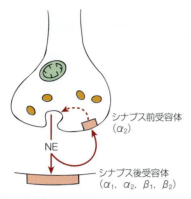

図20-13 ノルアドレナリンニューロン終末部のシナプス前およびシナプス後受容体。シナプス前終末では$α_2$が発現し、シナプス後膜では$α_1$、$α_2$、$β_1$または$β_2$が発現する。NE：ノルアドレナリン(Reproduced, with permission, from Ganong WF：*Review of Medical Physiology*, 18th ed. Appleton & Lange, 1997.)

られる。これは、標的組織におけるカテコールアミンの$α$または$β$受容体という2つのタイプの存在に関係している。$α$受容体は血管収縮に、$β$受容体は心拍数の増加と心臓収縮の強さに関係している。2つのサブタイプがそれぞれ$α$受容体($α_1$と$α_2$)と$β$受容体($β_1$と$β_2$)にある。節前$β$アドレナリン受容体は$β_1$で、節後受容体は$β_2$である(図20-13, 表20-2)。

自律神経系への薬物の影響

ある種の薬物は、コリンあるいはアドレナリンの放出を装ったり、抑制したりしている(表20-3)。薬物はまた、神経終末における合成、貯蔵、効果細胞近くの放出、効果細胞への作用、そして伝達物質作用の終息など、様々な活動を変化させることもできる。時には、1種類の薬剤が、1つというよりも2つの伝達物質系に栄養を及ぼすかもしれない。

節前および節後コリンニューロンの伝達物質の化学面での明らかな類似性にもかかわらず、これらは異なる作用を示す。**ムスカリン** muscarine は自律神経節に

表20-3 交感神経系に作用する化学物質(主要な反応のみ)		
作用部位	交感神経性の活動を強める物質	交感神経性の活動を弱める物質
交感神経節	シナプス前ニューロンを刺激するもの ・ニコチン ・ジメチルフェニルピペラジニウム アセチルコリンエステラーゼを阻害するもの ・フェゾスチグミン ・ネオスチグミン	伝導阻害 ・クロリソンダミン* ・ヘキサメトニウム* ・メカミラミン(インベルシン) ・ペントリニウム* ・テトラエチルアンモニウム* ・トリメタファン(アルフォナード) ・高濃度のアセチルコリンおよびコリンエステラーゼ阻害薬
節後ニューロン終末部	ノルアドレナリンを放出を促すもの ・チラミン 　・エフェドリン 　・アンフェタミン	ノルアドレナリン合成阻害 ・メチロシン ノルアドレナリン貯蔵阻害 ・レセルピン ・グアネチジン(イスメリン)** ノルアドレナリン放出阻害 ・ブレチリウムトシレート ・グアネチジン(イスメリン)** 偽神経伝達 ・メチルドパ(アルドメット)
$α$受容体	$α_1$受容体作動薬 ・メトキサミン(バソキシル) ・フェニレフリン(ネオシネジン) $α_2$受容体作動薬 ・クロニジン***	$α$受容体遮断薬 ・フェノキシベンザミン(ディベニリン) ・フェントラミン(レジチン) ・プラゾシン($α_1$阻害) ・ヨヒンビン($α_2$阻害)
$β$受容体	$β$受容体作動薬 ・イソプレテレノール(イスプレル)	$β$受容体遮断薬 ・プロパラノロール(インデラル)など($β_1$, $β_2$阻害) ・メトプロロールなど($β_1$阻害) ・ブトキサミン($β_2$阻害)**

*米国では販売していない
**グアネチジンには2つの主要な作用があると考えられている
***クロニジンは末梢の$α_2$受容体を作動させるが、他の$α_2$アゴニストとともに血液脳関門を通過し、脳の$α_2$受容体にも作用し、交感神経の活性を低下させる。そのため、全体的な作用としては交感神経性の働きを弱める

(Modified and reproduced, with permission, from Ganong WF：*Review of Medical Physiology*, 18th ed. Appleton & Lange, 1997.)

ほとんど効果はなく，しかしたとえば，平滑筋や腺には作用する。そこではアセチルコリンの効果に類似する。これらの細胞のアセチルコリン受容体は**ムスカリン性** muscarinic と呼ばれる。ムスカリン性作用を有する薬剤にはアセチルコリンのほか，アセチルコリン関連物質，そしてコリンアセチルトランスフェラーゼの抑制薬などがある。アトロピン，ベラドンナ，そして他の生体内および合成ベラドンナ様薬剤は，内臓への作用を妨げるようにアセチルコリンのムスカリン性効果をブロックする。

節前から節後ニューロンへのインパルスの伝達を含むアセチルコリンの作用の中にはアトロピンによって影響されないものもある。**ニコチン** nicotine は同じ作用をするために，アトロピンの存在下でのアセチルコリンの作用は，アセチルコリンのニコチン効果と呼ばれる。そしてその受容体はニコチン性アセチルコリン受容体と呼ばれる。**ニコチン性** nicotinic アセチルコリン受容体は，神経筋接合部と節前および節後ニューロン間に存在する。

クラーレ様物質，ヘマトニウム，そしてメカミカミンは主に骨格筋に対するコリン作動性運動ニューロンでの伝達を抑制することによって作用する。これらは以前，高血圧の治療に用いられていた。

内臓効果器へのノルアドレナリンの効果を抑制する薬物は，アドレナリンニューロン拮抗薬，アドレナリン分解性，あるいは交感神経分解性成分とも呼ばれる。

鋭敏化

通常の神経結合から部分的にまたは完全に別れた自律神経の効果組織（平滑筋，心筋，腺）は，それらに伝達物質が通常に作用する場合の活動よりも過敏となる。これは**脱神経性過敏** denervation hypersensitivity と呼ばれる。キャノンの除神経の法則として知られ，その効果は，節前ニューロンの途絶よりも節後ニューロンの途絶後の方がより顕著である。

症例 25

55歳の男性会社員。よだれ，嚥下困難，「おかしな音」がする声を主訴に受診した。間接の喉頭鏡で右の声帯の動きが減少しているのが示された。他の診察と検査は正常範囲内であった。唾液過多をコントロールするため薬剤が投与された。

8カ月後に患者は朦朧状態と失神の10日間の病歴で戻ってきた。わずかに加わった異常所見は舌の右側の線維束性攣縮と血圧の姿勢による変化であった（臥位 140/90，坐位 100/70，立位は低すぎて測定不可）。腰椎穿刺解析では，タンパク 95 mg/dL であった。入院中，患者は回旋性の回転性めまい発作が一度あった。4日後に仕事へ戻った。

3カ月後に患者はめまい，失神，増悪する嚥下困難を主訴に戻ってきた。彼の発話は理解するのが困難であった。姿勢の変化による血圧の低下は依然として存在した。神経学的診察では正常の精神状態，平坦な眼底乳頭で，視野，瞳孔や対光反応，外眼筋の動きは正常，両側の神経性難聴，構音障害があり，咽頭反射は正常で口蓋は正中で，挺舌時に右へ変位し舌の筋力低下を認めた。患者の歩行は歩隔が広く，不安定であった。踵膝試験では右側に失調があり，他の小脳検査は正常，深部腱反射も正常だった。CTでは中等度の脳室の開大があった。MRIで病変を認めた。

病変はどこか？　病変の性質は？　自律神経機能不全の説明は？

症例はさらに 25 章で討論される。

21章 高次脳機能

ヒトの大脳皮質は，ある意味で進化の基本を示している。運動の開始や特殊な感覚器官からの感覚に関連したニューロンのネットワークを含むだけでなく，大脳皮質は，理解，認識，情報交換，理由づけ，問題解決，統合，想像，計画などの諸機能についての基盤となるものである。

前頭葉機能

前頭葉は，系統発生的に大脳皮質の「新しい」部分で，大脳皮質の「管理」部分として働く。前頭葉は，理由づけや統合，計画や活動の開始，適応活動を可能にする行動の監視と鋭敏化，活動の優先性と連続性，基本動作と感覚機能を協同し，首尾一貫して目標に向かう行動にするなどの高次脳機能を担う。

前頭葉への（脳腫瘍や頭部外傷などで起こりうる）損傷は深刻な行動異常を引き起こすことになる。いくつかの症候は共通である。前頭葉の背外側部分（円蓋部）に対する損傷の後には，患者は無関心で，無為に苦しみ，無感情になることが多い（一時停止や動かないなど）。大脳皮質の眼窩前頭領域に対する損傷の後には，脱抑制の症候が現れ，患者は不安定で短気となる。これらの患者は，不注意かつ注意散漫で，判断を誤り，通常の抑制や社会的品位を欠く。前頭葉の内側部分の損傷は，無動症（自発運動の欠如）と無感情を生じさせる。前頭葉の基底部分の傷害は，記憶障害につながる。これら**前頭葉症候群** frontal lobe syndrome は，両側性傷害の患者でより高頻度にみられる。

言語，会話

言語とは，総合的な考えの理解と情報交換である。この皮質機能は，一次視覚，聴覚，そして運動機能に関連した神経メカニズムとは独立している。

正しい用語を考え，構築し，筋収縮の連続性を協調し，理解できる音を生み，言葉を集めて意味のある文にする能力は，口唇や舌の運動をコントロールする運動皮質の直前にある下前頭回の中の**ブローカ野** Broca's area（44，45野）に依存している。

話を含む，言葉の意味づけをする能力は，**ウェルニッケ野** Wernicke's area に依存する。この領域は，聴覚系連合皮質（22野）内の上側頭回の後部に位置する。

弓状束 arcuate fasciculus は，ウェルニッケ野とブローカ野をつなぐ大脳半球白質内の正しく弧状を描く経路を呈する（図 21-1）。弓状束は言語を理解する領域（ウェルニッケ野）と話をつくる領域（ブローカ野）をつなげているので，この白質経路への損傷は暗唱の傷害をきたす。

構音障害

構音障害 dysarthria は，会話に関するメカニズムが皮質球経路の傷害により損傷を受けたときの会話障害である。第V，第VII，第IX，第XIIの脳神経核，もしくは脳神経における，また大脳，あるいは会話音を生む筋における障害による。構音障害は発声，発音，共鳴，または会話の呼吸部分の機能不全により特徴づけられる。

失語症

失語症 aphasia は，脳の損傷の結果，言語機能の欠失もしくは障害による。多くの異なるタイプの失語症があり，これらのほとんどは大脳半球の特別な領域の障害による（表 21-1）。失語症を検査する際に，医師はまず患者の自発的な発語を聞き，そのあとで会話を通じて患者の発語を引き出す。会話は，流暢な失語症として認識される（1分間に50語以上，努力を要せず，失語症もなく，正常な消費時間，そして正常なイントネーションなど）。これに対して非流暢な失語症は，努力を要し，発語の減弱を伴い（1分間に50語以下），発音が不良で，会話の流暢さと音階調が壊れ，失文症を伴う（小さな声，文法的な言葉，音の緊張など複数の障害を伴う，また抽象性と動詞のみを使うなどの傾向がある）。呼名（対象物の名前を患者に尋ねるテストが通常行われる），「犬」，「自動車」，「ケネディ大統領」「もし，そして，しかし」などのフレーズの繰り返し，そして話された言語の理解もまたテストされる。理解しているか否かは，発語障害の患者の，次第に難しくなっていくイエス・ノーの質問に対する応答を観察することによりテストされる（「あなたの名前はジョ

ン？」,「私たちは病室にいますか？」,「私たちは教会にいますか？」など）。

暗唱障害を伴う失語症

失語症の典型例は，話した言葉を繰り返す能力が減弱していることである。ブローカ失語症，ウェルニッケ失語症，そして全失語症は臨床の現場でよくみられる。

A ブローカ失語症

よくみられ，多くの場合，優位大脳半球の下前頭回の障害で起こる（図 21-1 参照）。患者は単純な対象物の名前をいうことさえ困難である。復唱は障害されるが，話された言語に対する理解は正常である。患者は通常，この異常には気づいており，これには適切に対処している。

ブローカ野の障害はまた隣接の運動野皮質にも関係する。患者はしばしば片麻痺を生じ，脚よりも手に障害が認められる。ブローカ失語症はまた，動脈支配領域に影響を及ぼす卒中の結果生じることもある。

B ウェルニッケ失語症

典型例は，上側頭回のウェルニッケ野の障害により起こる（図 21-1, 図 21-2）。この部位の皮質は運動性皮質に隣接していないので，通常片麻痺は起こらない。

ウェルニッケ失語症の患者は流暢な発語はできるが，理解や復唱に障害がある。患者は通常，呼称することに困難を感じ，表記上の失語（「yellow」の代わりに「wellow」）と発語上の失語（「wife」の代わりに「mother」）の両方を示す。（意味のない，理にかなっていない）新語がよく使われ，会話は回りくどくなる（言葉数は多いが意味はない）。ウェルニッケ失語症の患者は，その会話障害について気にしないか，気づきさえもしない。ウェルニッケ失語症は脳梗塞の結果起こることが多い。

C 全失語症

優位大脳半球の，前頭葉のブローカ野，側頭葉のウェルニッケ野，そして相互を連絡する弓状束といった広範な障害は全失語症を生じる（図 21-2 参照）。この非流暢性失語では，復唱（暗唱）と理解が著しく障害されている。全失語症は，優位半球の後半な梗塞の結果起こることが多く，しばしば頸動脈または中大脳動脈の閉塞に起因する。

D 伝導失語症

発語は流麗であるが錯語的である。受けた話は理解できるが，復唱（暗唱）はひどく障害されている。患者はしばしば一覧表から正しい名前を選択することができるが，物品呼称は通常障害されている。伝導性失語症は，側頭葉と頭頂葉を連絡する白質の弓状束に関係する障害の結果起こる。この障害は，ウェルニッケ野とブローカ野の連絡を遮断する。

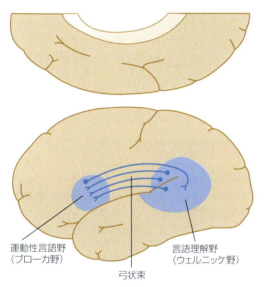

図 21-1　優位大脳半球の言語中枢領域。ブローカ野とウェルニッケ野は，皮質下の弓状束に走行する線維により相互連絡している

	タイプ	名	流暢さ	聴覚的理解	復唱（暗唱）	障害部位
	暗唱障害を伴う失語症					
	ブローカ失語症	±	−	＋	−	ブローカ野（44 野，45 野）
	ウェルニッケ失語症	−	＋	−	−	ウェルニッケ野（23 野）
	全失語症	−	−	−	−	広範な左大脳半球障害
	伝導性失語症	±	＋	＋	−	弓状束
孤立性失語症	**暗唱障害のない失語症**					
	運動性	−	−	＋	＋	ブローカ野を囲む領域
	感覚性	−	＋	−	＋	ウェルニッケ野を囲む領域
	混合性	−	−	−	＋	ブローカ野とウェルニッケ野を囲む領域
	健忘性	−	＋	＋	＋	左（もしくは右）大脳半球内のどこでも

表 21-1　失語症

−：機能しない，＋：機能する

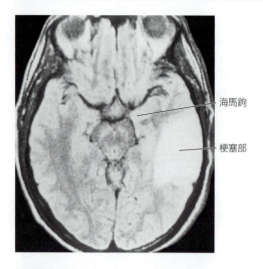

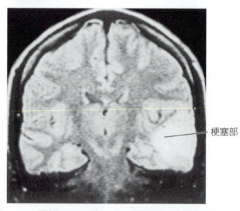

図21-2 頭部のMRI像。上：側頭葉の広範な高輝度領域の水平断像。中大脳動脈の閉塞によって起こった梗塞を示す。下：同じ領域の梗塞を示す冠状断像（脳の端の平行線は患者の動きによってできたアーチファクト）。優位大脳半球におけるこのタイプの大きな梗塞は，片麻痺による全失語症を引き起こす

暗唱障害のない失語症

A 孤立失語症

まれな失語症であり，復唱（暗唱）は保持されるが，理解力は障害される。また皮質間失語症とも呼ばれる。理由は，障害は多くの場合，ウェルニッケ野またはブローカ野，あるいは双方を取り囲む皮質で起こるためである。障害部位に応じて，流暢さを伴うか，伴わないか理解力があるかないかになる。

B 失名辞失語症

失名辞（正しい言葉を見つけることが困難）は，中毒や代謝性の脳症を含む様々な条件で起こりうる。失名辞は失語症の1つとして発症すると，会話は流暢だが，用語を見つけることが難しいために無意味になる。患者は対象物の呼称が難しくなる。理解と復唱（暗唱）は比較的正常である。失名辞失語症の発症は機能不全の領域を特定するのはあまり意味のないことかもしれない。優位半球の局所的障害，または，劣位半球病変で失名辞失語が起こる。そして失名辞はまた中毒や代謝性の脳症においてよく認められる。

失読症

失読症（読むことができない）は失語症の1つとして，あるいは孤立性異常として起こりうる。**失語失読症** aphasic alexia は，ブローカ失語症，ウェルニッケ失語症，全失語症，そして孤立失語症における読むことの障害とみなされている。

A 失読失書症

読み書きの障害のあるこの疾患は，側頭葉-頭頂葉連絡領域，特に角回における病理的変化に伴う。角回の障害はまたゲルストマン症候群と失名辞を生じるため，失書症，ゲルストマン症候群，そして失名辞は同時に起こる。

B 失書を伴わない失読症

失書を伴わない失読症は，読むことはできないが，書くことは障害されていないという特徴的な疾患である。この患者はあるパラグラフは書くことができても，それを読むようにいわれても読むことができない。左（優位）視覚野皮質と脳梁の膨大部に損傷があると生じる（図21-3）。左視覚野皮質への損傷により，右の同名半盲が生じ，右半分の視界の対象物が情報処理されない。しかし，2つの側の視覚野皮質のニューロンは脳梁膨大部を通じて投射した軸索を介して正常に相互連絡している。膨大部への損傷の結果，右視覚野皮質の視覚情報は（優位）左大脳半球の視覚野皮質へは伝達されず，このため会話理解（ウェルニッケ）領域とは隔絶されてしまう。

一般的には，左の後大脳動脈の支配領域の梗塞によって起こる。それは左側の視覚野皮質と脳梁後部をともに障害する。一例を図21-4に示す。

失認症

失認症 agnosia（同定や認識の困難）は，通常，大脳皮質の関連機能の障害に起因すると考えられている。**立体認知不能** astereognosis は対象物の触知認識の不能の1つであり，多くの場合，反対側の大脳半球の頭頂部の障害に関連している。**視覚失認** visual agnosia は映像認識（対象，人間，空間的関係）の不能で，優位側の半盲を伴うことも伴わないこともある。これは頭頂葉-後頭葉障害または脳梁膨大部の線維の断裂の結果生じる。

相貌失認 prosopagnosia は，患者が家族の顔を認識する能力を失うという特徴的な症候群である。患者は，眼の色，髪の色や長さ，口ひげのあるなしなどの特徴を見分けることができる。しかし，配偶者，友人，

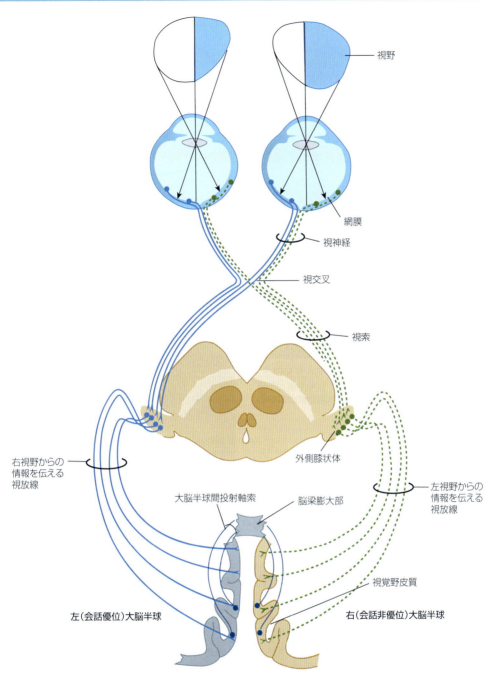

図 21-3 失書を伴わない失読症の神経解剖学的機構。2 つの領域(会話優位大脳半球の左視覚野皮質と，2 つの視覚野皮質をつなぐ大脳半球間の軸索を通す脳梁膨大部)への損傷が起因する。これらの領域は後大脳動脈から血流を受けている。このように左後大脳動脈の閉塞はこのような特徴的な症候を引き起こす

親戚さえも認識できない。解剖学的機構はいまだ論争となっているが，側頭葉，後頭葉，そして時に両側性に生じる障害が原因となりうる。

半側空間無視 unilateral neglect は，患者が大脳半球の対側の障害のように，空間の半分の刺激に対応できない。特に，視覚，触覚，そして聴覚刺激に反応しないこともある。その典型例では，疾患はきわめて特徴的である。患者は対応できない空間にあるものにぶつかってしまう。そのため体の対応できない(半分の)側の服装を整えたり，ひげを剃ったりすることができない。またその側の運動もしくは感覚の欠損の認知は不可能である。絵を描いたり時計の中の数字を埋めたりすることを求められたりすると，半側空間無視は特に顕著に現れる(図 21-5)。

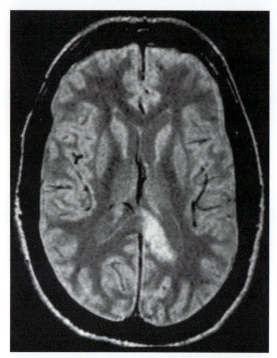

図21-4 左後頭葉と脳梁膨大部の障害部位を示すMRI像。この患者は48歳で突然に右上視野欠損と1/4半盲と失書症を伴わない失読症を示した。高血圧と高脂血症は卒中の高リスクである

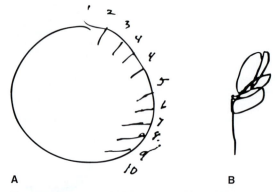

図21-5 右大脳半球障害を伴う半側空間(左側)無視。患者は時計表面の数字を書くように求められると(A),花を描く(B)

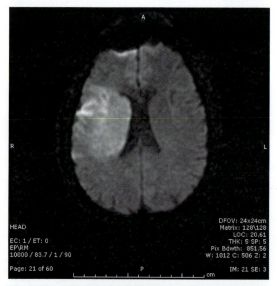

図21-6 左側と右側の空間無視を伴う歴史学教授の,右中大脳動脈支配領域における梗塞を示すMRI像。対側空間無視はしばしば右大脳半球の障害を伴う。患者は左側の障害に気づかないため,左側の刺激に対する反応に対処できない(Courtesy of Dr. Joseph Schindler, Yale Medical School.)

　半側空間無視は頭頂葉への損傷の結果現れるが,大脳皮質の他の部分(前頭葉,大脳髄質,大脳基底核のような深部構造など)に対する傷害後もみられる。半側空間無視は,図21-6に示す症例のように右大脳半球への傷害後に最もよく現れる(左側の半側空間無視)。

病態失認
　病態失認は病識の欠如,あるいは疾病の否定であり,一側の空間無視とともに起こる。たとえば,左片麻痺を伴う患者はしばしば麻痺をした手を認識しない。そして,その麻痺した部分がみずからの体の一部であることさえも否定し,人形か別の患者のものであると考える。たとえ患者がその部分を欠損しても適切に対処できない。

失行症(運動失行)
　失行症 apraxia(運動失行)は,運動と感覚経路が障害されていないにもかかわらず運動が正しく実行できないもので,様々な大脳皮質や皮質下領域への障害の後に生じる。観念運動性失行 ideomotor apraxia とは,以前に自発的に実行できた運動反応であるが,言葉で指示されるとできないものである。たとえば,患者は指示されても歯をみせることはできないが,このことを自発的にはできる。患者にものを与えてその動作を行うようお願いした場合(例:髪の毛用のブラシを与えて,どのように使うかを示すよう尋ねた場合),それができない。ブローカ野,脳梁,そして弓状束を含む多くの部位の損傷が観念運動性失行を引き起こす。観念失行 ideational apraxia は運動の概念の異常により特徴づけられるもので,患者は何をするにも困難を感じ,あるいは複合的な要素の組み合わせの連続による活動の困難を感じるが,それぞれの行動要素を個別には正確に実行できる。観念失行では,対象物の使用の導入が行動を改善することはない。観念失行は,左側頭葉-頭頂葉-後頭葉の障害後にみられる。

ゲルストマン症候群

臨床症状の4徴候は，右-左の方向感覚喪失，指の失認(指を同定したり認識したりできない)，計算できない，そして書くことができない，である。この4徴候の現れは，左大脳半球の角回における機能不全を示唆する。前述したように，ゲルストマン症候群は失名辞失語症と失読症を併発する。

大脳半球の優位

運動と感覚の投射システムは右側と左側で大差はないが，それぞれの大脳半球は他方に比べて特殊化し，優位性がある。左大脳半球は言葉や会話のコントロールをする。右大脳半球は三次元像や空間の解釈を行っている。他にも，左大脳半球での音楽理解，右大脳半球での算術やデザインなどがある。

大脳半球の優位性は，利き手にも関係する。ほとんどの右利きの人は左大脳半球優位である。左利きの70%は左大脳半球優位で，残る30%は右大脳半球優位である。この優位性は左右の大脳半球間の解剖学的差異を反映している。左外側溝の傾斜はよりなだらかで，左上側頭回(側頭平面)のより上の部分が左大脳半球優位の人の境界となっている。

このことは，脳外科医が患者のどの大脳半球が会話に優位かを見極める際に有用である。特に，アモバルビタールナトリウムあるいはサイオバルビタールナトリウムを頸動脈に注射すると，患者は声を出して数え，両手の指の動きをすばやく変える。優位側の頸動脈に注射された場合，他方への注射に比べて，より大きく，長い言語機能の抑制が起こる。

記憶，学習

記憶には，迅速な思い出し，短期記憶，長期記憶がある。

迅速な思い出し immediate recall は，覚えさせ，そして読んだり聞いたりした直後の少量の情報を繰り返すことである。実験では，オウムのように10分程度なら，短い用語や数字を，ほとんどの人が繰り返すことができる。解剖学的には聴覚関連皮質が関係していると考えられている。

短期記憶 short-term memory は，1時間までのものである。実験では通常1時間以内，より複雑な数字(例：電話番号など)や文章などを用いる。このタイプの記憶は，深部の側頭葉の無損傷に関連する。患者の側頭葉が手術中に刺激されたり，障害の存在により刺激を受けたりすると，患者は，過去の出来事の突然のフラッシュバックによって，新たな感覚でも古く，親しみやすいものとして特徴づけられる**既視感** déjà vu を経験する(時々，既視感は健常者にも自発的に起こ

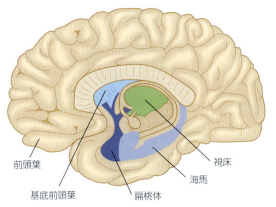

図 21-7 長期記憶を組み込むのに関係する脳の領域 (Reproduced, with permission, from Ganong WF: *Review of Medical Physiology*, 19th ed. Appleton & Lange, 1999.)

る)。

長期記憶 long-term memory は，単語や数字，人の名，出来事などを数年間覚えさせる。記憶の構成は，ある種のシナプスの増強のようである。**長期増強** long-term potentiation は，高頻回の活動ノアとのシナプス後ニューロンのカルシウムの集積によって誘発されるプロセスの1つで，記憶の基礎となるプロセスに重要な役割の1つのようである。実験的，そして臨床的観察は，長期記憶の組み込みは海馬と隣接の内側側頭葉の皮質がかかわっていることが示唆される。マイネルトの基底核とともに，内側視床と前頭葉のその標的もまたかかわっている(図 21-7)。

てんかん

大脳皮質単独の機能不全，あるいは深部構造の機能不全を併発すると，いくつかのタイプの**てんかん** epilepsy を引き起こす。てんかんは通常，突然の一過性の，運動，感覚，自律神経，そして心理的症候などの脳機能の変化により特徴づけられる。それはまた意識の変化ももたらす。症状に一致した脳波(EEG)の異常も認められる(23章参照)。

てんかんは病気の異質な集合体である。最も広い意味で，それらは全般性と，部分性(巣性，局所性)てんかんに分類される。てんかんのある種のタイプは脳の特異的部分の病巣によるもので，局在に意味がある。

局在性(ジャクソン)てんかん

運動野のある部位の焦点性の刺激の結果起こる痙攣で，対応する末梢の領域の中で現れる。これらは，**焦点性運動痙攣** focal motor seizures と名づけられ，脳の個別で特定な部位への損傷が示唆される。たとえば，手に関する運動野皮質が関係すると，痙攣は手に

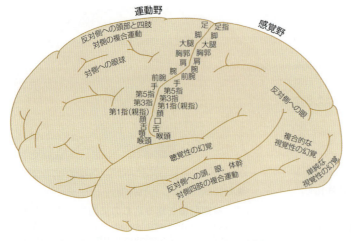

図 21-8 大脳皮質の電気的刺激の結果

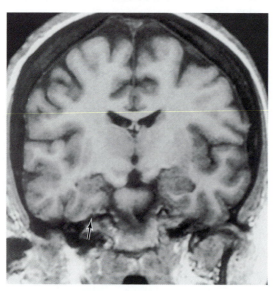

図 21-9 臨床実例 21-1 の患者の海馬の萎縮を示す(矢印)頭部の MRI 前頭断像

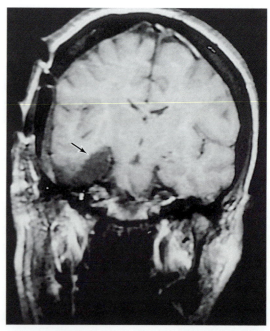

図 21-10 前内側側頭葉ロベクトミーを示す(矢印)頭部の MRI 前頭断像

限局する。意識は維持され，痙攣は隣接の末梢部分を支配する隣接の運動野の部分にまで広がる。痙攣の広がりは運動野のホムンクルスを越え，体中を「マーチ(行進)」する(図 10-14 参照)。焦点性運動痙攣は，マーチを伴うこともあれば伴わないこともある。このタイプの痙攣はほとんどの場合，脳腫瘍やグリア瘢痕のような構造的な障害に関係している。脳外科の手術中の露出した大脳皮質への電気的刺激は，大脳皮質の機能マッピング，局所的・部分的痙攣の理解を助ける。たとえば，一次運動野皮質の様々な領域の電気的刺激は，図 10-14 に示すような運動(野)のホムンクルスの構成に従って，体の特定の部位に動きを引き起こす(図 21-8)。

複雑部分発作

いくつかのタイプの複合的な側頭葉てんかんがある。**側頭葉てんかん** temporal lobe epilepsy では，痙攣は精神的，あるいは複合的な感覚症状(興奮や恐れの感情，あるいは異常な親近感情-既視感。複合的な視覚および聴覚上の幻覚)あるいは自律神経症状(不定型な上腹部感覚)を伴って生じる。嗅覚や味覚などはよく知られている。引き続いて，無意識行動，単純あるいは複合的な動き，つじつまのあわない発語，頭や眼の回転，舌打ちや咀嚼，ねじる，四肢ののたうちまわり，意識障害，そして記憶喪失などが起こる。歩行，ボタンのつけはずしのような複合的な行動や動きは，数秒から長くとも 10 分間続く。側頭葉てんかん焦点

臨床実例 21-1

　44歳の女性。3歳時に発熱を伴う全身性強直間代痙攣を起こした以外12歳まで健康であったが，その後複雑部分発作が始まった。発作は消化管が込み上がってくる感じの前兆と，それに続く意識消失，左手の強直，左への頭部の回旋であった。立とうとすると時々転倒した。発作は抗痙攣薬を投与したにもかかわらず月に5～10回生じた。診察では神経学的異常は観察されなかった。普通の治療法では発作のコントロールがうまくいかなかったので，入院となった。脳波のモニターで右前頭葉の徐波化と異常な棘波が明らかになった。発作の最中右前頭葉に異常放電があった。内頸動脈へのアモバルビタール検査では，麻酔薬が頸動脈に注入されるが，会話では左半球が優位半球で，右半球と左半球の記憶機能の著しい不均衡が証明された。左半球は完全な記憶を示すが，右半球では有意に記憶が障害されていた。MRIは右海馬の著しい萎縮を示した（図21-9）。

　右海馬萎縮のMRI所見と脳波所見の一致は，右内側側頭葉てんかんを示す。患者の発作は抗痙攣薬でコントロールできないため，彼女は右側頭葉内側の神経外科的切除を受けた（図21-10）。手術後，抗痙攣薬の濃度が非常に低値だったとき起こった1回の発作を除いて，発作は生じなかった。

　この症例は最も一般的な手術で治療したてんかんの病型，内側側頭葉てんかんの古典的な病歴と所見を描いている。これらの領域の神経外科切除に対する反応は劇的で，90％近くの患者で発作が治まる。術前の電気生理学的，構造的，認知学的検査での解剖学的な病変の局在と，それにより境界を描いた脳領域切除治療への治療効果には相関があり，劇的な解剖と臨床の相関を証明している。

臨床との関連

　両方の側頭葉が切除されたり，両側の側頭葉病変が記憶強化の回路を破壊したとしたら，新しい出来事や情報は覚えられないが，以前の記憶は正常なこともある。この異常は，**前向性健忘 anterograde amnesia** と呼ばれ，しばしば両側辺縁系病変で観察される。例として，側頭葉に好発する単純ヘルペス脳炎や，両側の側頭葉を障害する両側後大脳動脈梗塞が挙げられる。外傷で両側側頭葉での脳挫傷が起こり，健忘が生じることもある。内側視床の病変（特に背内側核）でも前向性健忘を起こす。これは腫瘍や脳梗塞の結果起こりうる。記憶欠失は**ウェルニッケ-コルサコフ症候群 Wernicke-Korsakoff syndrome** で通常生じ，出血性病変がアルコール中毒によるチアミン欠乏患者の視床内側核，視床下部（特に乳頭体で），中脳水道灰白質，中脳被蓋で生じる。上記すべての疾患で，**逆向性健忘 retrograde amnesia**，すなわち病変が起きる以前の出来事の記憶の消失も起こりうる。

（スパイク，鋭波，あるいはこれらの組み合わせ）は，このタイプのてんかんに関連している。これら複合的側頭葉てんかんは，強直間代発作を起こす患者にも起こるかもしれない。側頭葉の病態（グリア瘢痕や脳腫瘍など）が，しばしば現れる。

症例 26

60歳の右利きの寡婦。入院の1カ月前に，左上下肢のしびれ感とぴりぴり感が5分ほどあり，左手の動きの消失を伴っていた。入院2日前にシャワーを浴びているときに床へ転倒し，意識を失った。近所の人が気づいたとき，左の手足を動かすことができなかった。会話は不明瞭で緩徐だったが，意味はなしていた。

入院時の神経診察では，血圧は180/100で，脈拍は84回/分で整であった。患者の反応は遅かったが，大雑把に人，場所，時間に関して正しく判断した。彼女は左側視野の刺激を無視した。瞳孔は光に反応して，両側乳頭浮腫が軽度だがはっきり存在した。他の所見は顔面左側の痛覚低下，左顔面の中枢性完全麻痺，左上肢の完全弛緩性麻痺とそれほど激しくない左下肢の麻痺があった。体の左側を無視しているようで，左不全片麻痺に気づかなかった。反射は右より左がより亢進しており，左の足底反射は伸展性であった。体の左側では全感覚が低下していた。CTは図12-14に似た画像だが，反対側の半球であった。

最も考えられる診断は？

症例 27

63歳の会社員。彼は突然体全体に奇妙な感じを経験し，青い光のフラッシュを伴った電撃ショックの特徴を述べた。そのフラッシュは右側に非常に強い太陽が照り込んだステンドグラスの窓のようであるということだった。このエピソード中，彼は意識が不鮮明なのを感じた。その後短時間で回復したが，疲れてベッドへ向かった。翌日起床したとき，不注意に戸口の右の柱の方へ歩いた。彼は妻がコーヒーを彼の右側から持ってきたのに気づかなかった。次の2週間，彼は右側の人や物に衝突し続け，右眼の白内障で視力が悪いせいだと訴えた。妻は彼を医師にみせた。既往歴を聞かれ，過去3年間うまくコントロールされているリウマチ性心臓病を持っていることがわかった。

一般身体所見では両眼に白内障があったが，有意に視覚を障害するほどひどくはなかった。神経学的診察では正常の視力と正常の眼底乳頭を示したが，右側半盲を認めた。他に神経系の異常はなかった。

病変はどこか？　病変部位を決める際に有用な追加検査は何か？　最も疑わしいと考えられる診断は？
症例はさらに25章で検討される。

第6部 補助診断

22章 脳の画像 244
23章 電気診断検査 253
24章 脳脊髄液検査 260

22章 脳の画像

　脳画像は重要な診断情報をもたらし，脳の研究に非常に有用である。頭蓋骨，脳とその血管，髄液を含んでいる脳の空間の画像は病変の局在決定に計り知れないほどの手助けをする。身体所見，病歴とあわせて，画像検査は診断に重要な手がかりを与え，しばしば確定診断を可能とする。救急の場合，意識不明の患者の画像は利用できる唯一の診断情報かもしれない。

　CT，MRI，他の類似の画像法が通常用いられる。頭部の断面を示す際には，矢状断，冠状断(前額断)，水平断(軸)の面が通常用いられる(図22-1)。

頭蓋骨レントゲン写真

　頭蓋骨レントゲンは他のより適確な画像が利用できないとき，脳や周囲のカルシウムとその分布を画像化する簡単な検査である。頭蓋骨の単純写真は骨折や陥没の程度を判定したり，石灰化している脳病巣，異物，頭蓋骨を浸潤している腫瘍の存在を確認したりする際に使用される。それらは骨構造と頭蓋底にある孔，そ

れから静脈洞の画像なども提供する。頭蓋骨レントゲン像はまた慢性的に増加している頭蓋内圧の所見，鞍背の菲薄化を呈したり，大きな下垂体腫瘍によるトル

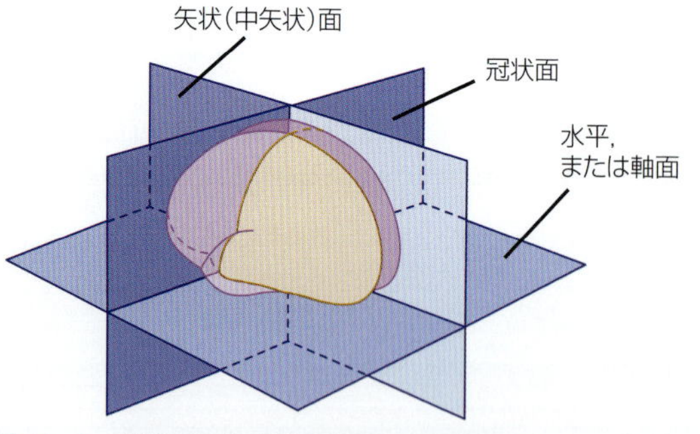

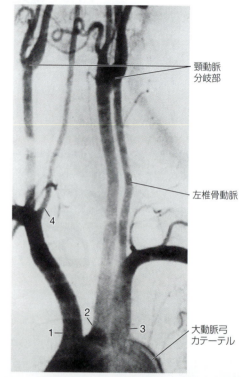

図22-2　動脈弓と幹血管の血管造影。正常像。1：腕頭動脈，2：総頸動脈，3：左鎖骨下動脈，4：右椎骨動脈 (Reproduced, with permission, from Peele TL：*The Neuroanatomical Basis for Clinical Neurology*. Blakiston, 1954.)

図22-1　現代の画像手技で使用される平面

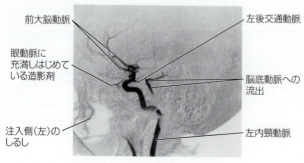

図22-3　左頸動脈の血管造影，初期動脈相，側面像。正常像(図22-4と比較)

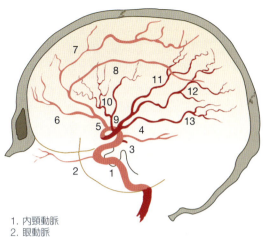

1. 内頸動脈
2. 眼動脈
3. 後交通動脈
4. 前脈絡叢動脈
5. 前大脳動脈
6. 前頭極動脈
7. 脳梁辺縁動脈
8. 脳梁周囲動脈
9. 中大脳動脈
10. 上行前頭頂動脈
11. 後頭頂動脈
12. 角回動脈
13. 後側頭動脈

図22-4 内頸動脈の正常血管造影。動脈相，側面像。数字は 図22-4 と 図22-6 に示されている血管に相当する（Redrawn and reproduced, with permission, from List C, Burge M, Hodges L : Intracranial angiography. *Radiology* 1945 ; 45 : 1.）

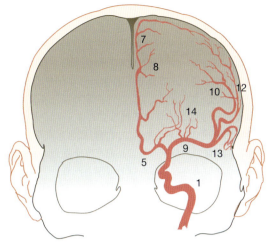

図22-6 内頸動脈の正常血管造影。動脈相，正面像（数字は 図22-4 参照）（Redrawn and reproduced, with permission, from List C, Burge M, Hodges L : Intracranial angiography. *Radiology* 1945 ; 45 : 1.）

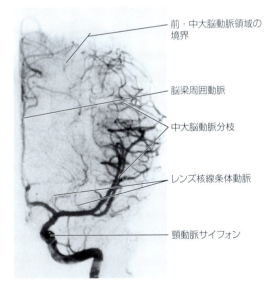

図22-5 左内頸動脈の血管造影。動脈相，正面像。正常像（図22-6 と比較）

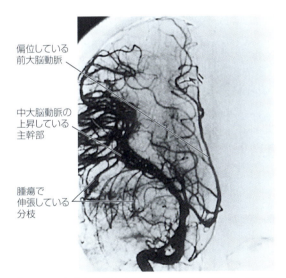

図22-7 右内頸動脈の血管造影。動脈相，前後像。異常像

血管造影

脳血管造影

頭部と頸部の血管造影（動脈造影）は，閉塞や奇形，動脈瘤など血管の異常が疑われるときに使用される神経診断法である（図22-2〜図22-12，12章参照）。血管造影はまた頭蓋内構造に関係する血管の位置が正常か，病理学的に変化しているか確認する際にも使用される。動脈瘤，動静脈瘻，血管奇形はインターベンション血管造影で治療されることもあり，その際にはバルーンや接着剤として働きすぐに凝固する溶液，あるいは塞栓のように働く小型の不活性ペレットが使用

コ鞍の大きさや形の異常を示したりする。頭蓋骨写真は時々頭部 MRI の撮影前に金属物質のスクリーンに用いられる。

される。

　血管造影像は，レントゲン透視のガイダンスで主要動脈（大腿動脈のカテーテルで）に入れた造影剤を示すひとつながりのレントゲン像から構成されている。動脈相の写真の後，毛細血管と静脈相の写真が続く（図22-6〜図22-10参照）。右と左の内頸動脈と椎骨動脈の血管造影像は他の写真で補足されるかもしれない（髄膜腫や動静脈奇形の場合，外頸動脈の写真など）。写真は，頭蓋骨の単純写真に反転写真を重ねあわせたサブトラクションとしてしばしば示される。

CT

　コンピュータ断層撮影 computed tomography（CT）は，コンピューター軸断層撮影（CAT）とも呼ばれるが，頭蓋骨，脳，脳室，槽，大血管，鎌，テントの横断像を調べることができる。1960年代から，CTスキャンは，異常石灰化，脳浮腫，水頭症，多くの種類の腫瘍と囊胞，出血，大動脈瘤，血管奇形，その他の疾患を証明する基本的な道具となった。

　CTは非侵襲性で撮影速度が速い。感度は高いが，特異度は比較的限られている。病歴，身体所見との相関は絶対に必要である。たとえばクモ膜下出血では，CTは血液が存在する領域をすぐに特定できるかもしれないが（図12-21参照），追加のCT（図12-22参照）やMRI，あるいは血管造影が，原因が動脈瘤か動静脈奇形か決める際にはしばしば必要となる。

　CT装置は頭部の周囲で細いレントゲンビームを回

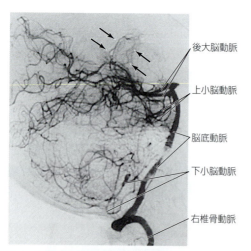

図22-8　椎骨動脈の血管造影。動脈相，右側面像。正常像。矢印は後脈絡叢動脈を示す

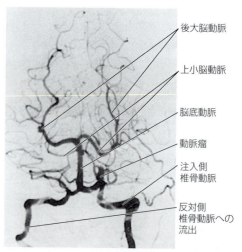

図22-9　椎骨動脈の血管造影。動脈相，前後像，頭部固定（towne position）。動脈瘤が存在するが，血管のパターンは正常である

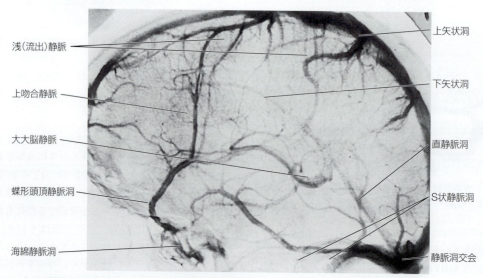

図22-10　左内頸動脈の血管造影。静脈相，側面像。正常像（図22-9，図22-11と比較）

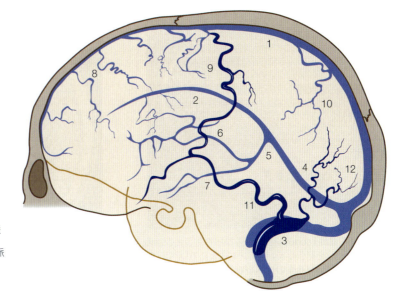

1. 上矢状洞
2. 下矢状洞
3. 横静脈洞
4. 直静脈洞
5. ガレンの大大脳静脈
6. 内横静脈洞
7. ローゼンタールの基部静脈
8. 前頭上行静脈
9. トロラールのローランド静脈
10. 頭頂上行静脈
11. ラベの交通側頭静脈
12. 下行側頭-後頭静脈

図22-11　頸動脈注射により得られた血管造影。静脈相，側面像。正常像。表在静脈は静脈洞や深部静脈より暗く影がつけられている(Redrawn and reproduced, with permission, from List C, Burge M, Hodges L：Intracranial angiography. *Radiology* 1945；45：1.)

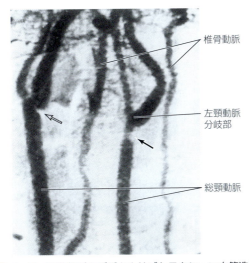

図22-12　頸部静脈のデジタルサブトラクション血管造影前斜位像。白矢印は小さな動脈硬化性プラーク，黒矢印は大きなプラークを示す

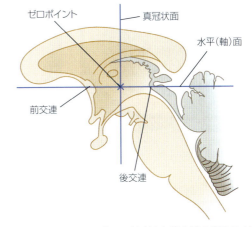

図22-13　水平面と冠状面。前交連と後交連の線はReid's基底面に平行である

転させる。脳の小さな容積(voxels〈容積単位，ユニット〉)，約0.5 mm²×長さが1.5 mmかそれ以上が計測され，そこに吸収されるレントゲン量が計算される。このように脳のどの断面からでも吸収されるレントゲン量が決められ，種々の方法で行列上でのピクセル(picture element)として描出される。ほとんどの例で，吸収は組織密度に比例する。各々のピクセルの数値は変換器でグレースケールに変換される。頭部断面の白黒写真が表示され，黒は低密度構造，白は高密度構造をあらわす。スライスの厚さは1.5 mm〜1 cmまで変更が可能である。グレースケールは変更が可能である。脳組織がはっきり識別できる条件が一般的に使用されるが，症例によって，骨，脂肪や空気が詳細にわかる必要がある。

　10〜20のスキャンした連続写真は脳の断面を再構成するが，それらは通常完全な検査のために必要である。これらの断面は眼窩外耳孔面で，それはReid's基底面とステレオタクティック脳神経外科手術に使用される前交連後交連結合線の両者に平行である(図22-13)。通常，頭蓋骨のレントゲン側面像のように断面をあわせるため，CTスキャナーでも「scout view」が撮影される(図22-14)。現在使用可能な最新の技術で

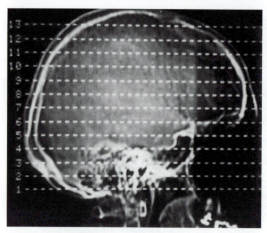

図22-14 CT側面「scout view」。重ねられたラインは画像のレベル（断面）をあらわす。ライン1は大孔のレベルで，ライン4は下眼窩外耳孔面のレベルである

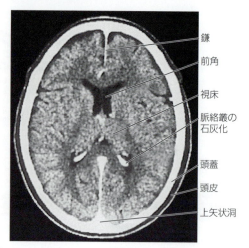

図22-15 視床レベルでの造影CT水平断像。正常像（図13-5と比較）

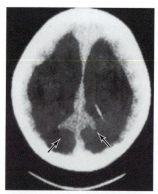

水頭症。1歳でシャント手術を受けた7歳の少年の拡張している脳室

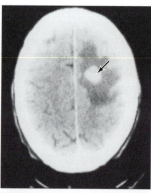

脳腫瘍。65歳男性の肺腫瘍の大脳転移

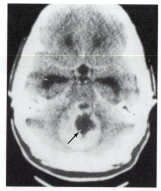

脳腫瘍。16歳男性の小脳髄芽腫

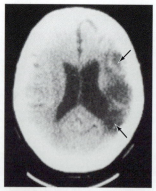

大脳片側萎縮。48歳女性の5年前のクモ膜下出血の病歴

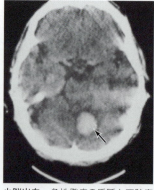

小脳出血。急性発症の昏睡と四肢麻痺を呈した高血圧の81歳男性

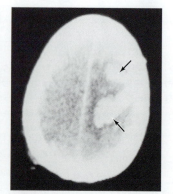

外傷性脳内出血。中毒の78歳男性で転倒の病歴があり，意識不鮮明と片麻痺となった

図22-16 CT像の代表例（Courtesy of GP Ballweg.）

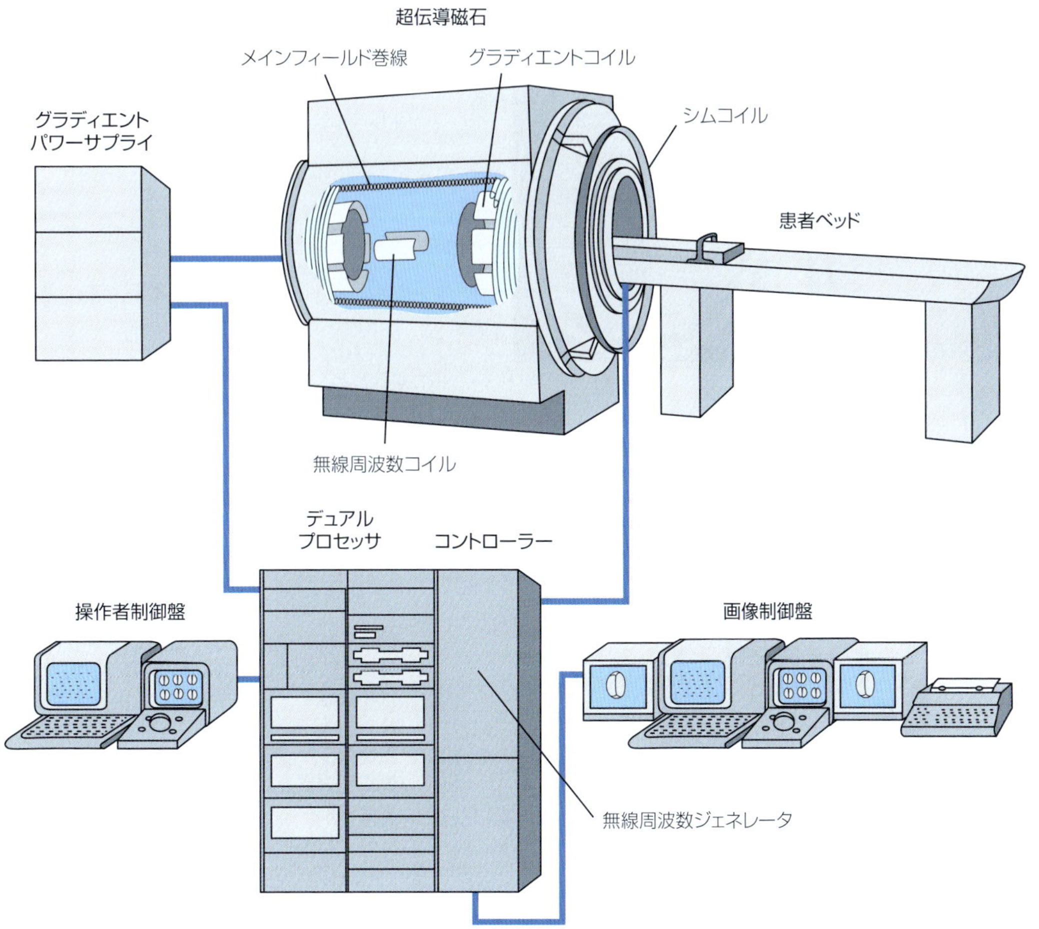

図22-17 MRI装置の模式図(Reproduced with permission from deGroot J : *Correlative neuroanatomy of computed tomography and magnetic resonance imaging*, 21st ed. Appleton & Lange, 1991.)

は，各々のスキャンに数秒かかる。正常と異常のCT像の例は図22-15と図22-16に示されている。

後頭蓋窩のCTは骨の密度から生じる多くのアーチファクトのため限られた情報しかもたらさないかもしれない。薄い断面の連続からコンピュータにより再構成された画像で，希望する面，たとえば正中矢状断（図6-14参照）や冠状断の面で，可視化が可能である。冠状断面は脳の底部，高い凸面の領域，切痕の隣接部位などの構造物の解析にきわめて有用である。眼窩内容物の詳しい検査は，眼窩軸に対し正しい角度の面が必要となる。

組織の密度は病理学的に変化しうる。充血している領域，新鮮な凝固出血はより密度が高く（図12-19参照），浮腫組織はより密度が低い（図12-14参照）。

MRI

核磁気共鳴画像 magnetic resonance imaging（MRI）は，脳や脊髄の非侵襲性での可視化に広く使用される。この画像法は外部の放射線を遮断し，強い外部磁場で陽子と中性子を描出する。放射線は用いない。

奇数の陽子を持つ元素（例：水素）の体ないし脳での空間分布が，外からの電子周波数信号への反応によって決定される。信号を限局するのにグラディエントコイルが使用される（図22-17）。CT技術と類似しており，すべてのvoxelの信号は行列上のピクセルとしてあらわされる。画像の解像度はCTのそれと同等か，それ以上であり，脳や脊髄のどんな面でも画像が直接得られる。再構築は不要である。骨はうまく画像化されず，神経組織の視覚化を妨げない。このようにMRIは，特に脊髄や後頭蓋窩組織の画像化に有用である。

MRIはまた中型や大型の動脈や静脈の血流を，造影剤の静脈注射を必要とせず，直接，そして非侵襲性に評価する際に使用される。脳血管検査として特に有用である。

電子周波数励起の後に組織分布（エコー信号）の記録というシークエンスがなされ，それは励起の持続時間と検出時間で変動する。短時間のシークエンスで得られた画像は，より長時間のそれとは異なる（図22-

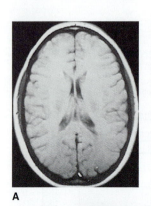
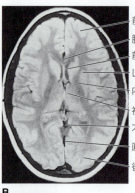
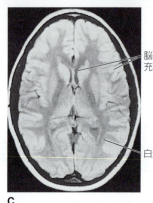

図22-18 側脳室でのMRI水平断正常像。A：短時間シークエンスで得られた画像。灰白境界は不鮮明で，髄液が充満している空間は暗い。B：中間時間シークエンスで得られた画像。C：長時間シークエンスで得られた画像。白質は明瞭に灰白質と区別でき，髄液が充満している空間は白い

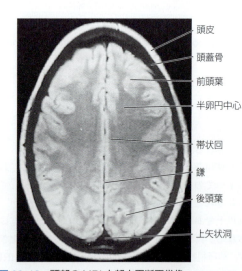

図22-19 頭部のMRI 上部水平断正常像

18)。正常のMRI像を図22-19に示した。他の正常と異常のMRI像は12章とその他の章に掲載している。

　核磁気共鳴血管造影 magnetic resonance angiography(MRA)は，水の陽子の信号を使用し脳動脈と静脈の画像を取得する。この方法は血管へのカテーテルの挿入や放射線不透過性物質の注射は必要なく，従来の血管造影より安全である。

　MRI撮影の過程は比較的ゆっくりで，CTスキャンより時間がかかる。しかし脳と脊髄の高画質の画像を提供し，強磁性体の植込みがない患者では安全である。近年MRI技術はより洗練され（例：造影剤の使用），その臨床的有用性が広まっている。現在では患者の診断目的で水の分布（水素核の陽子）が使用されているが，リン酸，窒素，ナトリウムでの実験も進行中である。MRIは特に腫瘍，脱髄，梗塞を疑ったときの基本的な検査となる。CTと同じように，正確な診断のためにMRIをうまく活用するには，その画像結果が病歴と身体所見に合致する必要がある。

MRS

　MRIでは，水の陽子から集められた信号は脳の画像を構成するのに使用される。核磁気共鳴でコンピュータにより集められた共鳴信号はまた，脳に存在する乳酸，クレアチン，リン酸クレアチン，グルタミンなどの数千の化合物の量を測定する際にも使用することができる。**核磁気共鳴スペクトロスコピー** magnetic resonance spectroscopy(MRS)は，脳内に存在する種々の分子のレベルを測定する非侵襲性の手段で，日常的な実験のツールとして使用される。MRSはヒトの脳を研究する際にも使用され，種々の神経疾患の診

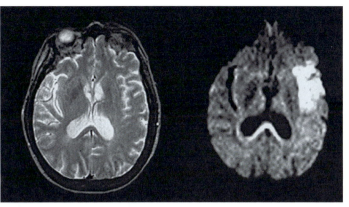

図22-20 脳梗塞のDWI像。左：脳梗塞発症3時間後の通常のMRI像（T2強調画像）で病変はみられない。右：脳梗塞発症3時間後のDWI像で，急性の虚血を示す広範な高信号がみられる（Reproduced, with permission, from Warach S, et al：Acute human stroke studied by whole brain echo planar diffusion weighted MRI. *Ann Neurol* 1995；37：231.）

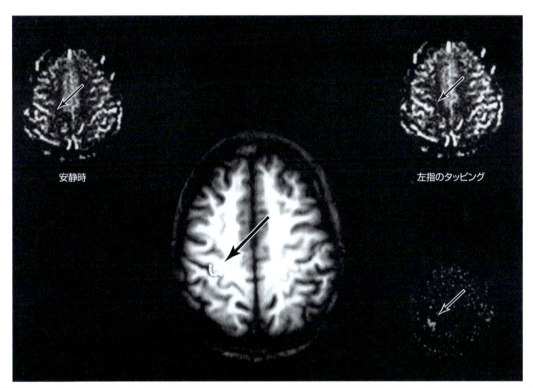

図22-21 左手の急速な指のタッピングに関連する運動皮質の灌流増加を示すfMRI像。左上：安静時の水平横断面での相対血流地図。右上：左手の急速な指のタッピングでの相対血流地図（矢印は血流反応の増加がみられる右半球の領域を示す）。右下部：1つの画像から他の画像をサブトラクションすると大脳皮質の活動領域に対応するホットスポットを示す「差分画像」が得られる。中央：右大脳半球中心溝前部の運動野で増加している灌流地図をあらわす構造MRI像に重ねあわせた差分画像（Courtesy of Dr. S. Warach.）

断や，神経系を障害する疾患の治療開発の研究に有用かもしれない。

DWI

磁場勾配やパルスシークエンスを変化させることで，脳の種々の部位で水の拡散割合の検出にMRIを鋭敏にすることができる。これは**拡散強調画像** diffusion-weighted imaging（DWI）と呼ばれる。DWIは，脳血流消失後数分以内に，虚血になった脳の部位を可視化することができる（図22-20）。

fMRI

神経解剖はfMRI（functional MRI）により革命が起こっているが，それはデオキシヘモグロビンの局所濃度変化に鋭敏な画像を生み出すように調整された，MRIパルスシークエンスのおかげである。神経活動が脳の特定領域で起こっているときは，通常酸素収得の増加があり，脳血流や脳血液容積の増加の引き金とな

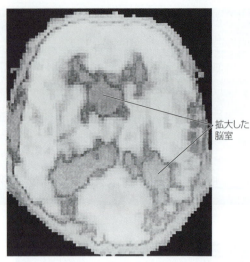

図22-22　側脳室レベルでのPET水平断像。種々の灰色の陰影は糖利用の異なったレベルを示す

る。これらの増加はデオキシヘモグロビン濃度の局所減少をもたらす。このようにデオキシヘモグロビン濃度の変化は脳の各々の部分の神経活動のレベルに関係している。脳が安静状態のときと特定の活動をしているとき，デオキシヘモグロビン濃度を測定し比較することによって，fMRIで脳の神経活動の増加を示す地図を作成することができる。たとえばfMRIは，運動活動（例：指を叩く），感覚活動（例：感覚器を刺激する），認知活動（例：計算，読字，想起），情動活動（例：恐怖刺激に対する精神的反応）に関係する脳活動の変化の検出に使用される。例を図15-18と図22-21に示した。

PET

陽電子放射断層撮影 positron emission tomography（PET）は脳血流，脳代謝，他の化学反応の画像化の主な臨床研究ツールになった（図22-22）。放射性同位元素はサイクロトロンで準備され，吸入されるか，注射される。放射物はγ線検出器で測定される。たとえば^{18}Fを使用して脳の局所グルコース代謝をマップすることが可能である。脳血流や脳代謝の局所的増加を示す画像は，種々のタスク中に賦活化される脳の部分についての有用な情報をもたらす。これは**機能的脳画像 functional brain imaging**の別の例である。

またPETを用いて，ある種のニューロンに特異的に結合する放射性同位元素標識分子の局在を知ることが可能である。たとえば，脳のドパミンニューロンを局在化することや，これらニューロンを含有する脳神経

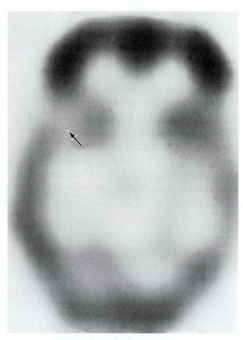

図22-23　側頭葉レベルでの頭部のSPECT水平断像。梗塞（矢印）は皮質リボンの途絶として示される（Courtesy of D. Price.）

核の大きさを定量化することが可能である。

PETの欠点の1つは詳しい解像度の不足である。また大部分の陽子放出放射性同位元素は非常に速く減衰し，それらのサイクロトロン（産生場所）からの輸送は限定される。いくつかのアイソトープ，たとえば^{18}Fやγ-アミノ酪酸は，十分長い半減期を持ち航空機で輸送可能である。いくつかの，たとえばルテニウム誘導体は検査場所でつくられる。

SPECT

核医学装置と放射線医薬品の進歩で，脳のSPECT（single photon emission CT）に新たな関心がもたれるようになった。PET像での探索物質の使用の増加はSPECTの診断的放射性薬物の発展を促した。これらは日常的に臨床核医学検査室で利用可能である。Tc-99mが基盤である**テクネチウム Tc99m-HM-PAO**（^{99m}Tc-HM-PAO）が広く使用される。それは非常に脂肪親和性ですぐに拡散し，血液脳関門を越え，血流に沿って神経細胞に入る。そして脳組織に十分長くとどまり，SPECTにより1.0～1.5 cmの冠状断，矢状断，水平断の断層撮影スライスで，脳血流の相対的分布の評価が可能である。SPECT検査は特に脳血管疾患の患者に有用である（図22-23）。

23章 電気診断検査

患者の病歴，身体所見，画像検査結果に加えて，臨床医は神経系の種々の部分での機能状態の情報を，電気活動のモニタリングによって得ることができる。これは様々な電気診断検査によって可能で，本章ではそれらの検査について記述する。

脳波検査

脳波検査は脳の現在の自発的な電気的活動を検査する非侵襲的方法である。脳の電位は脳波計（EEG）で記録される。それらは周期的な波としてあらわれ，1秒に0.5～40サイクル（cpsまたはヘルツ〈Hz〉）の周波数で，5から数百マイクロボルトの電位である。脳の電気活動の電位は心電図で心臓から得られるそれよりずっと小さいので，脳活動の歪みのない記録を生み出す，感度が高い（しかし安定した）増幅が必要である。これにはEEGの適切な接地と記録室の電気的遮断が必要となる。

臨床応用

脳波検査は脳の器質疾患患者に有益な情報をもたらし，特にてんかん発作が起きたり，疑わしいときに有用である。脳波はてんかん疾患の分類に有用で，発作の種類で選択薬が変わるため，脳波所見は治療に重要な意味を有する。脳波はまた全身疾患で脳異常を評価する際，あるいは睡眠疾患患者を検査する際に有用である。

CTとMRIはより空間解像度が高く，三次元で病変を局在化することが可能で，これらの画像技術は通常脳の破壊性病変の局在をみるために脳波よりも使用される。他の検査が利用できないとき，脳波は脳の損傷領域を見極める際に役立つ。だが脳波には限界があり，臨床的に重症の脳器質性病変にもかかわらず正常の脳波記録が得られることがある。**深部電気図 depth electrography**は，脳内に植え込まれた電極で記録し，焦点の局在を決めることが症例によっては必要である。

生理学

EEGで記録された脳波は，主に脳皮質表層由来である。電流は，皮質細胞樹状突起と細胞体の間に流れる

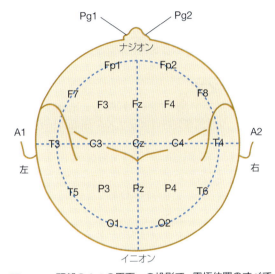

図23-1　頭部の1つの平面への投影で，電極位置のすべての標準位置，および中心溝（ローランド溝）と外側大脳裂（シルビウス裂）を示す。外側円は鼻根とイニオンのレベルを描写している。内側円は電極の側頭部線をあらわしている。この模式図は通常の記録電極設置の便利なガイドとなる。A：耳，C：中心部，Cz：O点ないし中心線での中心部，F：前頭部，Fp：前頭極，Fz：O点ないし中心線での前頭部，O：後頭部，P：頭頂部，Pg：鼻咽頭，Pz：O点ないし中心線での頭頂部，T：側頭部（Courtesy of Grass Technologies, An Astro Med, Inc. Produce Group, West Warwick, RI.）

と信じられている（樹状突起は皮質表面と直角に走向している）。多くのニューロンでの軸索樹状突起シナプスの同期した賦活は，細胞外に統合した電流が流れ，EEGとして記録される波をつくる。皮質ニューロンが賦活化されるパターン，つまり脳波は視床や網様体からの入力によって調整される（初期の研究者は網様体賦活系と呼んだ）。

技術

診断に重要かもしれない脳波の異常を検出する際は，できる限り脳の左右両方の多数の領域から同時記録がなされる。電極は通常前頭部，頭頂部，後頭部，側頭部領域の頭皮につけられる，また両耳にもつけられる（図23-1）。

接地されたワイヤーシールドにより電気的遮断されている部屋で、臥位か座位で、少なくとも20分間記録される。目は閉じていなければならない。賦活法として1分間に40～50回の深呼吸で3分間の過呼吸が用いられるが、これは異常所見（てんかん発作）をしばしば誘発し、潜在性異常を明らかにするかもしれないからである。律動的な光フラッシュ刺激（1～30 Hz）は、**photic stimulation** とも呼ばれ、通常の記録で、2分間あるいはそれより長く施行される。症例によっては、患者が自然に眠ったり、薬で鎮静化されたりした後、脳波検査が続けられる。こうした状態では、てんかん型放電や他の局所異常が記録されやすい。

波形のタイプ

樹状突起ユニットの多くの**同期 synchronized** 活動のうち、覚醒閉眼安静時は**αリズム alpha rhythm** の波形である。αリズムは8～12 Hzの周期である。**脱同期 desynchronization**、つまり律動的パターンが不規則な低電位波形に置き換わることだが、脊髄と脳幹から視床のレベルまでの特殊投射システムの活性化で生じる。

開眼時には、αリズムは**αブロック alpha block**、つまり速い不規則な低電位活動により置き換わる。また他の感覚刺激や精神の集中はαパターンを壊す。αパターンの減弱は感覚刺激によって生じ、覚醒状態に相関しているため、脱同期はしばしば**覚醒反応 arousal or alerting response** とも呼ばれる。**βリズム beta rhythm** は低電位（5～20 μV）で、12 Hzより速いリズムで前頭葉領域に最も著明である。

θリズム theta rhythm（2～7 Hz）は、正常では両側側頭葉にみられ、特に高齢者にみられるが、局在あるいは全般的脳機能不全の結果としても生じうる。**δ活動 delta activity**（1～3 Hz）は正常の脳波では決してみられず、その下の皮質の有意な機能不全を示す。脳腫瘍、脳膿瘍、硬膜下血腫はしばしば巣状、局在性徐波を呈する。しかし、CTやMRIは病変の位置と構造について多くの情報をもたらすので、脳波検査の代わりに用いられている。

てんかん epilepsy は、間欠的な高振幅の波がみられ、脳機能の一過性障害を特徴とする種々の大脳皮質疾患である。様々なてんかん患者の脳波のタイプは図23-2 に示されている。**棘波 spike** と**鋭波 sharp wave** は特徴的な形をしており、てんかん患者でてんかん放電の一部として、あるいは間欠期に生じる。これらの脳波異常はびまん性か、あるいは局在異常を示す巣状性である。

子どもの**アブセンス発作 absence seizure（小発作 petit mal）** は、短い（30秒まで）意識消失で姿勢維持の筋緊張の消失はないが、脳波上3 Hzの特徴的な棘徐波の異常が認められる。対照的に**複雑部分発作 complex partial seizure** は通常側頭葉起源で同様の意識障害があり、脳波は側頭葉で脳波異常があるが、比較的深部の異常な側頭葉放電は、頭皮電極では検出ができず正常にみえる。

神経系に影響する感染、中毒、代謝性疾患は特徴的な脳波異常を伴う。たとえばヘルペス脳炎では、側頭葉で規則的な3 Hzの高振幅鋭波を示す。クロイツフェルト-ヤコブ病（亜急性海綿状脳症とも呼ばれる）では、比較的平坦な背景活動脳波のうえにありふれた高振幅電位の徐波と鋭波の複合が重なることによって特徴づけられる**バーストサプレッション burst suppression** のパターンを示す。肝性脳症では両側性の同期性の三相波をしばしば認める。

誘発電位

脳波が現在の自発的な電気的活動を示す一方、誘発電位記録は種々の感覚経路刺激に反応する皮質感覚野と皮質下中継核の活動の測定を行う。電気信号は小さいので、多数の同一刺激で、刺激から一定時間の神経信号を得る際には、コンピュータで平均化する方法が使用される。誘発電位の潜時、振幅、波形を観察することで検査中に感覚経路、つまり感覚ニューロンの集団でのインパルス伝導についての情報が得られ、その経路が機能的に保たれているかが示される。

視覚誘発電位

視覚誘発電位（VEP）は、通常視線を目標に固定させ、目標の中心のスクリーンにチェックボードパターンを反転し点滅させ、導出する。このようにして記録された視覚誘発電位は時々**パターンシフト pattern-shift** 視覚誘発電位と呼ばれる。これらは左と右の後頭部極に置かれた頭皮電極で記録される。この反応は視覚経路のわずかな異常を検出し臨床では有用である。たとえば、視神経病変では、病側視神経の刺激反応は消失するか障害されるので、それぞれの眼を別々に刺激することで識別される。視交叉以後の視覚経路では、正常大脳半球での後頭部皮質は正常の反応を示すが、病側大脳半球では無反応か異常で、正常半球と反応の違いが生じるかもしれない（15章参照）。

聴性脳幹反応

標準的聴性脳幹反応は7つの電位から構成され、適切な1つの音刺激で10ミリ秒以内にヒト頭皮から記録される。反応の異常は脳幹を障害する神経疾患を示唆するかもしれない。この検査は種々の疾患で起こる脳幹障害を証明し、臨床面で価値をもつ（7章参照）。

R：右	F：前頭部	P：頭頂部	AT：前側頭部	T：側頭部
L：左	O：後頭部	Pc：中心前部	Pf：前頭後部	E：耳朶

較正：50μV(垂直), 1 s(水平)

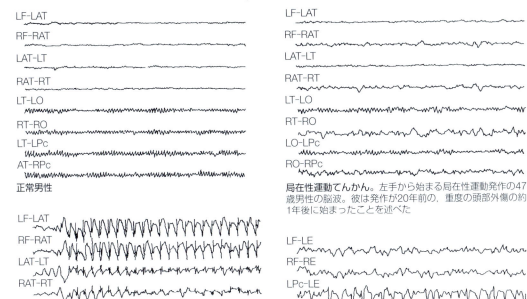

正常男性

小発作。「空白発作」の際の6歳の少年の記録で、一過性に周囲がわからなくなり、記録中に眼瞼を瞬目させた

てんかん。3つの大痙攣が生じた6歳の子どもの脳波で、そのうち2つは左下肢から始まったようだ

局在性運動てんかん。左手から始まる局在性運動発作の47歳男性の脳波。彼は発作が20年前の、重度の頭部外傷の約1年後に始まったことを述べた

てんかん。毎日の発作とともに夜間の大発作がしばしば起こる6歳の少女の記録で、硬直し、急に動き、少しふるえる

精神運動てんかん。自動運動によって特徴づけられ、しばしばその後全身強直間代発作を伴う6年前から毎月発作がある20歳男性の記録

図 23-2　代表的な脳波

健常者の頭頂部に頭皮電極を置き、耳にクリック刺激を提示すると7つの波の成分を持つ典型的な反応が導出される。聴神経(第Ⅰ波)、蝸牛神経背側核(第Ⅱ波)、上オリーブ(第Ⅲ波)、外側毛帯(第Ⅳ波)、下丘(第Ⅴ波)領域由来と信じられている。第Ⅵ波は中脳吻側、視床尾側、視床皮質放射からの波を示し、第Ⅶ波は聴皮質由来である(図 23-3)。

体性感覚誘発電位

体性感覚誘発電位(SEP)を得るため、正中神経、腓骨神経、脛骨神経に置かれた電極で反復刺激がなされる。通常痛みはない。記録電極は、上肢刺激では鎖骨上部のErb's点、C2脊椎棘突起、反対側の体性感覚野、下肢刺激では腰椎、頸椎、反対側の体性感覚野に置かれる。伝導遅延のパターンによって、末梢神経(刺

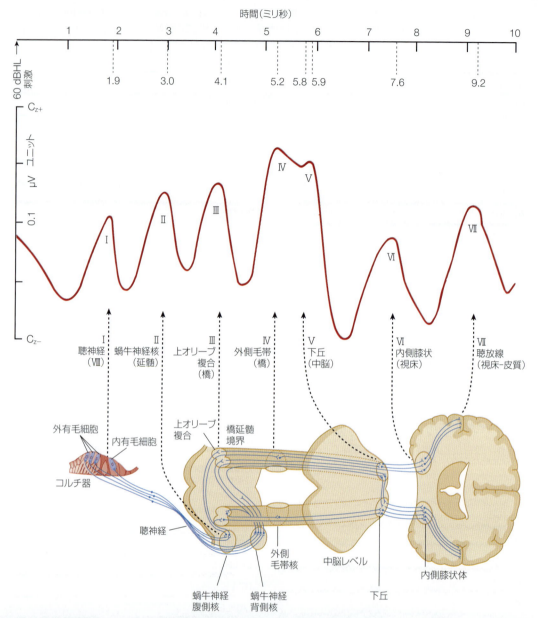

図 23-3 ヒトの脳幹聴性反応潜時の遠隔場記録で，報告されている機能と解剖の相関を示す．模式図は 60 dBH クリック（正常の聴力閾値以上の 60 dB）で，1 秒間に 10 回の割合で誘発される頭頂部陽性脳幹聴性誘発電位（波形 I～IV）の正常潜時を示す．聴覚経路の異なった部位の病変は，示した成分で始まる反応異常を起こす．波形 IV と V の潜時の中間潜時（5.8 ミリ秒）は，IV と V の融合した波形ではその平均頂点潜時である．C_{z+}：頭頂部陽性，上方へのペンの振れ．C_{z-}：頭頂部陰性，下方へのペンの振れ(Reproduced, with permission, from Stockard JJ, Stockard JE, Sharbrough FW: Detection and localization of occult lesions with brain stem auditory responses. *Mayo Clin Proc* 1977；52：761.)

激部位と Erb's 点，ないし腰椎の間），脊髄神経根か後索（Erb's 点ないし腰椎と C2 の間），内側毛帯と視床放線（皮質電極での記録遅延があるが，より尾側記録部位では遅延はない）の病変局在を明らかになる．

経頭蓋運動皮質刺激

非侵襲的にヒトの運動皮質や頸部脊髄を刺激する方法が開発され，下行する運動路の伝導の評価が可能となった．最も大きな運動ニューロンは最も閾値が低いので，この手技は皮質脊髄系の大きな上位運動ニューロンと最も伝導が速い軸索が正常かを評価できる．磁気刺激は有用で，再現性があり，ほとんど副作用がないことがわかってきた．実際刺激コイルは頭皮か頸椎に置かれ，上位運動ニューロンや運動軸索を刺激する

際に使用される。記録電極は種々の筋に置かれ，反応の電位や潜時が記録される。上位運動ニューロンと，その軸索やミエリンに障害があるとき，運動反応の消失，変化，遅延が観察される。

筋電図

　筋電図は安静時の筋や，能動的に収縮する筋から生じる電気活動の検査である。

臨床応用

　筋電図は特に下位運動ニューロン疾患や一次性筋疾患の診断，神経筋接合部での伝達異常の検出に有用である。大変有用だが，通常は特異性の高い臨床診断はできない。筋電図からの情報は，最終診断のためには筋酵素の値，必要なら筋生検，臨床的特徴など他の結果と合致しなければならない。

生理学

　ヒト横紋筋は，前角にある多数の筋線維を支配する1つの運動細胞と軸索，つまり運動単位から機能的に構成されている（運動単位の大きさは筋ごとに違い，最も大きい運動単位では数百の筋線維が1つの軸索で支配されている）。1つの運動単位で支配されているすべての筋線維は all-or-none パターンで刺激にすぐに反応し，多くの運動単位の相互作用で比較的円滑な運動が行われる。筋力の増大は，一定数の運動単位の反復による活性化か，多数の運動単位による1回の活性化の結果である。

　筋の活動電位は，多くの運動単位の活動電位の合計から構成される。正常筋では，運動終板から発生し，神経筋接合部より入ってくる神経インパルスがトリガーとなる。臨床研究では安静時の筋は活動電位を示さない。単純な運動では収縮している筋は活動電位を発生させ，その拮抗筋を弛緩し活動電位は生じない。筋収縮中，同一筋の異なった部分は異なった割合で放電し，一部は一過性に不活性のように思える。強収縮では，多くの運動単位は同時に活性化し，多数の活動電位を産生する。

技術

　刺激は通常神経走向に沿って，検査する筋の運動ポイントで行われる。筋は常に**運動ポイント motor point** で検査されるべきで，ここは正常では最も筋の興奮しやすいポイントで神経終末が最も多い。運動ポイントは筋を覆っている皮膚に位置しており，神経が筋腹に入るレベルにほぼ対応する。

　同心円（同軸）針電極，単極硬化スチール針電極は筋の運動ポイントに挿入され，少しずつ刺入される。針先端とレファレンス電極（金属プレート）間の皮膚表面の電位の変化は，増幅されて表示される。電気活動はコンピュータスクリーンに表示される。筋へ針を挿入したり，動かしたりして導出される電気活動は各々の刺入領域で観察される。針で乱されていない安静時の筋の電気的活動や，随意収縮での運動単位の電気的活動などがみられる（図 23-4）。個々の筋線維は異なった反応を示すかもしれず，適切な分析のためには，違う部分も数カ所試してみるべきである。

活動のタイプ

　刺入活動電位とは，筋電図針電極を筋へ挿入したとき，通常観察される活動電位のバーストのことである。正常筋での刺入活動電位は持続時間は短時間で，刺入活動の最初のバースト後は通常電気的にサイレントである。刺入活動の増強は脱神経筋や多数の筋疾患で観察される。

　運動単位電位 motor unit potential（MUP） も筋電図で検査され，筋内の筋線維の支配（あるいは脱神経）状態についての重要な情報をもたらす。どの筋の運動単位も特徴的な振幅と持続時間がある。下位運動ニューロン，神経根，末梢神経が障害され，運動軸索が切断され，筋線維が脱神経を受けると，収縮中に現れる運動単位数は減少する。しかし，残った運動単位の形態は通常正常である。運動単位数の減少は筋線維のいくばくかの脱神経を反映する。その後障害のない軸索からの新しい運動軸索分枝の発芽が生じ，以前脱神経を受けた筋の再支配が起こるかもしれず，その運動単位は大きさが増加する。その結果，運動単位は振幅と持続時間が増加し，多相性になることがある。これら多相性の運動単位は再支配の証拠で（以前の脱神経を意味する），診断的価値を持ち，運動ニューロンや腹側神経根の軸索，末梢神経の疾患の証拠となる。

　筋電図で観察される2つのタイプの自発的に活動している波が特に重要である。**線維自発電位 fibrillation** は個々の筋線維の自発的で独立した収縮のことをいい，非常に微細なため正常の皮膚を通しては観察されない。脱神経筋は，神経支配を失った1〜3週後に最も激しく，数カ月持続する線維自発電位を示す。対照的に，**線維束性収縮 fasciculation**，ピクつきともいえるが，観察と触知ができ，聴診器の助けを借りれば聞くことが可能である。それは，1つの運動単位のほとんどすべての筋線維の収縮を意味している。自発的な線維束性収縮は，障害されている筋線維の長さや数のため様々である。これらは下位運動ニューロンや軸索の疾患で通常生じる。寒冷への曝露や一過性の虚血（足を組んだとき起こる）などでの良性線維束性収縮は，臨床症状や他の脱神経を示す電気生理学的徴候は

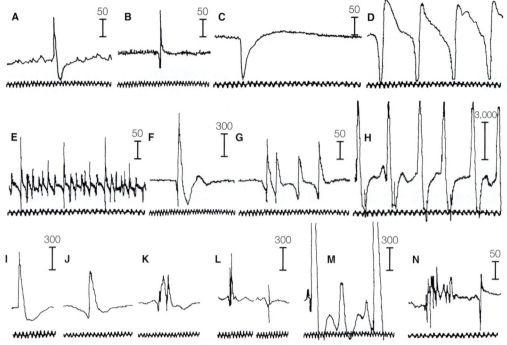

図 23-4　筋電図の活動電位。A：正常筋からの神経電位。B：脱神経筋からの線維自発電位。C：脱神経筋からの陽性鋭波。D：ミオトニアの高頻度放電。E：奇異性高頻度放電。F：線維束電位，単発放電。G：線維束電位，反復あるいは群化放電。H：筋攣縮での同期反復放電。I：二相。J：三相。K：多相の正常筋からの運動単位活動電位。L：進行性筋ジストロフィーの短時間持続運動単位活動電位。M：進行性筋ジストロフィーの大きい運動単位活動電位。N：再生時の高多相性運動単位活動電位と短時間持続運動単位活動電位。較正スケール（垂直性）はマイクロボルト。水平スケールは1,000-Hzの波形。上方の振れは針電極の場所での負方向の電位の変化を示す（Reproduced, with permission, from *Clinical Examinations in Neurology*, 3rd ed. Members of the Section of Neurology and Section of Physiology, Mayo Clinic and Mayo Foundation for Medical Education and Research, Graduate School, University of Minnesota, Rochester, MN. WB Saunders, 1971.)

呈さない（図23-4参照）。

　完全な神経病変では，すべての運動神経の軸索が切断され，運動単位はみられず，線維自発電位が生じる。部分的神経病変は線維自発電位と随意筋収縮からの運動単位活動を示す。神経再生に伴い線維自発電位の減少や消失と，小さく分離している運動単位活動電位が生じる。不全麻痺筋の線維自発電位は，温めたり，動いたり，ネオスチグミンの投与で増加する。逆に筋を冷したり，固定することで減少する。

　神経の完全切断の後，末梢神経が支配している筋のすべての領域で，脱神経の線維自発電位が明らかとなる（約18日後）。部分的神経障害では，臨床上は完全麻痺を呈するが，数個の運動単位放電が持続する。脱神経の線維自発電位の領域を特定できれば，単一神経根疾患や脊髄神経根圧迫の診断の助けとなる。

反復刺激

　病的でないときは，軸索は高頻度のインパルスを伝導し，神経筋接合部は忠実にこれら高頻度インパルスに従い，表面筋活動電位は20～30Hzまでの刺激で，1分間まで電位が保たれる。対照的に，**重症筋無力症** myasthenia gravis では，反応は減衰する。3～4Hzの低頻度数回の刺激で，運動単位の振幅は減少する。**ランバート-イートン筋無力症症候群** Lambert-Eaton myasthenic syndrome は異なったパターンを呈する。この疾患では反復刺激で振幅が増加する，漸増反応が特徴的な神経筋伝達不全がある。反復刺激に対する反応の明確なパターンは診断的価値がある。

単一筋線維筋電図

　単一筋線維筋電図（SFEMG）は，1本の筋線維から非常に細い電極を使用し活動電位を記録する。この手技によって，1つの運動単位の筋線維密度測定が可能となるため，筋疾患の診断の際は非常に重要である。またジッター（運動単位を構成している単一筋線維群の活動電位の時間の変化）はこの方法で研究されている。ジッターは神経筋接合部に近い軸索の末端前部の異常から生じるようである。単一筋線維筋電図は運動ニューロンを障害する疾患（例：筋萎縮性側索硬化症）や神経筋接合部を障害する疾患で診断に有用である。

神経伝導速度検査

3章で記載したように，ミエリン化は軸索に沿った伝導速度（活動電位伝達の速さ）を増加させる。逆に，ミエリンの障害（脱髄）で伝導速度は減少する。他方で軸索の障害や，軸索変性はインパルスを伝導する軸索の能力を消失させる。これらの生理学的変化は神経伝導検査で測定される。

皮膚に置かれた電極で末梢神経を刺激して，筋と感覚神経の活動電位を記録することで，伝導速度，遠位潜時，波の振幅を検査することが可能になり，末梢神経の有髄軸索の機能状態について重要な情報がもたらされる。この検査は末梢神経が障害されているか診断する助けとなり，障害されている病態機序を明らかにする（例：脱髄と軸索障害）。

この検査の際，表面電極は近傍の末梢神経刺激のために皮膚に置かれ，複合活動電位が末梢神経や検査される神経が支配している筋上で記録される。2つの刺激部位が通常使用され，神経伝導速度が測定される（2つの刺激部位の距離を伝導時間差で割る）。これらの全体の神経伝導速度は神経内の最も速く（最も大きい）伝導する軸索，すなわち有髄軸索を測定しており，成人では40 m/s以上の値である。

臨床で行われる神経伝導検査は，緩徐に伝導する，無髄神経軸索の機能は評価しておらず，このようにsmall fiberニューロパチーで起こるような小さな軸索への障害は検出できない。これらの疾患はsmall fiber機能不全（痛覚と自律神経機能不全）の臨床症状と，皮膚の神経生検（表皮の小さな神経の遠位端を可視化できる）での小径軸索の障害の確認で診断が可能である。

神経伝導速度の減少は脱髄が特徴の末梢性ニューロパチーでみられる（例：ギラン-バレー症候群，慢性炎症性脱髄性多発神経炎，シャルコー-マリー-トゥース病）。神経伝導速度の低下は局在圧迫部位でもみられる。

また運動軸索刺激による筋活動電位や感覚神経活動電位の振幅の測定は有用な情報をもたらす。振幅の減少は軸索の脱落が特徴的な疾患で観察される（例：尿毒性，アルコール性，栄養性ニューロパチー）。神経支配の有無や減少は末梢神経の電気刺激により解析され，神経ブロックの場所が示される。神経支配の異常は神経刺激でどの筋が反応するかで検出され，易疲労性は神経の反復刺激で検出される。

麻痺の存在下で，末梢神経刺激による支配筋の正常反応は，麻痺の原因は刺激点より近位であることを示す。逆に無反応ないし弱い反応は，障害部位やその性状を検出する追加検査が必要なことを示し，刺激部位より遠位部の病理学的異常を反映する。

H波とF波

神経伝導検査は四肢の末梢神経遠位部分の状態についての情報はもたらすが，末梢神経や脊髄神経根の近位部伝導についての情報はもたらさない。H波とF波は脊髄神経根と末梢神経近位部の伝導を含み，これらの部位を障害する疾患についての重要な診断情報をもたらす。H波を導出するため，最大下刺激が混合（運動-感覚）神経に与えられるが，それは低すぎて直接の運動反応を生み出さない程度の強さである。これらの刺激は筋紡錘のIa求心線維の活性化を惹起するため，比較的長い潜時の筋収縮を誘発する。Ia求心性線維は後根から脊髄灰白質へ入り，そこで下位運動ニューロンとシナプスをつくり，その活動電位はそれから前根を通り，筋へ伝達される。H波の消失はこの経路の病的状態を示唆し，しばしば**神経根症** radiculopathy（末梢神経障害疾患）あるいは脊髄神経根や末梢神経近位部を障害する多発神経炎（例：ギラン-バレー症候群）の結果，消失する。

F波は長潜時の反応で，運動感覚神経の最大上刺激で誘発され，直接的な筋収縮に続いて生じる。それは運動軸索の逆向性刺激で生じ，脊髄の細胞体に活動電位が侵入し，次の反射的な活動電位を誘発し，それは運動軸索から筋へ伝わる。H波と同じく，F波の消失は脊髄神経根や末梢神経近位部の病的状態を意味する。

24章 脳脊髄液検査

脳脊髄液 cerebrospinal fluid（CSF）の分析は有用な診断情報をもたらす．6章で記したように，CSFは腰椎クモ膜下腔から**脊椎穿刺** spinal tap，**腰椎穿刺** lumbar puncture で得られる．通常患者は側臥位で **L3-4** ないし **L4-5** の椎間腔 interspace で施行される．座位で腰椎穿刺が施行される症例もある．成人の脊髄はL1-2レベルで終わるので，腰椎穿刺はそのレベル以下（仙骨以上）で脊髄損傷がないように施行される．

適応

腰椎穿刺には適応がいくつかある．
1) 中枢神経の**感染** infection か疑われ証明する場合（髄膜炎，脳炎）．
2) 中枢神経に**出血** hemorrhage があるかどうかを確認する場合．すなわち，臨床的に強く疑われる**クモ膜下出血** subarachnoid hemorrhage の診断の際に行われる．CT所見で正常か，CTが撮影できない場合．
3) **多発性硬化症** multiple sclerosis などの疾患の診断の補助として，CSFの生化学や免疫学的項目を確認する場合．
4) **癌性髄膜炎** carcinomatous meningitis（腫瘍細胞の髄膜播種）が診断学的に疑われ，細胞学的検査のための細胞を採取する場合．

細菌性髄膜炎の診断は医学的に緊急である．無治療の細菌性髄膜炎はほとんどのケースで致死的だが，経過の初期に治療するなら，予後はかなりいい．同様にクモ膜下出血を早く診断し治療することは最優先事項である．普通，再出血や血管攣縮が起こり，適切な治療が施行されないと，悪化したり死に至る．

禁忌事項

腰椎穿刺にはいくつかの重要な禁忌事項がある．
1) **頭蓋内圧** intracranial pressure **が亢進している**患者，あるいは**頭蓋内腫瘤** intracranial mass, 特に後頭蓋窩の腫瘍が疑われるとき，腰椎穿刺は非常に注意深く行う必要があり，場合によっては施行しないこともある．なぜなら腰椎穿刺の結果，CSFの流出動態が変化し大孔を通じて小脳の扁桃のヘルニアを促進し，延髄を圧迫することがあるためである．このように頭蓋内腫瘤病変が疑われる患者や乳頭浮腫がある患者では，画像検査で初期のヘルニアを除外するか，神経内科医や脳神経外科医に相談するまで，腰椎穿刺は延期しなければいけない．
2) 腰椎穿刺部位での**感染**（あるいは感染が疑われるなら）は，穿刺針が病原体をクモ膜下腔に混入させるため禁忌である．穿刺部位で硬膜外膿瘍が疑われるなら同様に禁忌である．
3) 血小板減少症，血友病，ビタミンK欠乏症などの**凝固疾患** coagulation disorder では，腰椎穿刺部位で硬膜下や硬膜外出血を伴う恐れがある．こういう状況での腰椎穿刺は，危険より有益性がまさるときや，また可能なら凝固疾患が是正されたときにのみ施行されるべきである．

CSFの分析

CSFの**マノメーター圧** manometric pressure は手技の始めと終わりに測定される．側臥位の患者で髄液の初圧は正常では70〜200 mmH$_2$O である．座位の患者で腰椎穿刺が施行されれば，CSFは通常マノメーターでおおよそ大孔の高さまで上昇するが，それより高くはならない．患者が腰椎穿刺中に咳をしたり，くしゃみをしたり，力んだりすると，脊髄静脈のうっ滞やクモ膜下腔や硬膜外腔の圧が上昇し，CSF圧は通常迅速に上昇する．続いてCSF圧は以前のレベルまで下降する．

CSFの初圧を測定した後，CSFは4本のチューブに無菌状態で採取する（通常各々2〜3 mL）．CSFのルーチン検査は通常，細胞カウント，総タンパク，糖，γグロブリン値の測定である．細胞は通常培養され，必要ならオリゴクローナルバンドの有無を確かめるため髄液電気泳動が施行される（これは炎症性疾患で認められ，最も有名なのが多発性硬化症で，神経梅毒，亜急性硬化性全脳炎，ウイルス性脳炎の例などでもみられる）．

表 24-1 に種々の神経疾患の腰椎穿刺の髄液の項目を示す．

表 24-1 特徴的な脳脊髄液のプロフィール

	外観	初圧 (mmH$_2$O)	赤血球	白血球	タンパク (mg/dL)	糖 (mg/dL)	IgGインデックス	オリゴクローナルバンド	塗抹	培養
正常	清明, 無色	70〜180	0	0〜5リンパ球(0多形核球)	<50	50〜75	<0.77	陰性	陰性	陰性
外傷	血性：上清, 清明	正常	↑	赤血球数に比例	5,000赤血球あたり4 mg/dLの上昇					
クモ膜下出血	血性かキサントクロミー（黄色）	↑	↑か↑↑	0か二次性刺激性髄膜炎で認める	↑	正常	正常	陰性	陰性	陰性
細菌性髄膜炎	時に混濁か膿性	↑	0	↑↑（多形核球）	↑↑	↓	時に↑	通常陰性	時にグラム染色＋	＋
真菌性髄膜炎	正常か混濁	正常か↑	0	正常か↑（単核球）	↑	↓	時に↑	通常陰性	墨汁染色＋	＋
結核性髄膜炎	正常か混濁	↑	0	正常か↑（単核球）	↑	↓	時に↑	通常陰性	AFB＋	＋
ウイルス性脳炎	正常	正常か↑	0	正常か↑（単核球）	正常か↑	正常	時に↑	時に陽性	陰性	陰性
脳膿瘍	正常	↑	0	正常か↑	↑	正常	正常	陰性	陰性	陰性
脳腫瘍	正常	↑	0	0	↑	正常	正常	陰性	陰性	陰性
脊髄腫瘍：不完全ブロック	正常	正常	0	正常	軽度↑	正常	正常	陰性	陰性	陰性
脊髄腫瘍：完全ブロック	黄色	正常か低値	0	正常か軽度↑	↑↑（200〜600 mg/dL）	正常	正常	陰性	陰性	陰性
てんかん	正常	正常	0	0	正常	正常	正常	陰性	陰性	陰性
多発性硬化症	正常	正常	0	正常か軽度↑	<80（しばしば正常）	正常	↑	陽性	陰性	陰性
ギラン-バレー症候群	正常	正常	0	0	↑か↑↑（1,000 mg/dLがありうる）	正常	時に↑	時に陽性	陰性	陰性

第7部 症例の検討

25章 症例の検討　　264

25章 症例の検討

　4章で概説したように，「病変はどこか」(「病気の正確な部位は何か」)という重要な質問の後には，同様にもう1つの重要な質問「病変は何か」(「病気の性質は何か」)が続かなければならない。答えから鑑別診断がつき，診断が修正され，治療という流れとなる。

病変の部位

　病変はどこか？　病変の部位を考えるとき，神経系を系統的に精査することが重要である。病変は次に挙げる解剖学的部位の1つか，それ以上の場所に局在する。

- **筋肉 muscle**：筋疾患では筋力低下があり，時々筋萎縮を伴う。深部腱反射は通常減弱している。筋疾患には**ジストロフィー dystrophy**があり，特定の遺伝子型と発症様式を持ち，ある種の筋群が選択的に障害されることがある。また**多発筋炎 polymyositis**のような炎症性筋疾患が挙げられる。筋線維障害で放出される血清の酵素値(例：クレアチンホスホキナーゼ)の測定が補助診断となる。筋電図や筋生検が診断の助けになる。
- **運動終板 motor end-plate**：運動終板の疾患には**重症筋無力症 myasthenia gravis**や**ランバート-イートン筋無力症症候群 Lambert-Eaton myasthenic syndrome**がある。これらの疾患では，筋力低下があり，神経筋接合部での機能異常(例：接合部筋へのアセチルコリン〈Ach〉の効果の減少，あるいはAchの放出の減少)から生じる易疲労を伴う。筋力低下は四肢，体幹，あるいは咀嚼，嚥下，眼球運動の筋を障害するかもしれない。臨床的に特徴的なパターンに加え，筋電図が診断に有用である。
- **末梢神経 peripheral nerve**：末梢神経病変は臨床的特徴，電気生理学的検査，生検で，筋や運動終板の病変から鑑別できる。少数例では運動ないし感覚機能が比較的純粋に障害されるが，大部分の末梢神経疾患では運動障害(下位運動ニューロン)と感覚障害の両者が認められる。多くの末梢性ニューロパチーでは最も長い軸索の機能が最初に障害され，「手袋靴下」型の感覚消失を呈し，遠位部の腱反射(アキレス腱反射など)の消失や遠位筋の筋力低下(すなわち，足の内在筋)を認め，重症例では筋萎縮を伴う。
- **神経根 root**：運動神経根の病変は正確な分節の運動障害になり，症例によっては(例：叢病変)神経をいくつか介している。隣接するデルマトームは重複しているので(図5-9参照)，1つの根の感覚障害を診断するのは難しいかもしれない。深部腱反射を介在している軸索が通る神経根が障害された場合，その反射は減弱する(表5-5参照)。感覚神経根の症状として，バルサルバ手技のように，笑い，くしゃみ，咳によって努力性に呼気を出す際に増悪する痛みがあるかもしれない。
- **脊髄 spinal cord**：外側皮質脊髄路，後索-内側毛帯系，脊髄視床路の交叉のパターンの違いで脊髄内の病変の局在診断がしばしば可能となる。脊髄の障害で，そのレベルでの下位運動ニューロンの症状と徴候が出現するかもしれないし，そのレベル以下では上位運動ニューロン異常となる。またそのレベル以下では感覚が障害されるかもしれず，感覚レベルの存在(すなわち，以下の感覚が障害されているデルマトーム)は，臨床医に脊髄障害の可能性を警告する。障害は感覚レベルかそれより上に存在する。
- **脳幹 brain stem**：脳から脊髄や内臓へ行く長経路の機能障害は，脳神経の症状や徴候とともに，脳幹の病変を示唆する。比較的密に脳幹内に多数の線維路と核が押し込まれているため，特定の部位での病巣は通常特徴的な症候群を呈する。延髄の病変は後半の脳神経のいくつかを障害し，橋の病変は第Ⅴ脳神経，第Ⅵ，第Ⅶ脳神経を，中脳の病変はしばしば第Ⅲ脳神経，第Ⅳ脳神経を障害する。
- **小脳 cerebellum**：小脳やその脚の病変は運動の統合の特徴的な異常を呈する。通常協調運動の障害や筋緊張の低下が小脳半球の障害と同側に認められる。
- **間脳 diencephalon**：視床下部病変は複雑で，近接している視索路の圧迫から起こる視覚異常と内分泌障害を生じさせる。視床の病巣はしばしば感覚機能不全を起こし，隣接した内包を圧迫するため，運動障害を起こすかもしれない。視床下核病変はヘミバリスムなどの異常運動を起こすかもしれない。視床上部の病巣で最も多いのは松果体領域の腫瘍で，中

脳水道を圧迫し，水頭症を起こす。

- **皮質下白質 subcortical white matter**：異常髄鞘の存在（成人より乳児や小児に一般的である白質ジストロフィー）や正常の髄鞘の破壊（**多発性硬化症 multiple sclerosis** のような炎症性疾患により生じる）で軸索伝導の異常が起き，機能障害となる。病気は臨床障害のパターンに対応し，散在性か，局所性か，多発局所性かもしれない。
- **皮質下灰白質 subcortical gray matter（基底核 basal ganglia）**：パーキンソン病やハンチントン病などの運動異常疾患では基底核が障害されている。振戦やその他の異常運動，筋緊張の異常（例：パーキンソン病の歯車様振戦）とゆっくりした動作（寡動）がしばしば観察される。これらの疾患はしばしば基底核を両側障害するが，片側に病変があれば，反対側の上下肢を障害する。
- **大脳皮質 cerebral cortex**：局所病変は，失語，半側-不注意や無視症候群あるいはゲルストマン症候群（21章参照）など，病巣が明瞭にわかる障害を起こす。ほとんどの患者では失語は左半球障害で起こる。一次運動野が一側，たとえば脳卒中や腫瘍で障害されると，通常「交叉不全片麻痺」，すなわち反対側の上下肢の上位運動ニューロンによる筋力低下が起こる。大脳皮質の刺激性病巣は局所性か全般性の痙攣を誘発することがある。
- **髄膜 meninge**：クモ膜下，硬膜下，硬膜外腔の出血は臨床的，神経放射線学的に特徴的である。クモ膜下出血はしばしば激しい頭痛を伴う（「人生の中で最も激しい頭痛」）。硬膜下出血は急性でも慢性でも生じ，特に高齢者や小児では日常の頭部外傷に引き続き起こりうる。硬膜外出血はしばしば急速に進行し，脳に突然のヘルニアを生じさせる。クモ膜下腔の感染（髄膜炎）は，他の神経異常とともに髄膜刺激徴候を示すかもしれず（項部硬直），診断はしばしば腰椎穿刺によって確定される。
- **頭蓋 skull，椎体 vertebral column** と関連する構造：関連構造としては，椎間板，靭帯，関節が挙げられる。椎体を障害する転移性腫瘍は脊髄を圧迫する。外傷は脳や脊髄だけでなく頭蓋骨や椎体を障害する。

病変の性質

病変は何か？　種々の病態機序が神経系に影響を与える。以下は疾患の一般的な神経病理学的分類である。

- **血管障害 vascular disorder**：脳血管障害は通常，症状と徴候は突然発症で，しばしば高血圧で起こる。12章に記したように頸動脈や他の動脈の狭窄や閉塞が原因かもしれない。頸動脈の潰瘍性プラークや，心臓（例：心房細動や心内膜炎の患者）からの塞栓がより遠位部の，たとえば中大脳動脈を閉塞するかもしれない。クモ膜下出血や脳内実質出血（しばしば基底核，視床，橋，小脳）は高血圧患者に起こる。硬膜下，硬膜外出血は外傷で起こり，硬膜下血腫の例では軽微である（多くの場合記憶されていない）。
- **外傷 trauma**：前述したように硬膜外，硬膜下血腫は外傷の結果として進展する。加えて，貫通創は脳を直接破壊し，血管障害，また感染を引き起こす。脊椎の障害は対麻痺や四肢麻痺の一般的な原因である。
- **腫瘍 tumor**：脳や脊髄の原発性腫瘍は，転移性腫瘍（例：乳房，肺，前立腺から）と同様，神経組織を直接浸潤（破壊）したり，脳や脊髄を圧迫したり，脳室や水道を圧迫し水頭症を起こしたりして，症状を出現させる。典型的には中枢神経系の腫瘍は亜急性，あるいは慢性進行性の悪化を示し，血管障害と対象的に，週，月，年の単位である。頭蓋内圧の徴候（乳頭浮腫，外転神経麻痺）があるかもしれず，患者は増強する頭痛を訴え，時々朝増悪する。
- **感染 infection** と **炎症 inflammation**：これらの疾患（例：髄膜炎，膿瘍形成，脳炎，肉芽腫）は，特に発症が急性の場合，発熱を伴うかもしれない。感染や炎症の多くは特徴的な徴候，症状，原因を認める。
- **中毒 toxic，欠乏 deficiency，代謝性疾患 metabolic disorder**：種々の中毒，ビタミン欠乏（例：ビタミン B_{12} 欠乏），神経に異常な脂肪の蓄積をもたらす酵素欠損などである。種々の原因物質の曝露や欠乏が特定の核や索路を選択的に障害する。たとえば，ビタミン B_{12} 欠乏は脊髄の後索や側索の軸索変性を起こす。
- **脱髄疾患 demyelinating disease**：多発性硬化症は脱髄疾患の原型である。白質の多発病巣に特徴づけられることから予想されるように，診察ではしばしば中枢神経系のいくつかの部位で障害の所見が得られる。脳脊髄液（CSF）はしばしば特徴的な異常を示す。MRIは診断を確定する際に非常に有用である。
- **変性疾患 degenerative disease**：原因がまだわかっていない種々の疾患の一群で，特定の機能障害で特徴づけられる脊髄，小脳，皮質下，また皮質の変性疾患である。発症はしばしば潜在性で，患者は発症の日を特定できず，進行は数ヶ月から数年以上である。
- **先天奇形 congenital malformation** と **周産期疾患 perinatal disorder**：外因子（例：感染，運動皮質への放射線照射）あるいは遺伝や染色体因子は新生児の脳や脊髄異常を惹起する。水頭症，キアリ奇形，

皮質病巣，脳性麻痺，神経腫瘍，血管奇形，あるいは他の症候群が生後に明らかになるかもしれない。
- **神経筋疾患** neuromuscular disorder：筋ジストロフィー，先天性ミオパチー，神経筋接合疾患，伝達物質欠乏症，神経障害，つまりニューロパチー（炎症，変性，脱髄）が含まれる。

症例

症例1──3章

眼球運動や咀嚼で筋肉が異常に，徐々に疲労することは神経筋接合部での易疲労を示唆している。健康な神経筋接合部は高頻度で信号を伝達することができるので，このような疲労は正常では起こらない。筋疲労が目立つこの患者は**重症筋無力症**の診断の可能性が高い。筋電図は確定診断の有用な手段である。収縮している筋細胞数を反映する筋活動電位は，重症筋無力症では反復刺激で大きさが減少する。加えて，Ach受容体への抗体がしばしば存在し，疾患の活動の程度が測定可能である。ネオスチグミンやエドロホニウム塩化物などのコリンエステラーゼ阻害薬の静注は疲労を回復させ，診断の確定に有用である。治療はコリンエステラーゼ阻害薬と免疫抑制剤が中心で，後者にはコルチコステロイドが含まれ，抗Ach受容体抗体の産生を減少させる。患者によっては胸腺摘出術が有効である。
- **コメント**：重症筋無力症はしばしば外眼筋と球筋を障害する。重症筋無力症は**筋無力症候群** myasthenic syndrome（ランバート-イートン筋無力症症候群）と混同してはならない。筋無力症候群は全身の腫瘍（特に肺や乳房）の存在下でみられる自己免疫性疾患である。筋無力症候群では，シナプス前終末のカルシウムイオンチャネルに対する異常抗体が，神経筋接合部のシナプス前終末からのAchの放出を阻害する。

症例2──5章

上肢に放散する肩の痛みはC5かC6レベルの障害を示唆する。最近の左上下肢の筋力低下，両下肢の異常反射，左上肢の反射の減少は，左C6前根に隣接する下位運動ニューロン型の病変と，皮質脊髄路の上位運動ニューロン病変（おそらく両側）を示唆する。感覚障害は両側のC6あるいはC7のレベルを示唆する。病気の経過は緩徐進行性で最近増悪しており，脊柱管のかたい壁に脊髄を押しつけ増大する腫瘤病変に典型的な一連の出来事である。画像検査は左方から硬膜内髄外腫瘍を示し，C6-7レベルで脊髄を圧迫し，変位させている。

鑑別診断は脊髄神経根，髄膜，神経に関係する腫瘍で，クモ膜からの腫瘍（**髄膜腫** meningioma）と神経腫

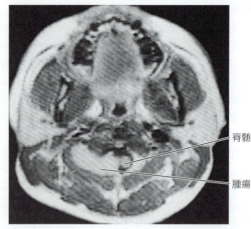

図25-1 頸部と下顔面のMRI水平断像（別の患者）。画像は脊椎管から外へ成長しているダンベル型の腫瘍を示している

瘍（時々，**神経腫** neuromaと呼ばれる）が挙げられる。膿瘍も腫瘤を形成するが，患者の病歴は感染を示唆しない。

診断は左C6神経の**神経根腫瘍** nerve root tumorだった。外科手術で，腫瘍は完全に切除され，C6感覚神経根は犠牲となった。病理検査ではシュワン細胞腫の診断であった。患者は無事回復した。術後6カ月，ダンスパーティーで踊ることができた。
- **コメント**：MRIは現在，通常このような神経根腫瘍を証明する際に使用される（図25-1，図25-2）。つまり適切な画像検査を選ぶことが重要となる。この症例の場合，注意深い診察で患者を診察した神経診察医は，脊髄を圧迫している病変の存在を予想し，脊椎の放射線検査を依頼した。

症例3──5章

筋力低下，萎縮，脳運動神経障害（嚥下や発話の困難），線維束性収縮は運動系の広範な障害を示している（23章参照）。四肢の障害の分布は，広範な全身の運動疾患を示唆する。異常な反射は下位と上位両方の運動神経タイプの病変を示唆する。感覚障害の欠如は純粋な運動疾患の診断を示唆し，筋生検の結果は，これに合致していた。

診断は**運動ニューロン病** motor neuron diseaseで，**筋萎縮性側索硬化症** amyotrophic lateral sclerosisとしても知られ，一般的には**ルー・ゲーリック病** Lou Gehrig's diseaseと呼ばれる。脊髄，脳幹，運動皮質の運動ニューロンは徐々に障害され，進行性の筋力低下となる。現時点で運動ニューロン病の原因は不明で，治療法はない（図25-3）。

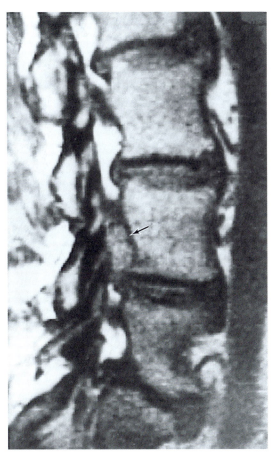

図 25-2　神経根腫瘍(矢印)患者の腰椎傍の MRI 矢状断像(表面コイル技法)

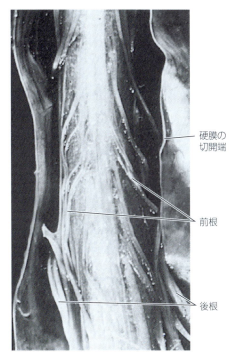

図 25-3　運動ニューロン病(筋萎縮性側索硬化症)患者の脊髄の腹側(硬膜が切開してある)の外観。正常の後根と比較し腹側根の大きさが減少している点に注目(運動神経細胞の軸索変性のため)

症例 4──6 章

病巣の原因は外傷で，部位は下部頸椎であることは明らかである。急性期では，脊髄の外傷は通常脊髄ショックを起こし，弛緩性麻痺，温度制御の消失，低血圧を呈する。神経病変の範囲を正確に同定するのは困難かもしれない。脊椎の単純写真，また CT は椎骨の外傷の部位と程度を確認する際に使用される。MRI は脊髄についての情報を与える。

神経学的診察では左の皮質脊髄路と脊髄視床路の病変を示唆した。C7 領域に左の下位運動ニューロン病変が存在した。C7 の分節には感覚欠失はないがデルマトームの分節重複で説明できる。この症例では障害側の後索路が損傷されていないので(図 5-24，図 5-25 参照)，ブラウン-セカール症候群が不完全に出現している。

診断は C7 での**脊髄の外傷病変**である。脳神経外科による骨断片の除圧で脊髄のさらなる損傷を予防したが，局在性の脊髄破壊による機能障害は治すことができなかった。

症例 5──6 章

下背部の外傷で，坐骨神経領域に下行する痛みは**坐骨神経痛 sciatica** を示唆する。基礎となる原因の 1 つは髄核(椎間板のやわらかい中心部)のヘルニアで，**圧迫性神経根症 compressive radiculopathy**(すなわち，そばの神経根の圧迫)を起こす。咳，くしゃみ，緊張する，後方へ曲げる(腹圧を上昇させる動き)，下肢を挙上させ硬膜根の部分を引き伸ばす，などでの痛みの増強は根障害を強く示唆する(右 L5 神経)。責任部位はアキレス腱反射の消失と右腓腹部の錯感覚の存在で確定した(L5, S1)。傍脊柱筋の攣縮と坐骨神経に沿った圧痛は，この疾患では一般的である。

椎間板腔の減少を確認する際には単純 X 線写真が有用である。病変の正確な部位は CT や MRI で最もよく示される(図 25-4，図 25-5)。

診断は L5-S1 での**髄核のヘルニア**である。この患者は保存的治療(抗炎症薬と安静)によく反応した。多くの患者は保存療法で改善する。症例により椎間板断片の切除術が必要となる。

症例 6──7 章

徴候と症状より，以下の系が障害されていたことが示唆された。前庭系(めまいと眼振)，三叉神経系で第 V 脳神経の脊髄下行路も含む(顔面右半分の痛覚の消

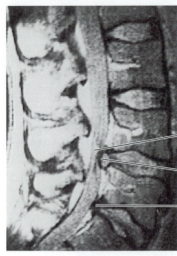

図25-4 背部痛患者の下部腰椎のMRI矢状断像(表面コイル技法)。馬尾を圧迫するL4-5の髄核ヘルニアに注意

圧迫された神経
L4-5椎間板ヘルニア
L5-S1椎間板突出

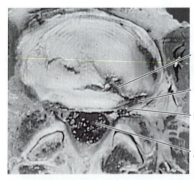

図25-5 背部痛患者のL4-5椎間板の水平断像。髄核の側方ヘルニアに注目 (Reproduced, with permission, from deGroot J: *Correlative Neuroanatomy of Computed Tomography and Magnetic Resonance Imaging*. Lea & Febiger, 21st ed. Appleton & Lange, 1991.)

線維輪の亀裂
椎間板突出
椎間孔
馬尾

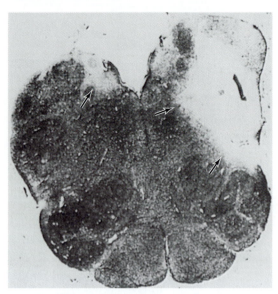

図25-6 延髄上部の切片の写真(ワーレンベルグの原本から)。大きな梗塞が右に,小さな梗塞が左にみえる(矢印)

失),脊髄視床路(反対側の痛覚の脱失),小脳(右指鼻試験ができない,回内回外運動ができない,企図振戦がある,右下肢運動失調がある)(付録C参照),迷走神経と疑核(嗄声)。

これらの所見の組み合わせは後頭蓋窩,特に脳幹部の部位を示唆する。顔の片側の縮瞳,眼瞼下垂,眼球突出,発汗減少の組み合わせは交感神経路の遮断で起こるホルネル症候群である。この経路は高位中枢から下行する側方の脳幹線維,上部胸髄の側核,上部交感神経節,頸動脈叢の節後線維で遮断されうる(図20-7参照)。

患者は突然発症で,急速に進行しており,腫瘍の可能性は低い。患者の年齢群で最も頻度が高い突然発症の神経障害は,血管の閉塞か出血である。これらの中では,血管閉塞(虚血性梗塞)が一般的である(12章参照)。

これらの系がすべて存在する唯一の解剖学的領域は延髄の外側部分で,**延髄外側症候群** lateral medullary syndrome(**ワーレンベルグ症候群** Wallenberg's syndrome)である。延髄外側の障害は後下小脳動脈か,椎骨動脈の小分枝の閉塞から生じる。1895年にワーレンベルグは同様の徴候と症状を持つ6人の患者を記載し,この疾患の病態を明らかにした(図25-6,図25-7)。ワーレンベルグ症候群は抗生物質が発見される前に,梅毒による髄膜血管障害の合併症として一般的に発症していたが,現在ではまれである。高血圧による小血管の病気でワーレンベルグ症候群のような脳幹症候群が起こるため,高血圧の早期の発見と治療が必要となる。

症例7——7章

最初の診察での徴候と症状は,左視神経か視索路,動眼神経かその核,前庭系,顔を支配する皮質延髄路の一部分,皮質脊髄路の病変を示唆している。1つの病変でこれらすべての領域を障害するのは困難である。4カ月後の所見では下位脳神経(第Ⅶ,第Ⅹ,第Ⅻ脳神経,構音の神経)とともに,小脳と小脳脚の新たな障害を示した。再度病変は複数出現した。

出現時期が異なる多発性病巣の徴候と症状は,散在性感染疾患,多発性梗塞,多発局在性脱髄疾患を示唆する。患者の年齢は多発性硬化症の発症に典型的である。散在性感染症は,発熱がないのでこの患者では考えにくい。CTでは多発性梗塞は認めなかったが,MRは多発性硬化症に矛盾しない多数の病変を明らかにした。視覚誘発電位潜時の延長は,視覚路の脱髄を示唆

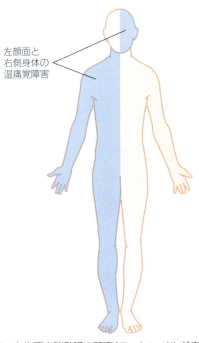

図25-7 左後下小脳動脈の閉塞(ワーレンベルグ症候群)

左顔面と右側身体の温痛覚障害

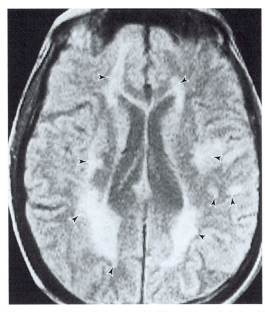

図25-8 多発性硬化症の病変(矢頭)を示す28歳患者の頭部のMRI水平断像

し，この診断に矛盾しなかった．腰椎穿刺所見も，わずかなγグロブリンレベルの増加と，多発性硬化症を示唆するオリゴクローナルバンド以外は正常であった(表24-1 参照)．患者の年齢(20歳代)，反復する発作，障害が多巣性であることは**多発性硬化症**を示唆した(図25-8，図25-9)．

- **コメント**：理由は解明されていないが，北緯40度と南緯40度間の赤道近くに住む人々の多発性硬化症の罹患の危険は少ない．病気の経過は様々である．ある患者では最初のエピソード後は比較的健康だが，他の患者(この症例のように)では増悪と寛解が続き，また寛解なしに進行性の経過をとる患者もいる．10～45歳で最も疾患活動性が高い．画像検査で選択すべきはMRIで，容易に炎症や脱髄斑を証明できる．多発性硬化症の進行を緩徐にする治療がいくつか存在する．βインターフェロンとCOP-1は新規病変の出現率を減少させることが証明されている．

症例8──8章

すべての徴候と症状は第Ⅶ脳神経の機能成分に生じた病変に関連している(図8-13，図8-14 参照)．長経路徴候と他の脳神経の麻痺はなく，病変が顔面神経核の位置している脳幹である可能性は少ない．症状の突然の発症は血管が原因であるかもしれないが，障害されていた神経は1つなので考えにくい．病歴は顔面神経の単独麻痺を示唆している．

最も可能性がある診断は**末梢性顔面麻痺** peripheral facial paralysis(**ベル麻痺** Bell's palsy)である(図8-14 参照)．この症例のように，麻痺はいつも片側である．この症候群は通常顔面神経の遠心線維の機能異常を呈するが，内臓性の遠心と求心の線維機能も失われるかもしれない．大部分の症例で，患者は自然に回復する．

末梢性顔面神経麻痺はよく糖尿病の患者で生じ(おそらく顔面神経の虚血損傷の結果として)，またライム病の合併症としてもみられる．腫瘍，サルコイドーシス，脳底炎症病変で脳神経が障害される種々の髄膜炎で，神経が損傷されても起こりうる．少数の患者でウイルスが原因であることが示されている．

症例9──8章

顔面痛ではいくつかの原因を考慮しなければならない．歯，副鼻腔炎，片頭痛，頭蓋底部と脳幹の腫瘍，上顎か鼻咽頭の腫瘍，他のまれな原因などである．三叉神経痛は，激しい周期的な顔面痛で，脳卒中の結果として，あるいは多発性硬化症で起こりうる．これらの疾患は注意深い診察と，CTやMRで除外しうる．

他が健康の患者での，顔の局所部位がトリガーとなる非常に激しい痛みの短い発作は，**三叉神経痛** trigeminal neuralgia(tic douloureux)の診断を示唆する．内服治療(カルバマゼピンやフェニトイン)が有効かもしれない．持続する痛みの発作には，三叉神経や根の圧迫解除を目的とした脳神経外科治療がしばしば有効である．

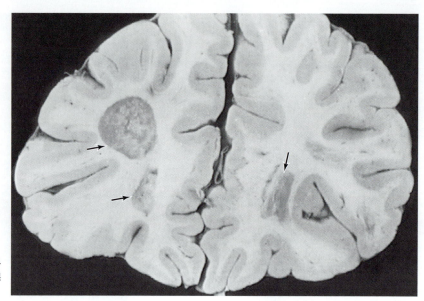

図 25-9　多発性硬化症の 54 歳患者での前頭葉白質脱髄巣（矢頭）

症例 10——9 章

両耳側半盲の所見は視交叉を圧迫する異常腫瘤の典型的な所見である．これで視力の低下の訴えを説明できるかもしれない．他の徴候や症状はおそらく長期間の下垂体機能不全を示唆する．これらは追加検査で確認することができ，性腺刺激ホルモンや甲状腺刺激ホルモンの低下を示した．頭痛と初期の乳頭浮腫は頭蓋内圧亢進を示し，増大する腫瘤により起こるのであろう．

鑑別診断は視交叉を圧迫する下垂体腺腫，下垂体，視交叉，あるいは両者を圧迫する頭蓋咽頭腫，先天性腫瘍で，通常 20 歳以前か，高齢で症候を示す．視床下部や下垂体茎の腫瘍は，他の視床下部機能不全がないため可能性は少ない．徐々に増大する前交通動脈の動脈瘤は，患者では内分泌機能不全があるため可能性は少ない．

画像検査（CT または MRI）はしばしば腫瘍の正確な位置，特徴，程度を決める際に有用である（図 25-10）．最も可能性の高い診断は**下垂体腺腫** pituitary adenoma である．治療は腫瘍の脳神経外科的除去とホルモン補充療法である．

症例 11——10 章

この患者の精神障害（見当識障害，意識不鮮明，注意散漫，記憶の部分的消失）は片側か両側の前頭葉病変を示唆する．右の顔面徴候は左側病変を示し，これは脳波や画像検査で確かめられた．痙攣はまた運動皮質かその近傍の刺激性病変を示唆した．

臨床像をもとにした鑑別診断は，ゆっくり成長する腫瘍，通常のタイプと異なる慢性感染（可能性は少な

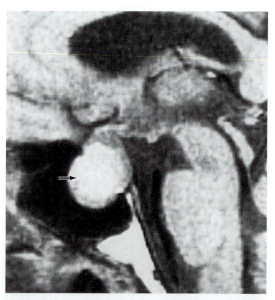

図 25-10　下垂体腺腫（矢印）を有する患者の MRI 脳底面像．腫瘍は下方の蝶形骨洞と，上方の視交叉へ成長した

いが，発熱の病歴がなくてもありうる），変性疾患（一側性顔面神経麻痺で可能性は少ない）を含まなければいけない．頭痛は腫瘍病変を示唆した．画像検査は多発局所性腫瘍か脳膿瘍を示唆しており，脳生検が施行された．病理診断は**悪性グリオーマ** malignant glioma であった（図 25-11）．

腫瘍は石灰化と内部の出血を伴う膠芽腫だった．剖検での脳幹で見つかった小出血は急速なヘルニアを示唆しており，おそらく中脳と橋の小血管が裂けることで生じた（デュレー出血）．

・**コメント**：近年の画像技術は腫瘍の部位と，その性

25章 症例の検討　271

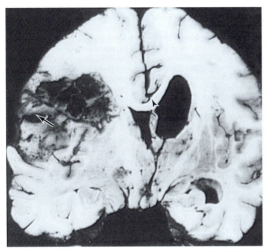

図 25-11　大脳半球のグリオーマ患者の脳の冠状断像。組織学的検査で膠芽腫であることが示された。鉤と鎌下ヘルニアに注目（矢頭）。生検の跡が左側にみられる（矢印）

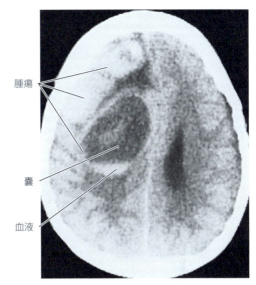

図 25-13　多形膠芽腫の患者の側脳室レベルでの頭部の CT 水平断像

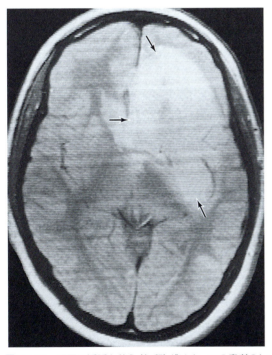

図 25-12　周囲に浮腫を伴う（矢印）グリオーマの患者のレンズ核レベルでの頭部の MRI 水平断像

表 25-1　頭蓋内腫瘍の主要なタイプの頻度

腫瘍のタイプ*		発生頻度
膠腫（グリオーマ）		50%
多形神経膠芽腫	50%	
星細胞腫	20%	
上衣腫	10%	
髄芽腫	10%	
乏突起膠腫	5%	
混合性	5%	
髄膜腫		20%
神経鞘腫		10%
転移性腫瘍		10%
先天性腫瘍		5%
その他の腫瘍		5%

*下垂体腫瘍を除く
(Reproduced, with permission, from Way LW(editor): Current Surgical Diagnosis & Treatment, 10th ed. Appleton & Lange, 1994.)

状を見定める際に有用である（図 25-12，図 25-13）。グリオーマはほとんどの年齢層で頻度が高い脳腫瘍である（表 25-1，表 25-2）。星細胞腫は組織学的に最も良性のグリオーマで，多型膠芽腫は最も悪性と考えられている。グリオーマではより有効な治療が必要とされる。

症例 12 ―― 10 章

耳痛，耳漏，発熱の病歴は，急性中耳炎を示唆する。引き続く患者の状態の悪化は合併症，（中耳炎側の）左顔面神経の障害，頭痛，嚥下障害，精神退行が生じたことを示唆する。これらはすべて感染が頭蓋に浸透したことを示す。脳波では左前頭，側頭部領域の腫瘤病変を示唆する異常な電気活動があり，CT で腫瘤病変が明らかとなった。

鑑別診断は，髄膜炎を伴った中耳炎だが，項部硬直がないので可能性が少ない。併発する感染症に伴う脳炎だが，偶然すぎてありえないように思える。化膿性

表25-2 年齢と部位による脳腫瘍のタイプ

年齢	大脳半球	トルコ鞍内と傍トルコ鞍	後頭蓋窩
小児と青年期	上衣腫。より少ない，星状細胞腫	星細胞腫，混合神経膠腫，上衣腫	星細胞腫，髄芽腫，上衣腫
20〜40歳	髄膜腫，星状細胞腫。より少ない，転移性腫瘍	下垂体腺腫。より少ない，髄膜腫	聴神経腫瘍，髄膜腫，血管腫症。より少ない転移性腫瘍
40歳以上	多形膠芽腫，髄膜腫，転移性腫瘍	下垂体腺腫。より少ない，髄膜腫	転移性腫瘍，聴神経腫瘍，髄膜腫

(Reproduced, with permission, from Dunphy JE, Way LW (editors): Current Surgical Diagnosis & Treatment, 3rd ed. Appleton & Lange, 1977.)

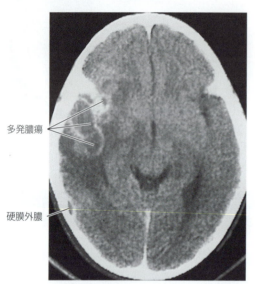

図25-14 側頭葉のCT水平断像で，硬膜外病変と右葉の多発性，円形，融合の腫瘍を示す

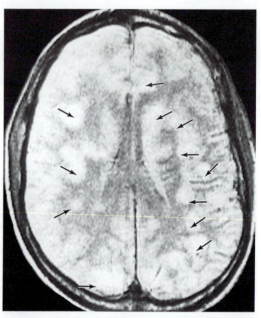

図25-15 エイズ患者の側脳室レベルでの頭部のMRI水平断像。両側大脳半球の多発高信号領域に注意。脳膿瘍を示している(矢頭)

感染症の合併としての脳炎（しばしば脳膿瘍に進展する）も挙げられる。この患者の場合，CTで**脳膿瘍 cerebral abscess** の診断が確定した（図25-14）。

- **コメント**：この患者の場合は発熱を認めたが，発熱がない場合もある。発熱がなくても治療可能なこの疾患を除外できない。

脳膿瘍の高い致死率は，2，3日ごとにCTを繰り返し，抗生物質の治療効果と脳膿瘍の成熟をモニターし，外科的ドレナージを適切な時期に行うことにより減少させられる。免疫系が障害された患者（例：エイズの患者）では，感染は体のどの部分へも波及する。脳での病原体はしばしばトキソプラズマ *Toxoplasma gondii* である（図25-15）。

症例13——11章

病歴，体温，血算は感染症であることを示している。感染，食欲不振，咳は呼吸器感染症で，項部硬直は髄膜刺激徴候を示している。最初の感染は敗血症に進展し，中枢神経系に広がった可能性が高い。腰椎穿刺所見は髄膜炎と矛盾しない（表24-1参照）。特に血糖が正常値で，CSFの糖の値が低いのは，細菌性感染症に特徴的で，グラム塗抹染色で肺炎球菌であることが判明した。

診断は**肺炎球菌髄膜炎 pneumococcal meningitis**（図25-16）である。治療は適切な抗生物質の静脈内投与である。加えて髄腔内投与が考慮されるかもしれない。

- **コメント**：髄膜炎の予後は，大部分は迅速な診断と治療で決まる。腰椎穿刺や髄液検査による確定診断前でも，多くの専門家は抗生物質での迅速な治療をすすめる。これらの検査は髄膜炎の確定診断，病原体の同定，抗生物質の感受性をみるために行う。

肺炎球菌髄膜炎や他の化膿性髄膜炎は通常大脳半球に広がり，一方結核性髄膜炎は乾酪状で，しばしば基底槽に存在している（図25-17）。両方とも，CSFの循環が障害されていることがあり，交通性水頭症を起こす。

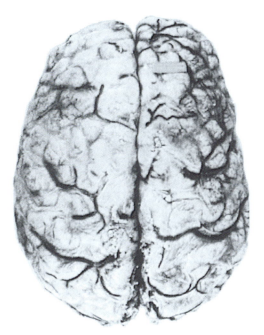

図 25-16 肺炎球菌髄膜炎。脳の円蓋はクモ膜腔の厚い黄緑の滲出物に覆われている

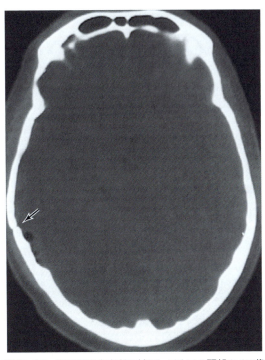

図 25-18 硬膜外出血患者の外耳レベルでの頭部の CT 像（骨ウインドウ）。骨折部位（矢印）と近くの気泡に注意

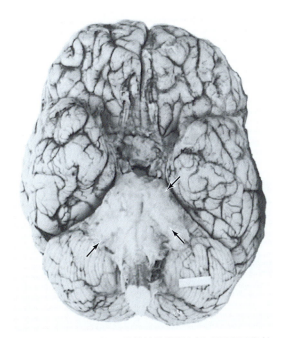

図 25-17 26 歳男性の結核性髄膜炎を示す脳底面像（矢印）

症例 14——11 章

病歴は頭部右側の外傷と意識の一時的な消失を示している。最初の神経診察では異常はない。この段階での鑑別診断は、意識消失はないか、わずかの脳震盪、最初に障害がない脳挫傷、ある種の脳内出血が挙げられる。迅速な CT か MR が脳内出血を示す際に有用である。頭蓋フィルムは側頭骨の骨折を示したが頭蓋内変化は示さなかった。神経放射線検査を施行していないので、綿密な観察が必要であった。

バイタルサインは最初正常範囲内であったが、数時間後には目立って変化した。血圧の上昇と、脈と呼吸回数の減少の組み合わせはしばしば頭蓋内圧亢進を示唆する（クッシング現象）。患者は頻繁に再診察すべきである。

清明期後、意識の消失があった。頭蓋内圧亢進とともに、右側で頭蓋内に急速に成長する腫瘤病変を示した。右動眼神経の機能の消失は脳ヘルニアの始まりを示唆していた。

最も考えられる疾患は**硬膜外出血** epidural hemorrhage であり、おそらくわずかに脳内出血（脳挫傷）を伴う。硬膜下出血は患者の状態の急速な悪化があるので可能性は少ない。脳内出血は画像検査で除外できる（図 25-18、図 12-26、図 12-27 参照）。CT と MRI は髄腔穿刺より優れている。

出血の脳外科治療で硬膜外血液を迅速に除去することは救命につながるかもしれない。

症例 15——12 章

頭痛と、痛みを伴った項部硬直は脳底髄膜が刺激される機序を示し、感染、クモ膜下腔の出血、原発性腫瘍の髄膜播種で起こりうる。病気の突発発症は血管の

原因を示唆する。頭蓋内高血圧性脳出血は血圧が正常なので考えにくく、また外傷の病歴はなかった。病気の重症度、軽度の白血球の増加、血沈の上昇とすべて重度の異常血管イベントを示唆しており、出血の可能性が最も高かった。

クモ膜下腔の血液は髄膜を刺激し、項部硬直、痛み、血管収縮を起こし、脳神経の機能に影響を与える。運動障害は皮質脊髄路の障害で説明できるに違いない。最も可能性のある部位は左大脳脚で、そこでの動眼神経の機能不全は眼の所見を説明できる。クモ膜下腔での激しい出血は大脳の偏倚を起こし、経テントヘルニアが生じる。後大脳動脈と上小脳動脈の間にある大脳脚と動眼神経への圧迫は、増大するテント上腫瘤病変の合併症としてしばしばみられる。

腰椎穿刺は脳ヘルニアを増悪させるかもしれないが、施行されれば、CSFの明らかな出血を証明し、急性**クモ膜下出血** subarachnoid hemorrhage の診断を確定させる（表24-1）。症例でCTは、槽、特に右側に高信号域を示した（図12-21参照）。このような場合、血餅が出血部位を塞いだ数日後に脳血管造影が施行される。

クモ膜下出血の治療は、動脈瘤や血管奇形など出血の原因を脳外科手術で除去するか、封じ込むかである。後者には異常血管を安定化させたり、閉塞させたりするインターベンション（血管内）治療がある。

症例16──12章

病歴では患者はアルコール中毒で、転倒したとき頭部外傷をおそらく受けていた。意識レベルは低下し、痙攣発作（尿失禁と噛んだ唇）があったようで、これらの所見は大脳障害を示唆していた。神経学的診察では右運動野かその近傍の病巣が示唆され、腰椎穿刺では髄液はキサントクロミー（新鮮と陳旧血）を示した（表24-1参照）。これらは出血を示唆していた。時間経過は硬膜下出血と合致した。動脈瘤から漏出するクモ膜下出血は、この患者の場合、外傷から症状が始まっているので考えにくい。クモ膜の破れで血性髄液となり、硬膜下出血は引き続く軽度の外傷で生じる。CTはこのことを示した。患者の状態の悪化は、血液塊か、髄腔穿刺での髄液圧の低下、あるいは両者による切迫した脳ヘルニアにより生じた。

診断は亜急性の右側の**硬膜下出血** subdural hemorrhage である。治療は血液の脳外科的除去と出血している静脈の閉鎖である。

- **コメント**：大部分の硬膜下血腫は半球の上方を覆い、一方、硬膜外血腫はしばしばより周辺に存在し、より下方に位置している（図12-25, 図12-26と比較）。両側性血腫はまれではない（図25-19）。両側

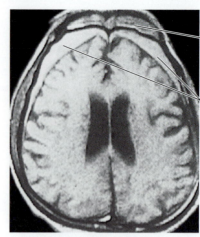

図25-19 両側硬膜下血腫と充満している前頭洞を有する患者の側脳室レベルでの頭部のMRI水平断像

性血腫が子どもに見つかったときは、児童虐待が疑われることがある。

症例17──13章

病歴は運動疾患を示唆している。小脳徴候や皮質脊髄路の障害がないため、大脳基底核系の機能異常が疑われるべきである。無動や片側の振戦の所見はこの機能異常に矛盾しない。すべての観察所見や検査結果は黒質あるいはその経路の機能不全に合致する。

最も考えられる診断は**パーキンソン病** Parkinson's disease で、神経放射線学的検査は他の疾患を除外することのみに役立つ。治療は身体療法とレボドパなどの適切な薬物の内服である。患者はよく治療に反応する。

- **コメント**：神経病理学的には、剖検で黒質の色素脱失により診断が確定するかもしれない（図13-10参照）。ニューロメラニンは、正常では通常8歳までは中脳と他の脳幹部位で認められない。

症例18──13章

高血圧患者の激しい神経障害の突然の発症は、血管イベント、おそらく脳内出血を最も示唆する。患者の頭痛の訴えは脳内出血の診断をより支持する。このような症例で、血腫は被殻、視床、橋、小脳（頻度の順）に存在するかもしれない。この患者の出血は運動系（顔面と皮質脊髄路機能不全）を障害していた。最も可能性が高い出血部位は被殻で淡蒼球と内包に広がっているか、あるいは橋で皮質脊髄路と皮質橋路に障害が及んでいる。しかしながら患者の運動障害が片側性なので、小さな橋よりは基底核や内包での出血を示唆していた。

腰椎穿刺はクモ膜下出血を除外する際に有用である

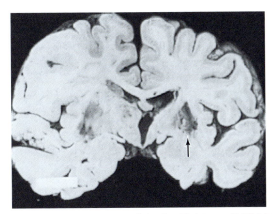

図 25-20 左尾状核とレンズ核を主に障害している嚢状変性

(症例15，**表24-1** 参照)。しかし，正常の髄液所見は他のタイプの出血を鑑別する際には役に立たず，検査で脳のヘルニアを起こすかもしれない。神経放射線学的検査で有用なのはCTで，**図12-19** に示されている。MRIも有用かもしれない。

診断は右の基底核と隣接する構造への高血圧性**脳内出血** intracerebral hemorrhage である。治療は降圧剤，集中治療，症状を緩和する対症療法である。**図25-20** にみられるように，血餅は吸収されるかもしれず，その跡が神経変性の窪みのような領域となる。

症例19——14章

脳神経徴候と症状，小脳徴候はなく，病変としては脊髄を考える必要があり，右側で下位運動ニューロン障害のレベルはC6-8である。しびれ感，ピリピリ感は右側脊髄の障害を示唆する。右手の筋力低下と右上肢の深部腱反射の消失は下位運動ニューロン型の機能不全を示す。痛覚の消失は脊髄視床路の病巣を示す。末梢神経障害の可能性は考えにくく，なぜなら患者は上位運動徴候(皮質脊髄路の障害を示す右側の伸展性足底反応と異常なすばやい反射)と解離性感覚障害を認めた(触覚消失の部位は，痛覚消失の部位と異なっていた)。

鑑別診断は脊髄外傷だが，この症例の場合，外傷はなく可能性が少ない。脊髄炎は発熱の病歴がなく考えにくい。出血または血栓は緩徐進行性であり，障害の分布から可能性は少ない。脊髄の単純写真は脊髄内部の病変の証明には役立たない。MRIかCTが望ましい。MRI検査で空胞化か嚢胞形成による脊髄の拡大が示され，下部頸髄の髄節に最も著明な病変が認められた(**図25-21**)。

診断は**脊髄空洞症** syringomyelia である。空洞はC4からC7に進展し，右の楔状束と腹側角を障害しており，小手筋の萎縮を起こしていた(**図5-27** 参照)。中

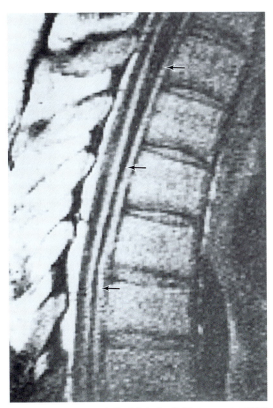

図 25-21 脊髄空洞症(矢印)患者の胸髄のMRI矢状断像(表面コイル技法)

心管の異常な拡大は**水脊髄症** hydromyelia と呼ばれる。空洞の脳神経外科的処置であるドレナージは痛みを緩和する。

- **コメント**：脊髄空洞症のMRIはアーノルド-キアリ奇形に合併するものと鑑別されなければならない(**図25-22**)。後者は先天奇形で，小さな小脳の下方への偏倚，脊髄の空洞化と他の異常に特徴づけられる。

症例20——14章

病歴が示すように，患者はアルコール中毒である。四肢の対称性の運動障害(下位運動ニューロン型)と肢遠位部の感覚異常は強く，末梢神経障害を示唆する(**図25-23**)。鑑別診断は脊髄疾患であるが，病変の分布は脊髄の体性感覚分布と合致しない。

診断は**多発神経炎** polyneuropathy で，症例ではアルコール乱用で起こっている。足底や腓腹筋の痛覚過敏はこのタイプの神経疾患に特徴的である(たくさんの多発神経炎の原因があるが，痛覚過敏は必ずしも存在しない)。糖尿病は多発神経炎で最も一般的な原因で，この症例では空腹時血糖の測定で糖尿病は除外された。この症例の治療としては，ビタミンB_1の静注(チアミンハイドロクロリド)，ビタミンが多く含まれ

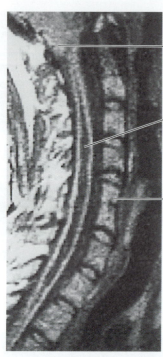

図25-22 キアリと他の奇形を持つ患者の上部脊椎のMRI中央矢状断像（表面コイル技法）（図7-22と比較）

大孔以下の小脳扁桃

髄内の空洞

C5とC6椎体の部分癒合

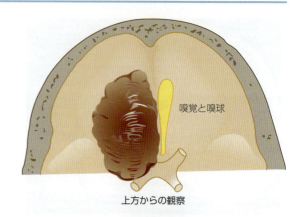

嗅覚と嗅球

上方からの観察

矢状断の観察

図25-24 嗅溝髄膜腫（From Scarff：*Classic Syndromes of Brain Tumor*. Annual Clinical Conference of the Chicago Medical Society, 1953.）

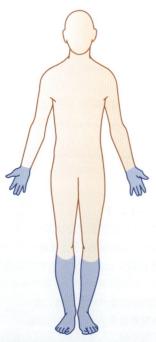

図25-23 多発神経炎患者の感覚と下位運動ニューロン障害の分布。感覚消失の「手袋靴下型」パターンに注意

る食事の摂取，アルコール飲酒の中止を行うべきである。

症例 21──15章

50歳女性のてんかん発作の病歴は，大脳皮質の過敏性を示し，診察の結果（慢性の乳頭浮腫），ゆっくり成長し，空間を占拠する病変を示唆している。精神状態は一側ないし両側前頭葉の障害に合致する。左側のにおいの消失と隣接する左視神経萎縮（蒼白な乳頭となった）は，病巣は左前頭葉底部に存在し，視神経を圧迫していることを示唆していた。合併する脳浮腫で，軽度の顔面麻痺と四肢の運動経路への影響を説明できる。

鑑別診断は限られている。病巣は左前頭葉か嗅領域の脳腫瘍かもしれないし，その領域の髄膜腫かもしれない。CTやMRは腫瘍の正確な位置を示すだろう。異常組織の脳外科的除去と病理検査から左側の**フォスター・ケネディー症候群** Foster Kennedy's syndrome を伴う**嗅溝髄膜腫** olfactory groove meningioma の診断となった。この症候群は下前頭葉領域の占拠性病変による反対側の乳頭浮腫と同側の視神経萎縮を特徴とする（図25-24）。

- **コメント**：髄膜腫は異常なクモ膜細胞から生じる。それゆえ，この腫瘍は脊髄領域に加え頭蓋内の部位にも発生する。発生頻度の高い部位は大脳半球の凸

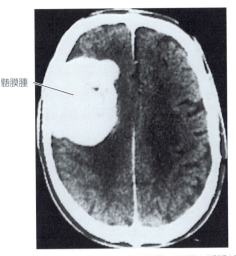

図 25-25　大脳半球の造影 CT 水平断像。周囲の浮腫が存在せずゆっくり成長する腫瘍。髄膜腫を示す

面と鎌に沿った部位である（図 25-25）。髄膜腫は粗野な血管が多く外科手術を困難にするが，それらは外科的にしばしば除去される。

症例 22──16 章

この症例の場合，病巣の部位を決める鍵は，第Ⅷ脳神経の長い期間の障害で，最初は蝸牛枝，より最近では前庭枝の障害が明らかになった。引き続く徴候と症状はすべて隣接する脳神経（Ⅴ，Ⅵ，Ⅶ）かそれらの核，脳幹（皮質脊髄路と小脳脚）である。最初の訴えは橋小脳角の病巣を示しており，そこは第Ⅶ脳神経と第Ⅷ脳神経が脳幹に隣接している。長期間の進行性増悪と乳頭浮腫の存在により緩徐に増加する腫瘍が最も考えられる。

鑑別診断は脳神経腫瘍，脳幹腫瘍（例：グリオーマ），隣接するクモ膜（例：髄膜腫），あるいは他のまれな腫瘍である。この領域で最も頻度が高い病変は，**第Ⅷ脳神経腫瘍** nerve Ⅷ tumor である。このタイプの腫瘍は通常ちょうど内耳道の近位部内に起始し，それはのちに隣接する第Ⅶ脳神経を圧迫し，内耳道を拡張させる。腫瘍（通常シュワン細胞腫）は増殖し，橋小脳角の隣接構造を圧迫するかもしれない（図 25-26）。治療は腫瘍の外科的切除である。第Ⅷ脳神経の機能は永久的に消失するかもしれない。

症例 23──17 章

耳鳴，嘔気，進行性難聴を伴った回転性めまいを呈する症候群は内耳の異常を示唆している。自発性眼振（水平性か，回転性）がしばしば発作中に存在する。最も可能性がある診断は**メニエール病** Ménière's disease である（脳底動脈狭窄による一過性脳虚血発作は

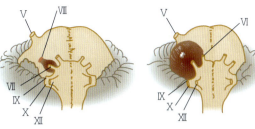
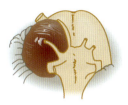
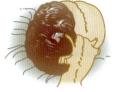

1期：第Ⅷ脳神経のみの障害　　2期：第Ⅶ，第Ⅸ，第Ⅹ，第Ⅺ脳神経の障害

3期：小脳障害　　4期：第四脳室の圧迫

1期：耳鳴。のちに難聴と平衡障害
2期：顔面筋力の低下，顔面痛，嚥下障害，構音障害
3期：失調と協調運動障害
4期：脳室の圧迫。頭蓋内圧亢進の徴候

図 25-26　第Ⅷ脳神経腫瘍

最初に除外されるべきである）。この病気はおそらく迷路液量の増加で生じる（内リンパ水腫）。両側障害は 50％の患者で起こる。カロリックテストでは通常前庭機能障害を示す。患者は耳，鼻，咽頭の専門医に治療のため紹介すべきである。

症例 24──19 章

発熱，不快，頭痛は亜急性の頭蓋内感染症を示唆しているかもしれない。患者の「発作」は，おそらく脳の浮腫性腫脹による皮質の刺激を示している。腰椎穿刺の結果から感染の存在と頭蓋内圧亢進が確認された。項部硬直はなく，底部の髄膜は障害されていないようだった。

失語，記憶障害，MRI で観察される異常，脳波所見はすべて両側の側頭葉障害を示唆した。CT の所見はこの部位の腫脹に合致しており，軽度の出血を示した。

鑑別診断は脳炎，大脳炎，髄膜炎，クモ膜下出血が含まれる。クモ膜下出血は中等度の熱の上昇，痙攣と意識の消失を合併するかもしれない。だが，髄液で血液が存在しないこと，項部硬直が存在しないこと，失語症の存在，脳波所見から，この診断は考えにくい。髄膜炎も項部硬直がなく，腰椎穿刺で細胞は多形核白血球よりむしろ大部分がリンパ球で，髄膜炎は考えに

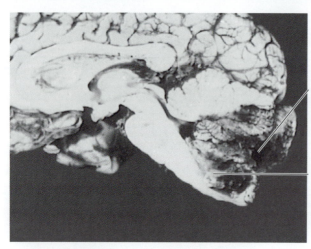

図 25-27 脳幹腫瘍患者の脳の中央矢状断像。組織所見で腫瘍は上衣腫であった

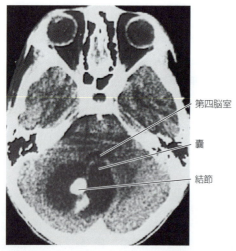

図 25-28 頭部の造影 CT 水平断像。後頭蓋窩に高信号の結節を伴った低信号の囊状星細胞腫に注目。小脳のグリオーマである

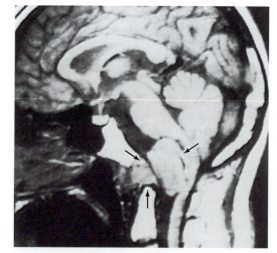

図 25-29 頭部の MRI 中央矢状断像。斜台から発し，脳幹を後ろに動かしている大きな腫瘤は脊索腫である（矢印）

くい（表 24-1 参照）。さらに，赤血球細胞は髄膜炎の髄液で通常はみられない。膿瘍形成を伴った大脳炎は診断として可能性はあるが，両方の側頭葉が同時に障害されており可能性は少ない。中耳炎，副鼻腔炎，心内膜炎などの一次感染はなく，リンパ球優位であることは他の感染を示唆する。

最も可能性がある診断は**脳炎** encephalitis である。側頭葉の局在と，髄液所見と MRI（図 19-15 参照）は，**単純ヘルペス脳炎** herpes simplex encephalitis を示唆した。診断は脳生検で確定された。健忘，失語，認知症，痙攣の後遺症は一般的だが，症例によってはアシクロビルのような抗ウイルス薬の治療によく反応する。

症例 25――20 章

病歴では，下位脳神経（Ⅷ，Ⅹ，Ⅻ），これらの神経の脳幹核，小脳路を，いずれも右優位に障害する緩徐進行性病変を示唆した。失調症と髄液での蛋白増加は病変の頭蓋内にあることを示唆した。唾液分泌過多，起立性低血圧，脳神経（核）徴候は，下位脳幹障害で説明でき，そこには唾液核，血管運動中枢に関係する脳神経核が位置している。

病変はおそらく**脳幹腫瘍** brain stem tumor で，脳幹左側より右側を障害し，8 カ月以上の緩徐進行が特徴的である。CT でみられる脳室拡大は髄液循環の後頭蓋窩でのブロックに矛盾しない。CT では骨アーチファクトで病変はわからなかった。しかし，MRI は第四脳室内の占拠性病変を示し，近くの脳幹へ浸潤していた。

この症例での治療は占拠性病変の部分除去であった。組織病理学的検査では腫瘍は上衣腫であった（図 25-27）。

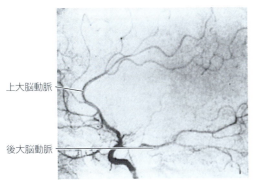

上大脳動脈
後大脳動脈

図 25-30　左内頸動脈の血管造影，動脈相，側面像。中大脳動脈の閉塞を示す（矢印）。後大脳動脈は十分造影されている（図 22-4 と比較）

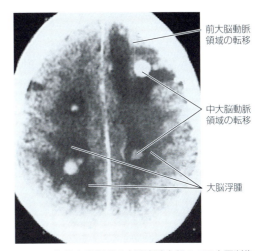

前大脳動脈領域の転移
中大脳動脈領域の転移
大脳浮腫

図 25-31　気管支癌患者の大脳半球上部の CT 水平断像

- コメント：子どもに最も多い後頭蓋窩腫瘍は，星細胞腫，髄芽腫，上衣腫である。異なる組織型の腫瘍が高齢者に発生するかもしれない（表 25-2，図 25-27 ～ 図 25-29）。

症例 26——21 章

病歴は一過性脳虚血発作を示しており，脳血管閉塞性疾患を示唆している。高齢者で最も一般的な原因は動脈硬化症である。患者状態の突然の悪化は，右側主幹脳動脈の血栓性か，塞栓性閉塞が原因である。乳頭浮腫は虚血性脳梗塞の腫脹により生じる頭蓋内腫瘤効果を示す。弛緩性麻痺と感覚障害は，右半球の運動感覚皮質かその下の白質への血液供給障害を示唆する。左側空間無視は右大脳半球を障害する病変に合致する。

突然発症，腫瘍や感染症の病歴がないこと，また鑑別診断から腫瘍と感染は除外される。障害の分布は右中脳大脳動脈の脳梗塞を示唆する。神経放射線検査は血管原性であることと，虚血の範囲を明らかにした（図 25-30，図 12-14，図 12-15 参照）。診断は**右中大脳動脈の閉塞**である。

症例 27——21 章

この患者の病歴は視覚症状を主体とした感覚発作に矛盾しない。これは後頭葉皮質の障害を示唆する。突然起きた右同名半盲は，視交叉より後部の左視覚経路を障害する血管イベントによりおそらく生じている。心疾患の病歴は塞栓症を示唆しており，小さな血栓が心臓からはがれ，主幹大脳動脈を流れる。頭痛はなく，片頭痛は考えにくい。

CT と MRI は左後頭葉の**塞栓性梗塞** embolic infarction の診断確定に有用である。脳を通過する塞栓はしばしば最も大きな血管である中大脳動脈に引っかかる。この症例では，梗塞は後大脳動脈領域に生じ，塞栓は大きな（胎児型）後交通動脈や椎骨脳底動脈を通り到着する。血管造影はこれらを確認する助けとなるかもしれないが，梗塞が起こった後すぐ施行すべきかどうかには議論がある。塞栓性梗塞にはさらに塞栓が詰まるのを予防する抗凝固療法がある。

- コメント：血液や骨を介した脳への腫瘍転移でも生じる塞栓は，中大脳動脈領域で最も高頻度に詰まる（図 25-31）。

付録 A 筋機能の検査

　筋の検査は，ある動きを遂行するときどの筋が使われるのか，十分に理解していることが前提となる。検査は，患者が安静で，快適で，注意力があり，リラックスしているときに行うのが最もよい。

　筋力を検査する前に，検者は筋容積を評価すべきである（筋萎縮や肥大はないか，もしあるならどの筋が障害されているか）。検者はまた筋線維束性攣縮に注意すべきで，もし存在するなら，それらはどこで観察されるか，その筋を記録すべきである。

　いくつかの筋は同じように機能するかもしれないので，単一の筋を要望に応じて収縮させることは患者にとって必ずしも容易ではない。ただ特定の姿勢や保持で単一の筋の収縮を増強させれば，同様な機能を持つ他の筋の収縮を抑制することができる。重力の動きを増強したり，減弱させたりする効果を考慮すべきである。個々の筋の検査は，末梢神経や筋の機能，また機能不全を評価する際に有用である。患者の協力と信頼を得るため，正常筋か少なくとも罹患筋は最初に検査するべきである。検査される筋力は，反対側の筋の筋力と必ず比較されるべきである。

　種々の筋の筋力はまた程度を決め図示されるべきである。様々なタイプのスケールが使用されており，最も一般的なものは0（筋収縮なし）から5まで筋力を分けている。

　表A-1，表A-2，図A-1〜図A-52参照。青矢印は特定の筋を検査するための動きの方向を示す。黒矢印は抵抗の方向で，ブロックは抵抗を加える部位を示す。

表A-1　筋力の評価

0：筋収縮はまったく生じない
1：筋収縮を視認もしくは触知できるが，関節を動かすことはできない
2：関節を水平方向へ動かすことはできるが，重力に抗して動かすことはできない
3：重力に抵抗した状態を維持できる
4：重力および負荷に十分に抵抗できる
5：正常な筋力

(*Modified from* Aids to the Investigation of Peripheral Nerve Inquiries. *Her Majesty's Royal Stationary Office. London, UK, 1953.*)

表A-2 運動機能

検査する運動	筋	髄節	神経	神経叢
上肢帯および自由上肢				
頸部の屈曲 頸部の伸展 頸部の回旋 頸部の側屈	深頸筋群（胸鎖乳突筋および僧帽筋も加わる）	C1-4	頸神経	頸神経叢
胸郭の挙上 吸気	斜角筋群 横隔膜	C3-5	横隔神経	
上腕の屈曲	大胸筋および小胸筋	C5-8；T1	胸筋神経（腕神経叢の内側神経束および外側神経束より）	腕神経叢
肩甲骨の前進	前鋸筋	C5-7	長胸神経	
肩甲骨の挙上 肩甲骨の挙上および後退	肩甲挙筋 菱形筋	C3-5 C4，5	肩甲背神経	
上腕の外転 上腕の外旋	棘上筋 棘下筋	C4-6 C4-6	肩甲上神経	
上腕の内旋 上腕の伸展	広背筋，大円筋および肩甲下筋	C5-8	肩甲下神経（腕神経叢，後神経束より）	
上腕の外転 上腕の外旋	三角筋 小円筋	C5，6 C4，5	腋窩神経（腕神経叢の後神経束より）	
前腕の屈曲 前腕の回外 上腕の内転 前腕の屈曲 前腕の屈曲	上腕二頭筋 烏口腕筋 上腕筋	C5，6 C5-7 C5，6	筋皮神経（腕神経叢の外側神経束より）	
手根の尺屈 第2～第5指の屈曲 母指の内転 小指の外転 小指の対立 小指の屈曲 指の外転および内転，基節の屈曲，中節および末節の伸展	尺側手根屈筋 深指屈筋（尺側半） 母指内転筋 小指外転筋 小指対立筋 短小指屈筋 骨間筋	C7，8；T1 C7，8；T1 C8，T1 C8，T1 C7，8；T1 C7，8；T1 C8，T1	尺骨神経	
前腕の回内 手根の橈屈 手根の屈曲 第2～第5指中節の屈曲 手根の屈曲	円回内筋 橈側手根屈筋 長掌筋 浅指屈筋	C6，7 C6，7 C7，8；T1 C7，8；T1	正中神経（C6，7は腕神経叢の外側神経束。C8，T1は内側神経束より）	
母指末節の屈曲 示指，中指の屈曲 手根の屈曲	長母指屈筋 深指屈筋（橈側半）	C7，8；T1 C7，8；T1		
母指の外転 母指基節の屈曲 母指の対立 第2～第5指中節および末節の伸展，基節の屈曲	短母指外転筋 短母指屈筋 母指対立筋 第1，第2虫様筋 第3，第4虫様筋	C7，8；T1 C7，8；T1 C8，T1 C8，T1 C8，T1	正中神経（C7，8は腕神経叢の外側神経束。C8，T1は内側神経束より） 尺骨神経	腕神経叢
前腕の伸展 前腕の屈曲 手の橈屈 第2～第5指の伸展 手根の伸展 小指の伸展 手根の伸展 手根の尺屈	上腕三頭筋および肘筋 腕頭骨筋 橈側手根伸筋 総指伸筋 小指伸筋 尺側手根伸筋	C6-8 C5，6 C6-8 C7，8 C6-8 C6-8	橈骨神経（腕神経叢の後神経束より）	
前腕の回外 母指の外転 手根の橈屈 母指の伸展	回外筋 長母指外転筋 短母指伸筋	C5-7 C7，8；T1 C7，8	橈骨神経（腕神経叢の後神経束より）	

表 A-2 続き

検査する運動	筋	髄節	神経	神経叢
上肢帯および自由上肢				
手根の撓屈 示指の伸展 手根の伸展	長母指伸筋 示指伸筋	C6-8 C6-8		
体幹および胸郭				
肋骨の挙上 肋骨の下制 腹筋の収縮 体幹の前屈 体幹の側屈	胸壁の筋，腹壁の筋および 　固有背筋	T1-L3	胸神経および脊髄神経後枝	腕神経叢
骨盤および自由下肢				
大腿の屈曲 大腿の屈曲（および外転） 下腿の伸展	腸腰筋 縫工筋 大腿四頭筋	L1-3 L2, 3 L2-4	大腿神経	腰神経叢
大腿の内転	恥骨筋 長内転筋 短内転筋 大内転筋 薄筋	L2, 3 L2, 3 L2-4 L3, 4 L2-4	閉鎖神経	
大腿の内転 大腿の外旋	外閉鎖筋	L3, 4		
大腿の外転 大腿の内旋 大腿の屈曲	中殿筋および小殿筋 大腿筋膜張筋	L4, 5；S1 L4, 5	上殿神経	仙骨神経叢
大腿の外旋	梨状筋	S1, 2		
大腿の伸展	大殿筋	L4, 5；S1, 2	下殿神経	
大腿の外旋	内閉鎖筋 双子筋 大腿方形筋	L5, S1 L4, 5；S1 L4, 5；S1	仙骨神経叢の筋枝	
下腿の屈曲（大腿の伸展の 　補助）	大腿二頭筋 半腱様筋 半膜様筋	L4, 5；S1, 2 L4, 5；S1 L4, 5；S1	坐骨神経	仙骨神経叢
足の背屈 足の内反 第2～第5趾の伸展 足の背屈 母趾の伸展 足の背屈 第1～第4趾の伸展	前脛骨筋 長趾伸筋 長母趾伸筋 短母趾伸筋	L4, 5 L4, 5；S1 L4, 5；S1 L4, 5；S1	深腓骨神経	
外反時における足の底屈	長腓骨筋 腓腹筋	L5；S1 L5；S1, 2	浅腓骨神経 脛骨神経	
内反時における足の底屈 内反時における足の底屈 第2～第5趾末節の屈曲 内反時における足の底屈 母趾末節の屈曲 第2～第5趾中節の屈曲 母趾基節の屈曲 趾を広げる，閉じる 基節の屈曲	後脛骨筋および下腿三頭筋 長趾屈筋 長母趾屈筋 短趾屈筋 短母趾屈筋 足内の小筋群	L5, S1 S1, 2 L5；S1, 2 L5；S1 L5；S1, 2 S1, 2	脛骨神経	
骨盤底の随意制御	会陰筋群および括約筋群	S2-4	陰部神経	

(Modified and reproduced, with permission, from McKinley JC.)

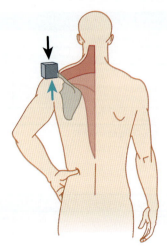

図 A-1 僧帽筋上部（C3，4；副神経）。抵抗に逆らって肩を挙上させる

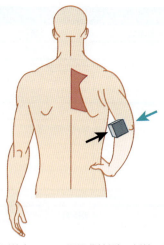

図 A-3 菱形筋（C4，5；肩甲背神経）。抵抗に逆らって肩を後方へ引く

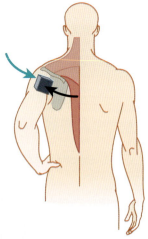

図 A-2 僧帽筋下部（C3，4；副神経）。抵抗に逆らって肩を後方へ引く

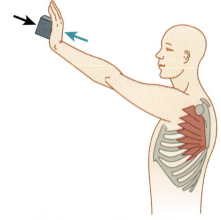

図 A-4 前鋸筋（C5-7；長胸神経）。腕を伸ばした状態で，肩甲骨の内側縁を胸郭に固定，保持する（前鋸筋の筋力が低下している場合，肩甲骨が胸壁から離れる）

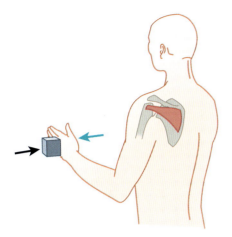

図 A-5　棘下筋（C4-6；肩甲上神経）。肘を固定した状態で，抵抗に逆らって上腕を外旋させる

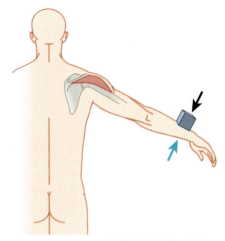

図 A-8　三角筋（C5，6；腋窩神経）。抵抗に逆らって外側に挙上した腕（体幹から 30〜75 度）を外転させる

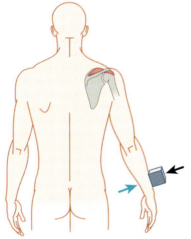

図 A-6　棘上筋（C4-6；肩甲上神経）。抵抗に逆らって腕を体の側面から外転させる

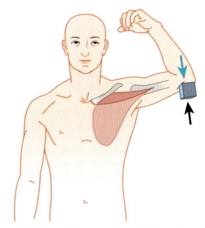

図 A-9　大胸筋上部（C5-8；T1；外側および内側胸筋神経）。抵抗に逆らって水平かつ前方に挙上した腕を内転させる

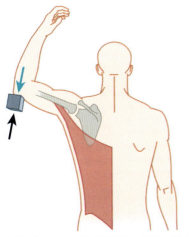

図 A-7　広背筋（C5-8；肩甲下神経）。抵抗に逆らって水平に外転した腕を内転させる

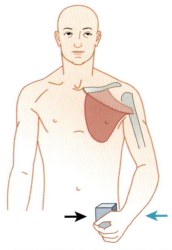

図 A-10　大胸筋下部（C5-8；T1；外側および内側胸筋神経）。抵抗に逆らって前方水平以下に挙上した腕を内転させる

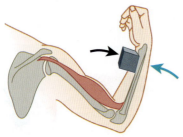

図 A-11　上腕二頭筋（C5, 6；筋皮神経）。抵抗に逆らって回外した前腕を屈曲させる

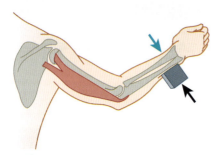

図 A-12　上腕三頭筋（C6-8；橈骨神経）。肘を屈曲させた状態で，抵抗に逆らって前腕を伸展させる

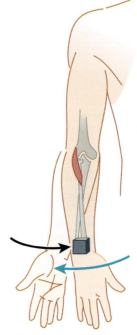

図 A-15　回外筋（C5-7；橈骨神経）。腕を体側で伸ばした状態で，抵抗に逆らって手を回外させる。検者は患者の手首近くの前腕をつかみ抵抗を加える

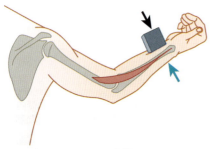

図 A-13　腕橈骨筋（C5, 6；橈骨神経）。抵抗に逆らって自然な位置（回内・回外していない）にある前腕を屈曲させる

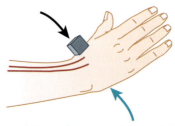

図 A-16　橈側手根伸筋（C6-8；橈骨神経）。指を伸ばした状態で，抵抗に逆らって手首を橈骨側に伸展させる

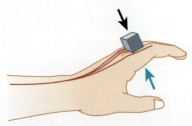

図 A-14　指伸筋（C7, 8；橈骨神経）。抵抗に逆らって中指節関節で指を背屈させる

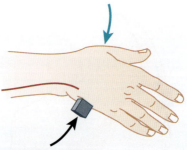

図 A-17　尺側手根伸筋（C6-8；橈骨神経）。抵抗に逆らって手首を尺骨側に伸展させる

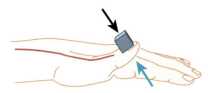

図 A-18　長母指伸筋（C7，8；橈骨神経）。抵抗に逆らって母指を手背側に伸展させる

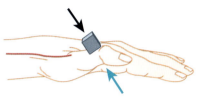

図 A-19　短母指伸筋（C7，8；橈骨神経）。抵抗に逆らって中手指節関節で母指を手背側に伸展させる

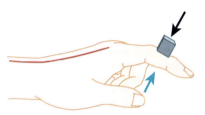

図 A-20　固有示指伸筋（C6-8；橈骨神経）。指背からの抵抗に逆らって示指を伸展させる

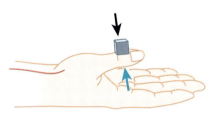

図 A-21　長母指外転筋（C7，8；T1；橈骨神経）。手掌に対して垂直方向の抵抗に逆らって母指を外転させる

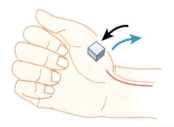

図 A-22　橈側手根屈筋（C6，7；正中神経）。抵抗に逆らって手首を橈骨側に伸展させる

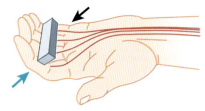

図 A-23　浅指屈筋（C7，8；T1；正中神経）。近位の指節骨を固定した状態で、抵抗に逆らって第1指節間関節で指を屈曲させる

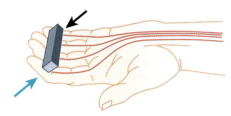

図 A-24　深指屈筋（C7，8；T1；正中神経）。第2指節骨を伸ばした状態で、抵抗に逆らって第2〜第5指のDIP関節で指を屈曲させる

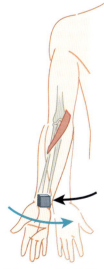

図 A-25　円回内筋（C6，7；正中神経）。抵抗に逆らって伸展した腕を回内させる。検者は手首近くの前腕をつかみ抵抗を加える

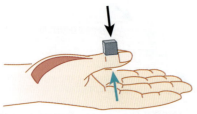

図 A-26　短母指外転筋(C7，8；T1；正中神経)。手掌に対して垂直方向の抵抗に逆らって母指を外転させる

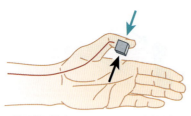

図 A-27　長母指屈筋(C7，8；T1；正中神経)。母指近位の指節が伸展した状態で，抵抗に逆らって母指終末指節を屈曲させる

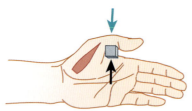

図 A-28　短母指屈筋(C7，8；T1；正中神経)。手掌側からの抵抗に逆らって母指近位指節を屈曲させる

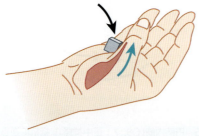

図 A-29　母指対立筋(C8，T1；正中神経)。母指の爪を手掌と平行にした状態で，抵抗に逆らって手掌上で母指を交叉させ，小指に触れるように動かす

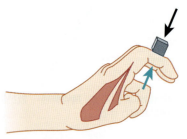

図 A-30　虫様筋-橈側半分の骨間筋(C8，T1；正中および尺骨神経)。抵抗に逆らって中節骨および末節骨を伸展する。基節骨は完全に伸展している。尺側も同一の神経支配なので，同一の手法で調べることができる

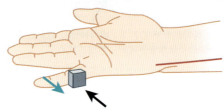

図 A-31　尺側手根屈筋(C7，8；T1；尺骨神経)。手を回外，指を伸展させ，机にのせた状態で，抵抗に逆らって小指を強く外転させる

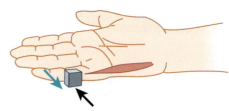

図 A-32　小指外転筋(C8，T1；尺骨神経)。手を回外，指を伸展させ，机にのせた状態で，抵抗に逆らって小指を外転させる

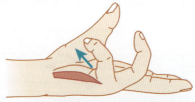

図 A-33　小指対立筋(C7，8；T1；尺骨神経)。指を伸展した状態で，小指を母指の付け根に触れるように動かす

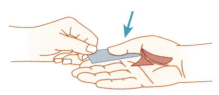

図 A-34 母指内転筋（C8，T1；尺骨神経）。抵抗に逆らって，手のひらと母指の間で紙を挟んだままの状態にする。親指の爪は手のひらと直角になるようにする

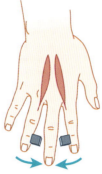

図 A-36 掌側骨間筋（C8，T1；尺骨神経）。手のひらを机にまっすぐ置いた状態で，外転した示指，環指，小指を中央に内転させる

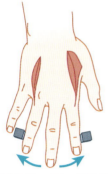

図 A-35 背側骨間筋（C8，T1；尺骨神経）。手のひらをまっすぐ机に置いた状態で，抵抗に逆らって示指と環指を中央から外転させる

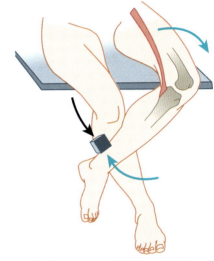

図 A-37 縫工筋（L2，3；大腿神経）。膝を屈曲させ椅子に座り，抵抗に逆らって大腿を回外させる

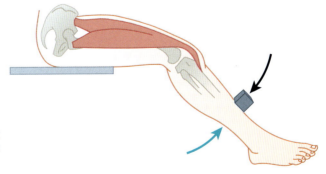

図 A-38 大腿四頭筋（L2-4；大腿神経）。抵抗に逆らって膝を伸展させる

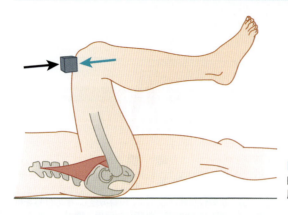

図 A-39　腸腰筋（L1-3；大腿神経）。仰臥位になり，膝を屈曲させる。抵抗に逆らって約90度に屈曲させた大腿をさらに屈曲させる

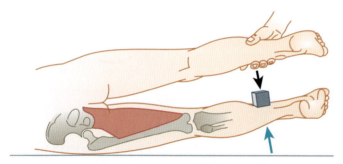

図 A-40　大腿内転筋（L2-4；閉鎖神経）。側臥位で患者の片方の膝を伸展させ，抵抗に逆らって下腿を内転させる。上方の下肢は検者が支える

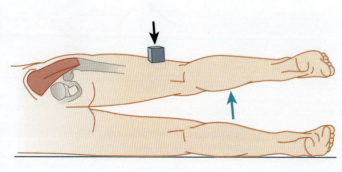

図 A-41　中殿筋，小殿筋（L4, 5；S1；上殿神経）。側臥位で大腿，下肢を伸展させ，抵抗に逆らって下腿の上部を内転させる

A 筋機能の検査　291

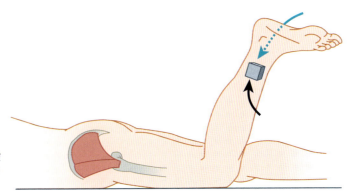

図 A-42　中殿筋，小殿筋（L4，5；S1；上殿神経）。腹臥位で膝を屈曲させ，抵抗に逆らって大腿を外転させる

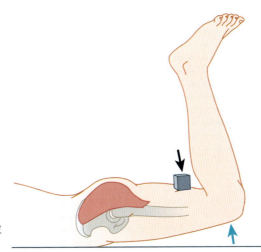

図 A-43　大殿筋（L4，5；S1，2；下殿神経）。腹臥位で，抵抗に逆らって大腿をテーブルから挙上させる

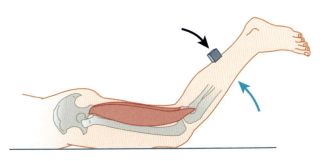

図 A-44　膝屈筋群（L4，5；S1，2；坐骨神経）。腹臥位で，抵抗に逆らって膝を屈曲させる

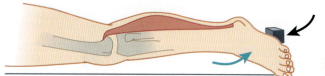

図 A-45　腓腹筋(L5；S1, 2；脛骨神経)。伏臥位で，抵抗に逆らって足を底屈させる

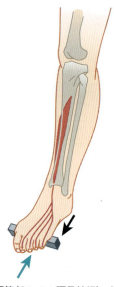

図 A-46　長趾屈筋(S1, 2；脛骨神経)。抵抗に逆らって趾の末節を屈曲させる

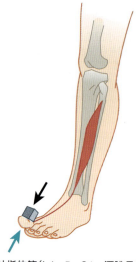

図 A-48　長趾指伸筋(L4, 5；S1；深腓骨神経)。抵抗に逆らって母趾を背屈させる

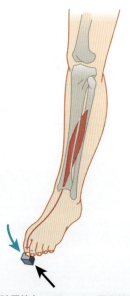

図 A-47　長母趾屈筋(L5；S1, 2；脛骨神経)。抵抗に逆らって母趾を底屈させる。第 2，第 3 趾も底屈させる

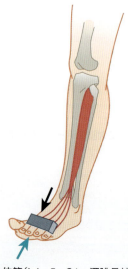

図 A-49　長趾伸筋(L4, 5；S1；深腓骨神経)。抵抗に逆らって趾を背屈させる

A 筋機能の検査 293

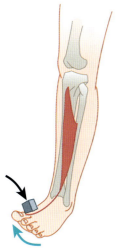

図 A-50 前脛骨筋(L4, 5；深腓骨神経)。抵抗に逆らって足を背屈させひっくり返す

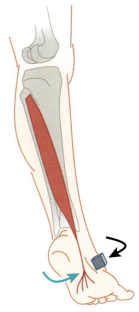

図 A-52 後脛骨筋(L5, S1；脛骨神経)。抵抗に逆らって底屈した足を内旋させる

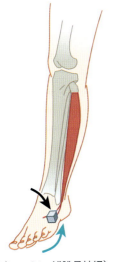

図 A-51 腓骨筋(L5, S1；浅腓骨神経)。抵抗に逆らって足を外旋させる

付録 B 脊髄の神経

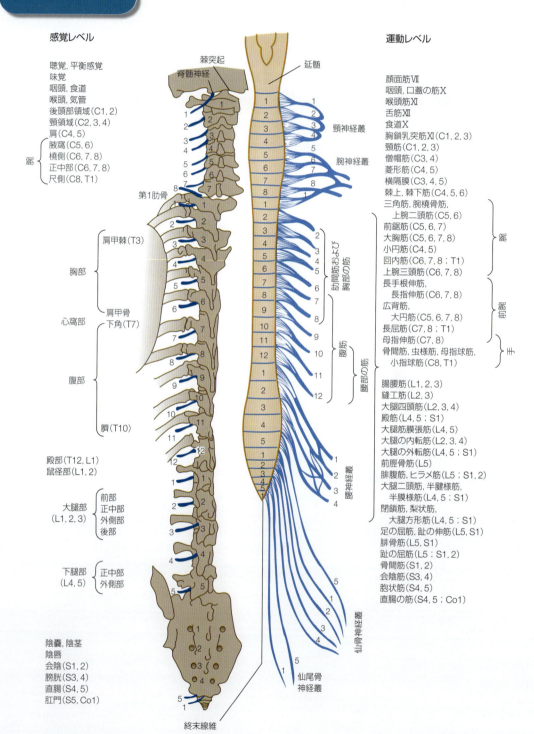

図 B-1 脊髄の運動, 感覚レベル

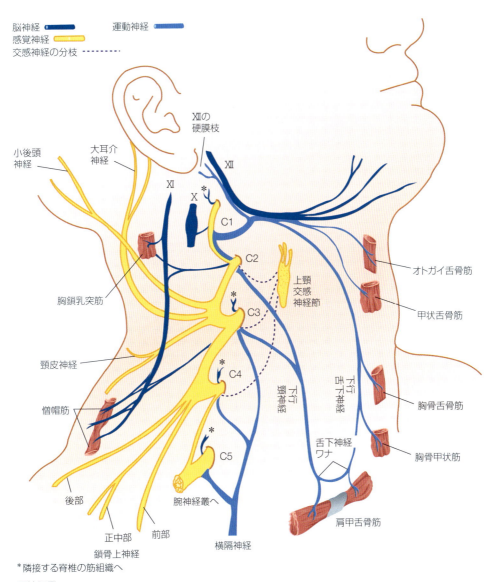

図 B-2 **頸神経叢**

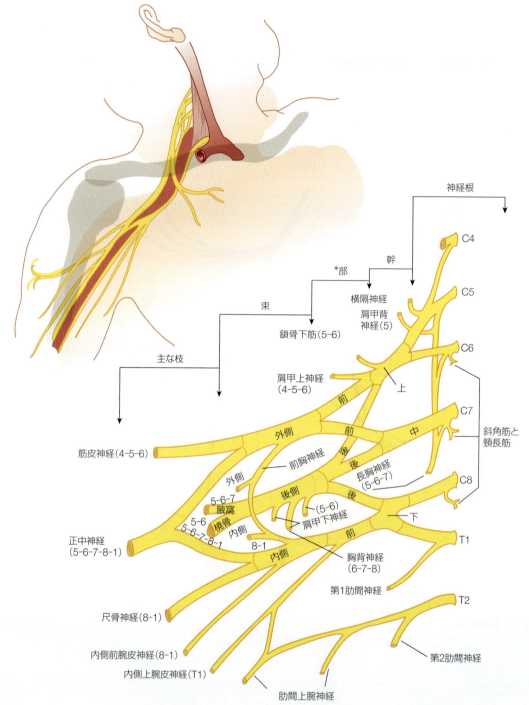

図 B-3　腕神経叢

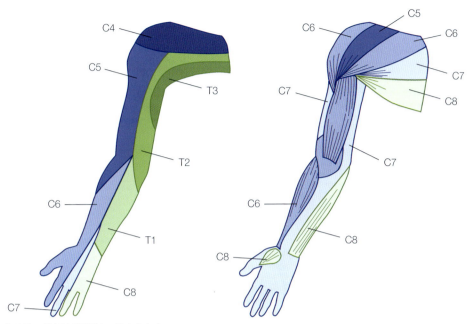
図 B-4 右上肢の神経支配領域，前方向から

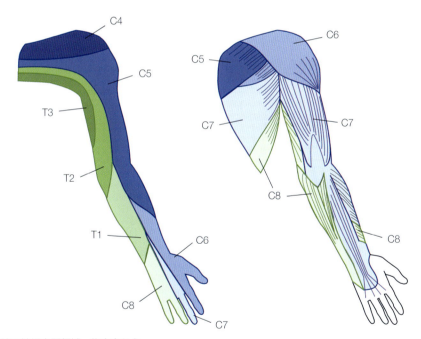
図 B-5 右上肢の神経支配領域，後方向から

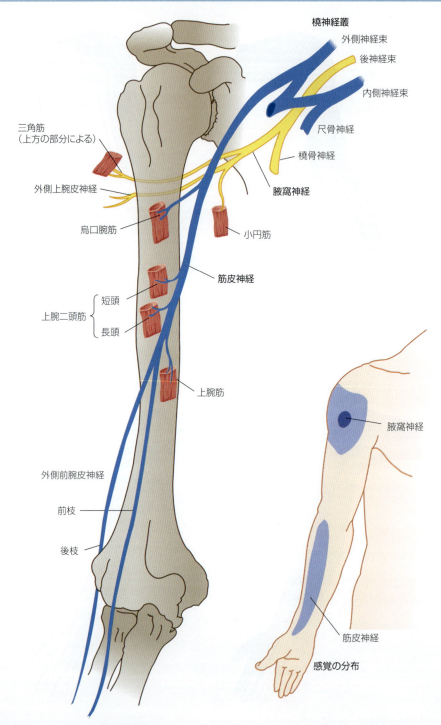

図 B-6 筋皮神経(C5, 6)および腋窩神経(C5, 6)

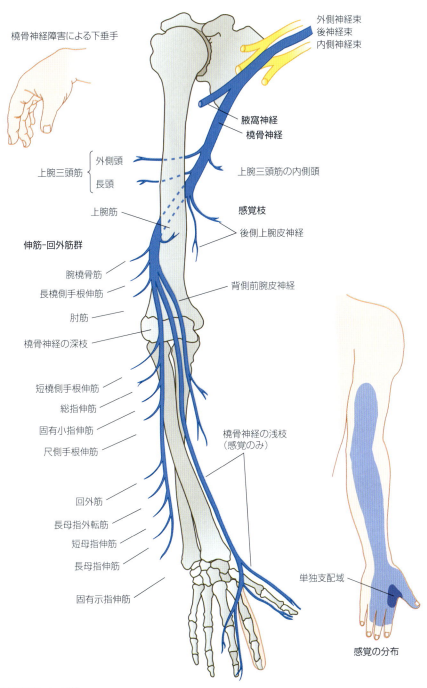

図 B-7　橈骨神経(C6-8；T1)

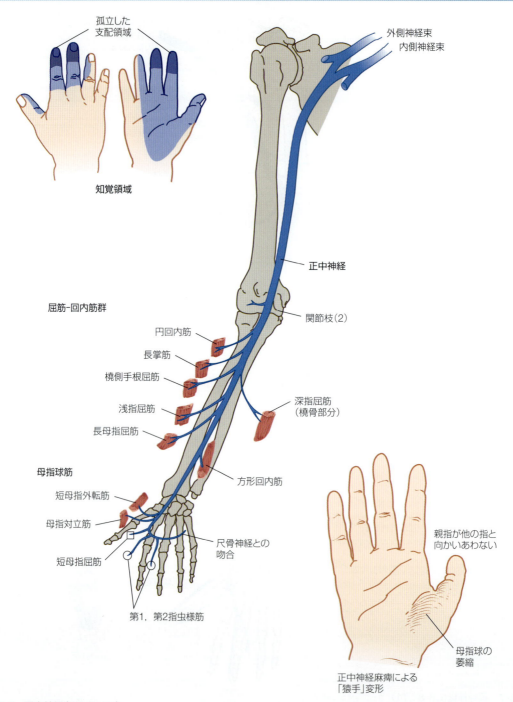

図 B-8　正中神経（C6-8；T1）

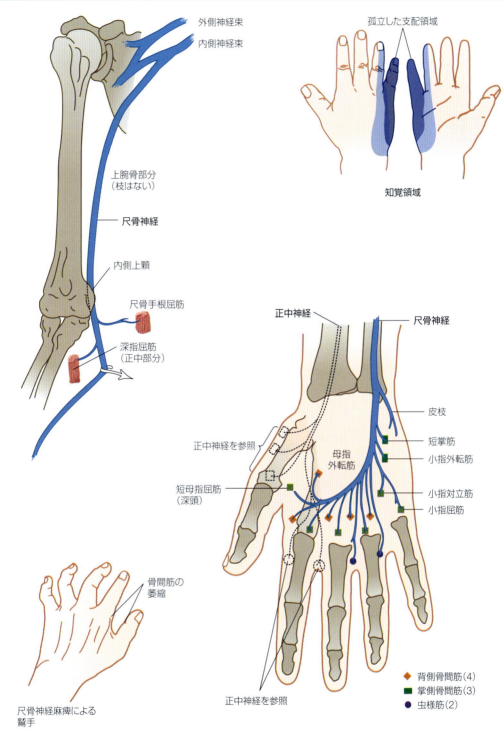

図 B-9　尺骨神経(C8, T1)

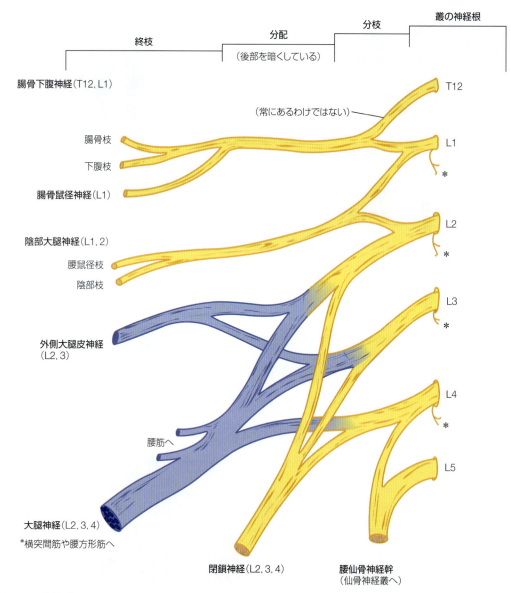

図 B-10　腰神経叢

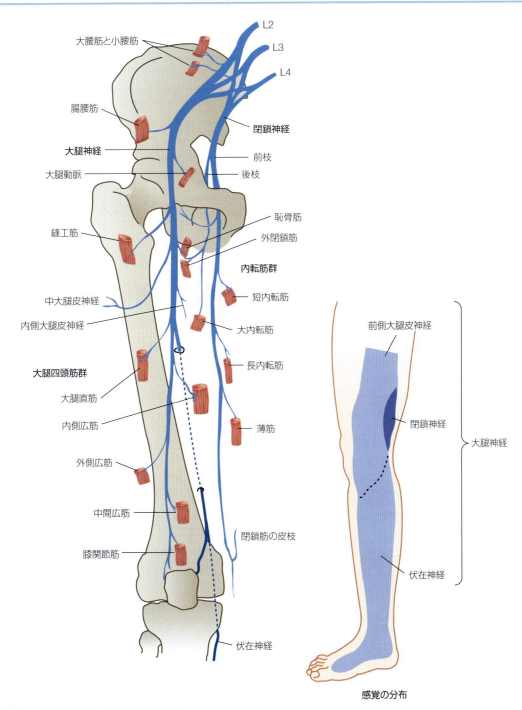

図 B-11 大腿神経(L2-4)および閉鎖神経

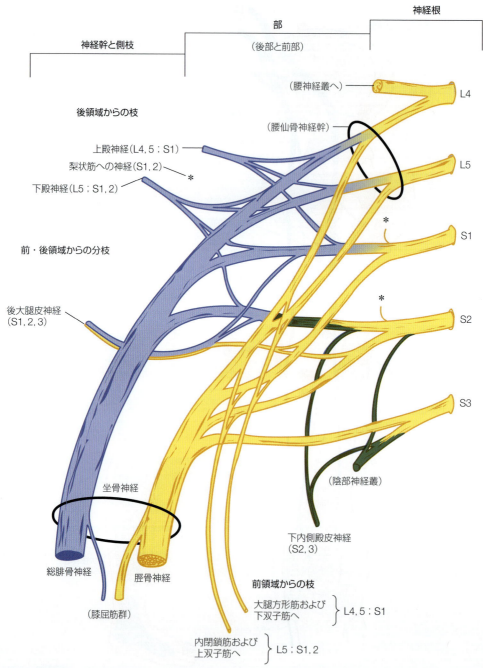

図 B-12　仙骨神経叢

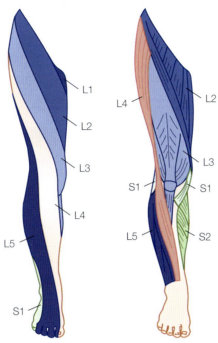

図 B-13　右下肢の神経支配領域，前方から。皮膚の神経支配（デルマトーム〈左〉），筋の神経支配（ミオトーム〈右〉）の類似性に注目

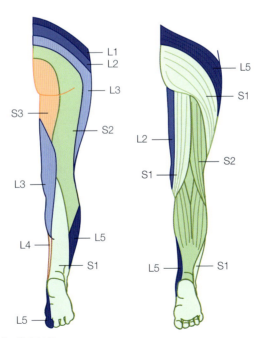

図 B-14　右下肢の神経支配領域，後方から

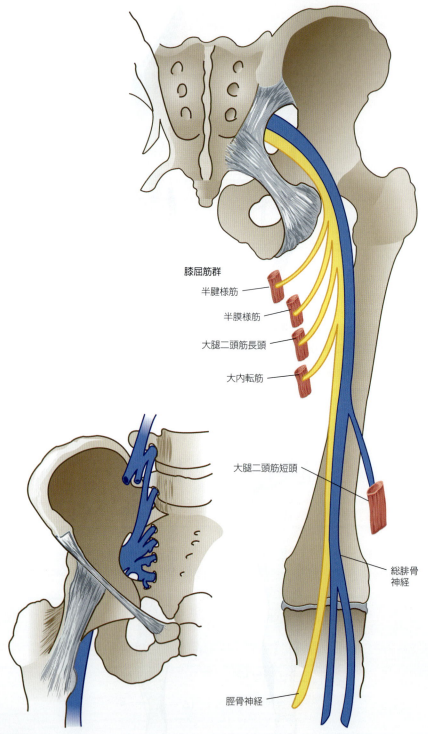

図 B-15　坐骨神経(L4, 5；S1-3)

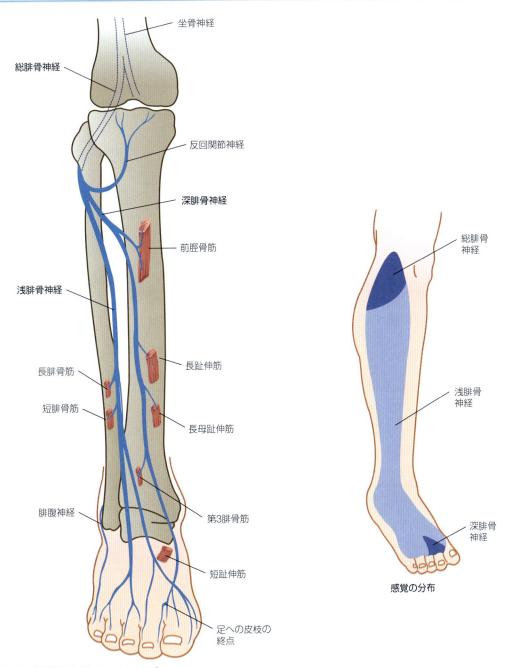

図 B-16 総腓骨神経（L4, 5; S1, 2）

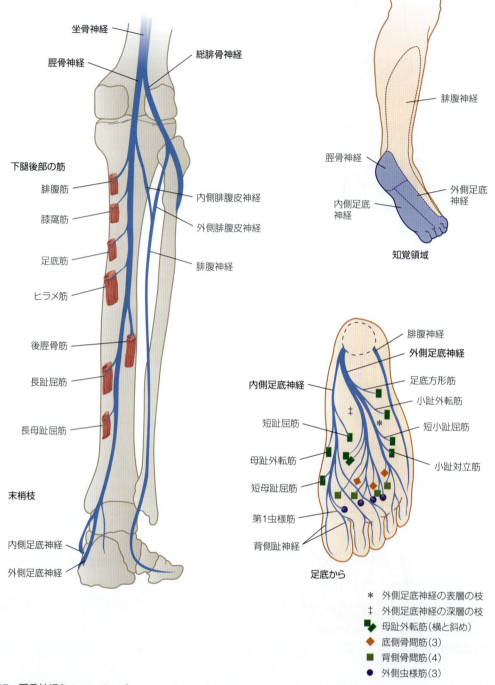

図 B-17　脛骨神経(L4, 5；S1-3)

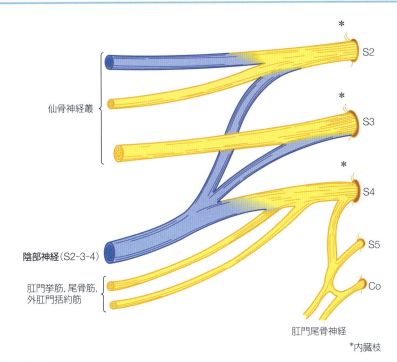

図 B-18 陰部尾骨神経叢

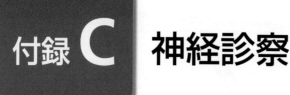

付録 C 神経診察

子どもと成人の診察

病歴

主訴と付随する訴えの性質，発症，進展，期間など，きちんと病歴が聴取されなければならない。これには既往歴，個人と家族歴，職業歴，社会歴も含まれる。内服薬の一覧も必須で，親戚や友人の聴取も望ましく，必要かもしれない。

特に次の点が重要である。

A 頭痛
持続期間，発症時期，部位，頻度，重症度，進行の度合い，増悪環境，関連症状，内服薬への反応を記載する。増悪する頭痛，あるいは「人生の中で最もひどい頭痛」は特に重要である。

B 痙攣と意識の一時的な消失
個々のエピソードの特徴，発症年齢，頻度，持続期間，エピソード中や後の精神状態，合併している徴候や症状，前兆，これまでの治療の種類やその効果を記録する。

C 視覚障害
頻度，増悪や寛解，暗点，視力の変化，複視，視野の変化，合併症を記載すべきである。

D 運動機能
患者の筋力は低下していなかったか？ 協調運動はうまくできたか？ 遠位筋（手足の筋）が近位筋（上腕か下肢）より障害されていないか？ 異常な筋の運動はあるか？ 筋萎縮はないか？

E 感覚機能
しびれ感やヒリヒリ感はあったか？ 体のどの部位か？ 感覚消失の場所は？ 患者は自分の下肢がどこにあるかいえるか？ 痛みのない火傷の病歴はあるか？

F 脳神経機能
複視はあるか？ 顔面の垂れ，不明瞭言語，嚥下困難，平衡障害，耳鳴り（片側か両側の耳に鳴り響く音，ブンブンいう音）や，聴力障害に注意すること。

G 痛み
発症，部位，進行の度合い，頻度，性状，理学療法の効果，これまでの治療の種類やその効果を評価する。

病気の時間的経過を明確に知ることは非常に大切である。症候の発症は突然あるいは徐々にか？ 徐々になら，時間経過は（時間，日，月）？ 症候は常に存在するのか，あるいは間欠的にか？ 症候を増悪させるのは何か，軽減するのは？

身体診察

正式な身体診察を始める前や，病歴を聴取している間など，患者を観察することで重要な情報を集めることができるかもしれない。患者の身なりはきちっとしているか，それともだらしないか？ 患者は病気を認識しており，心配しているか？ 患者は右と左の刺激に同様に注意が払えるか，たとえば患者は左側と右側から質問されたとき，同様に反応することができるか？ 患者に接し，注意深く観察することでより明解に知ることができる。

一般の身体所見は必ず施行すべきである。循環，呼吸，生殖泌尿器，胃腸，骨格系は診察し，体温，脈拍，呼吸回数，血圧はルーチンとして記録する。頭部，頸部，椎体，関節の奇形や動きの制限にも注意しなければならない。脊髄を障害する病気の可能性があれば，脊椎に圧痛や殴打痛がないか調べる（急性の頸髄損傷が疑われれば，首は固定しなければならない）。頭蓋の局所性肥厚，異常な頭皮の血管の集簇，陥没した領域，異常な輪郭や非対称，開頭術や別の手術の跡など，頭皮や頭蓋骨の視診と触診をすべきである。打診は病変上の局在性の頭皮や頭蓋骨の圧痛を明らかにし，水頭症の子どもでは，鼓音の割れたつぼの音が聞こえるかもしれない。頭蓋骨と頸部の雑音の有無を聴診する。

神経学的診察

意識と覚醒のレベル
患者の意識と覚醒の度合いには注意しなければならない。患者は意識があり十分覚醒しているか，嗜眠，昏迷，昏睡はないのか？ たとえば硬膜下血腫の患者では意識低下が最初の手掛かりとなる。

患者の集中力に注意する。患者は十分覚醒しているか，それとも意識不鮮明か（すなわち，一貫性のある思考の流れを維持できない）？　錯乱状態は脳の種々の局所病変で起こり，代謝疾患や中毒疾患でも一般的にみられる。

精神状態

精神状態のある種の変化は病変の局在を明らかにする，重要で特別な領域の局在脳病変を示唆する。たとえばウェルニッケ失語やブローカ失語は優位大脳半球のウェルニッケやブローカ領域を障害する病変でみられる（21章参照）。空間認識障害は，優位半球の頭頂葉の病気を示唆する。半側空間無視では，患者が刺激を無視し，通常左手側に起こり，右半球の疾患を示唆する。神経疾患（例：脳腫瘍，多発性硬化症）によっては，潜伏性の発症や寛解と増悪の経過があり，精神疾患の誤診の原因となる。初期の神経疾患が，診察，検査，画像，他の特殊な診断手技では正常だが発症していることがあり，内服治療の副作用による精神症状の変化は，臨床像をさらに複雑にするかもしれない。

A 一般的な行動

前述したように，検者は患者の行動，話し方，外観，身繕い，協調性を観察することで多くのことを知ることができる。患者は一貫性のある正確な病歴をいえるか？　患者は病気について適切に心配しているか？　患者は診察室にいる家族と適切に交流しあっているか？

B 気分

不安，抑うつ，アパシー，恐怖，疑い，被刺激性を観察する。

C 言語

患者の自発言語と医師の質問に対する反応を聞く。患者の会話は流暢か，非流暢か，努力性か？　言葉の選択は適切か？　患者は単純な物品（ペン，鉛筆，消しゴム，ボタン），色（種々の物品を指す），体の部分をいえるか？　患者は単純な単語（「犬」）と，種々の複雑な語句（「ケネディー大統領」，「no ifs, ands, or buts」，「彼がここにいるなら，そのときは彼と家に帰るだろう」）を繰り返すことができるか？　話し言葉の理解をチェックする。このことは話すことができない患者でも，「こぶしをつくってください」，「私に2本指を示してください」，「天井を指してください」，「私が入った部屋を指してください」と指示し，あるいは「学校は子どもの食べ物か」や「ヘリコプターは子どもを食べるか」などの質問に「yes」か「no」か首を振るよう指示することで可能である。

患者の読み書きの能力をチェックする（患者は読書用の眼鏡を装着しているか，必要なら確認したり，大きな字で印刷された新聞を使用する）。

D 見当識

人，場所，時間，状況に関する見当識をチェックする。

E 記憶

最近の出来事と昔の出来事の詳細や日付けを尋ねる。たとえば誕生日，結婚記念日，子どもの名前と年齢，数日前の特定の出来事，昔の出来事の詳細である。客観的な出来事について尋ねるのが適切である（「先週のスポーツでは何が印象的だったか」，「ワールドシリーズでどこが優勝したか」，「大統領は誰か」，「その前の大統領は誰か」など）。

F 知識を得たり操作したりする能力

1 一般情報

これらの質問は患者の生活背景や教育水準にあわせなければいけない。有名な政治家や世界の人物名，国や首都や州都，政治，スポーツ，芸術についてなどである。

2 類似性と差異

患者に木と石炭，大統領と王，小人と子ども，人と植物，嘘と誤りなどを比較させる。

3 計算

患者に100から7ずつ引き算させる。すなわち100から7を引くよう指示する（例：$100-7=93$, $93-7=86$, $86-7=79$）。1ケタの数（例：3×5, 4×3, 16×3）と2ケタの数（例：$11\times 17=187$）で足し算，かけ算や割り算をさせる。また18カ月で6％の利息の計算などさせる。検者は患者の教育水準にあわせて，計算の難易度を調整する。

4 保持

患者に順番にまたは逆から数字を反復させる（正常では，成人は前から7つ，後ろから5つの数字を記憶できる）。患者に例示したうえで，3分後に3つの都市名と3つの2ケタの数字を反復させる。

5 左右見当識，手指の認識

患者の，左右を識別したり，指を認識したりする能力は，「右の親指で左の耳に触れてください」などの質問で試すことができる。左右や手指の認識の障害は（計算の障害や書字困難とともに），左角回の病変で生じる**ゲルストマン症候群 Gerstmann's syndrome** でみられる。

6 判断

患者にことわざの象徴的なあるいは特別な意味を尋ねる。たとえば「時宜を得た一針は九針の手間を省く」，「転がる石に苔むさず」，「ガラスの家に住む人は石を投げるべきでない」などである。

7 記憶と理解

新聞や雑誌から簡単な内容の話を選んで読んでもら

い，患者の記憶の保持，内容の理解，話の説明を観察する。逆に検者が物語を話し，それを患者自身の言葉で再度話してもらう。また患者に話の意味を説明するよう促す。しばしば以下のような話が使われる。

a. カーボーイの物語

カーボーイが犬と一緒にサンフランシスコへ向かった。彼は友だちの家へ犬を預けると，スーツを買いにいった。新しいブランドの服に着替え，犬のところへ帰って，口笛を吹いたり，名前を呼んだり，なでたりしたが，犬は新しい服を着た彼には反応を示さなかった。うまくいかなかったので，元の服に着替えたところ，彼はそうあるべきだと考えていた犬は，すぐに主人をみて激しく喜んだ。

b. 金箔の少年の物語

約300年前のあるローマ教皇の即位式のとき，小さな少年が天使の役に選ばれた。見た目ができるだけ荘厳になるようにと，少年は頭の先から足の先まで金箔で覆われた。すると，その少年は病気になり，回復のためのあらゆる手が尽くされたが，病気の原因になったと思われる金箔は除去されず，彼は数時間で亡くなった。

G 思考の内容

思考の内容には強迫観念，病的恐怖，妄想，抑えがたい欲望，反復する幻想や悪夢，離人症，幻覚が挙げられる。

脳神経

A 嗅神経（Ⅰ）

嗅覚は頭蓋底の損傷が疑われる頭部外傷が生じた症例や，異常な精神状態の患者（前頭葉下の髄膜腫と前頭葉グリオーマは下部の嗅神経を圧迫しうる）では検査すべきである。慣れているにおい，たとえばペパーミント，コーヒー，バニラなどを使用し，刺激物，たとえばアンモニア，ビネガーなどは避ける。患者は眼を閉じ，鼻孔の片方を閉じて物質を同定しなければならない。嗅覚消失は鼻腔疾患がない場合は重要で，たとえば腫瘍による嗅覚路の圧迫を示唆しうる。

B 視神経（Ⅱ）

1 視力検査

スネレン指標は視力を測定する際に使用され，矯正で改善が得られるかどうか確かめる。ピンホールが近位の視力を矯正できるか確認する際に使用されることもある。強い障害がある人では，大雑把な検査がなされ，たとえば指の数を数えたり，手の動きや，暗から明への変化を検知したりする能力が確かめられる。

2 眼底鏡検査

左右の眼底を検査する。眼底鏡検査の観察項目は視乳頭の色や大きさ，形，生理的窪みの有無，視乳頭の辺縁の明瞭さ，血管の大きさや形，輪郭，出血や滲出物，沈着の存在などである。乳頭浮腫や乳頭蒼白は，存在するなら明瞭に記載すべきである。

3 視野検査

検者から約1m離れて座っている患者を対座視野法で検査する。患者は自分の左眼を覆って，検者の左眼をみる。検者は患者のみえない下方から2つの下1/4視野に両手をゆっくり挙上し，患者は検者の手がみえはじめたところで合図する。上方の1/4視野も検者の手を上方から下げ同様に検査する。患者の左眼も検者の右眼に相対させ検査する。

より正確な視野検査は，周辺視野計かタンジェントスクリーンを使用し計測する。

C 動眼神経（Ⅲ），滑車神経（Ⅳ），外転神経（Ⅵ）

斜視，眼振，眼瞼下垂，眼球突出，瞳孔異常を最初に診察で観察する。水平および垂直方向に目的物（例：指や光）を患者に追視させ，眼球運動を検査する。

各々の瞳孔の大きさと形を記載する。さらに患者が遠方をみているときと，暗い部屋で片方の眼に明るい光を入れた際の，両方の瞳孔の反応に注意する。直接対光反射は光を照らした瞳孔の反応である。共感性対光反射は反対の瞳孔の反応で，刺激光から隠されている瞳孔である。

調節-輻輳反応の検査で，検者は患者に遠いところと約15cm離れたところを交互にみるよう指示する。

眼振 nystagmus（眼の律動性で，急に動く運動）があるか注意すべきで，存在するなら正面視での急速と緩徐相の方向や，特定の注視によって誘発されるか観察する。眼振は前庭系，小脳，脳幹の病気で生じる。

D 三叉神経（Ⅴ）

ピンでの痛覚や綿による触覚の有無を，顔面に分布する3つの分枝の領域と頭皮前半分で検査する。角膜感覚は患者が上方をみているときに，滅菌した綿をこよりにし側方から軽く触れることで検査される。下顎を噛むことによって誘発される咬筋と側頭筋の収縮を触知し，三叉神経運動機能を検査する。

E 顔面神経（Ⅶ）

顔面の表情，動き，対称性に注意する。患者に笑わせたり，口笛を吹かせたり，歯をむき出しにさせたり，唇をすぼめたりさせ，下部顔面筋の随意運動を評価する。眼を閉じたり，前額部にしわを寄せる手法は上部顔面筋を検査する方法である。

軽度の顔面非対称は以前からあるのかもしれず，必ずしも神経疾患の徴候ではない。昔の写真（例：車の免許）を調べれば，顔面の非対称が最近のものか，昔からのものか明らかにできる。

患者によっては（一次性に顔面神経障害が疑われる患者），舌の前2/3の味覚異常を検査するのが有用か

もしれない。検査液を綿棒で舌の先につければよい。使用される溶液は甘み（糖），苦み（キニーネ），しょっぱさ（塩），酸っぱさ（ビネガー）である。患者はレッテルを貼ったカードを指し示す。

F 前庭蝸牛神経（Ⅷ）

1 蝸牛神経

患者が検者の会話の声が聞こえているか観察する。それから各々の耳から数cm離れたところで親指と人差し指をこすりあわせて音を出し，聞こえるかどうか検査する。やかましい時計のカチカチいう音や話し声が聞こえる，耳からの最大距離を測定する。

256 Hzにあわせた音叉を各々の耳の気導と骨伝導の検査に使用する（表16-1 参照）。リンネ検査では，音叉を乳様突起に置き，次に耳の前方に置く。正常では音叉が乳様突起より耳の前に置かれたときの方が数秒長く聞こえる。蝸牛神経の損傷では，振動する音叉が聞こえないかもしれない（神経性難聴）。部分的に聴力が残っているとき，気導は骨伝導よりよく聞こえる。聴力が障害されている中耳の疾患では，音叉の骨伝導は気導より良好である（伝音性難聴）。

ウェーバー検査では，音叉（256 Hz）を鼻のブリッジか，頭頂部に置く。正常では，音は両方の耳から同等に聞こえる。中耳疾患による片側難聴患者では，音は病側の耳によく聞こえる。

2 前庭神経

前庭機能不全が疑われるとき，前庭機能を評価する際にはカロリックテストが使用される。穿孔がないか確かめるため，鼓膜がまず検査される。垂直半規管の検査では患者は前に少し傾けて座り，水平半規管の検査では仰臥位になり頭部を後ろに60度傾ける。検者はゆっくり，正確に一方の外耳道に冷水（30℃）や温水（40℃）を注入する。正常では，片側の耳の冷水注入で反対側への眼振が生じ，温水注入では同側への眼振が起きる（これの記憶術はCOWS〈cool, opposite, warm, same〉）。注水は患者が嘔気，めまい，眼振が生じるまで続けられる。正常では20〜30秒かかる。3分後に反応がないなら，検査は中止される。

G 舌咽神経（Ⅸ）

舌の後ろ1/3の味覚を舌の前2/3と同じように検査する。舌圧子か綿棒を用いて軟口蓋や咽頭の感覚（通常触覚）を調べる。咽頭反応（嚥下反射）は両側行われる。

H 迷走神経（Ⅹ）

水を飲んだり，固いものを食べたりする様子を観察することで嚥下機能を検査する。咽頭壁の収縮は嚥下反射の一部として観察される。患者が「あー」といったときの口蓋の正中縫線と口蓋垂の動きを記録する。迷走神経の片側麻痺では，縫線と口蓋垂が正常側へ動き，麻痺側の喉頭咽頭壁が正常側へカーテンのように動く。患者の声の性質，発話量，音を記録する。

I 副神経（Ⅺ）

患者に下顎に加えた抵抗に逆らって首を回旋させるよう指示する。この検査では反対側の胸鎖乳突筋の機能を検査する。両方の胸鎖乳突筋を一緒に検査するため，患者は頭部を下顎の下に置かれた抵抗に逆らって前に曲げる。抵抗に逆らって肩をすくめるのは僧帽筋の検査法である。

J 舌下神経（Ⅻ）

提舌時と口腔内安静時に舌の萎縮，線維束性収縮，振戦を検査する。提舌時の舌の偏倚に注意する。舌下神経やその核の病変は同側に舌を偏倚させる。

運動系

筋容積，筋緊張，筋力，異常運動を評価する。

筋萎縮や筋肥大は視診，触診，四肢の周径の測定で判定される。両側の周径の差は患者の利き手や仕事に関係するかもしれないが，しばしば筋萎縮から生じる。

線維束攣縮（筋線維群の不随意の収縮や攣縮）があるなら，これらの部位は記載する。

筋緊張は四肢の筋の触診と，検者による関節の受動運動で判定される。受動運動に対する抵抗の増加と減弱を記載する。筋緊張の変化に注意する。折りたたみナイフ様の痙性，鉛管様あるいは歯車様筋固縮，攣縮，拘縮，筋緊張低下などである。

四肢，頭部，体幹の筋群の筋力を検査する。筋力の低下が示される場所では，より小さな筋群や個々の筋を検査する（付録A参照）。異常運動に注意し，姿勢や情動の変化，意思，随意運動の影響を記録する。振戦があるなら，それは安静で生じるか（安静時振戦），維持した姿勢で生じるか（姿勢時振戦），動きで生じるか（企図振戦）に注意を払う。アテトーゼ，舞踏運動，ミオクローヌスを含む，不随意運動を記載する。

協調運動，歩行と平衡

A 簡単な歩行検査

検者は患者の歩行を観察するだけで，多くの情報が得られる。患者の姿勢，歩行，協調している自動運動（腕の振り），直線歩行と方向転換する状態を観察する。患者がつま先と踵をつけて歩行できるか判定する。足の位置と歩行は十分に記録する。

B ロンベルグ検査

患者に踵とつま先をつけさせ，眼を閉じて立たせる。動揺の増強は小脳や前庭の機能不全の患者に通常生じる。脊髄後索疾患の患者は，開眼したときは十分位置を保つことができるが，閉眼したときは転倒することがある（これは「ロンベルグ徴候陽性」と呼ばれ，

後索や前庭機能不全を示唆する)。

C 指鼻検査と指指検査
指鼻検査では，患者は自分の鼻に指先を置き，次に腕の距離に置かれた検者の指を触る。これをできるだけ速く反復する。指指検査では，患者は腕を前に伸ばした後，両指先を近づけようと試みる。小脳疾患では目標を通り過ぎる測定異常がしばしば観察される。

D 踵脛検査
患者は踵を反対側の膝に置き，次に踵を脛に沿って動かす。小脳疾患では目標を通り過ぎる測定異常がしばしば観察される。

E 急速変換運動
この検査では，患者は迅速に指を屈曲したり伸展したり，伸ばした指で迅速に机をタップしたりする。また前腕の回内と回外を迅速に交互に繰り返す。これらの動きをすばやく滑らかに遂行できないのは，ジスジアドコキネジア(反復拮抗運動不能)の特徴で，小脳疾患の指標となる。

反射
以下の反射は日常的に検査され，導出された反応は0〜4+(2+は正常)の程度で分けられる。各々の深部腱反射は，左右で比較されるべきである。非対称性，つまり片方が他方よりすばやい反射には，特に注意をはらう。検者は種々の感覚を研ぎ澄ます。たとえば肢の反射反応は観察されるが，その肢を支える検者の手によっても感じとれるかもしれない。打鍵器で腱反射が消失した肢を打ったとき，腱反射は鈍い音として聞こえるかもしれない。

1種類の反射の非対称性は，しばしば神経や神経根障害側の腱反射低下を反映する。対照的に，一側の上下肢の深部腱反射がよりすばやいなら，患者は錐体路障害による腱反射亢進を示しているかもしれない。

A 深部腱反射
1 二頭筋反射
患者の肘が正しい角度に屈曲しているとき，検者は母指を患者の二頭筋腱上に置き，それから母指を叩く。通常軽度の二頭筋の収縮が生じる。
2 三頭筋反射
検者の手で保持している患者の肘で，三頭筋の腱を肘頭のちょうど上部で鋭く叩く。上腕の伸展を伴った三頭筋の収縮が通常起こる。
3 膝蓋腱反射
膝蓋腱を打鍵器で叩く。患者は通常リラックスしつつ下肢を垂らして机やベッドの縁に座る。横になった患者では，膝は検者の腕で支持され屈曲しており，踵はベッドの上に軽くついている。

4 アキレス腱反射
患者を椅子にひざまずかせ，踵と足を椅子の縁から出す姿勢で，この反射は最も鋭敏に導出することができる。アキレス腱を打鍵器で叩く。

B 表在反射
1 腹壁反射
腹部の筋肉を弛緩させて仰臥位に横たわっている患者の腹部の各々1/4の領域の皮膚を，ピンで末梢から臍の方向へ擦る。正常では局在性に腹壁筋が収縮し，臍が刺激を受けた1/4の領域へ動く。
2 挙睾反射
男性で大腿近位1/3の内側皮膚を擦ることで，同側の睾丸の収縮を引き起こす。
3 足底反応
大きなピンか木の棒で軽く足底の外側の皮膚を，踵から小趾基部，それから母指球部内側へ擦る。正常の足底反応はすべての足趾の足底への屈曲で，足遠位部の軽い内反屈曲がある。

C クローヌス
クローヌス(反復する反射筋運動)は反射が亢進している患者で導出される。手関節クローヌスは手首を強制的に屈曲あるいは伸展させることで導出される。膝クローヌスは膝蓋を急に下方へ動かすことで導出され，大腿四頭筋の引き続く間代性収縮が生じる。足クローヌスはすばやく足を背屈して導出され，腓腹筋の間代性収縮が起こる。クローヌスは持続的だったり，一過性だったりする(通常は収縮する回数で測定される。健常者では足首で3〜4回のクローヌスが導出しうる)。

感覚系
感覚系の診察は患者の主観的反応に依存するので，患者，検者両者にとって難しく，疲れる診察である。患者は安静かつ協力的でなければならない。軽度に異常があれば再度検査すべきである。以下に示す感覚を検査し，図に記載する。

A 痛覚
ピンや深部圧を感知する患者の能力を検査する。異常があれば，その分布を記載する(特定のデルマトーム?「手袋靴下」パターンで遠位の手足?)。

B 温度覚
温かさや冷たさを感知し識別する能力を検査するため，温水や冷水の検査チューブを使用する。代わりとして，患者が音叉の平らな側面を冷たさとして感知できるかチェックする。

C 触覚
綿で皮膚を軽くこすり感知できるか検査する。

D 振動覚
患者は骨隆起部にあてた音叉の振動（128 Hz）を感じとることができるか検査する。果，膝蓋，腸骨稜，脊椎棘突起，尺骨隆起にあてた音叉で患者が振動覚を検知できる時間を，医師自身のそれと比較する。

E 位置覚
検者に保持されている足趾や手指の位置を患者に答えさせることで検査する。患者は指や趾の両側を保持され，眼を閉じて，それが上に動いたか下に動いたか判断する。指や趾で障害が認められるなら，足首，手首，膝，肘を検査する。

F 立体覚
物品の形，大きさ，重さが認識できるか検査するため，患者の手に慣れ親しんだ物（例：コイン，キー，ナイフ）をのせ，見ずにそれが何か答えさせる。

G 二点識別覚
2つの刺激を識別できるか，コンパスやカリパスをそれぞれ別の地点に置き，識別できる最短距離を測定し，体の他の領域と比較する（正常：指先端は0.3〜0.6 mm，手掌と足底は1.5〜2 mm，手背は3 mm，脛は4 mm）。

H 部位認知
患者は眼を閉じ，検者は患者の体に触る。患者が触れられた場所を示すことで，触覚部位を局在化し示す能力を評価できる。体の両側の同じ領域を比較する。二点同時刺激の消去（例：左手の刺激と同時では右手の刺激は認知できないが，右手の刺激のみなら触覚を認知する）は，反対側の頭頂葉の障害を示唆する。

新生児の診察

新生児の神経診察は，通常生後すぐに施行される。1週間ごとの反復検査が望ましい。検査では，乳児にわずかな刺激を与え，それによる自発的な動きを観察する。

一般状態

診察中に運動パターンと腹臥位，背臥位の身体姿勢を観察し，反射を評価する。

正常の乳児では，四肢は屈曲し，頭部は側面に回旋しており，下肢では蹴る動きがあるかもしれない。四肢の伸展は脳内出血，核黄疸の後弓反兆，腕神経叢麻痺での上肢麻痺の非対称性で生じる。動きの乏しさは腕神経叢麻痺と髄膜脊髄瘤で生じることがある。

神経診察

脳神経
A 視神経（Ⅱ）
乳児に光での瞬目反射を検査する。眼底検査は診察の最後に行うべきである。

B 動眼反射（Ⅲ），滑車神経（Ⅳ），外転神経（Ⅵ）
瞳孔の大きさ，形，左右差，対光反射を検査する。頭部の側方への回旋は反対側への眼球の回旋を生じさせる（人形の目反射）。

C 三叉神経（Ⅵ），顔面神経（Ⅶ）
吸引反射は，乳児の唇に指や乳首が触れることによって誘発される。探索反応では，指先が乳児の頬に触れると，口が開き刺激のあった方へ向く。

D 前庭蝸牛神経（Ⅷ）
大きな声に対する反応として瞬目反射が起きる。迷路反射の検査のために，乳児は検者に持ち上げられ，数回右へ左へ回転させられる。正常の乳児は回転する方向をみる。回転が止まると，乳児は反対方向を振り返る。

E 舌咽神経（Ⅸ），迷走神経（Ⅹ）
乳児の嚥下能力に注意する。

運動系と反射
自発的な，また誘発される運動活動が記載される。乳児が不活発で静かなら，モロー反射（「症例」参照）を行うか，運動を誘発するため腹臥位にされるかもしれない。

A 彎曲反射（ギャラン反射 Galant's reflex）
乳児を腹臥位にして，正常の胸腰椎の傍脊椎部を指で触覚刺激し，背部同側の筋肉を収縮させると，頭部と下肢は刺激側へ屈曲し，体幹は刺激側から遠ざかる。

B 筋緊張
活動時と弛緩時に筋を触知し，筋緊張を評価する。肘や膝の受動伸展への抵抗が記載される。

C 肢の動き
様々な姿勢から乳児が肢を動かす様子をみる。右と左の肢の動きの非対称に注意を払う。

D 関節の動き
乳児の股関節と膝関節を曲げ，垂直抱きで頭部を短時間下げたときの，重力の影響を調べる。

E 把握反射
手掌尺側の刺激で乳児は検者の手を強く握る。

F 引き起こし反応
正常の乳児では，ゆっくりと臥位から座位になるように引き起こすと，肩と首の筋肉の収縮が生じる。

G 歩行反応
正常の乳児の脇の下を支え，足を机に触れ垂直に立っているとき，足踏みをする。

H 位置反応と支持反応
乳児の足背を中等度に鋭い部分（例：検査時の机の端など）に擦りつけると，正常では膝関節と股関節が屈曲し，それから股関節が伸展する（位置反応）。足底

面が平たい表面につくと，膝と股関節の伸展が起こる（支持反応）。

I モロー反射（びっくり反応）

モロー反射は正常の乳児で存在する。突然の刺激（例：大きな声）は四肢の外転と伸展を引き起こし，示指と母指の屈曲以外は指や趾は伸展と開扇を伴う。その後，四肢の屈曲と内転が起こる。

J 他の反射と反応検者に

膝蓋腱反射，足底反応（正常反応は伸展），腹壁反射，足クローヌスは，乳児では静かにリラックスした状態で検査する。

感覚系

足底の痛覚刺激で刺激肢の逃避が生じ，非刺激肢でも時々起こる。

付録 D　質問と答え

第 1 部―1～3 章

以下の各問で，最も適切な答えを 1 つ選びなさい。

1. 基本的なニューロン信号の単位はどれか。
   A. 平衡電位
   B. 活動電位
   C. 静止膜電位
   D. 過常期
2. 静止時の運動ニューロンでは，1 つの興奮性シナプスは 15 mV の EPSP を生じさせ，1 つの抑制性シナプスは 5 mV の IPSP を生じさせる。EPSP と IPSP が同時に起こると，運動ニューロンの電位はどのように変化するか。
   A. 約 10 mV 脱分極する
   B. 20 mV 脱分極する
   C. 20 mV 以上脱分極する
   D. 1 mV 以内で電位を変える
3. ニューロンのカリウムイオンに対する平衡電位は通常どれと等しいか。
   A. ナトリウムイオンの平衡電位
   B. 静止膜電位
   C. EPSP の膜逆転電位
   D. 活動電位のピーク
4. 活動電位の発生が依存するのはどれか。
   A. カリウムイオンの開口により生じる脱分極
   B. カリウムイオンの開口により生じる過分極
   C. ナトリウムイオンの開口により生じる脱分極
   D. ナトリウムイオンの開口により生じる過分極
5. 大脳を構成するのはどれか。
   A. 視床と大脳基底核
   B. 終脳と中脳
   C. 終脳と間脳
   D. 脳幹と前脳
   E. 小脳と前脳
6. 体性神経系が支配するのはどれか。
   A. 皮膚の血管
   B. 脳の血管
   C. 心筋
   D. 体壁の筋
   E. 内臓の筋
7. 末梢神経系の特徴として正しいのはどれか。
   A. 脊髄を含む
   B. 膜に覆われ液に満たされた腔により包まれる
   C. 脳神経を含む
   D. 脊髄神経は含まない
   E. 骨格の中に存在する
8. 中枢神経系において必要な ATP が供給するエネルギーは何に使われるか。
   A. ニューロンの分裂
   B. ATPase によるイオン勾配の維持
   C. 活動電位の発生
   D. EPSP と IPSP
9. 髄鞘（ミエリン）がつくられるのはどれか。
   A. 中枢神経系の稀突起膠細胞（オリゴデンドロサイト）と末梢神経系のシュワン細胞
   B. 中枢神経系のシュワン細胞と末梢神経系のオリゴデンドロサイト
   C. 中枢神経系と末梢神経系におけるオリゴデンドロサイト
   D. 中枢神経系と末梢神経系におけるシュワン細胞

以下の各問では，正解は 1 つか，もしくは複数ある。
- 1, 2, 3 が正解であれば，A
- 1 と 3 が正解であれば，B
- 2 と 4 が正解であれば，C
- 4 のみ正解であれば，D
- すべてが正解であれば，E

と答えなさい。

10. 成人の脊髄運動ニューロンについて，正しいのはどれか。
    1. ナトリウムイオンとカリウムイオンの能動輸送を介して膜電位を維持する
    2. タンパクは細胞体のみで合成され，軸索では合成されない
    3. 分裂に際し DNA を合成しない

4．末梢領域の切断後，その軸索は再生しない
11．髄鞘について正しいのはどれか。
1．中枢神経系ではオリゴデンドロサイトによりつくられる
2．末梢神経系ではシュワン細胞によりつくられる
3．ランヴィエの絞輪により周期的に断絶している
4．細胞形質膜によるラセン状の覆いとなっている
12．星状膠細胞（アストロサイト）について正しいのはどれか。
1．細胞外カリウムイオンを緩衝する
2．ギャップ結合により相互に結合している
3．傷害後の瘢痕形成を促進する
4．骨髄から中枢神経系へ遊送する
13．一般的なニューロンの細胞体について正しいのはどれか。
1．成人では分裂できない
2．ニューロンにおけるタンパク合成の主要な部位である
3．細胞の核が存在する
4．シナプス小胞を含む
14．中枢神経系で化学的シナプスを形成する軸索終末が一般的に含むのはどれか。
1．シナプス小胞
2．シナプス前肥厚
3．神経伝達物質
4．粗面小胞体
15．Na，K，ATPaseについて正しいのはどれか。
1．ATPを利用する
2．イオンポンプの1つとして働く
3．ニューロンの膜を介して，ナトリウムイオンとカリウムイオンの濃度勾配を維持する
4．大脳における産生エネルギーの25％以上を消費する
16．軸索輸送について正しいのはどれか。
1．1日あたり数cmの速さで細胞体から離れた方向へ動く巨大分子もある
2．ミトコンドリアは軸索に沿って動く
3．微細管が関係している
4．1日あたり300 mmの速さで細胞体に向かって動く分子の種類もある
17．脳幹に含まれるのはどれか。
1．中脳
2．橋
3．延髄
4．終脳
18．神経節とは何か。
1．大脳基底核の部分である
2．視床下部内の神経細胞体の集団である
3．大脳皮質の類似の細胞による層のことである
4．脳脊髄軸の外にある神経細胞体の集団のことである
19．脳幹にみられる神経伝達物質はどれか。
1．アセチルコリン
2．ノルアドレナリン
3．ドパミン
4．セロトニン
20．脊髄中心管の周りの細胞層について正しいのはどれか。
1．脳室帯と呼ばれる
2．軟膜と同じである
3．脳脊髄液を閉じ込める
4．辺縁帯と呼ばれる
21．ノルアドレナリンがみられるのはどこか。
1．交感神経幹
2．青斑
3．中脳の外側被蓋
4．神経筋接合部
22．グルタミン酸について正しいのはどれか。
1．神経筋接合部の伝達物質である
2．興奮毒性に関与する
3．中枢神経系の主要な抑制性伝達物質である
4．中枢神経系の主要な興奮性伝達物質である
23．錐体交叉について正しいのはどれか。
1．神経経路の集合である
2．脊髄神経の中の線維束である
3．優位側から非優位側への，中枢神経系内での水平方向の連絡である
4．左側から右側への（あるいはその逆の），中枢神経系内での垂直方向の連絡である
24．中枢神経系における抑制性伝達物質はどれか。
1．グルタミン酸（シナプス前抑制）
2．GABA（シナプス前抑制）
3．グルタミン酸（シナプス後抑制）
4．GABA（シナプス後抑制）
25．神経伝達物質としてのドパミンについて正しいのはどれか。
1．黒質から尾状核と被殻へ投射するニューロンにより産生される
2．神経筋接合部における情報伝達を媒介する
3．パーキンソン病では枯渇する
4．中枢神経系において主要な興奮性伝達物質である

第3部—5, 6章

以下の各問で，最も適切な答えを1つ選びなさい。

1. 脊髄の側柱(索)を通るのはどれか。
   A. 外側皮質脊髄路
   B. 前皮質脊髄路
   C. リッサウエア路
   D. 薄束路

2. 脊髄の上位運動ニューロン徴候はどれか。
   A. 著しい筋萎縮
   B. 腱反射の亢進
   C. 弛緩性麻痺
   D. 病的反射の消失
   E. 逃避反応の消失

3. 脊髄の伝導路のうち上行性でないのはどれか。
   A. 楔状束路
   B. 腹側(前)脊髄小脳路
   C. 脊髄視床路
   D. 脊髄網様体路
   E. 網様体脊髄路

4. 脊髄視床路の軸索はどこで交叉するか。
   A. 延髄
   B. 延髄毛帯
   C. 入力レベルよりも5から6上の脊髄分節内
   D. 入力レベルの1から2の脊髄分節内
   E. 内側毛帯

5. 脊髄クモ膜下腔について正しいのはどれか。
   A. 硬膜とクモ膜の間にある
   B. 軟膜とクモ膜の間にある
   C. 馬尾で終わる
   D. 腹膜腔と連絡する
   E. 椎骨に隣接する

6. 鎖骨下動脈から直接出るのはどれか。
   A. 腰根動脈
   B. 大前根動脈
   C. 前脊髄動脈
   D. 椎骨動脈

7. 脊髄の背核(クラーク背核)について正しいのはどれか。
   A. 後根神経節からの対側入力を受ける
   B. L2脊髄分節で終わる
   C. 中脳内で終わる
   D. 同側小脳内で終わる
   E. 副楔状束核からの線維を受ける

8. 患者が不安定さを訴えた。診察では四肢の位置覚，振動覚，立体覚が著しく障害されていた。患者は眼閉時に，数秒以上動揺なしに立つことができなかった。他の異常所見はなかった。最も考えられる病巣はどれか。
   A. 両側の脊髄側索
   B. 両側の下小脳脚
   C. 両側の脊髄後索
   D. 両側の脊髄視床路
   E. 錐体路

以下の各問では，正解は1つか，もしくは複数ある。
- 1, 2, 3が正解であれば，A
- 1と3が正解であれば，B
- 2と4が正解であれば，C
- 4のみ正解であれば，D
- すべてが正解であれば，E
と答えなさい。

9. 片側のL5の繊細な後根軸索が終わるのはどこか。
   1. 同側の後角辺縁層
   2. 同側の膠様質
   3. 同側の後角第5層
   4. 同側の背核(クラーク背核)

10. 脊髄視床路の軸索について正しいのはどれか。
    1. 温痛覚(外側脊髄視床路)と軽い触覚(前脊髄視床路)の情報を運ぶ
    2. 痛覚(外側脊髄視床路)と温度(前脊髄視床路)の情報を運ぶ
    3. 入力部位の1つか2つの脊髄分節内で交叉する
    4. 薄束楔状束核内でシナプスする

11. 背側脊髄小脳路について正しいのはどれか。
    1. クラーク背核とC8より上の副楔状束核内で起こる
    2. 筋紡錘，ゴルジ腱器官や触圧受容器で生じた情報を運ぶ
    3. 小脳皮質内で終わるため上行する
    4. 基底核と小脳へシナプスをつくらず投射する

12. 背柱(後索)伝導路内の二次ニューロンについて正しいのはどれか。
    1. 温痛覚の情報を運ぶ
    2. 毛帯内で交叉する
    3. 錐体内で交叉する
    4. 位置が限局された繊細な触覚，振動，二点識別と固有感覚を運ぶ

13. デルマトームについて正しいのはどれか。
    1. C4とTh2のデルマトームは隣接している
    2. 乳頭はC8のレベルである
    3. 母指，中指，第5指は各々C6, C7, C8のデルマトームの領域にある
    4. 臍部はL2のレベルである

14. 上位運動ニューロン病変の徴候に含まれている

のはどれか。
1．バビンスキー徴候
2．腱反射の減弱
3．痙性麻痺
4．著しい筋萎縮

15．δとC末梢感覚線維について正しいのはどれか。
1．後角のI層，II層内に終わる
2．痛みの感覚を運ぶ
3．後角のV層内に終わる
4．軽い触覚を運ぶ

16．正しいのはどれか。
1．横隔膜はC3とC4根を介して神経支配される
2．三角筋と三頭筋はC5根を介して神経支配される
3．上腕二頭筋はC5根を介して神経支配される
4．腓腹筋はL4根を介して神経支配される

17．中部胸椎レベルでの脊髄の左半切の長期後遺症はどれか。
1．左下肢の随意運動の消失
2．右下肢の温痛覚の消失
3．左下肢の位置覚と振動覚の低下
4．左下肢の腱反射の減弱

18．脊髄神経根について正しいのはどれか。
1．対応する頸椎椎体の下から出る
2．対応する頸椎椎体の上から出る
3．対応する下部の脊椎椎体の上から出る
4．対応する下部の脊椎椎体の下から出る

19．γ運動ニューロンについて正しいのはどれか。
1．脊髄の中間側柱核内に局在する
2．錘内筋の収縮を起こす
3．筋内の血管運動を調整する
4．前庭脊髄路内の軸索によって調節される

20．片側脊髄の後索の伝導路について正しいのはどれか。
1．同側の正常な二点間の識別のために必要である
2．後根神経節の細胞と後角ニューロンの両方から起こる
3．同側の薄束楔状束核のニューロンにシナプスする
4．主に太く，有髄で伝導性が早い軸索からなる

21．片側のL5の太い後根軸索が終わるのはどこか。
1．同側後角の後角辺縁層
2．同側の薄束核
3．同側の楔状束核
4．同側のクラーク背核

22．脊髄から小脳へ情報を運ぶ線維について正しいのはどれか。
1．クラーク背核から起こる
2．背側脊髄小脳路内に対側の半身をあらわす
3．副楔状束核の細胞から起こる
4．関節位置の意識にのぼる感覚において重要な要素である

23．灰白質中間側柱について正しいのはどれか。
1．自律神経系の節前ニューロンを含む
2．胸髄に顕著である
3．上部腰髄に顕著である
4．頸髄に顕著である

24．成人において正しいのはどれか。
1．脊髄内の髄鞘は非常に少ない
2．後索と側索はよく髄鞘化されている
3．脊髄は第5仙椎のレベルで終わる
4．脊髄は第1または2腰椎のレベルで終わる

25．ヒトの脊髄視床路について正しいのはどれか。
1．体の同側から情報を運ぶ
2．局在機構をあらわす
3．脊髄と同側のニューロンから主に起こる
4．温度と痛みの情報を仲介する

第4部—7～12章

以下の各問で，最も適切な答えを1つ選びなさい。

1．患者の神経診察で，左眼瞼が下がっており左眼球の内転と挙上が弱く，左眼瞳孔の対光反射が消失し，右下顔面筋と右上下肢の筋力低下が明らかになった。これらのすべての徴候を惹起する単一の病巣が位置しているのはどこか。
A．左橋延髄接合部の内側領域
B．左大脳脚の内側底部領域
C．左中脳の上部領域
D．左延髄の背外側領域
E．左中脳水道灰白質領域

2．この神経症候群は，顔面左側と首から下の身体右側の温痛覚の消失，左側の軟口蓋，咽頭，喉頭の不全麻痺，左側の失調，吃逆で特徴づけられる。どこの領域の梗塞が予想されるか。
A．脳底動脈
B．右後下小脳動脈
C．左後下小脳動脈
D．右上小脳動脈
E．左上小脳動脈

3．右側の片麻痺と感覚障害が生じる梗塞は，次のどの動脈の閉塞で起こるか。
A．左中大脳動脈
B．右前大脳動脈
C．左後大脳動脈

D．左上小脳動脈
　　E．前交通動脈
4．動眼神経（Ⅲ）が切断されても，生じないのはどれか。
　　A．部分的な眼瞼下垂
　　B．眼球外転
　　C．瞳孔の散大
　　D．涙液分泌の障害
　　E．毛様体筋の麻痺
5．延髄の腹内側部位はどこから血液供給を受けるか。
　　A．後脊髄動脈と上小脳動脈
　　B．椎骨動脈と前脊髄動脈
　　C．後脊髄動脈と後大脳動脈
　　D．後脊髄動脈と後下小脳動脈
　　E．後下小脳動脈と前下小脳動脈
6．小脳皮質の出力軸索が起こるのはどこか。
　　A．ゴルジ細胞
　　B．痕跡核細胞
　　C．顆粒細胞
　　D．プルキンエ細胞
　　E．錐体細胞
7．滑車神経（Ⅳ）核の病変で起こる障害はどれか。
　　A．同側の眼球の上転
　　B．反対側の眼球の上転
　　C．反対側の眼球の下転
　　D．同側の眼球の下転
8．味覚の入力は何によって運ばれるか。
　　A．内耳神経
　　B．舌全体の味覚は顔面神経
　　C．舌の前2/3は顔面神経，舌の後ろ1/3は舌咽神経
　　D．舌の前2/3は舌咽神経，舌の後ろ1/3は迷走神経
9．中枢性顔面神経麻痺でみられるのはどれか。
　　A．すべての同側の顔面筋麻痺
　　B．すべての反対側の顔面筋麻痺
　　C．頬筋以外の同側の顔面筋麻痺
　　D．頬筋以外のすべての反対側の筋麻痺
　　E．前頭筋と眼輪筋を除くすべての反対側の顔面筋麻痺
10．内包を通過し顔面へ向かう運動線維について正しいのはどれか。
　　A．前脚の前部にある腕に向かう線維の前に位置する
　　B．後脚の後ろ半分にある足へ向かう線維の後ろに位置する
　　C．後脚の前部にある腕に向かう線維の前に位置する
　　D．皮質前庭路内を進む
　　E．内包核内でシナプスする
11．ブロードマン4野はどこに相当するか。
　　A．一次運動野
　　B．前運動野
　　C．ブローカ野
　　D．一次感覚野
　　E．有線野
12．中大脳動脈領域を障害する脳梗塞で起こる障害はどれか。
　　A．反対側の下肢に最も強い筋力低下と感覚消失
　　B．反対側の顔面と上肢に最も強い筋力低下と感覚消失
　　C．同側の下肢に最も強い筋力低下と感覚消失
　　D．無動性無言がしばしばみられる

以下の各問では，正解は1つか，もしくは複数ある。
- 1，2，3が正解であれば，A
- 1と3が正解であれば，B
- 2と4が正解であれば，C
- 4のみ正解であれば，D
- すべてが正解であれば，E
と答えなさい。

13．ブロードマンの7野について正しいのはどれか。
　　1．一次視覚野とも呼ばれる
　　2．聴覚刺激の処理に関係する
　　3．外側膝状体からの入力を受ける
　　4．内側膝状体からの入力を受ける
14．小脳について正しいのはどれか。
　　1．登上線維と苔状線維が入力情報を運ぶ
　　2．プルキンエ細胞は小脳皮質からの一次出力を担う
　　3．プルキンエ細胞は同側の深小脳核へ投射する
　　4．深小脳核からの出力は対側の赤核と視床核へ投射する
15．左大脳半球が障害された弾丸創の患者には，どのような障害が起こるか。
　　1．左側の刺激の極端な無視
　　2．右上下肢を障害する片麻痺
　　3．左上下肢を障害する片麻痺
　　4．失語
16．線条体に含まれるのはどれか。
　　1．尾状核
　　2．淡蒼球
　　3．被殻

4．黒質
17．視床の後内側腹側核について正しいのはどれか。
1．対側延髄の楔状束核内にあるニューロンからの軸索を受ける
2．同側大脳半球の内側面のブロードマン4野にあるニューロンからの軸索を受ける
3．同側のにおい刺激に対応するニューロンを含む
4．同側大脳半球の体性感覚野へ投射するニューロンを含む
18．25歳男性はそれまで健康であったが，左眼のかすみが2週間続き，その後回復した出来事があった。その6カ月後に歩行が困難になった。診察では左眼の視力低下，眼振，両側のつま先と膝の振動覚と位置覚の消失，右のバビンスキー反射と腱反射の亢進を示した。3年後，構音障害，左上肢の企図振戦，尿失禁が認められた。症状から疑われるのはどれか。
1．重症筋無力症
2．連続する脳梗塞
3．小脳腫瘍
4．多発性硬化症
19．迷走神経が含む線維はどれか。
1．臓性感覚線維
2．臓性運動線維
3．鰓弓運動線維
4．体性運動線維
20．一側の大脳皮質の病変による筋障害は，どの神経によって起こるか。
1．反対側の脊髄運動ニューロン
2．同側の脊髄運動ニューロン
3．反対側の顔面神経
4．同側の顔面神経
21．三叉神経について正しいのはどれか。
1．体性感覚要素を持つ
2．頭蓋筋のある反射応答に携わる
3．鰓弓運動要素を持つ
4．迷走神経とともに通る軸索投射を受ける
22．弧束核について正しいのはどれか。
1．意識にのぼらない内臓機能感覚を出す
2．副交感性節前線維を出す
3．心筋虚血の間，心臓から出る痛みを調整する
4．顔面神経と並走する軸索を受ける
23．視床の感覚核はどれか。
1．外側膝状体
2．上膝状体
3．後外側腹側核
4．前腹側核

24．投射が終わる前に交叉する軸索はどれか。
1．両側の網膜の耳側からの視神経線維
2．薄束
3．楔状束
4．オリーブ小脳線維
25．8カ月にわたる右上下肢の徐々に進行する協調運動障害を呈した55歳の男性。診察では右上下肢の筋緊張の低下と失調が明らかとなった。最も可能性がある診断はどれか。
1．脳梗塞
2．腫瘍
3．左小脳半球の病変
4．右小脳半球の病変

第5部—13〜21章

以下の各問で，最も適切な答えを1つ選びなさい。
1．右前頭葉皮質（ブロードマン8野）病変で起きる症状はどれか。
A．複視
B．右側の注視障害
C．左側の注視障害
D．瞳孔散大
E．動眼神経の障害はなし
2．視神経の軸索の由来は，網膜の中のどれか。
A．錐体・杆体細胞（錐状体視細胞・杆状体視細胞）
B．視神経節細胞
C．無軸索細胞
D．上記のすべて
3．マイヤー・ループが含む視放線線維は以下のどの部分か。
A．反対側の視野の上の部分
B．反対側の視野の下の部分
C．同側の視野の上の部分
D．同側の視野の下の部分
4．聴覚系について誤っているのはどれか。
A．外側膝状体は両側の耳からの情報を伝える
B．中脳におけるシナプス遅延がある
C．視床におけるシナプス遅延がある
D．下オリーブ核におけるシナプス遅延がある
E．交叉線維が台形体を通る
5．海馬体を構成するのはどれか。
A．歯状回
B．海馬
C．海馬台
D．上記のすべて
6．パペッツの回路に含まれないのはどれか。
A．海馬

B．乳頭体
C．視床後核
D．帯状回
E．海馬傍回

7．ウェルニッケ失語で通常生じる病変はどれか。
A．上側頭回の病変
B．下側頭回の病変
C．優位半球の下前頭回の病変
D．中脳の病変
E．アルコール中毒

8．淡蒼球について誤っているのはどれか。
A．内包に隣接している
B．尾状核と被殻から興奮性の軸索入力を受ける
C．線条体の主要な出力核である
D．視床へ抑制性の軸索出力を送る

9．右上肢が障害されるヘミパーキンソニズム（片側パーキンソン病）の患者の病変として，最も考えられるのはどれか。
A．右視床下核
B．左視床下核
C．右黒質
D．左黒質
E．右淡蒼球
F．左淡蒼球

10．視覚領野皮質の複雑型細胞の受容領域について正しいのはどれか。
A．単純型細胞の受容領域より小さい
B．視野のある部分に現れたときにのみ，ある特定な方向の線分や辺縁に反応する
C．視野内のいかなる部分にも現れる，ある特定な方向の線分や辺縁に反応する
D．「on」中心と「off」中心を含む

以下の各問では，正解は1つか，もしくは複数ある。
- 1，2，3が正解であれば，A
- 1と3が正解であれば，B
- 2と4が正解であれば，C
- 4のみ正解であれば，D
- すべてが正解であれば，E
と答えなさい。

11．聴覚刺激により引き起こされるインパルスはどこを通るか。
1．台形体
2．下オリーブ核
3．内側膝状体
4．内側縦束

12．交感神経のシナプス終末から放出される主要な伝達物質はどれか。
1．アドレナリン
2．ノルアドレナリン
3．アセチルコリン
4．GABA

13．アルツハイマー病を特徴づけるのはどれか。
1．神経原線維変化
2．前脳基底部（マイネルト）核のニューロンの消失
3．老人斑
4．CA_1の著しい病理変化

14．左側の下位頸椎と上部胸椎腹側神経根の損傷が引き起こす症状はどれか。
1．右瞳孔の散大
2．右瞳孔の収縮
3．左瞳孔の散大
4．左瞳孔の収縮

15．末梢神経切断後に起こるのはどれか。
1．切断部位より遠位の軸索とシュワン細胞が変性し，やがて消失する
2．切断部位より遠位の感覚ニューロンは生き延びるが，運動線維は変性する
3．切断された軸索の運動ニューロンは変性し，やがて消失する
4．切断部位より近位で生き延びた軸索は，新たな成長円錐を出芽し，再生しようとする

16．クリューバー-ビューシー症候群で特徴的なのはどれか。
1．口唇傾向と性欲過多
2．精神盲と性格変化
3．両側の側頭葉病変の患者でみられる
4．前視床病変

17．痛覚について正しいのはどれか。
1．大型の有髄線維（$A\alpha$線維）により伝達される
2．小型の有髄線維と無髄線維（$A\delta$線維とC線維）により伝達される
3．脊髄の後柱を上行伝達する
4．脊髄視床路と脊髄網様体視床系を上行伝達する

18．副交感神経線維を含むのはどれか。
1．第Ⅲおよび第Ⅳ脳神経
2．第Ⅸおよび第Ⅹ脳神経
3．第2～第4仙髄神経根
4．第8～第12胸髄神経根

19．高血圧を有する68歳の教師が激しい頭痛を訴え，病院を受診した。診察では字が書けるが，読めないことが明らかとなった。会話は正常だった。最も考えられる病変はどれか。

1. 脳梁
2. ブローカ野
3. 左視覚皮質
4. 左角回

20. 質問19の患者の病態として考えられるのはどれか。
    1. 左前大脳動脈が障害されている
    2. 右同名半盲がある
    3. 左中大脳動脈が障害されている
    4. 左後大脳動脈が障害されている

21. 外線条皮質について正しいのはどれか。
    1. ブロードマン18野および19野にある
    2. ブロードマン17野から入力を受ける
    3. 視覚関連皮質である
    4. 一次聴覚皮質である

22. 皮質脊髄路が通るのはどれか。
    1. 内包
    2. 大脳脚
    3. 延髄の錐体
    4. 脊髄の側柱および前柱

23. 大脳皮質運動野の局在を示す「ホムンクルス」について正しいのはどれか。
    1. 顔と手は拡大して表現される
    2. 大脳半球の凹凸状表面において顔が最も精細に表現される
    3. 中大脳動脈の支配領域内に広く位置する
    4. 皮質脊髄路として下行する軸索すべてを派生する

24. 視交叉について正しいのはどれか。
    1. 松果体に接しており,しばしば松果体腫瘍により圧迫を受ける
    2. 下垂体に接しており,しばしば下垂体腫瘍により圧迫を受ける
    3. 網膜の頭頂半に起こる交叉性線維を含む
    4. 網膜の鼻側半に起こる交叉性線維を含む

以下の問いで,最も適切な答えを1つ選びなさい。

25. 発症する日まで働いていた54歳の会計士,右の不全片麻痺(上肢と顔が下肢より激しい)と重症の失語の状態で,床に倒れているところを発見された。最も可能性がある診断はどれか。
    A. 左視床の腫瘍
    B. 左大脳半球の腫瘍
    C. 右中大脳動脈領域の脳卒中
    D. 右前大脳動脈領域の脳卒中
    E. 左中大脳動脈領域の脳卒中
    F. 左前大脳動脈領域の脳卒中

答え

第1部—1〜3章

1. B	6. D	11. E	16. E	21. A
2. A	7. C	12. A	17. A	22. C
3. B	8. B	13. A	18. D	23. D
4. C	9. A	14. A	19. E	24. C
5. C	10. A	15. E	20. B	25. B

第3部—5, 6章

1. A	6. D	11. A	16. B	21. C
2. B	7. D	12. D	17. A	22. B
3. E	8. C	13. B	18. C	23. A
4. D	9. A	14. A	19. E	24. C
5. B	10. B	15. A	20. E	25. C

第4部—7〜12章

1. B	6. D	11. A	16. B	21. A
2. C	7. D	12. B	17. D	22. D
3. A	8. C	13. B	18. D	23. B
4. D	9. E	14. E	19. A	24. D
5. B	10. C	15. C	20. B	25. C

第5部—13〜21章

1. C	6. C	11. B	16. A	21. A
2. B	7. A	12. A	17. C	22. E
3. A	8. B	13. E	18. A	23. B
4. D	9. D	14. D	19. B	24. C
5. D	10. C	15. D	20. C	25. E

*第2部(4章), 第6部(22〜24章), 第7部(25章)はなし。

◆ 医学教育モデル・コア・カリキュラム(平成28年度)対照表 ◆

コード	名称	関連章	関連ページ
C	医学一般		
C-2	個体の構成と機能		
C-2-2)-N	細胞集団としての組織・臓器の構成, 機能分化と方向用語を理解する。		
C-2-2)-(1)	組織・各臓器の構造と機能	2章	
C-2-2)-(1)-4	神経組織の微細構造を説明できる。	2章	p7-15
C-2-2)-(1)-5	筋組織について, 骨格筋, 心筋, 平滑筋の構造と機能を対比して説明できる。	3章	p28
C-2-2)-(1)-6	組織の再生の機序を説明できる。	2章	p15-18
C-2-2)-(2)	器官の位置関係	1章	
C-2-2)-(2)-1	位置関係を方向用語(上下, 前後, 内・外側, 浅深, 頭・尾側, 背・腹側)で説明できる。	1章	p6
C-2-3)-N	生体の恒常性を維持するための情報伝達と生体防御の機序を理解する。		
C-2-3)-(2)	神経による情報伝達の基礎	2章, 3章, 5章, 14章	
C-2-3)-(2)-1	活動電位の発生機構と伝導を説明できる。	3章	p19-23
C-2-3)-(2)-2	シナプス(神経筋接合部を含む)の形態とシナプス伝達の機能(興奮性, 抑制性)と可塑性を説明できる。	3章	p23-28
C-2-3)-(2)-3	軸索輸送, 軸索の変性と再生を説明できる。	2章	p15-18
C-2-3)-(2)-4	刺激に対する感覚受容の種類と機序を説明できる。	14章	p178-179
C-2-3)-(2)-5	反射を説明できる。	5章	p56-64
D	人体各器官の正常構造と機能, 病態, 診断, 治療		
D-2	神経系		
D-2-N	神経系の正常構造と機能を理解し, 主な神経系疾患の病因, 病態生理, 症候, 診断と治療を学ぶ。		
D-2-1)	構造と機能		
D-2-1)-(1)	神経系の一般特性	1章, 3章, 11章, 12章	
D-2-1)-(1)-1	中枢神経系と末梢神経系の構成を概説できる。	1章	
D-2-1)-(1)-2	脳の血管支配と血液脳関門を説明できる。	12章	
D-2-1)-(1)-3	脳のエネルギー代謝の特徴を説明できる。	1章	
D-2-1)-(1)-4	主な脳内神経伝達物質(アセチルコリン, ドパミン, ノルアドレナリン)とその作用を説明できる。	3章, 20章	p230
D-2-1)-(1)-5	髄膜・脳室系の構造と脳脊髄液の産生と循環を説明できる。	11章	
D-2-1)-(2)	脊髄と脊髄神経	5章, 6章	
D-2-1)-(2)-1	脊髄の構造, 機能局在と伝導路を説明できる。	5章, 6章	
D-2-1)-(2)-2	脊髄反射(伸張反射, 屈筋反射)と筋の相反神経支配を説明できる。	5章	
D-2-1)-(2)-3	脊髄神経と神経叢(頸神経叢, 腕神経叢, 腰神経叢, 仙骨神経叢)の構成及び主な骨格筋支配と皮膚分布(デルマトーム)を概説できる。	5章	
D-2-1)-(3)	脳幹と脳神経	7章, 8章, 13章, 18章	
D-2-1)-(3)-1	脳幹の構造と伝導路を説明できる。	7章, 13章, 18章	p76-87, p170-173
D-2-1)-(3)-2	脳神経の名称, 核の局在, 走行・分布と機能を概説できる。	8章	
D-2-1)-(3)-3	脳幹の機能を概説できる。	7章, 8章, 18章	p76-87
D-2-1)-(4)	大脳と高次機能	10章, 19章, 21章	
D-2-1)-(4)-1	大脳の構造を説明できる。	10章, 21章	
D-2-1)-(4)-2	大脳皮質の機能局在(運動野・感覚野・言語野)を説明できる。	10章, 21章	
D-2-1)-(4)-3	記憶, 学習の機序を辺縁系の構成と関連させて概説できる。	10章, 19章	
D-2-1)-(5)	運動系	5章, 7章, 10章, 13章	
D-2-1)-(5)-1	随意運動の発現機構を錐体路を中心として概説できる。	5章, 13章	p50-56, p168-169
D-2-1)-(5)-2	小脳の構造と機能を概説できる。	7章, 13章	p87-94, p173

*p325～330の「対照表」は日本語版向けに付加した

コード	名称	関連章	関連ページ
D-2-1)-(5)-3	大脳基底核(線条体, 淡蒼球, 黒質)の線維結合と機能を概説できる.	10章, 13章	p134-135, p169-170
D-2-1)-(6)	感覚系	14-17章	
D-2-1)-(6)-1	痛覚, 温度覚, 触覚と深部感覚の受容機序と伝導路を説明できる.	17章	
D-2-1)-(6)-2	視覚, 聴覚・平衡覚, 嗅覚, 味覚の受容機序と伝導路を概説できる.	15-17章	
D-2-1)-(7)	自律機能と本能行動	9章, 19章, 20章	
D-2-1)-(7)-1	交感神経系と副交感神経系の中枢内局在, 末梢分布, 機能と伝達物質を概説できる.	9章, 20章	
D-2-1)-(7)-2	視床下部の構造と機能を内分泌及び自律機能と関連付けて概説できる.	9章	
D-2-1)-(7)-3	ストレス反応と本能・情動行動の発現機序を概説できる.	19章	
D-2-2)	診断と検査の基本	4章, 22章, 23章	
D-2-2)-1	脳・脊髄のコンピュータ断層撮影(computed tomography〈CT〉)・磁気共鳴画像法(magnetic resonance imaging〈MRI〉)検査の適応と異常所見を説明し, 結果を解釈できる.	4章, 22章, 23章	p37-40
D-2-2)-2	神経系の電気生理学的検査(脳波検査, 筋電図, 末梢神経伝導検査)で得られる情報を説明できる.	23章	
D-2-3)	症候	4章, 5章, 13章, 18章, 25章	p34
D-2-3)-2	意識障害・失神	18章	
D-2-3)-5	運動麻痺・筋力低下	5章, 13章, 25章	
D-2-3)-(1)	運動失調障害と不随意運動	5章, 7章, 10章, 13章	
D-2-3)-(1)-1	小脳性・前庭性・感覚性運動失調障害を区別して説明できる.	5章, 7章, 10章, 13章	
D-2-3)-(1)-2	振戦を概説できる.	5章, 7章, 10章, 13章	
D-2-3)-(1)-3	その他の不随意運動(ミオクローヌス, 舞踏運動, ジストニア, 固定姿勢保持困難〈asterixis〉, アテトーシス, チック)を概説できる.	5章, 7章, 10章, 13章	
D-2-3)-(2)	歩行障害	13章	
D-2-3)-(2)-1	歩行障害を病態に基づいて分類できる.	13章	
D-2-3)-(3)	言語障害	21章	
D-2-3)-(3)-1	失語症と構音障害の違いを説明できる.	21章	
D-2-3)-(4)	頭蓋内圧亢進	11章	
D-2-3)-(4)-1	脳浮腫の病態を説明できる.	11章	
D-2-3)-(4)-2	急性・慢性頭蓋内圧亢進の症候を説明できる.	11章	
D-2-3)-(4)-3	脳ヘルニアの種類と症候を説明できる.	11章	
D-2-4)	疾患	4章, 25章	
D-2-4)-(1)	脳・脊髄血管障害	7章, 12章, 13章	
D-2-4)-(1)-1	脳血管障害(脳出血, くも膜下出血, 頭蓋内血腫, 脳梗塞, 一過性脳虚血発作)の病態, 症候と診断を説明できる.	7章, 12章, 13章	
D-2-4)-(1)-2	脳血管障害の治療と急性期・回復期・維持(生活期)のリハビリテーション医療を概説できる.	7章, 12章, 13章	
D-2-4)-(2)	認知症と変性疾患	5章, 13章	
D-2-4)-(2)-3	Parkinson病の病態, 症候と診断を説明できる.	13章	
D-2-4)-(2)-4	筋萎縮性側索硬化症を概説できる.	5章, 13章	
D-2-4)-(3)	感染性・炎症性・脱髄性疾患		
D-2-4)-(3)-1	脳炎・髄膜炎, 脳症の病因, 症候と診断を説明できる.	11章, 19章	
D-2-4)-(3)-2	多発性硬化症の病態, 症候と診断を説明できる.	3章, 7章	
D-2-4)-(4)	頭部外傷	11章, 12章	
D-2-4)-(4)-1	頭部外傷の分類を説明できる.	11章	
D-2-4)-(4)-2	急性硬膜外・硬膜下血腫及び慢性硬膜下血腫の症候と診断を説明できる.	12章	
D-2-4)-(4)-3	頭部外傷後の高次脳機能障害を説明できる.	11章, 12章	
D-2-4)-(5)	末梢神経疾患	3章, 14章, 付録B	
D-2-4)-(5)-1	ニューロパチーの病因(栄養障害, 中毒, 遺伝性)と病態を分類できる.	3章, 6章, 8章, 14章, 付録B	
D-2-4)-(5)-3	Bell麻痺の症候, 診断を説明できる.	8章	

コード	名称	関連章	関連ページ
D-2-4)-(5)-4	主な神経障害性疼痛(三叉・坐骨神経痛)を概説できる。	6章, 8章, 付録B	
D-2-4)-(6)	筋疾患	3章, 5章	
D-2-4)-(6)-1	重症筋無力症の病態, 症候と診断を説明できる。	3章	
D-2-4)-(6)-2	進行性筋ジストロフィーの病因, 分類, 症候と診断を説明できる。	5章	
D-2-4)-(6)-3	周期性四肢麻痺を概説できる。	5章	
D-2-4)-(7)	発作性疾患	10章, 19章, 21章	
D-2-4)-(7)-1	てんかんの分類, 診断と治療を説明できる。	10章, 19章, 21章	
D-2-4)-(9)	先天性と周産期脳障害	5章, 6章, 11章	
D-2-4)-(9)-1	脳性麻痺の病因, 病型, 症候とリハビリテーションを説明できる。	5章, 6章, 11章	
D-2-4)-(9)-2	水頭症の症候と治療を説明できる。	11章	
D-2-4)-(10)	腫瘍性疾患	5-10章	
D-2-4)-(10)-1	主な脳・脊髄腫瘍の分類と好発部位を説明し, 病態を概説できる。	5-10章	
D-4	運動器(筋骨格)系		
D-4-N	運動器系の正常構造と機能を理解し, 主な運動器疾患の病因, 病態生理, 症候, 診断と治療を学ぶ。		
D-4-2)	診断と検査の基本	付録A	
D-4-2)-1	筋骨格系の病態に即した徒手検査(四肢・脊柱の可動域検査, 神経学的検査等)を説明できる。	付録A	
D-4-3)	症候	付録B	
D-4-3)-1	運動麻痺・筋力低下	5章, 13章, 付録B	
D-4-3)-2	関節痛・関節腫脹	付録B	
D-4-3)-3	腰背部痛	付録B	
D-4-4)	疾患		
D-4-4)-(1)	運動器系の一般的疾患	5章, 6章	
D-4-4)-(1)-10	脊髄損傷の診断, 治療を説明できる。	5章, 6章	
D-4-4)-(1)-11	腰椎椎間板ヘルニアの症候, 診断と治療を説明できる。	6章	
D-13	眼・視覚系		
D-13-N	眼・視覚系の構造と機能を理解し, 眼・視覚系疾患の症候, 病態, 診断と治療を理解する。		
D-13-1)	構造と機能	7章, 8章, 13章, 18章	
D-13-1)-1	眼球と付属器の構造と機能を説明できる。	15-17章	
D-13-1)-2	視覚情報の受容のしくみと伝導路を説明できる。	15-17章	
D-13-1)-3	眼球運動のしくみを説明できる。	15-17章	
D-13-1)-4	対光反射, 輻輳反射, 角膜反射の機能を説明できる。	7章, 8章, 13章, 18章	
D-13-2)	診断と検査の基本	15-17章	
D-13-2)-1	基本的眼科検査(視力検査, 視野検査, 細隙灯顕微鏡検査, 眼圧検査, 眼底検査)を列挙し, それらの原理と適応を述べ, 主要所見を解釈できる。	15-17章	
D-13-3)	症候		
D-13-3)-(1)	眼・視覚系に関する主要症候	15-17章	
D-13-3)-(1)-1	眼・視覚系に関する主要症候(視力障害, 視野異常, 色覚異常, 眼球運動障害, 眼脂・眼の充血, 飛蚊症, 眼痛)を列挙し, それらの発生機序, 原因疾患と治療を説明できる。	15-17章	
D-13-3)-(2)	その他の症候		
D-13-3)-(2)-1	めまい	18章	
D-13-3)-(2)-2	頭痛・頭重感	18章	
D-13-3)-(2)-3	悪心・嘔吐	18章	
D-14	耳鼻・咽喉・口腔系		
D-14-N	耳鼻・咽喉・口腔の構造と機能を理解し, 耳鼻・咽喉・口腔系疾患の症候, 病態, 診断と治療を理解する。		
D-14-1)	構造と機能	15-17章	
D-14-1)-1	外耳・中耳・内耳の構造を図示できる。	15-17章	
D-14-1)-2	聴覚・平衡覚の受容のしくみと伝導路を説明できる。	15-17章	

コード	名称	関連章	関連ページ
D-14-1)-5	平衡感覚機構を眼球運動,姿勢制御と関連させて説明できる.	15-17章	
D-14-1)-6	味覚と嗅覚の受容のしくみと伝導路を説明できる.	15-17章	
D-14-2)	診断と検査の基本	15-17章	
D-14-2)-1	聴力検査と平衡機能検査を説明できる.	15-17章	
D-14-2)-2	味覚検査と嗅覚検査を説明できる.	15-17章	
F	**診療の基本**	4章, 25章	
F-1	症候・病態からのアプローチ	4章, 25章	
F-1-N	主な症候・病態の原因,分類,診断と治療の概要を各分野統合して学ぶことにより,医師として必須となる診療の基本を修得する.	4章, 25章	
F-1-7)	意識障害・失神	18章	
F-1-34)	運動麻痺・筋力低下	5章, 13章, 25章	
F-2-3)-N	検査の方法と臨床推論における適応,意義,検査結果の解釈を説明できる.	24章	
F-2-3)-15	脳脊髄液・胸水・腹水検査の目的と適応を説明し,結果を解釈できる.	6章, 24章	
F-3-5)-(6)	神経	付録C	
F-3-5)-(6)-1	意識レベルを判定できる.	18章, 付録C	
F-3-5)-(6)-2	脳神経系の診察ができる(眼底検査を含む).	8章, 15-17章, 19章, 付録C	
F-3-5)-(6)-3	腱反射の診察ができる.	5章, 付録C	
F-3-5)-(6)-4	小脳機能・運動系の診察ができる.	5章, 7章, 13章, 付録C	
F-3-5)-(6)-5	感覚系(痛覚,温度覚,触覚,深部感覚)の診察ができる.	5章, 6章, 14章, 付録B, C	
F-3-5)-(6)-6	髄膜刺激所見(項部硬直,Kernig徴候)を確認できる.	付録C	
F-3-5)-(7)	四肢と脊柱	付録A	
F-3-5)-(7)-3	筋骨格系の診察(徒手筋力テスト)ができる.	付録A	
G	**臨床実習**	25章	
G-2	臨床推論	25章	
G-2-7)	意識障害・失神	25章	
G-2-8)	けいれん	25章	
G-2-9)	めまい	25章	
G-2-33)	頭痛	25章	
G-2-34)	運動麻痺・筋力低下	5章, 13章, 25章	

◆ 医師国家試験出題基準(必修の基本的事項)(平成30年度)対照表 ◆

大項目	中項目	小項目	区分	関連章
7 主要症候 約15%	H 心理,精神機能	① 記憶障害	7-H-①	19章,21章
		⑥ 睡眠障害	7-H-⑥	18章
	I 神経,運動器	① 構音障害,失語	7-I-①	21章
		③ 運動麻痺,筋力低下	7-I-③	5章,13章,25章
		④ 運動失調	7-I-④	5章,7章,10章,13章
		⑤ 不随意運動	7-I-⑤	5章,7章,10章,13章
		⑥ 歩行障害	7-I-⑥	13章
		⑦ 感覚障害	7-I-⑦	14章
8 一般的な身体診察 約13%	J 筋骨格系の診察	③ 徒手筋力テスト	8-J-③	付録A
	K 神経系の診察	① 脳神経	8-K-①	8章,15-17章,19章,付録C
		② 髄膜刺激症候(項部硬直,Kernig徴候)	8-K-②	付録C
		③ 運動系	8-K-③	5章,13章,付録C
		④ 腱反射,病的反射	8-K-④	5章,付録C
		⑤ 感覚(痛覚,温度覚,触覚,深部感覚)	8-K-⑤	5章,6章,14章,付録B,C
		⑥ 小脳機能	8-K-⑥	7章,13章,付録C
12 主要疾患・症候群 約10%	I 神経・運動器疾患	③ 脳出血,くも膜下出血,頭蓋内血腫	12-I-③	7章,12章,13章,25章
		④ 脳梗塞,一過性脳虚血発作	12-I-④	7章,12章,25章
		⑤ Parkinson病	12-I-⑤	13章,25章
		⑥ 髄膜炎,脳炎,脳症	12-I-⑥	11章,25章
		⑧ てんかん	12-I-⑧	10章,19章,21章,25章
		⑨ 脳性麻痺	12-I-⑨	25章
		⑩ 頭部外傷,脊髄損傷	12-I-⑩	5章,6章,11章,25章
		⑪ 変形性脊椎症,脊柱管狭窄症	12-I-⑪	25章
		⑫ 椎間板ヘルニア	12-I-⑫	6章,25章

◆ 医師国家試験出題基準(医学総論)(平成30年度)対照表 ◆

大項目	中項目	小項目	備考	関連章	関連ページ
8 心理，精神，神経，運動器 約15%	C 中枢神経・末梢神経の構造・機能	① 頭蓋，脳，脊柱，脊椎，脊髄，神経根		1-6章	
		② 脳室，脳槽，髄膜	髄液の分泌・循環・吸収	11章	
		③ 大脳皮質と機能局在	高次脳機能	10章，21章	
		④ 大脳基底核とその連絡路		10章	p134-137
		⑤ 視床		9章	p112-114
		⑥ 視床下部，下垂体		9章	p114-120
		⑦ 海馬，扁桃体，辺縁系		19章	
		⑧ 脳幹		7章，18章	p76-87
		⑨ 小脳とその連絡路		7章	p87-94
		⑩ 脳神経		8章	
		⑪ 嗅覚路		19章	p209-210
		⑫ 視覚路		15章	
		⑬ 聴覚・前庭路		16章，17章	
		⑭ 脊髄の機能局在と主な伝導路		5章	
		⑮ 末梢神経		2章,3章,5章	
		⑯ 自律神経系		20章	
		⑰ 運動系伝導路		13章	
		⑱ 感覚系伝導路	デルマトーム	14章	
		⑲ 反射	求心路，中枢，遠心路	5章	p56-60
	D 脳・脊髄血管系とその支配領域	① 内頸動脈領域		12章	
		② 椎骨・脳底動脈領域		12章	
		③ Willis動脈輪		12章	
		④ 脳静脈系	硬膜静脈洞	12章	
		⑤ 脊髄動脈系		12章	
	E 運動器の構造・機能	① 骨，軟骨，筋，腱，靭帯，末梢神経			
		② 骨格(頭蓋,脊柱,胸郭,骨盤,四肢)			
		③ 関節(関節軟骨，滑膜，関節包，半月板，椎間板)			
		④ 骨の成長と骨形成・吸収	成長軟骨		
		⑤ 神経支配			
		⑥ 運動生理			
9 内分泌，代謝，栄養 約8%	A 内分泌器官の構造・機能	① 内分泌器官	視床下部,下垂体,甲状腺,副甲状腺〈上皮小体〉,副腎皮質・髄質,膵島,腎,性腺		
		② ホルモンの種類			
		③ ホルモンの合成・分泌とその調節			
		④ ホルモンの作用機序			
		⑤ 内分泌系と免疫系・精神神経系	ホメオスタシス		
	B 代謝と栄養	① 代謝と内分泌			
		② 代謝経路			
		③ 代謝調節			
		④ 食事摂取基準			

◆ 医師国家試験出題基準（医学各論）（平成30年度）対照表 ◆

IX 神経　運動器疾患

大項目	中項目	小項目	備考	関連章
1 脳血管障害	A 脳内出血	① 高血圧性脳出血		12章, 13章, 25章, 症例18
		② アミロイドアンギオパチー		
	B くも膜下出血	① 脳動脈瘤, 解離性脳動脈瘤	脳血管攣縮, 正常圧水頭症	11章, 12章, 25章, 症例15
	C 脳梗塞	① 心原性脳塞栓症	無症候性脳梗塞, Wallenbelg症候群, Weber症候群, tissue plasminogen activator（t-SPA）	12章, 21章, 25章, 症例27
		② アテローム血栓性脳梗塞		7章, 8章, 12章, 25章, 症例6
		③ ラクナ梗塞		
		④ 一過性脳虚血発作		12章, 21章, 25章, 症例26
		⑤ 脳動脈狭窄・閉塞		12章
	D その他の血管性障害	① 脳動静脈奇形		12章
2 脳腫瘍	A 脳実質内腫瘍	① 神経膠腫		7章, 10章, 20章, 25章, 症例11, 25
		② 胚細胞腫瘍		7章
	B 脳実質外腫瘍	① 髄膜腫		15章, 25章, 症例21
		② 下垂体腺腫		9章, 25章, 症例10
		③ 神経鞘腫		16章, 25章, 症例22
3 神経・運動器の感染性・炎症性疾患	A ウイルス感染症	① 脳炎	単純ヘルペス脳炎	19章, 25章, 症例24
		② 髄膜炎		11章, 25章, 症例13
		④ 脳膿瘍		10章, 25章, 症例12
4 神経変性・代謝性・脱髄疾患, 中毒	B Parkinson病と類縁疾患	① Parkinson病	ジスキネジア	13章, 25章, 症例17
	C Huntington病と類縁疾患	① Huntington病		13章
	F 脊髄小脳変性症, 多系統萎縮症, 痙性対麻痺	③ オリーブ橋小脳萎縮症		7章
	G 運動ニューロン疾患	① 筋萎縮性側索硬化症（ALS）	Werdnig-Hoffmann病, 球脊髄性筋萎縮症	5章, 13章, 25章, 症例3
		② 脊髄性筋萎縮症		13章
	H 脱髄疾患	① 多発性硬化症		7章, 25章, 症例7
5 末梢神経・神経筋接合部・筋疾患	A 末梢神経の炎症性・遺伝性・代謝性疾患	② 多発ニューロパチー		14章, 25章, 症例20
		⑥ 単ニューロパチー	Bell麻痺	8章, 25章, 症例8
	C 神経痛	① 三叉神経		8章, 25章, 症例8
		③ 坐骨神経		6章, 25章, 症例5
	D 神経筋接合部・筋疾患	① 重症筋無力症		3章, 25章, 症例1
6 発作性・機能性・自律神経系疾患	B 局在関連性（焦点性, 部分性）	① 単純部分発作	側頭葉てんかん, 前頭葉てんかん	19章
7 脊椎・脊髄疾患, 骨・関節系疾患	A 脊椎・脊髄疾患	⑥ 椎間板ヘルニア		6章, 25章, 症例5
		⑯ 脊髄腫瘍		5章, 25章, 症例2
10 神経・運動器の外傷, 脳・脊髄の奇形, 神経皮膚症候群, その他	A 頭部外傷	④ 急性硬膜外血腫	外傷性てんかん, 高次脳機能障害	11章, 25章, 症例14
		⑤ 急性硬膜下血腫, 慢性硬膜下血腫		12章, 25章, 症例16
	B 脊髄損傷	① 頭髄損傷	脊椎脱臼骨折	6章, 25章, 症例4
	I 水頭症	① 閉塞性水頭症		11章
		② 交通性水頭症		11章
		③ 特発性正常圧水頭症		11章
	J 先天奇形	⑤ 脊髄空洞症		14章, 25章, 症例19

文 献

1 章

Brodal P：*The Central Nervous System：Structure and Function.* Oxford Univ Press, 1981.
Damasio H：*Human Brain Anatomy in Computerized Images.* Oxford Univ Press, 1996.
Geschwind N, Galaburda AM：*Cerebral Lateralization.* Harvard Univ Press, 1986.
Kandel ER, Schwartz JN, Jessell T：*Principles of Neural Science.* Appleton & Lange, 2000.
Mai J, Paxinos G, Voss T：*Atlas of the Human Brain.* Elsevier, 2007.
Martin JH：*Neuroanatomy Text & Atlas,* 2nd ed. Appleton & Lange, 1996.
Mazziotta J, Toga A, Frackowiak R：*Brain Mapping：The Disorders.* Elsevier, 2000.
Netter FH：*Nervous System（Atlas and Annotations）.* Vol 1：The CIBA Collection of Medical Illustrations. CIBA Pharmaceutical Company, 1983.
Nicholls JG, Martin AR, Wallace BG：*From Neuron to Brain,* 3rd ed. Sinauer, 1992.
Parent A, Carpenter MC：*Carpenter's Human Neuroanatomy,* 8th ed. Williams & Wilkins, 1996.
Romanes GJ：*Cunningham's Textbook of Anatomy,* 18th ed. Oxford Univ Press, 1986.
Shepherd GM：*Neurobiology,* 2nd ed. Oxford Univ Press, 1994.
Toga A, Mazziotta J：*Brain Mapping：The Systems.* Elsevier, 2000.

2 章

Cafferty WB, McGee AW, Strittmatter Sm：Axonal growth therapeutics：regeneration or sprouting or plasticity. *Trends Neurosci* 2007；31：215-220.
Cajal S：*Histologie du Systeme Nerveux de l'Homme et des Vertebres,* vol 2. Librairie Maloine, 1911.
Hall ZW（editor）：*An Introduction to Molecular Neurobiology.* Sinauer, 1992.
Harel NY, Strittmatter SM：Can regenerating axons recapitulate developmental guidance during recovery from spinal cord injury? *Nat Rev Neurosci* 2006；7：603-615.
Hastings MB, Tanapat B, Gould E：Comparative views of neurogenesis. *The Neurologist* 2000；6：315.
Junqueira LC, Carneiro J, Kelley RO：*Basic Histology,* 9th ed. Appleton & Lange, 1998.
Kalb RG, Strittmatter SM（editors）：*Neurobiology of Spinal Cord Injury.* Humana, 2001.
Kempermann G, Kuhn HG, Gage FH：More hippocampal neurons in adult mice living in an enriched environment. *Nature* 1997；386：393.
Kettenmann H, Ransom BR：*Neuroglia,* 2nd ed. Oxford Univ Press, 2005.
Kordower J, Tuszynski M：*CNS Regeneration.* Elsevier, 2007.
Laming PR：*Glial Cells.* Cambridge Univ Press, 1998.
Levitan I, Kaczmark LK：*The Neuron：Cell and Molecular Biology,* 3rd ed. Oxford Univ Press, 2001.
Peters A, Palay SL, Webster H de F：*The Fine Structure of the Nervous System,* 3rd ed. Oxford Univ Press, 1989.
Rakic P：A century of progress in corticoneurogenesis：from silver impregnation to genetic engineering. *Cereb Cortex* 2006；16（Suppl. 1）：13-17.
Sanes D, Reh T, Harris W：*Development of the Nervous System.* Elsevier, 2005.
Sasaki M, Li B, Lankford KL, Radtke c, Kocsis JD：Remyelination of the injured spinal cord. *Prog Brain Res* 2007；161：419-433.
Siegel G, Albers RW, Brady S, Price DL（editors）：*Basic Neurochemisry.* Lippincott Williams & Wilkins, 2005.
Tan AM, Waxman SG：Spinal cord injury, dendritic spine remodeling, and spinal memory mechanisms. *Exp Neurol* 2012；235：142-151.
Waxman SG, Kocsis JD, Stys PK（editors）：*The Axon：Structure, Function, and Pathophysiology.* Oxford Univ Press, 1995.
Yuste R：*Dendritic spines* MIT. Press, 2010.

3 章

Abraham W, Williams J：Properties and mechanisms of LTP maintenance. *Neuroscientist* 2003；9：463-474.
Bloom FE：*Neuroscience：From the Molecular to the Cognitive.* Elsevier, 1995.
Cooper JR, Bloom FE, Roth RH：*The Biochemical Basis of Neuropharmacology,* 8th ed. Oxford Univ Press, 2002.
Ganong WF：*Review of Medical Physiology,* 19th ed. Appleton & Lange, 1999.
Hille B：*Ionic Channels of Excitable Membranes,* 3rd ed. Sinauer, 2001.
Kandel ER：The molecular biology of memory storage. *Biosci Rep* 2004；24：475-522.
Kandel ER, Schwartz JN, Jessell TM：*Principles of Neural Science,* 3rd ed. Appleton & Lange, 1991.
Levitan IB, Kaczmarek LK：*The Neuron：Cell and Molecular Biology,* 3rd ed. Oxford Univ Press, 2001.
Malenka RC：LTP and LTD：Dynamic and interactive processes of synaptic plasticity. *Neuroscientist* 1995；1：35.
Nestler EJ, Hyman SE, Malenka RC：*Molecular Neuropharmacology：A Foundation for Clinical Neuroscience.* McGraw-Hill, 2001.
Shepherd GM：*The Synaptic Organization of the Brain,* 4th ed. Oxford Univ Press, 1997.
Siegel GJ, Albers RW, Brady S, Price DL：*Basic Neurochemistry.* Lippincott Williams & Wilkins, 2005.
Waxman SG：*Molecular Neurology.* Elsevier, 2007.
Waxman SG, Kocsis JD, Stys PK（editors）：*The Axon：Structure, Function, and Pathophysiology.* Oxford Univ Press, 1995.

4 章

Berg BO：*Principles of Child Neurology.* McGraw-Hill, 1996.
Bradley WG, Daroff RB, Fenichel GM, Marsden CD（editors）：*Neurology in Clinical Practice,* 4th ed. Butterworth-Heine-

mann, 2005.

Brazis PW, Masdeu JC, Biller J：*Localization in Clinical Neurology*. Little, Brown and Co., 2006.

Gilman S（editor）：*Clinical Examination of the Nervous System*. McGraw-Hill, 2000.

Menkes JH, Sarnat H, Moria BL：*Textbook of Child Neurology*, 7th ed. Williams & Wilkins, 2005.

Posner JB, Saper C, Schiff N, Plum F：*Plum and Posner's Diagnosis of Stupor and Coma*, 5th ed. FA Davis, 2007.

Rowland LP（editor）：*Merritt's Textbook of Neurology*, 10th ed. Lea & Febiger, 2005.

Simon RP, Aminoff MF, Greenberg DA：*Clinical Neurology*, 4th ed. Appleton & Lange, 1999.

Victor M, Ropper AH：*Principles of Neurology*, 7th ed. McGraw-Hill, 2001.

Waxman SG（editor）：From *Neuroscience to Neurology*. Elsevier, 2005.

5 章

Binder MD（editor）：*Peripheral and Spinal Mechanisms in the Neural Control of Movement*. Elsevier, 1999.

Brown AG：*Organization in the Spinal Cord*. Springer-Verlag, 1981.

Byrne TN, Benzel E, Waxman SG：*Diseases of the Spine and Spinal Cord*. Oxford Univ Press, 2000.

Davidoff RA（editor）：*Handbook of the Spinal Cord*, vols 1-3. Marcel Dekker, 1984.

Kuypers HGJM：The anatomical and functional organization of the motor system. In：*Scientific Basis of Clinical Neurology*. Swash M, Kennard C（editors）. Churchill Livingstone, 1985.

Rexed BA：Cytoarchitectonic atlas of the spinal cord. *J Comp Neurol* 1954；100：297.

Thach WT, Montgomery EB：Motor system. In：*Neurobiology of Disease*. Pearlman AL, Collins RC（editors）. Oxford Univ Press, 1990.

Willis WD, Coggeshall RE：*Sensory Mechanisms of the Spinal Cord*, 2nd ed. Plenum, 1992.

6 章

Byrne T, Benzel E, Waxman SG：*Diseases of the Spine and Spinal Cord*. Oxford Univ Press, 2000.

Cervical Spine Research Society：*The Cervical Spine*, 2nd ed. JB Lippincott, 1989.

Crock HV, Yoshizawa H：*The Blood Supply of the Vertebral Column and Spinal Cord in Man*. Springer-Verlag, 1977.

Newton TH, Potts DG（editors）：*Computed Tomography of the Spine and Spinal Cord*. Clavadel Press, 1983.

Norman D, Kjos BO：MR of the spine. In：*Magnetic Resonance Imaging of the Central Nervous System*. Raven, 1987.

Rothman RH, Simeone FA：*The Spine*. WB Saunders, 1975.

White AA, Paujabi MM：*Clinical Biomechanics of the Spine*. JB Lippincott, 1978.

7 章

Chan-Palay V：*Cerebellar Dentate Nucleus：Organization, Cytology and Transmitters*. Springer-Verlag, 1977.

DeArmand SJ：*Structure of the Human Brain：A Photographic Atlas*, 3rd ed. Oxford Univ Press, 1989.

DeZeeuw C, Cicirata F（editors）：*Creating Coordination in the Cerebellum*. Elsevier, 2004.

Ito M：*The Cerebellum and Motor Control*. Raven, 1984.

Montemurro DG, Bruni JE：*The Human Brain in Dissection*. WB Saunders, 1981.

Raymond JL, Lisberger SG, Mauk MD：The cerebellum：A neuronal learning machine? *Science* 1996；272：1126.

Riley HA：*An Atlas of the Basal Ganglia, Brain Stem and Spinal Cord*. Williams & Wilkins, 1943.

Wall M：Brain stem syndromes. In：*Neurology in Clinical Practice*, 2nd ed. Bradley WG, Daroff RB, Fenichel GM, Marsden CD（editors）. Butterworth-Heinemann, 1996.

Welsh JP, Lang JP, Sugihara I, Llinas R：Dynamic organization of motor control within the olivocerebellar system. *Nature* 1995；374：453.

8 章

Bradley WG, Daroff RB, Fenichel GM, Marsden CD（editors）：*Neurology in Clinical Practice*, 2nd ed. Butterworth-Heinemann, 1996.

DeZeeuw CI, Strata P, Voogol J（editors）：*The Cerebellum：From Structure to Control*. Elsevier, 1998.

Foley JM：The cranial mononeuropathies. *N Engl J Med* 1969；281：905.

Hanson MR, Sweeney PJ：Disturbances of lower cranial nerves. In：*Neurology in Clinical Practice*, 2nd ed. Bradley WG, Daroff RB, Fenichel GM, Marsden CD（editors）. Butterworth-Heinemann, 1996.

Harding AE, Deufel T（editors）：*The Inherited Ataxias*. Raven, 1994.

Horn AK, Leigh RJ：Anatomy and physiology of the ocular motor system. *Handbook Clin Neurol*. 2011；102：21-69.

Samii M, Jannetta PJ（editors）：*The Cranial Nerves*. Springer-Verlag, 1981.

Sears ES, Patton JG, Fernstermacher MJ：Diseases of the cranial nerves and brain stem. In：*Comprehensive Neurology*. Rosenberg R（editor）. Raven, 1991.

Wilson-Pauwels L, Akesson EJ, Stewart PA, Spacey SD：*Cranial Nerves in Health and Disease*, 2nd ed. BC Decker, 2002.

9 章

Boulant JA：Hypothalamic neurons regulating body temperature. Pages 105-126 in：*Handbook of Physiology*. Section 4：*Environmental Physiology*. Oxford Univ Press, 1997.

Buijs RM, Hermes MH, Kalsbeek A：The suprachiasmatic nucleus-paraventricular nucleus interactions：A bridge to the neuroendocrine and autonomic nervous system. In：Advances in brain vasopressin. Urban LJ, Burbach JP, de Wied D. *Prog Brain Res* 1998；119：365.

Buijs RM, Kalsbeek A, Romijn HJ, Pennertz CM, Mirmiran M（editors）：*Hypothalamic Integration of Circadian Rhythms*. Elsevier, 1997.

Casanueva FF, Dieguez C（editors）：*Recent Advances in Basic and Clinical Neuroendocrinology*. Elsevier, 1989.

Ganten D, Pfaff D（editors）：*Morphology of Hypothalamus and Its Connections*. Springer-Verlag, 1980.

Jones EG：The anatomy of sensory relay functions in the thalamus. Pages 29-53 in：*Role of the Forebrain in Sensation and Behavior*. Holstege E（editor）. Elsevier, 1991.

Llinas R, Ribary U：Consciousness and the brain：The thalamocortical dialogue in health and disease. *Ann NY Acad Sci* 2001；929：166-175.

Llinas RR, Steriade M：Bursting of thalamic neurons and states of vigilance. *J Neurophysiol* 2006；95：3297-3308.

Meijer JH, Rietveld WJ：Neurophysiology of the suprachias-

matic circadian pacemaker in rodents. *Physiol Rev* 1989；89：671.
Mendoza J, Challet E：Brain clocks：from the suprachiasmatic nucleus to a cerebral network. *The Neuroscientist* 2009；15：477-488.
Purpura DP, Yahr MD(editors)：*The Thalamus*. Columbia Univ Press, 1986.
Renaud LP, Bourque CW：Neurophysiology and neuropharmacology of hypothalamic neurons secreting vasopressin and oxytocin. *Prog Neurobiol* 1991；36：131.
Sherman SM, Guillery RW：*Exploring the Thalamus and Its Role in Cortical Function*. MIT Press, 2005.
Swaab DF, Hofman MA, Mirmiran M, Ravid R, Van Leewen F (editors)：*The Human Hypothalamus in Health and Disease*. Elsevier, 1993.

10 章

Alexander GE, Crutcher MD：Functional architecture of basal ganglia circuits. *Trends Neurosci* 1990；13：266.
Barbas H, Zikopoulos B：The prefrontal cortex and flexible behavior. *Neuroscientist* 2007；13：532-545.
Casagrande V, Guillery R, Sherman S(editors)：*Cortical Function：A View from the Thalamus*. Elsevier, 2005.
Freund H：Abnormalities of motor behavior after cortical lesions in humans. Pages 763-810 in：*The Nervous System*, vol V, part 2. *Higher Functions of the Brain*. Plum F(editor). American Physiology Society, 1987.
Gilbert C, Hirsch JA, Wiesel TN：Lateral interactions in the visual cortex. *Cold Spring Harb Symp Quant Biol* 1990；55：663.
Gross CG, Graziano MS：Multiple representations of space in the brain. *Neuroscientist* 1995；1：43.
Hubel DH：*Eye, Brain, and Vision*. Scientific American Library, 1988.
Jones EG, Rakic P：Radial columns in cortical architecture：It is the composition that counts. *Cerebral Cortex* 2010；20：2261-2264.
Mountcastle VB：Central nervous mechanisms in mechanoreceptive sensibility. Page 789 in：*The Nervous System*, vol Ⅲ. *Sensory Processes*. Darian-Smith I(editor). American Physiology Society, 1984.
Rakic P：Evolution of the neocortex：A perspective from developmental biology. *Nat Rev Neurosci* 2009；10：724-735.
Sanes JR, Donaghue JP, Thangaraj V, Edelman RR, Warach S：Shared neural substrates controlling hand movements in human motor cortex. *Science* 1995；268：1775.
Schieber MH：Rethinking the motor cortex. *Neurology* 1999；52：445.
Schmitt FO et al：*The Organization of the Cerebral Cortex*. MIT Press, 1981.
Strick PL：Anatomical organization of motor areas in the frontal lobe. Pages 293-312 in：*Functional Recovery in Neurological Disease*. Waxman SG(editor). Raven, 1988.

11 章

Fishman RA：*Cerebrospinal Fluid in Diseases of the Nervous System*. WB Saunders, 1992.
Heimer L：*The Human Brain and Spinal Cord*. Springer-Verlag, 1983.
Romanes GJ：*Cunningham's Textbook of Anatomy*, 12th ed. Oxford Univ Press, 1983.
Rosenberg GA：Brain edema and disorders of cerebrospinal fluid circulation. In：*Neurology in Clinical Practice*, 5th Ed. Bradley WG, Daroff RB, Fenichel GM, Jankovic J(editors). Butterworth-Heinemann-Elsevier, 2008.
Seehusen DA, Reeves MM, Fomin DA：CSF analysis. *Amer. Family Physician* 2003；68：1103-1108.
Sharma HS(editor)：*Blood-Spinal Cord and Brain Barriers in Health and Disease*. Elsevier, 2004.
Waddington MM：*Atlas of the Human Skull*. Academic Books, 1983.

12 章

Barnett HJ, Mohr JP, Stein BM, Yatsu FM：*Stroke—Pathophysiology, Diagnosis, and Management*, 3rd ed. Churchill Livingstone, 1998.
Batjer HH, Caplan LR, Friberg L, Greenlee RG, Kopitnik TA, Young WL：*Cerebrovascular Disease*. Lippincott-Raven, 1997.
Choi DW：Neurodegeneration：Cellular defenses destroyed. *Nature* 2005；433：696.
Del Zoppo G：TIAs and the pathology of cerebral ischemia. *Neurology* 2004；62：515.
Felberg RA, Burgin WS, Grotta JC：Neuroprotection and the ischemic cascade. *CNS Spectr* 2000；5：52.
Fisher CM：Lacunar strokes and infarcts：A review. *Neurology* 1982；32：871.
Hemmen TM, Zivin JA：Molecular mechanisms in ischemic brain disease. In：*Molecular Neurology*, Waxman SG(editor). Elsevier, 2007.
Kogure K, Hossmann KA, Siesjo B：*Neurology of Ischemic Brain Damage*. Elsevier, 1994.
Mohr JP, Choi D, Grotta J, Weir B, Wolf PA：*Stroke：Pathophysiology, diagnosis, and management*. Lippincott, 2004.
Salamon G：*Atlas of the Arteries of the Human Brain*. Sandoz, 1973.
Waxman SG, Ransom BR, Stys PK：Nonsynaptic mechanisms of calcium-mediated injury in the CNS white matter. *Trends Neurosci* 1991；14：461.

13 章

Albin RL, Young AB, Penney JB：The functional anatomy of disorders of the basal ganglia. *Trends Neurosci* 1995；200：63.
Alexander GE, deLong MR：Central mechanisms of initiation and control of movement. In：*Diseases of the Nervous System：Clinical Neurobiology*. Asbury A, McKhann G, McDonald WI(editors). WB Saunders, 1992.
Azizi A：And the olive said to the cerebellum. *Neuroscientist* 2007；13：616-625.
Calne D, Calne SM(editors)：*Parkinson's Disease*. Lippincott Williams & Wilkins, 2001.
Chouinard PA, Paus T：The primary motor and premotor areas of the human cerebral cortex. *Neuroscientist* 2006；12：143-152.
Klein C, Krainc D, Schlossmacher MG, Larg AE：Translational research in 2010 and 2011：Movement disorders. *Arch Neurol* 2011；68：709-716.
Lewis JW：Cortical networks related to human use of tools. *Neuroscientist* 2006；12：211-231.
Nielson JB：How we walk：central control of muscle activity during human walking. *Neuroscientist* 2003；9：195-204.
Olanow CW：The scientific basis for the current treatment of Parkinson's disease. *Ann Rev Med* 2004；55：41-60.
Wichmann T, Vitek JL, Delong MR：Parkinson's disease and the basal ganglia：Lessons from the laboratory and from neuro-

surgery. *Neuroscientist* 1990；1：236.
Young AB：Huntington's disease：Lessons from and for molecular neuroscience. *Neuroscientist* 1990；1：51.

14 章

Apkarian AV, Bushnell MC, Treede RD, Zubieta JK：Human brain mechanisms of pain perception and regulation in the health and disease. *Europ J Pain* 2005；9：463-484.
Borsook D, Sava S, Becerra L：The pain imaging revolution：Advancing pain into the 21st century. *The Neuroscientist* 2010；16：171-185.
Devor M, Rowbotham M, Wiessenfeld-Hallin Z：*Progress in Pain Research and Management*. IASP Press, 2000.
Dib-Hajj SD, Cummins TR, Black JA, Waxman SG：From genes to pain. *Trends Neurosci* 2007；30：555-563.
McMahon S, Koltzenberg M：*Wall and Melzack's Textbook of Pain 5th ed*. Elsevier, 2011.
Snyder WD, McMahon SB：Tackling pain at the source：New ideas about nociceptors. *Neuron* 1998；20：629.

15 章

Alonzo JM：Neural connections and receptive field properties in the primary visual cortex. *Neuroscientist* 2002；8：443-456.
Baylor DA：Photoreceptor signals and vision. *Invest Ophthalmol Vis Sci* 1987；28：34.
Cohen B, Bodis-Wollner I (editors)：*Vision and the Brain*. Raven, 1990.
Dowling JE：*The Retina：An Approachable Part of the Brain*. Bell-knap Press, Harvard Univ Press, 1987.
Gilbert CD, Li W, Piech V：Perceptual learning and adult cortical plasticity. *J Physiol* 2009；587：2743-2751.
Hicks TP, Molotchnikoff S, Ono T (editors)：*The Visually Responsive Neuron：From Basic Neurophysiology to Behavior*. Elsevier, 1993.
Hubel DH：*Eye, Brain, and Vision*. Scientific American Library, 1988.
Livingstone MS：Art, illusion, and the visual system. *Sci Am* 1988；258：78.
Sereno MI, Dale AM, Reppas JB et al：Borders of multiple visual areas in humans revealed by functional MRI. *Science* 1995；268：889.
Van Essen D：Functional organization of primate visual cortex. In：*Cerebral Cortex*. Peters A, Jones EG (editors). Plenum, 1985.
Zeki S：Parallelism and functional specialization in human visual cortex. *Cold Spring Harb Symp Quant Biol* 1990；55：651.

16 章

Allum JM, Allum-Mecklenburg DJ, Harris FP, Probst R (editors)：*Natural and Artificial Control of Hearing and Balance*. Elsevier, 1993.
Hart RG, Gardner DP, Howieson J：Acoustic tumors：Atypical features and recent diagnostic tests. *Neurology* 1983；211：33.
Hudspeth AJ：How hearing happens. *Neuron* 1997；19：947.
Luxon LM：Disorders of hearing. Pages 434-450 in：*Diseases of the Nervous System：Clinical Neurobiology*, 2nd ed. Asbury AK, McKhann GM, McDonald WI (editors). WB Saunders, 1992.
Morest DK：Structural organization of the auditory pathways. Pages 19-30 in：*The Nervous System*, vol 3. Eagles EL (editor). Raven, 1975.
Schubert ED：*Hearing：Its Function and Dysfunction*. Springer-Verlag, 1980.

17 章

Allum JH, Allum-Mecklenburg DJ, Harris FP, Probst R (editors)：*Natural and Artificial Control of Hearing and Balance*. Elsevier, 1993.
Baloh RW, Honrubia V：*Clinical Neurophysiology of the Vestibular System*, 3rd ed. FA Davis, 2001.
Brandt T, Daroff RB：The multisensory physiological and pathological vertigo syndromes. *Ann Neurol* 1980；7：195.
Harada Y：*The Vestibular Organs*. Kugler & Ghedini, 1988.
Luxon LM：Diseases of the eighth cranial nerve. In：*Peripheral Neuropathy*, 2nd ed. Dyck PJ et al (editors). WB Saunders, 1984.
Pompeiano O：Excitatory and inhibitory mechanisms in the control of posture during vestibulospinal reflexes. In：*From Neuron to Action*. Deecke L, Eccles JC, Mountcastle VB (editors). Springer-Verlag, 1992.

18 章

Borbely AA, Tobler I, Groos G：Sleep homeostasis and the circadian sleep-wake rhythm. In：*Sleep Disorders：Basic and Clinical Research*. MTP Press, 1983.
Crick FC, Koch C：Some reflections on visual awareness. *Cold Spring Harb Symp Quant Biol* 1990；55：953.
Haider B, McCormick DA：Rapid neocortical dynamics：Cellular and network mechanisms. *Neuron* 2009；62：171-189.
Jasper HH, Descarries L, Castelluci VF, Rossignol S (editors)：*Consciousness：At the Frontiers of Neuroscience*. Lippincott-Raven, 1998.
Koch C, Braun J：On the functional anatomy of visual awareness. *Cold Spring Harb Symp Quant Biol* 1996；61：49.
Kryger MH, Roth T, Dement WC：*Principles and Practice of Sleep Medicine*. WB Saunders, 1990.
Llinas RR, Steriade M：Bursting of thalamic neurons and states of vigilance. *J Neurophysiol* 2006；95：3297-3308.
Plum F, Posner JB：*The Diagnosis of Stupor and Coma*, 3rd ed. FA Davis, 1980.
Steriade M, McCarley RW：*Brainstem Control of Wakefulness and Sleep*. Plenum, 1990.
Steriade M, McCormick DA, Sejnowski TJ：Thalamocortical oscillations in the sleeping and aroused brain. *Science* 1993；262：679.

19 章

Adolphs R：The human amygdala and emotion. *Neuroscientist* 1999；6：125.
Banasr M, Duman RS. Cell atrophy and loss in depression：reversal by antidepressant treatment. *Curr Opin Cell Biol* 2011；23：730-738.
Bostock E, Muller RU, Kubie JL：Experience-dependent modifications of hippocampal place cell firing. *Hippocampus* 1991；1：193.
Damasio AR：Toward a neurobiology of emotion and feeling. *Neuroscientist* 1995；1：19.
Dityatev A, Bolshakov V：Amygdala, long-term potentiation, and fear conditioning. *Neuroscientist* 2005；11：75-88.
Koenigs M, Grafman J：Posttraumatic stress disorder：Role of

the medial prefrontal cortex and amygdala. *The Neuroscientist* 2009；15：540-548.
Levin GR：The amygdala, the hippocampus, and emotional modulation of memory. *Neuroscientist* 2004；10：31-39.
Macguire EA, Frackowiak SJ, Frith CD：Recalling routes around London：Activation of the right hippocampus in taxi drivers. *J Neurosci* 1997；17：7103.
McCarthy G：Functional neuroimaging of memory. *Neuroscientist* 1995；1：155.
Moulton DG, Beidler LM：Structure and function in the peripheral olfactory system. *Physiol Rev* 1987；47：1.
O'Keefe J, Nadel L：*The Hippocampus as a Cognitive Map*. Oxford Univ Press, 1978.
Reed RR：How does the nose know? *Cell* 1990；60：1.
Ressler KJ, Sullivan SL, Buck LB：Information coding in the olfactory system：Evidence for a stereotyped and highly organized epitope map in the olfactory bulb. *Cell* 1994；79：1245.
Squire LR：*Memory and the Brain*. Oxford Univ Press, 1988.
Warren-Schmidt JL, Duman RS. Hippocampal Neurogenesis：Opposing effects of stress and antidepressant treatment. *Hippocampus* 2006；16：239-249.
Zola-Morgan S, Squire LR：Neuroanatomy of memory. *Ann Rev Neurosci* 1993；16：547.

20 章

Appenzeller O：*The Autonomic Nervous System*, 3rd ed. Elsevier, 1982.
Costa M, Brookes SJ：The enteric nervous system. *Am J Gastroenterol* 1994；89：S129.
deGroat WC, Booth AM：Autonomic systems to the urinary bladder and sexual organs. In：*Peripheral Neuropathy*, 3rd ed. Dyck PJ, Thomas PK, Griffin JW et al（editors）. WB Saunders, 1993.
Gershon MD：The enteric nervous system. *Annu Rev Neurosci* 1981；4：227.
Gibbons IL：Peripheral autonomic pathways. In：*The Human nervous system*, 2nd ed. Paxinos G, Mai JK（editors）. Elsevier academic press, 2004.
Goyal R, Hirano I：The enteric nervous system. *N Engl J Med* 1994；334：1106.
Janig WW：*The Integrative Action of the Autonomic Nervous System*. Cambridge university Press, 2006.
Loewy AD, Spyer km：*Central Regulation of Autonomic Function*. Oxford University Press, 1990.
Mathias CJ, Bannister R（editor）：*Autonomic Failure：A Textbook of Clinical Disorders of the Autonomic Nervous System*, 4th ed. Oxford Univ Press, 1999.
McLeod JG, Tuck RR：Disorders of the autonomic nervous system. 1. Pathophysiology and clinical features. *Ann Neurol* 1987；21：419.
Swanson LW, Mogensen GJ：Neural mechanisms for the functional coupling of autonomic, endocrine and somatomotor responses in adaptive behavior. *Brain Res Rev* 1981；3：1.
Talman WT, Benarroch EE：Neural control of cardiac function. In：*Peripheral Neuropathy*, 3rd ed. Dyck PJ, Thomas PK, Griffin JW et al（editors）. WB Saunders, 1993.
Vanhoutte PM, Shepherd JT：Autonomic nerves to the blood vessels. In：*Peripheral Neuropathy*, 3rd ed. Dyck PJ, Thomas PK, Griffin JW et al（editors）. WB Saunders, 1993.

21 章

Butefisch CM：Plasticity of the human cortex：Lessons from the human brain and from stroke. *Neuroscientist* 2004；10：163-173.
Damasio AR, Geschwind N：The neural basis of language. *Annu Rev Neurosci* 1985；7：127.
Engel J, Pedley TA：*Epilepsy*. Lippincott-Raven, 1997.
Geschwind N：The apraxias：Neural mechanisms of disorders of learned movement. *Amer Sci* 1975；63：188.
Goldman-Rakic P：Cellular basis of working memory. *Neuron* 1995；14：477.
Heilman KM, Valenstein E, Watson RT：Neglect. In：*Diseases of the Nervous System*, 2nd ed. Asbury AK, McKhann GM, McDonald WI（editors）. WB Saunders, 1992.
Ito M（editor）：*Brain and Mind*. Elsevier, 1997.
Kesner RP, Churchwell JC：An analysis of rat prefrontal cortex in mediating executive function. *Neurobiol Learning Memory* 2011；96：471-431.
Linden DEJ：Working memory networks of the human brain. *Neuroscientist* 2007；13：268-279.
Macaluso E：Multisensory processing in sensory-specific cortical areas. *Neuroscientist* 2006；12：327-338.
Mesulam MM：*Principles of Behavioral and Cognitive Neurology*, 2nd ed. Oxford Univ Press, 2000.
Porter RJ：Classification of epileptic seizures and epileptic syndromes. In：*A Textbook of Epilepsy*. Laidlaw J, Richens A, Chadwick D（editors）. Churchill Livingstone, 1993.
Posner MI, Raichle ME：*Images of Mind*. WH Freeman, 1995.
Seeck M, Mainwaring M, Ives J et al：Differential neural activity in the human temporal lobe evoked by faces of family members and friends. *Ann Neurol* 1993；34：369.
Shaywitz BA, Shaywitz SE, Pugh KR et al：Sex differences in the functional organization of the brain for language. *Nature* 1995；373：607.
Springer SP, Deutch G：*Left Brain, Right Brain*. WH Freeman, 1987.
Tsao DY, Livingstone MS：Mechanisms of face perception. *Ann Rev Neurosci* 2008；31：411-431.

22 章

Cabeza R, Kingstone A（editors）：*Handbook of Functional Neuroimaging of Cognition*. MIT Press, 2006.
Chugani H：Metabolic imaging：A window on brain development and plasticity. *Neuroscientist* 1999；5：29.
Damasio H：*Human Brain Anatomy in Computerized Images*. Oxford Univ Press, 1995.
Detre JA, Floyd TF：Functional MRI and its application in clinical neuroscience. *Neuroscientist* 2002；7：64.
Greenberg JO：*Neuroimaging*. McGraw-Hill, 1999.
Kaplan RT, Atlas SW：*Pocket Atlas of Cranial Magnetic Resonance Imaging*. Lippincott Williams & Wilkins, 2001.
Mills CM, deGroot J, Posin JP：*Magnetic Resonance Imaging：Atlas of the Head, Neck, and Spine*. Lea & Febiger, 1988.
Oldendorf WH：*The Quest for an Image of the Brain*. Raven, 1980.
Osborn AG：*Introduction to Cerebral Angiography*. Harper & Row, 1980.
Senda M, Kimura Y, Herscovitch P（editors）：*Brain Imaging using PET*. Elsevier, 2002.
Tamraz JC, Comair Y, Luders HO：*Atlas of Regional Anatomy of the Brain using MRI*. Oxford, 2000.
Toga A, Mazziotta J（editors）：*Brain Mapping：The Systems*. Elsevier, 2000.
Toga A, Mazziotta J, Frackowiak R：*Brain Mapping：The Disorders*. Elsevier, 2000.
Truwit CL, Lempert TE：*High Resolution Atlas of Cranial Neu-*

roanatomy. Williams & Wilkins, 1995.

Warach S：Seeing the brain so we can save it：Magnetic resonance imaging as a clinical tool. In：*From Neuroscience to Neurology*, Waxman SG(editor). Elsevier Academic, 2005.

23 章

American EEG Society：Guidelines in EEG and evoked potentials. *J Clin Neurophysiol* 1986；3(Supp 1)：1.

Aminoff MJ：*Electromyography in Clinical Practice*, 2nd ed. Churchill Livingstone, 1987.

Chiappa KH：*Evoked Potentials in Clinical Medicine*, 3rd ed. Lippincott-Raven, 1997.

Engel J, Pedley TA：*The Epilepsies*. Lippincott-Raven, 1997.

Kimura J：*Electrodiagnosis in Disease of Nerve and Muscle*, 2nd ed. FA Davis, 1989.

Niedermeyer E, daSilva FL：*Electroencephalography*, 3rd ed. Williams & Wilkins, 1994.

Oh SJ：*Clinical Electromyography and Nerve Conduction Studies*, 2nd ed. Williams & Wilkins, 1997.

24 章

Fishman RA：*Cerebrospinal Fluid Disease of the Nervous System*, 2nd ed. WB Saunders, 1992.

25 章

Adams JH, Corsellis JAN, Duchen LW：*Greenfield's Neuropathology*, 4th ed. Wiley, 1984.

Aminoff MJ, Greenberg DA, Simon RP：*Clinical Neurology*, 6th ed. Appleton & Lange, 2005.

Bradley WG, Daroff RB, Fenichel GM, Jankovie J：*Neurology in Clinical Practice*, 5th ed. Butterworth-Heinemann, 2005.

Davis RL, Robertson DM(editors)：*Textbook of Neuropathology*, 2nd ed. Williams & Wilkins, 1990.

Love S, Louis DN, Ellison DW：*Greenfield's Neuropathology*, Wiley-Liss, 2008.

Poirier J, Gray F, Escourolle R：*Manual of Basic Neuropathology*, 3rd ed. WB Saunders, 1990.

Ropper Alt, Brown RH：*Adams and Victor's Principles of Neurology*, 8th ed. McGraw-Hill, 2005.

Rowland LP(editor)：*Merritt's Textbook of Neurology*, 11th ed. Lea & Febiger, 2007.

索引

和文索引

あ

アウエルバッハ神経叢 223, 229
亜急性進行性機能不全 39
悪性グリオーマ 270
アストロサイト 12
アセチルコリン 28, 230
アダムキーヴィッツ動脈 66
圧受容器 227
圧迫 36
圧迫性神経根症 267
アデノシン三リン酸（ATP） 230
アドレナリン 30, 230
アドレナリン作動性 230
アブセンス発作 254
アブミ骨 198
アブミ骨筋 198
アマクリン細胞 184
鞍隔膜 140
鞍結節 147
暗順応 187
鞍背 147
アンモン角 209

い

イオン勾配 19
イオン作動性 30
イオンチャネル 21
イオンポンプ 19
意識 205
意識と覚醒のレベル 310
痛み関連脳領域 181
一次運動野 128
一次感覚野 130
一次視覚野 126, 131, 192
一次体性感覚野 132, 180
一次聴覚野 131
一次ニューロン 179
位置反応 316
一過性脳虚血発作（TIA） 38, 158
一般体性運動成分 77
一般体性感覚成分 79
一般内臓運動成分 79
一般内臓感覚成分 79
陰部尾骨神経叢 309

う

ヴィック・ダジール路 115
ウィリス動脈輪 150

ウィルヒョウ-ロバン腔 140
ウェーバー症候群 88
ウェルニッケ失語症 235
ウェルニッケ野 131, 234
右中大脳動脈の閉塞 279
うつ 218
運動系 313
運動失行 238
運動終板 27, 264
運動前野 130
運動単位電位（MUP） 257
運動ニューロン病 266
運動ポイント 257

え

鋭波 254
エウスタキオ管 146
腋窩神経 285, 298
エディンガー-ウェストファル核 100, 191, 223
エピネフリン 30
円回内筋 287
エンケファリン 32
炎症 265
炎症性ミオパチー 61
遠心性ニューロン 56
延髄 4, 228
延髄外側 35, 86
延髄外側症候群 268
延髄錐体路 50
延髄正中症候群 85
エンドルフィン 32

お

横静脈洞 156
横突起 68
黄斑 186
オキシトシン 115
オリゴデンドロサイト 13

か

回 87, 122
下位運動ニューロン 49, 51, 57
下位運動ニューロン病変 60
回外筋 286
介在ニューロン 7, 12, 56
外耳道 198
外終糸 65

外傷 265
外髄板 112
外節 185
外側核群 113
外側胸筋神経 285
外側口 139
外側溝 123
外側膝状体 112, 114
外側縦束条 214
外側脊髄視床路 55
外側前庭脊髄路 52, 202
外側被蓋野 31
外側皮質脊髄路 51
外側腹側核 113
外側毛帯 199
ガイダンス分子 6
外転神経 99
カイニン酸 30
海馬 209, 211
灰白交通枝 222
灰白層 209, 214
灰白隆起 114
海馬交連 126
海馬体 209, 210
海馬台 212
海馬傍回 126, 214
海馬裂 126
外辺縁帯 7
外包 135
海綿静脈洞 155, 156
解離性感覚消失 62
会話 234
下オリーブ核 76
下角 138
下顎枝 102
化学受容器 227
化学的シナプス 24
下顎反射 103
下丘 76, 85, 199
蝸牛 198
蝸牛管 198
蝸牛神経核 81, 199
蝸牛神経節 97
下丘腕 85
角回 126
顎下神経節 97, 227
核鎖線維 57
拡散強調画像（DWI） 251

核磁気共鳴画像（MRI） 249
核磁気共鳴血管造影（MRA） 250
核磁気共鳴スペクトロスコピー（MRS） 250
学習 239
覚醒 205
覚醒反応 254
核袋線維 57
角膜反射 103
下矢状静脈洞 156
下斜筋 98
過剰性行動 219
下小脳脚 81, 89
下神経節 106
下垂手 299
下錐体静脈洞 156
下垂体腺腫 270
下垂体門脈系 115
下髄帆 139
下舌咽神経節 97
可塑性 27
下大脳静脈 155
下唾液核 106
下腸間膜神経節 221
下直筋 98
ガッサー 102
滑車神経 99
滑車神経核 85
活動電位 19, 21
カテコールアミン 30
下殿神経 291
下腹神経叢 221, 223
過眠症 208
下迷走（節状）神経節 97
カラム 4, 128
顆粒細胞 90
顆粒細胞層 90
カルシウム仮説 157
眼窩回 125
感覚系 314
眼窩溝 125
眼筋麻痺 101
眼瞼下垂 100
眼枝 102
杆状体 184, 185
緩徐進行性機能不全 38
幹神経節 220
癌性髄膜炎 260
関節 68
関節突起 68
感染 260, 265
完全半切 62
完全不応期 21
貫通経路 212
眼動脈 153
閂 139
観念運動性失行 238
観念失行 238
間脳 2, 112, 264
顔面神経 104, 223

き

記憶 218, 239
疑核 81
既視感 239
気絶 205
基底外側核群 216
基底核 265
基底部 76
起動電位 20
企図振戦 93, 177
キヌタ骨 198
キネシン 8
機能消失 35
基板 44, 45, 76
脚間窩 85
脚症候群 88
逆伸張反射 59
逆行性輸送 10
ギャップ結合 10, 14, 23
ギャラン反射 315
嗅覚系投射領域 210
嗅球 210
嗅茎 210
球形嚢 202
嗅溝 98, 125, 210
嗅溝髄膜腫 276
嗅索 98, 210
嗅受容細胞 209
球状核 87
弓状核 114
弓状束 127, 234
求心ニューロン 56
急速眼球運動（レム）（REM）睡眠 206
嗅内野 211
嗅内野皮質 210
嗅粘膜 209
橋 4, 81, 228
橋蓋 76
仰臥位 290
境界溝 44, 45
境界領域 151
橋核 81
凝固疾患 260
協調運動 313
橋底部 81
橋底部症候群 87
橋背側症候群 88
胸腰神経系 220
棘下筋 285
棘孔 146, 148
局在機能 34
局在性（ジャクソン）てんかん 239
棘上筋 285
局所機序 37
局所病理 37
棘波 254
ギラン-バレー症候群 24
筋萎縮 60
筋萎縮性側索硬化症（ALS） 35, 175, 266
筋管神経叢 229
筋ジストロフィー 61
緊張低下 93
筋電図（EMG） 41, 257
筋肉 264
筋皮神経 286, 298
筋分節 48
筋紡錘 57
筋無力症候群 266

く

空間的問題解決 218
クオンタ 28
屈折 187
クモ膜 65, 140
クモ膜下腔 140
クモ膜下出血 163, 260, 274
クモ膜下槽 141
クモ膜顆粒 141
クモ膜小柱 140
クラーク背核 50, 55
グラスゴー・コーマ・スケール 206
グリア 12
グリア細胞 4
クリューヴァー-ビューシー症候群 219
グルタミン酸 30
クレッシェンドパターン 38
クローヌス 314
クロム親和性細胞 222

け

鶏冠 147
頸屈 76
脛骨神経 292, 293, 308
痙縮 59
頸静脈孔 146
頸神経叢 295
痙性麻痺 60
経頭蓋運動皮質刺激 256
頸動脈管 146, 153
頸動脈溝 147
頸動脈小体 106
頸動脈洞 106
頸動脈洞反射 106
茎乳突孔 146
頸膨大 44, 46
血管奇形 158
血管周囲腔 140
血管障害 265
血管造影 245
楔状束 50, 52
楔状束核 52
楔状束核小脳路 55, 79
欠乏 265
ゲルストマン症候群 239, 311
言語 234
肩甲下神経 285
肩甲上神経 285
肩甲背神経 284
原小脳 88

こ

腱反射 57
原皮質 127

孔 21
溝 122
口愛過度 219
構音障害 234
後外側溝 45
後外側索 49
後外側脊髄動脈 65
後外側腹側核 54, 113
後外側路 55
後顆管 146
後角 49, 138
後核 114
後下小脳動脈 152
後過分極 21
交感神経系 220
交感神経節前細胞 49
交感神経線維 48
後脛骨筋 293
高血圧性出血 163
後交通動脈 152
後根(脊髄)神経節 45
交叉 4
後索核 52
後索路 52
後枝 47
高次脳機能 234
後床突起 147
硬髄膜 140
後(背)正中溝 45
後脊髄小脳路 50
後脊髄動脈 66
梗塞 157
交代性外転神経 87
交代性舌下神経片麻痺 85
交代性動眼神経片麻痺 88
交代性片麻痺 175
後大脳動脈 152
交通枝 47
交通性水頭症 142
行動 217
後頭顆 146
後頭蓋窩 146
行動上の覚醒 205
後頭静脈洞 149
後頭葉 126, 131
後内側腹側核 113
後脳 76
広背筋 285
後鼻孔 146
後腹側核 113
興奮性 19, 23
興奮毒仮説 157
硬膜 140
硬膜外腔 65
硬膜外出血 164, 273
硬膜下腔 65, 140

硬膜下出血 164, 274
硬膜上腔 65
硬膜静脈洞 155
膠様質 49
抗利尿ホルモン 115
交連 4
呼吸調節中枢 228
黒質 31, 84
黒質線条体投射系 31
黒質緻密部 169
鼓索神経 104
古小脳 89
孤束 81
孤束核 81
骨間筋 288
骨盤神経 223
骨盤神経叢 225
骨盤内臓神経 223
骨膜 140
鼓膜 198
鼓膜張筋 198
固有感覚 178
固有示指伸筋 287
孤立失語症 236
コリン作動性 230
ゴルジ腱器官 58
ゴルジ細胞 90
コルチ器 198
昏睡 206
根動脈 65
コンピュータ断層撮影(CT) 246

さ

鰓弓運動成分 79
鰓弓運動線維 95
再生 15
再発-寛解 38
再分極 21
細胞構築 127
坐骨神経 291, 306
坐骨神経痛 267
サッケード 99
サブスタンスP 50, 230
猿手 300
三角 138
三角筋 285
散在性機序 37
散在性機能不全 37
三叉神経 83, 102
三叉神経主知覚核 102
三叉神経脊髄路 103
三叉神経脊髄路核 103
三叉神経節 102
三叉神経中脳路核 103
三叉神経痛 269
三次ニューロン 179

し

耳介 198
視蓋脊髄路 52, 80, 81, 172

視覚系 184
視覚誘発電位(VEP) 254
視覚連合野 131
耳下腺 106
耳管 146
耳管溝 146
弛緩性麻痺 60
色覚 187
四丘体 76, 85
糸球体 210
四丘体板 76
軸索 4, 7, 8
軸索起始節 9
軸索細胞体シナプス 26
軸索-軸索シナプス 27
軸索反応 10, 15
軸索膜 8
軸索輸送 10
軸索流輸送 15
視交叉 114
視交叉陥凹 138
視交叉溝 147
視交叉上核 114, 118
視索上核 114
視索上部 114
視索前野 114
支持反応 316
視床 54, 163
歯状回 209, 210
視床下核 120, 170
視床核 113
歯状核 87
歯状核赤核視床皮質路 92
視床下部 114, 215, 229
視床下部内側核 114
視床下部腹内側核 115
視床下部ホルモン 115
視床間橋 112
耳小骨 198
視床上部 120
歯状靱帯 65
視床前結節 112
視床線条体静脈 155
視床束 120, 135
視床枕 112
視床枕核 114
視床痛 115
指伸筋 286
視神経 98, 188
視神経管 147
視神経交叉 188
耳神経節 97, 106, 227
視神経乳頭 186
ジスシアドコキネジア 93
ジストロフィー 264
膝屈筋群 291
失行症 238
失語症 234
失書なしの失読症 236
失神 205

膝神経節 97, 104
失調 93
室頂 139
室頂核 87
失読失書症 236
失読症 236
失認症 236
室傍核 114
失名辞失語症 236
シナプシン 11
シナプス 4, 10, 19, 23
シナプス結合 10
シナプス後ニューロン 220
シナプス後抑制 26
シナプス前ニューロン 220
シナプス前抑制 27
シナプス伝達 19, 25
尺側手根屈筋 288
尺側手根伸筋 286
斜視 100
尺骨神経 288, 289, 301
シャッファー側副枝 212
シャルコー関節 63
シャント 164
周産期疾患 265
終糸 44, 46
重症筋無力症 61, 258, 264
終脳 2, 122
周波数対応関係 201
終末条 215
樹状突起 7, 8
樹状突起棘 8
主知覚核 83
出血 158, 260
腫瘍 265
受容体 56
シュワン細胞 13
順行性輸送 10
順応 178
上衣 7
上位運動ニューロン病変 60
上オリーブ核 81, 199
上顎枝 102
松果体 121
松果体陥凹 138
松果体上陥凹 138
上眼窩裂 148
上眼瞼挙筋 98
上丘 76, 189
上丘腕 85
上頸交感神経節 223
症候群 35
小指外転筋 288
上矢状静脈洞 156
小指対立筋 288
症状 34
上小脳脚 85, 89
上小脳動脈 152
上神経節 106
上錐体静脈洞 156

上髄帆 139
上舌咽神経節 97
掌側骨間筋 289
上大脳静脈 155
上唾液核 81
上腸間膜神経節 220
上直筋 98
小殿筋 290, 291
上殿神経 290, 291
小脳 4, 76, 87, 163, 177, 264
小脳蓋核 87
小脳鎌 140
小脳脚 76
小脳橋角症候群 87
小脳橋角部腫瘍 200
小脳テント 87, 140
小脳白質 87
小脳皮質 87
小発作 254
静脈洞 155
上迷走神経節 97
上腕三頭筋 286
上腕二頭筋 286
除脳硬直 173
徐波睡眠 206
自律(内臓)神経系(ANS) 2, 220
自律神経線維 48
シルビウス裂 123
侵害受容感覚 178
人格変化 219
神経因性疼痛 180
神経因性膀胱 228
神経核 4, 11
神経画像検査 40
神経管 44, 45, 76
神経筋疾患 266
神経筋シナプス 28
神経筋接合部 28
神経膠症グリオーシス 13
神経膠瘢痕 13
神経根 264
神経根腫瘍 266
神経根症 259
神経索 12
神経睡 266
神経絨 12
神経周膜 65, 144
神経上膜 144
神経診察 310
神経新生 18, 218
神経性下垂体 115
神経節 4, 12
神経節細胞 184
神経線維層 186
神経束 12
神経柱 12
神経堤 44
神経堤細胞 45
神経伝導速度検査 41, 259
神経内膜 145

神経板 44
神経路 12
深指屈筋 287
新小脳 89
深小脳核 87
新生児の診察 315
心臓神経 223
心臓神経叢 223
迅速な思い出し 218, 239
身体診察 310
伸展反射 57
深腓骨神経 292, 293
新皮質 127, 209
深部感覚 178
深部腱反射 57, 314
深部電気図 253

す

髄液検査 41
錘外筋線維 57
髄核 69
髄核のヘルニア 267
髄芽腫 87
髄鞘(ミエリン) 9
髄鞘化 5, 22
錐状体 184, 186
錐体外路 169
錐体交叉 51
錐体細胞 127
垂直注視麻痺 87
錘内筋線維 57
髄脳 76
髄板内核 113, 114
水平細胞 184
髄膜 140, 265
髄膜腫 266
髄膜静脈 155
髄膜脊髄瘤 44, 70
髄膜瘤 44, 70
睡眠 206

せ

正円孔 148
正視 188
静止膜電位 19
星状細胞 90, 127
精神運動(複雑部分)発作 219
精神状態 311
精神盲 219
正中核 113
正中口 139
正中神経 287, 288, 300
正中縫線核 208
青斑 31, 208
青斑核 85
セカンドメッセンジャー 25
赤核 85
赤核脊髄路 52, 171
脊髄 2, 44, 227, 264
脊髄円錐 44, 46

脊髄空洞症 62, 275
脊髄固有路 228
脊髄根 45
脊髄視床路 54, 79, 181
脊髄小脳路 55
脊髄神経 45
脊髄毛様体視床路 181
脊髄網様体路 55, 79
脊髄瘍 61, 62
脊柱 65
脊椎穿刺 260
舌咽神経 106, 223, 227
舌下神経 110
舌下神経核 80, 110
舌下神経管 146, 148
節後出力線維系 222
節後ニューロン 220
節状神経節 230
節前ニューロン 220
切断症候群 35
セロトニン 31
セロトニン作動性伝導路 77
線維自発電位 257
線維束性収縮 257
線維輪 69
前外側経路 179
前外側溝 45
前(腹)外側路 55
前顆管 146, 148
前角 49, 138
前核群 113
前下小脳動脈 152
前嗅核 98
前鋸筋 284
前脛骨筋 293
前交通動脈 151
前交連 126, 214
仙骨神経叢 304
前枝 47
浅指屈筋 287
全失語症 235
栓状核 87
線条体 115, 169
前床突起 147
染色質融解 10, 15
腺性下垂体 115
前正中裂 45
前脊髄視床路 55
前脊髄動脈 65
全体活動 34
前大脳動脈 151
穿通枝 85, 153
前庭系 202
前庭神経核 81
前庭神経節 97
前庭脊髄路 52, 172
前庭動眼反射 99, 204
先天奇形 265
前頭蓋窩 146
前頭眼野 130

前頭前野 130
前頭葉 125, 128
前頭葉機能 234
前内側脊髄動脈 65
前脳 2
前脳基底核 126
前白交連 45
浅腓骨神経 293
前皮質脊髄路 51
前腹側核 113

そ

臓器内神経節 97
双極細胞 184
臓性運動線維 95
臓性感覚線維 95
相対的透過性 20
相対的不応期 21
総腓骨神経 307
僧帽筋 284
僧帽細胞 210
相貌失認 236
側角 49
塞栓性梗塞 279
側頭葉 126, 131
側頭葉てんかん 219, 240
側脳室 138
側副枝 17
側方注視中枢 100
ソマトスタチン 230

た

第Ⅰ脳神経 97
第Ⅱ脳神経 98
第Ⅲ脳神経 98
第Ⅳ脳神経 99
第Ⅴ脳神経 102
第Ⅴ脳神経の下行性脊髄路 79, 83
第Ⅴ脳神経の脊髄核 79
第Ⅵ脳神経 99
第Ⅶ脳神経 104
第Ⅷ脳神経 106
第Ⅷ脳神経腫瘍 277
第Ⅸ脳神経 106
第Ⅹ脳神経 106
第Ⅹ脳神経の背側運動核 80
第Ⅺ脳神経 108
第Ⅻ脳神経 110
大胸筋 285
台形体 199
大後頭孔 146
対光反射 100
第三脳室 138
代謝型グルタミン酸受容体 30
代謝性疾患 265
帯状回 125, 214
苔状線維 89, 212
帯状束 127
体性運動線維 95
体性遠心性線維 48

体性感覚系 178
体性感覚線維 95
体性感覚野 54, 132
体性感覚誘発電位(SEP) 255
体性求心性線維 48
体性神経系 2
大前根動脈 66
大槽 141
大腿四頭筋 289
大腿神経 289, 290, 303
大腿内転筋 290
大大脳静脈 155
大殿筋 291
大脳 2
大脳鎌 140
大脳基底核 122, 134, 169
大脳脚 84
大脳縦裂 123
大脳白質 122
大脳半球 122
大脳皮質 122, 229, 265
大脳辺縁系 209, 229
体部位局在 52
第四脳室 76, 139
多シナプス性 4
多シナプス反射 59
多巣性機序 37
多巣性病理 37
脱神経性過敏 233
脱髄 17
脱髄疾患 265
脱同期 254
手綱核 120
手綱三角 120
脱分極 21
多発筋炎 264
多発神経炎 275
多発性硬化症 24, 260, 265, 269
単一筋線維筋電図(SFEMG) 258
短期記憶 218, 239
単シナプス性 4
単純ヘルペス脳炎 278
淡蒼球 135, 169
淡蒼球視床下部線維 115
単反射弓 56
短母指外転筋 288
短母指屈筋 288
短母指伸筋 287

ち

柱 4
中隔核 29, 126
中隔領域 215
中間帯 7
中間皮質 127
中硬膜血管 148
注視 100
中小脳脚 81, 89
中心窩 186
中心管 44, 45

中心溝 123
中心後回 125
中心後溝 125
中心枝 85
中心前回 125
中心前溝 125
中心動脈 66
中心被蓋路 81
中心部 138
中枢神経系（CNS） 2
中枢パターン発生器 168
中大脳動脈 153
中殿筋 290, 291
中頭蓋窩 146
中毒 265
中脳 4, 76, 84
中脳蓋 76, 85
中脳水道 76, 138
中脳底部 84
中脳被蓋 85
中脳皮質投射系 31
中脳辺縁系 31
中脳路核 83
虫部 87
虫様筋 288
頂 139
聴覚系 198
腸管神経系 220, 229
腸間膜神経節 220
長期記憶 218, 239
長期増強 218, 239
鳥距 138
長胸神経 284
鳥距溝 125, 126
蝶形骨頭頂静脈洞 156
徴候 34
蝶口蓋（翼口蓋）神経節 226
長趾屈筋 292
長趾指伸筋 292
長趾伸筋 292
聴性脳幹反応 254
調節 187
調節反応 100
長母指外転筋 287
長母指屈筋 288
長母趾屈筋 292
長母指伸筋 287
跳躍 23
腸腰筋 290
直回 125
直静脈洞 155, 156
鎮痛 180

つ

椎間孔 45, 68
椎弓根 68
椎弓板 68
椎骨 68
椎骨前神経叢 223
椎骨動脈 151

椎骨動脈疾患 162
椎体 68, 265
痛覚鈍麻 180
ツチ骨 198

て

ディシェンヌ型筋ジストロフィー 38
デルマトーム 48
電位感受性イオンチャネル 21
電位感受性カリウムイオンチャネル 21
電位感受性ナトリウムイオンチャネル 21
電位センサー 21
てんかん 239, 254
電気生理学的検査 41
電気的シナプス 10
点性運動痙攣 239
伝導失語症 235
伝導路 50, 95

と

島 126
頭蓋 265
頭蓋骨レントゲン写真 244
頭蓋内圧 260
頭蓋内腫瘍 260
動眼神経 98, 223
動眼神経核 85, 223
同期 254
頭屈 76
瞳孔 100
瞳孔括約筋 98
橈骨神経 286, 287, 299
投射ニューロン 12
導出静脈 155
登上線維 89
動静脈奇形 164
頭仙神経系 220
橈側手根屈筋 287
橈側手根伸筋 286
頭頂後頭裂 123
頭頂葉 125, 130
等皮質 127
同皮質 209
動脈硬化 159
透明中隔 215
透明中隔静脈 155
トキソプラズマ 272
特殊感覚 178
特殊感覚線維 97
特殊臓性運動線維 95
特殊体性核 79
特殊内臓性運動（SVE） 79
閉じ込め症候群 87
突然発症 38
ドパミン 30, 31
ドパミン作動性伝導路 77
トルコ鞍 147
鈍麻 206

な

内弓状線維 55
内弓状路 54
内頸静脈 155
内頸動脈 151, 153, 156
内頸動脈-海綿静脈洞瘻 164
内耳 198
内耳孔 149
内耳神経 106
内耳動脈 152
内終糸 65
内髄板 112
内節 185
内臓感覚 178
内臓神経 220
内臓神経系 220
内臓性遠心性線維 48
内臓性求心性線維 48
内側核 113
内側胸筋神経 285
内側膝状体 112, 114, 199
内側縦束（MLF） 52, 79, 81, 202
内側縦束条 214
内側前庭脊髄路 52, 202
内側前頭葉束 217
内側直筋 98
内側毛帯 54, 79
内側毛帯系 52
内側毛帯経路 179
内大脳静脈 155
内包 135
ナルコレプシー 208
難聴 200
軟膜 65, 140

に

ニコチン 233
ニコチン性 233
二次ニューロン 179
二分脊椎 44, 70
乳頭核 114
乳頭体 114, 214
乳頭体視床路 115, 214
乳頭部 114
ニューロパチー 24
ニューロン 4
尿崩症 118

ね

ネルンスト平衡 20
粘膜下神経叢 229

の

脳 2
脳炎 278
脳幹 4, 76, 227, 264
脳幹腫瘍 278
脳弓 115, 209, 212
脳弓の交連 126
脳血液関門 14

脳血管障害 150
脳血管造影 245
脳室 4, 138
脳室周囲灰白質 85
脳室帯 7
脳神経 95, 312
脳脊髄液(CSF) 141, 260
脳脊髄液検査 260
脳脊髄軸 44
脳塞栓症 159
脳卒中 150
脳底静脈 155
脳底動脈 152
脳内出血 275
脳膿瘍 272
脳波計(EEG) 253
脳波検査(EEG) 41, 253
脳浮腫 14
脳梁 122, 126
脳梁下回 209, 214
脳梁膝 125
脳梁上回 214
ノルアドレナリン 30, 31, 230
ノルアドレナリン作動性伝導路 77
ノルエピネフリン 30

は

把握反射 315
肺炎球菌髄膜炎 272
背外側核 113
背核 50, 55
肺神経叢 223
背側骨間筋 289
背側脊髄小脳路 55, 79
背内側核 114
破壊 36
パーキンソン病 31, 176, 274
白交通枝 220
白質 2, 163
薄束 50, 52
薄束核 52
白板 212
白板経路 212
バクロフェン 32
バスケット細胞 90
バソプレッシンホルモン 115
パターンシフト 254
発達異常 158
馬尾 46
バビンスキー徴候 60
パペッツの回路 214
パリノー症候群 87
破裂孔 146
反回咽頭神経 108
板間静脈 155
半規管 202
半月状(ガッサー)神経節 97
反射 56, 314
半側空間無視 237
反跳現象 93, 177

ハンチントン病 175
反復拮抗運動不能 93

ひ

被蓋 76
被殻 135, 163, 169
引き起こし反応 315
非交通性(閉塞性)水頭症 142
腓骨筋 293
膝 137
皮質延髄路 168
皮質下灰白質 265
皮質下白質 265
皮質求心線維 126
皮質球路線維 84
皮質脊髄路 50, 79, 168
皮質内側核群 216
尾状核 135, 169
腓腹筋 292
皮膚分節 48
表在反射 314
病態失認 238
病歴 310

ふ

不応期 21
フォスター・ケネディー症候群 276
フォレル野 120
不確帯 120
腹腔神経節 220
腹腔(太陽)神経叢 220, 224
副交感神経系 220
副交感神経節 97
副交感神経節前細胞 49
副交感神経線維 48
副交感性節前成分 95
複合経路 4
複雑型細胞 193
複雑部分発作 240, 254
複視 100
副腎 222
副神経 108, 284
輻輳 99
輻輳中枢 100
腹側橋底部 76
腹側脊髄小脳路 55, 79
腹側被蓋野 31
腹内側核 114
采 212
不全麻痺 60
不等皮質 127
ブラウン-セカール症候群 55, 63
プルキンエ細胞 90
プルキンエ細胞層 90
ブローカ失語症 235
ブローカ野 130, 234
ブロードマン 3, 1, 2野 130
ブロードマン 4野 128
ブロードマン 6野 130
ブロードマン 8野 130

ブロードマン 17野 131
ブロードマン 18, 19野 131
ブロードマン 22野 131
ブロードマン 41野 131
ブロードマン 42野 131
ブロードマン 44, 45野 130
分界条 115
分子層 90

へ

平衡 204, 313
平衡砂 202
平行線維 90
平衡電位 20
平衡斑 202
閉鎖神経 290, 303
閉塞性脳血管疾患 158, 159
ベサリウス孔 148
ベッツ細胞 168
ベナンブラ 157
ベネディクト症候群 88
ヘミバリスム 176
ヘリング小体 115
ベル麻痺 105, 269
辺縁系 209
変性 15
変性疾患 265
扁桃体 115, 210, 215
扁桃体下行路 216
片麻痺 175
片葉小節系 88

ほ

傍異種皮質 127
傍嗅野 115
縫合 146
縫工筋 289
紡錘細胞 127
呆然 206
縫線核 81
膨大部稜 202
歩行 313
歩行反応 315
母指対立筋 288
母指内転筋 289
補足運動野 130

ま

マイスナー神経叢 223, 229
マイネルト基底核 28, 126
マイヤーの係蹄 190
膜電位 19
マクログリア 12
マクロファージ 13
マジャンディ孔 139
末梢神経 264
末梢神経系(PNS) 6
末梢性顔面麻痺 269
マノメーター圧 260
マルチモード連合野 131

み

ミエリン（髄鞘） 9
味覚核 81
味覚野 133
ミクログリア 13
耳鳴り 200
脈絡叢 138
脈絡叢静脈 155
脈絡組織 138

む

無呼吸 208
ムスカリン 232
ムスカリンアセチルコリン受容体 26
ムスカリン性 233
無脳症 44
無名野 126
夢遊症 208

め

明順応 187
迷走神経 106, 223, 227
メチオニンエンケファリン 32
メニエール病 277

も

毛帯 12
毛帯交叉 54
網膜視床下部路 115
網様核 113, 114
網様体 31, 77, 205
毛様体筋 98
毛様体神経節 97, 191, 226
網様体脊髄路 172, 205
網様体脊髄路系 52
網様体賦活化系 205
モノアミン作動性伝導路 77
モロー反射 316

や

夜尿症 208

ゆ

優位 239
有髄軸索 22
有線領 126
誘発ゾーン 9
誘発電位 41
有毛細胞 198

よ

腰神経叢 302
陽性異常 35
腰仙骨膨大 44, 46
腰椎穿刺 41, 69, 260
陽電子放射断層撮影（PET） 252
翼口蓋神経節 97, 104
抑制性 23
抑制性シナプス後電位（IPSP） 26
翼突静脈叢 155
翼板 44, 45, 76
余剰化 5

ら

ラセン神経節 199
ランヴィエ絞輪 9, 22
卵円孔 146
卵形中枢 126
卵形囊 202
ランバート-イートン筋無力症症候群 258, 264

り

リガンド制限型チャネル 25
梨状皮質 98, 210
リッサウエル路 49, 55
隆起部 114
菱形筋 284

る

ルイ体 120
ルー・ゲーリック病 266
ルシュカ孔 139

れ

レクセドの層 49
レチナール 185
裂 122, 123
レバルテレノール 230
レム睡眠 206, 208
連合核 114
連合（二次）聴覚野 131
連合野 130
レンショウ細胞 57, 58
レンズ核 115
レンズ核束 120
レンズ核ワナ 120, 135
レンズ束 135
レントゲン 244

ろ

ロイシンエンケファリン 32
老視 188
漏斗 114
漏斗陥凹 138
ロドプシン 185
ローランド裂 123
ロンベルグ徴候 63

わ

ワーラー変性 15
ワーレンベルグ症候群 35, 86, 104, 268
彎曲反射 315
腕神経叢 296
腕橈骨筋 286

欧文索引

ギリシャ文字

α 運動ニューロン 57, 58
α ブロック 254
α リズム 254
β リズム 254
γ アミノ酪酸（GABA） 31
γ 運動ニューロン 57, 58
θ リズム 254

A

absence seizure 254
absolute refractory period 21
accommodation reflex 100
action potential 19
adaptation 178
adenohypophysis 115
adenosine 230
adenosine triphosphate（ATP） 230
adiadochokinesis 93
adrenal chromaffin cell 222
adrenaline 30, 230
adrenergic 230
afferent neuron 56
after-hyperpolarization 21
agnosia 236
alar plate 44, 76
allocortex 127
ALS（amyotrophic lateral sclerosis） 35, 175, 266
alternating abducens 87
alternating hypoglossal hemiplegia 85
alternating oculomotor hemiplegia 88
alvear pathway 212
alveus 212
amacrine cell 184
ambiguus nucleus 81
Ammon's horn 209
amygdala 115, 210
amygdalofugal pathway 216
amyotrophic lateral sclerosis（ALS） 35, 175, 266
analgesia 180
anencephaly 44
angular gyrus 126
annulus fibrosus 69
ANS（autonomic nervous system） 2, 220
ansa lenticularis 120, 135
anterior cerebral artery 151
anterior clinoid process 147
anterior commissure 126
anterior communicating artery 151

anterior condylar canal 146, 148
anterior corticospinal tract 51
anterior fossa 146
anterior(frontal)horn 138
anterior inferior cerebellar artery 152
anterior medullary velum 139
anterior olfactory nucleus 98
anterior spinothalamic tract 55
anterior thalamic tubercle 112
anterior(ventral)white commissure 45
anterograde transport 10
anterolateral sulcus 45
antidiuretic hormone 115
apex 139
aphasia 234
apraxia 238
arachnoid 140
arachnoid granulation 141
arachnoid mater 65
arachnoid trabeculae 140
archicerebellum 88
archicortex 127
arcuate fasciculus 127, 234
arcuate nucleus 114
arousal or alerting response 254
artery of Adamkiewicz 66
articular process 68
articulation 68
association area 130
associative(secondary)auditory cortex 131
ataxia 93
atherosclerosis 159
ATP(adenosine triphosphate) 230
atrium 138
auditory(eustachian)tube 146
Auerbach's plexus 223
autonomic fiber 48
autonomic(visceral)nervous system(ANS) 2, 220
axoaxonal synaps 27
axolemma 8
axon 4, 7
axon reaction 10
axoplasmic transport 15
axosomatic synaps 26

B
Babinski's sign 60
baclofen 32
baroreceptor 227
basal forebrain nucleus 126
basal forebrain nucleus of Meynert 28
basal ganglia 122, 265
basal plate 44, 76
basal pontine syndrome 87
basal vein 155
basilar artery 152
basis 76
basis pontis 76, 81
basket cell 90

basolateral nuclear group 216
behavioral arousal 205
Bell's palsy 105, 269
Benedikt's syndrome 88
Betz's cell 168
bipolar cell 184
blood-brain barrier 14
body of Luy 120
border zone 151
brain 2
brain stem 4, 264
brain stem tumor 278
branchial efferent component 79
branchial efferent fiber 95
Broca's area 130, 234
Brown-Séquard syndrome 55

C
calcar avis 138
calcarine fissure 125, 126
calcium hypothesis 157
carcinomatous meningitis 260
cardiac nerve 223
cardiac plexus 223
carotid body 106
carotid canal 146, 153
carotid-cavernous fistula 164
carotid groove 148
carotid sinus 106
carotid sinus reflex 106
cauda equina 46
caudate 169
caudate nucleus 135
cavernous sinus 155, 156
celiac ganglion 220
celiac(solar)plexus 220, 224
central canal 44
central nervous system(CNS) 2
central pattern generator 168
central sulcus 123
central tegmental tract 81
centrum semiovale 126
cephalic flexure 76
cerebellar cortex 87
cerebellar peduncle 76
cerebellar white matter 87
cerebellopontine angle syndrome 87
cerebellopontine angle tumor 200
cerebellum 4, 163, 264
cerebral abscess 272
cerebral aqueduct 76, 138
cerebral cortex 122, 265
cerebral edema 14
cerebral embolism 159
cerebral peduncle 84
cerebral white matter 122
cerebrospinal fluid(CSF) 141, 260
cerebrovascular disease 150
cerebrum 2
cervical enlargement 44

cervical flexure 76
Charcot's joint 63
chemical synaps 24
chemoreceptor 227
chiasmatic groove 147
choanae 146
cholinergic 230
chorda tympani 104
choroidal vein 155
choroid plexus 138
chromatolysis 10
ciliary 98
ciliary ganglion 97, 191, 226
cingulate gyrus 125, 214
cingulum 127
circle of Willis 150
circular sulcus 123
circuminsular fissure 123
cistern 141
cisterna magna 141
Clarke's column 50
climbing fiber 89
CNS(central nervous system) 2
coagulation disorder 260
cochlea 198
cochlear duct 198
cochlear ganglion 97
cochlear nucleus 81, 199
column 4, 12, 128
coma 206
commissure 4
commissure of the fornix 126
communicating hydrocephalus 142
complete hemisection 61
complex cell 193
complex partial seizure 254
compression 36
compressive radiculopathy 267
computed tomography(CT) 246
cone 184
congenital malformation 265
constrictor pupillae 98
conus medullaris 44
corneal reflex 103
corpora quadrigemina 76, 85
corpus callosum 122, 126
corpus striatum 115
cortical taste area 133
corticobulbar fiber 84
corticomedial nuclear group 216
corticopetal fiber 126
corticospinal tract 79, 168
craniosacral 220
cribriform plate 147
crista ampullaris 202
crus cerebri 84
CSF(cerebrospinal fluid) 141, 260
CT(computed tomography) 246
cuneate nucleus 52
cuneocerebellar tract 55, 79

cytoarchitecture 127

D

dark adaptation 187
decerebrate rigidity 173
decussate 4
deep cerebellar nucleus 87
deep sensation 178
deep tendon reflex 57
deficiency 265
degenerative disease 265
déjàvu 239
demyelinating disease 265
dendritic spine 8
dendrity 7
denervation hypersensitivity 233
dentate 87
dentate gyrus 209, 210
dentatorubrothalamocortical pathway 92
depolarize 21
depth electrography 253
dermatome 48
descending spinal tract of Ⅴ 79, 83
destruction 36
desynchronization 254
developmental abnormality 158
diabetes insipidus 118
diaphragma sellae 140
diencephalon 2, 264
diffuse dysfunction 37
diffuse process 37
diffusion-weighted imaging (DWI) 251
diploic vein 155
diplopia 100
disconnection syndrome 35
dissociated anesthesia 62
dopamine 30
dopaminergic pathway 77
dorsal column nucleus 54
dorsal motor nucleus of Ⅹ 80
dorsal nucleus 50
dorsal pons syndrome 88
dorsal root (spinal) ganglion 45
dorsal spinocerebellar tract 79
dorsolateral fasciculus 49, 55
dorsolateral nucleus 113
dorsomedial nucleus 114
dorsum sellae 147
Duchenne's muscular dystrophy 38
dura 140
DWI (diffusion-weighted imaging) 251
dysarthria 234
dysdiadochokinesis 93
dystrophy 264

E

Edinger-Westphal nucleus 100, 191, 223
EEG (electroencephalogram) 41, 253
efferent neuron 56
electrical synaps 10

electroencephalogram (EEG) 41, 253
electromyography (EMG) 41
electrophysiologic test 41
embolic infarction 279
emboliform 87
EMG (electromyography) 41
emissary vein 155
emmetropia 188
encephalits 278
endoneurium 145
enteric nervous system 220
entorhinal cortex 210
ependyma 7
epidural 65
epidural hemorrhage 273
epilepsy 254
epineurium 144
epithalamus 120
equilibrium 204
equilibrium potential 20
evoked potential 41
excitable 19
excitatory 23
excitotoxic hypothesis 157
external capsule 135
external medullary lamina 112
extradural 65
extrafusal fiber 57

F

facial nerve 223
falx cerebri 140
fasciculation 257
fasciculi 12
fasciculus cuneatus 50
fasciculus gracilis 50
fasciculus lenticularis 120, 135
fastigial 87
fastigium 139
fax cerebelli 140
fibrillation 257
field of Forel 120
filum terminale 44
filum terminale externum 65
filum terminale internum 65
fimbria 212
fissure 122
fissure of Rolando 123
flaccid paralysis 60
flocculonodular system 88
fMRI (functional MRI) 251
focal motor seizures 239
focal pathology 37
focal process 37
folia 87
foramen lacerum 146
foramen magnum 146
foramen of Luschka 139
foramen of Magendie 139
foramen of Vesalius 148

foramen ovale 146
foramen rotundum 148
foramen spinosum 146
forebrain 2
fornix 115, 209
Foster Kennedy's syndrome 276
fourth ventricle 76, 139
fovea centralis 186
frontal eye field 130
frontal lobe 125
functional MRI (fMRI) 251
funiculus 4, 12
fusiform neuron 127
F波 259

G

GABA (gamma-aminobutyric acid) 31
Galant's reflex 315
gamma-aminobutyric acid (GABA) 31
ganglia 4, 12
ganglion cell 184
gap junction 10, 23
gasserian 102
general somatic afferent component 79
general somatic efferent component 77
general visceral afferent component 79
general visceral efferent component 79
geniculate body 112
geniculate ganglion 97, 104
genu 125, 137
Gerstmann's syndrome 311
Glasgow Coma Scale 206
glial cell 4
glial scarring 13
gliosis 13
globose 87
globus pallidus 135, 169
glomeruli 210
glossopharyngeal nerve 223, 227
Golgi cell 90
G-protein 25
gracile nucleus 52
gradient 19
granular layer 90
granule cell 90
gray communicating rami 222
great cerebral vein 155
great ventral radicular artery 66
guidance molecule 6
Guillain-Barré syndrome 24
gustatory nucleus 81
gyri 122
Gタンパク 25

H

habenular nucleus 120
habenular trigone 120
hair cell 198
hemiplegia 175
hemiplegia alternans 175

hemorrhage 158, 260
herpes simplex encephalits 278
Herring body 115
hippocampal commissure 126
hippocampal fissure 126
hippocampal formation 209, 210
hippocampus 209, 211
horizontal cell 184
horse's tail 46
hypalgesia 180
hyperorality 219
hypersexuality 219
hypogastric plexus 221, 223
hypoglossal canal 146, 148
hypoglossal nucleus 80, 110
hypophyseotropic hormone 115
H波 259

I

ideational apraxia 238
ideomotor apraxia 238
immediate recall 218, 239
incus 198
indusium griseum 209, 214
infarction 157
infection 260, 265
inferior cerebellar peduncle 89
inferior cerebral vein 155
inferior colliculus 76, 85, 199
inferior ganglion 106
inferior glossopharyngeal ganglion 97
inferior(temporal)horn 138
inferior mesenteric ganglion 221
inferior oblique muscle 98
inferior olivary nucleus 76
inferior petrosal sinus 156
inferior quadrigeminal brachium 85
inferior rectus muscle 98
inferior sagittal sinus 156
inferior salivatory nucleus 106
inferior vagal(nodose)ganglion 97
inflammation 265
inflammatory myopathy 61
infundibular recess 138
infundibulum 114
inhibitory 23
inhibitory postsynaptic potential(IPSP) 26
initial segment 9
inner ear 198
inner segment 185
insula 126
intention tremor 93, 177
intercalated neuron 56
intermediate zone 7
internal acoustic meatus 149
internal arcuate fiber 55
internal arcuate tract 54
internal auditory artery 152
internal capsule 135
internal carotid artery 151, 153, 156

internal jugular vein 155
internal medullary lamina 112
interneuron 7
interpeduncular fossa 85
interthalamic adhesion 112
intervertebral foramen 68
intracerebral hemorrhage 275
intracranial mass 260
intracranial pressure 260
intrafusal muscle fiber 57
intralaminar nucleus 113, 114
intramural ganglion 97
inverse stretch reflex 59
ionotropic 30
ion pump 19
IPSP(inhibitory postsynaptic potential) 26
isocortex 127, 209

J

jaw jerk reflex 103
jugular foramen 146
juxtallocortex 127

K

kainate 30
kinesin 8
K$^+$チャネル 21

L

Lambert-Eaton myasthenic syndrome 258, 264
lamina 68
lateral aperture 139
lateral cerebral fissure 123
lateral corticospinal tract 51
lateral geniculate nucleus 114
lateral lemniscus 199
lateral longitudinal striae 214
lateral medulla 35
lateral medullary 86
lateral medullary syndrome 268
lateral spinothalamic tract 55
lateral tegmental nucleus 31
lateral ventricle 138
lateral vestibulospinal tract 52
lemniscal decussation 54
lemniscal(dorsal column)system 179
lemnisci 12
lentiform nucleus 115
leucine enkephalin 32
levarterenol 230
levator palpebrae superioris muscle 98
light adaptation 187
limbic system 209
Lissauer's tract 49, 55
localized function 34
locked-in syndrome 87
locus ceruleus 31, 85, 208
longitudinal cerebral fissure 123
long-term memory 218, 239

long-term potentiation 218, 239
loss of function 35
Lou Gehrig's disease 266
lower motor neuron 51
lumbar puncture 41, 260
lumbosacral enlargement 44

M

macroglia 12
macrophage 13
macula 186
macular 202
magnetic resonance angiography(MRA) 250
magnetic resonance imaging(MRI) 249
magnetic resonance spectroscopy(MRS) 250
main sensory nucleus 83
main(principal)trigeminal nucleus 102
malignant glioma 270
malleus 198
mamillary body 114, 214
mamillary nucleus 114
mamillary portion 114
mamillothalamic tract 115, 214
mandibular division 102
manometric pressure 260
marginal zone 7
mass action 34
maxillary division 102
medial aperture 139
medial forebrain bundle 217
medial geniculate body 199
medial geniculate nucleus 114
medial lemniscal system 52
medial lemniscus 54, 79
medial longitudinal fasciculus(MLF) 79, 202
medial longitudinal striae 214
medial(basal)medullary syndrome 85
medial rectus muscle 98
medial vestibulospinal tract 52, 202
median fissure 45
median(paramedian)perforator 85
medulla oblongata 4
medullary pyramid 50
medulloblastoma 87
Meissner's plexus 223
Ménière's disease 277
meninge 265
meningeal 140
meningeal vein 155
meningioma 266
meningocele 44, 70
meningomyelocele 44, 70
mesencephalic tract and nucleus 83
mesencephalic trigeminal nucleus 103
mesencephalon 76
mesenteric ganglion 220
mesocortex 127
mesocortical projection 31
mesolimbic 31

metabolic disorder 265
metencephalon 76
methionine enkephalin 32
Meyer's loop 190
midbrain 4
middle cerebellar peduncle 89
middle cerebral artery 153
middle fossa 146
middle meningeal vessel 148
midline raphe system 208
mitral cell 210
MLF(medial longitudinal fasciculus) 79, 202
molecular layer 90
monosynaptic 4
mossy fiber 89, 212
motor end-plate 28, 264
motor neuron disease 266
motor point 257
motor unit potential(MUP) 257
MRA(magnetic resonance angiography) 250
MRI(magnetic resonance imaging) 249
MRS(magnetic resonance spectroscopy) 250
multifocal pathology 37
multifocal process 37
multimodal association area 131
multimodal nucleus 114
multiple sclerosis 24, 260, 265
multiple tract 4
MUP(motor unit potential) 257
muscarine 232
muscarinic 233
muscarinic ACh receptor 26
muscle 264
muscle atrophy 60
muscular dystrophy 61
myasthenia gravis 61, 258, 264
myasthenic syndrome 266
myelencephalon 76
myelin 9
myelinated axon 22
myelination 5
myenteric plexus 229
myotome 48

N

Na^+ チャネル 21
neocerebellum 89
neocortex 127, 209
nernst equation 20
nerve Ⅷ tumor 277
nerve conduction study 41
nerve fiber layer 186
nerve root tumor 266
nervus erigentes 223
neural crest 44
neural plate 44
neural tube 44, 76
neuraxis 44
neurogenic bladder 228

neurohypophysis 115
neuroimaging 40
neuroma 266
neuromuscular disorder 266
neuromuscular junction 28
neuromuscular synaps 28
neuron 4
neuropathic pain 180
neuropil 12
nicotine 233
nicotinic 233
nigrostriatal system 31
nociceptive sensation 178
node of Ranvier 9, 22
nodose ganglion 230
noncommunicating(obstructive)hydrocephalus 142
noradrenaline 30, 230
noradrenergic pathway 77
nuclear bag fiber 57
nuclear chain fiber 57
nucleus 4, 11
nucleus of Meynert 126
nucleus pulposus 69

O

obex 139
obtundation 206
occipital condyle 146
occipital lobe 126
occipital sinus 149
occlusive cerebrovascular disorder 158
oculomotor nerve 223
oculomotor nucleus 85, 223
olfactory bulb 210
olfactory groove meningioma 276
olfactory mucous membrane 209
olfactory nerve 210
olfactory projection area 210
olfactory receptor 209
olfactory stalk 98
olfactory sulcus 98, 125, 210
olfactory tract 210
ophthalmic artery 153
ophthalmic division 102
optic canal 147
optic chiasm 114, 188
optic disk 186
optic nerve 188
optic recess 138
orbital gyrus 125
orbital sulcus 125
organ of Corti 198
ossicle 198
otic ganglion 97, 106, 227
otoconia 202
outer ear canal 198
outer segment 185
oxytocin 115

P

pachymeninx 140
pain matrix 181
paleocerebellum 89
pallidohypothalamic fiber 115
Papez circuit 214
parahippocampal gyrus 126, 214
parallel fiber 90
paramedian pontine reticular formation 100
parasympathetic 220
parasympathetic division 97
parasympathetic fiber 48
paraventricular nucleus 114
paresis 60
parietal lobe 125
parieto-occipital fissure 123
Parinaud's syndrome 87
Parkinson's disease 31, 274
parolfactory area 115
parotid gland 106
pars compacta 169
pattern-shift 254
pedicle 68
peduncle 210
peduncular syndrome 88
pelvic nerve 223
pelvic plexus 225
penetrating artery 153
penumbra 157
perforant pathway 211, 212
perinatal disorder 265
perineurium 65, 144
periosteal 140
peripheral facial paralysis 269
peripheral nerve 45, 264
peripheral nervous system(PNS) 6
perivascular space 140
personality change 219
PET(positron emission tomography) 252
petit mal 254
photic stimulation 254
pia 140
pia mater 65
pineal body 121
pineal recess 138
pinna 198
pituitary adenoma 270
pneumococcal meningitis 272
pneumotaxic center 228
PNS(peripheral nervous system) 6
polymyositis 264
polyneuropathy 275
polysynaptic 4
pons 4
pontine nucleus 81
pontine tegmentum 76
pore 21
portal hypophyseal system 115
positive abnormality 35
positron emission tomography(PET) 252

postcentral sulcus   125
posterior cerebral artery   152
posterior clinoid process   147
posterior communicating artery   152
posterior condyloid canal   146
posterior fossa   146
posterior(occipital)horn   138
posterior inferior cerebellar artery   152
posterior(dorsal)median sulcus   45
posterior medullary velum   139
posterior nucleus   114
posterior spinocerebellar tract   50
posterolateral sulcus   45
postsynaptic inhibition   26
precentral gyrus   125
precentral sulcus   125
prefrontal cortex   130
preganglionic parasympathetic   95
preganglionic sympathetic neuron   49
premotor area   130
preoptic area   114
presbyopia   188
presynaptic inhibition   27
prevertebral plexus   223
primary auditory cortex   131
primary motor area   128
primary sensorimotor area   132
primary sensory area   130
primary somatosensory cortex   180
primary visual cortex   126, 131, 192
projection neuron   12
proprioceptor   178
prosopagnosia   236
psychic blindness   219
psychomotor(complex partial)seizure   219
pterygoid plexus   155
pterygopalatine ganglion   97, 104
ptosis   100
pulvinar   112
pulvinar nucleus   114
pupillary light reflex   100
Purkinje cell   90
Purkinje cell layer   90
putamen   135, 163, 169
pyramidal cell   127
pyramidal decussation   51
pyriform cortex   98, 210

Q
quadrigeminal plate   76
quanta   28

R
radiculopathy   259
raphe nucleus   81
rapid eye movement(REM)sleep   206
rebound phenomenon   93, 177
receptor   56
recurrent laryngeal nerve   108
red nucleus   85

redundancy   5
refractory period   21
relapsing-remitting   38
relative permeability   20
relative refractory period   21
REM(rapid eye movement)sleep   206
Renshaw cell   57
repolarization   21
resting potential   19
reticular activating system   205
reticular formation   31
reticular nucleus   113, 114
reticulospinal tract   172, 205
retinene   185
retinohypothalamic tract   115
retrograde transport   10
Rexed's laminae   49
rhodopsin   185
rhombencephalon   76
rod   184
Romberg's sign   63
roof nucleus   87
root   264
rubrospinal tract   171

S
saccade   99
saccule   202
sacral parasympathetic neuron   49
saltatory   23
Schwann cell   13
sciatica   267
second messenger   25
sella turcica   147
semicircular canal   202
semilunar(gasserian)ganglion   97
SEP   255
septal nucleus   29, 126
septal vein   155
septum lucidum   215
serotonergic pathway   77
SFEMG   258
sharp wave   254
short-term memory   218, 239
sigmoid sinus   156
sign   34
single photon emission CT(SPECT)   252
skull   265
slowly progressive dysfunction   38
slow-wave sleep   206
solitary nucleus(nucleus solitarius)   81
solitary tract   81
somatesthetic area   132
somatic afferent fiber   95
somatic efferent fiber   95
somatosensory cortex   54
somatostatin   230
spasticity   59
spastic paralysis   60
special sense   178

special sensory fiber   97
special sensory nucleus   79
special visceral efferent(SVE)   79
special visceral efferent fiber   95
SPECT(single photon emission CT)   252
sphenopalatine(pterygopalatine)ganglion   226
sphenoparietal sinus   156
spike   254
spina bifida   44, 70
spinal cord   2, 264
spinal nucleus of V   79, 103
spinal tap   41, 260
spinal tract of V   103
spinoreticular tract   79
spinoreticulothalamic system   181
spinothalamic tract   79, 181
spiral ganglion   199
splanchnic nerve   220
stapedius   198
stapes   198
stellate cell   90
stellate neuron   127
strabismus   100
straight gyrus   125
straight sinus   155, 156
striate cortex   126
stria terminalis   115, 215
striatum   169
stroke   150
stupor   206
stylomastoid foramen   146
subacutely progressive dysfunction   39
subarachnoid hemorrhage   260, 274
subarachnoid space   140
subcallosal gyrus   214
subcortical gray matter   265
subcortical white matter   265
subdural hemorrhage   274
subdural space   65, 140
subiculum   212
submandibular ganglion   97
submaxillary ganglion   227
submucosa plexus   229
substance P   50
substantia gelatinosa   49
substantia innominata   126
substantia nigra   31, 84
subthalamic nucleus   120, 170
sudden onset   38
sulci   122
sulcus limitans   44
sulcus tubae auditivae   146
superior cerebellar artery   152
superior cerebellar peduncle   89
superior cerebral vein   155
superior cervical sympathetic ganglion   223
superior colliculus   76, 189
superior ganglion   106
superior glossopharyngeal ganglion   97

superior mesenteric ganglion 220
superior olivary nucleus 81, 199
superior orbital fissure 148
superior petrosal sinus 156
superior quadrigeminal brachium 85
superior rectus muscle 98
superior sagittal sinus 156
superior salivatory nucleus 81
superior vagal ganglion 97
supplementary motor area 130
supracallosal gyrus 209, 214
suprachiasmatic nucleus 114, 118
supraoptic nucleus 114
supraoptic portion 114
suprapineal recess 138
suture 146
SVE (special visceral efferent) 79
Sylvian fissure 123
sympathetic 220
sympathetic fiber 48
symptom 34
synapse 4, 10, 19
synapsin 11
synaptic junction 10
synaptic transmission 19
synchronized 254
syncope 205
syndrome 35
syringomyelia 275
S状静脈洞 156

T

tabes dorsalis 61
tabetic crisis 63
tectospinal tract 80, 81, 172
tectum 76
tegmentum 76
tela choroidea 138
telencephalon 2, 122
temporal lobe 126
temporal lobe epilepsy 240
tendon reflex 57
tensor tympani 198
tentorium 87
tentorium cerebelli 140

thalamic fasciculus 120, 135
thalamic pain 115
thalamostriate vein 155
thalamus 54, 163
third ventricle 138
thoracolumbar 220
TIA (transient ischemic attack) 38, 158
tonotopia 201
toxic 265
Toxoplasma gondii 272
tract 12, 50
tract of Vicq d'Azyr 115
tractus proprius 228
transient ischemic attack (TIA) 38, 158
transverse process 68
transverse sinus 156
trapezoid body 199
trauma 265
trigeminal ganglion 102
trigeminal nerve 83
trigeminal neuralgia 269
trigger zone 9
trigone 138
trochlear nucleus 85
trunk ganglion 220
tuberal portion 114
tuber cinereum 114
tuberculum sellae 147
tumor 265
tympanic membrane 198

U

U fiber 127
unilateral neglect 237
utricle 202
U 線維 127

V

vagus nerve 223
vascular disorder 265
vascular malformation 158
vasoactive intestinal peptide (VIP) 230
vasopressin 115
venous sinus 155
ventral anterior nucleus 113

ventral lateral nucleus 113
ventral posterior 113
ventral posterolateral nucleus 113
ventral posterolateral thalamic nucleus 54
ventral posteromedial nucleus 113
ventral spinocerebellar pathway 79
ventral tegmental area 31
ventricle 4
ventricular zone 7
ventrolateral (anterior) system 55, 179
ventromedial hypothalamic nucleus 115
ventromedial nucleus 114
VEP 254
vergence 99
vergence center 100
vermis 87
vertebrae 68
vertebral artery 151
vertebral column 45, 265
vertebrobasilar artery disease 162
vertical gaze palsy 87
vestibular ganglion 97
vestibular nucleus 81
vestibulo-ocular reflex 99, 204
vestibulospinal tract 172, 202
VIP (vasoactive intestinal peptide) 230
Virchow-Robin's space 140
visceral afferent fiber 95
visceral efferent fiber 95
visceral sensation 178
visual association area 131
voltage-sensitive ion channel 21
voltage sensor 21

W

Wallenberg's syndrome 35, 86, 104, 268
wallerian degeneration 15
Weber's syndrome 88
Wernicke's area 131, 234
white communicating rami 220
white matter 2, 163

Z

zona incerta 120

【監訳者・訳者】

樋田一徳（といだ・かずのり）
・担当：1〜3章，10〜12章，18〜21章，付録D
1985年愛媛大学医学部卒業，同大学院博士課程修了，医学博士。日本学術振興会特別研究員（熊本大学医学部），九州大学医学部助手，徳島大学大学院准教授を経て，現在，川崎医科大学解剖学主任教授。大阪大学客員教授（超高圧電子顕微鏡センター特任教授〈2016年〜〉），英国オックスフォード大学グリーンテンプルトンカレッジ客員学術フェロー（2017年），英国オックスフォード大学解剖学客員教授（2018年），金沢大学客員教授（医学類医薬保健学域〈2018年〜〉）。

【訳者】

村上龍文（むらかみ・たつふみ）
・担当：4章，22〜25章，付録A〜C，全章の症例・臨床実例・臨床との関連
1983年熊本大学医学部卒業，同第一内科研修後，同大学院博士課程修了，医学博士。米国ベイラー医科大学分子人類遺伝学部門博士研究員，川崎医科大学神経内科講師を経て，現在，川崎医科大学神経内科准教授。

清蔭恵美（きよかげ・えみ）
・担当：5〜11章
1998年徳島大学工学部生物工学科卒業，同大学院博士前期課程修了，同医学研究科博士課程修了，博士（医学）。米国メリーランド大学医学部解剖学博士研究員，川崎医科大学解剖学助教，同講師を経て，現在，川崎医療福祉大学医療技術学部臨床検査学科教授。

藤本久貴（ふじもと・ひさたか）
・担当：13〜17章
2004年大阪大学医学部卒業，京都大学大学院博士課程修了，博士（医学）。九州大学医学部助教，同講師，川崎医科大学解剖学講師を経て，現在，川崎医科大学眼科学1講師。

ワックスマン
脳神経解剖学　臨床に役立つ

2019年3月15日　初版第1刷発行

著　者　　ステファン・G・ワックスマン
監訳者　　樋田一徳
発行人　　西村正徳
発行所　　西村書店
　　　　　東京出版編集部
　　　　　〒102-0071 東京都千代田区富士見2-4-6
　　　　　Tel.03-3239-7671　Fax.03-3239-7622
　　　　　www.nishimurashoten.co.jp
印　刷　　三報社印刷株式会社
製　本　　株式会社難波製本

本書の内容を無断で複写・複製・転載すると，著作権および出版権の侵害となることがありますので，ご注意下さい。
ISBN978-4-89013-487-8